チャイナ★スタディー

葬られた「第二のマクガバン報告」 合本版

THE CHINA STUDY

T・コリン・キャンベル／
トーマス・M・キャンベル◉著
松田麻美子◉訳

グスコー出版

「命を救う本」を刊行できる喜び（訳者からのメッセージ）

栄養学の分野では世界で最も尊敬されているキャンベル博士から、「執筆中の本『The China Study』の日本語版刊行に手を貸してほしい」という依頼を受けたのは、六年前の秋のことでした。ガンが「ナンバーワン・キラー」（死因第一位）となっている日本のみなさんに、その本の情報を役立ててほしいからだ、ということでした。

それから一年余りして送られてきた新刊を通読した私は、「これこそまさに、**日本人の命を救う本だ**」と実感しました。

第二次世界大戦前までは非常に稀だったガンが、アメリカだけでなく今や日本においても国民病となり、三人に一人を死に追いやる原因となってしまっています。この病気の元凶が、こともあろうに、戦後、政府や学校、そして医師や栄養士などが率先して推奨してきた「肉や牛乳の摂取」であることを、キャンベル博士はこの本で証明していました。

四〇年余にわたって継続してきた自らの研究と、最近の世界の一流文献の七五〇以上もの裏付けによる、きわめて科学的かつ論理的な論証は、誰にも反論できないと思わせるほどの信頼度を持ち、「これなら病気に苦しむ日本のみなさんを救えるはずだ」と思ったのです。

博士がこの本で読者に伝えようとしているメッセージは、「動物性食品はガンの最大の要因であり、この食習慣をやめれば、ガンばかりか、心臓病・脳梗塞・糖尿病・骨粗鬆症・関節リウマチほかのさまざまな自己免疫疾患・アルツハイマー病・白内障・加齢黄斑変性（AMD）など、あらゆる病気を予防し、回復させることができる」ということでした。

「動物性食品の摂取と生活習慣病の関係」は、「喫煙と肺ガンの関係」以上に密接であることを科学がすでに裏付けているにもかかわらず、この本が出版されるまで、この事実を知る人はごくわずかしかいませんでした。それは、政府の国民に対する食事摂取指針やメディアが伝える健康情報には、「科学による真実」が全く反映されていないからです。

実は、キャンベル博士らが米国政府の依頼を受けて一九八二年に作成した「食習慣と健康に関する研究レポート」〈全米科学アカデミー〈NAS〉の報告書『食物・栄養とガン』〉は、**動物性食品の過剰摂取がガンの強力な要因となっている**ことをすでに明らかにしています。

これはアメリカ人の「食習慣と心臓病」に関する一九七七年の政府報告書『マクガバン報告』の第二弾といえるもので、「食習慣とガン」に関する研究レポートでした。

しかし、この研究レポートで明らかにされた結論は、政府の国民に対する食事摂取指針には全く生かされず、そのまま闇の中に葬られてしまったのです。

それはなぜか。長期にわたり政府の栄養政策組織の委員を務め、その内部事情に誰よりも精通しているキャンベル博士は、政府と食品・製薬・医学業界の間にあるドロドロした関係のためであることを、本書で赤裸々に記しています。

この癒着ぶりを暴いていくところは主に下巻に登場するのですが、サスペンス小説以上の迫力と「真実の重み」に読者は驚かれることと思います。

医学・栄養学の分野でベストセラーとなっているこの本は、アメリカの医学界や栄養学界を大きく変えようとしています。

キャンベル博士の熱い訴えは、日本のみなさんの食習慣、健康、そして病気に関するパラダイムをも、足元から崩してしまうに違いありません。

しかし博士のメッセージを真摯に受け止める人は、生涯メタボリック症候群や生活習慣病とは無縁で、エネルギーに満ちあふれた人生をエンジョイすることができるはずです。

ぜひキャンベル博士の熱いメッセージを参考にされ、みなさんご自身の選択と行動によって、これからの人生を輝かしい日々とされることを願ってやみません。

そうしたことを思うにつけ、今、みなさんが手にされている日本語版の刊行に翻訳という形で参加・協力できた喜びは、言葉では言い尽くせません。

病気で苦しんでいらっしゃる多くのみなさんにはいうまでもなく、ご自身やご家族、ご友人の健康を切望されていらっしゃるすべての方に、自信を持って本書をおすすめします。

みなさんが今までの考え方やライフスタイルをほんの少し「チェンジ」するだけで、ご自身の未来はもとより、ご家族、ご友人、そして社会も、国も、この地球も、きっと大きく変わっていくことでしょう。

読者のみなさんにとって、今日のこの日が「すばらしい人生」に向けた船出の日となり、「新しいライフスタイル」が始まる記念の日となりますように——。

なお、本文中の（注）は例外を除き、訳者によるものです。また、煩雑になるのを避けるため、「注」の文字を省いたケースもあるので、ご了承ください。太字個所につきましては、著者了解のうえで、日本語版で新たに加えた部分もあります。また、（＊）のついた小さな数字は、巻末に掲載した著者引用資料の章ごとの通し番号です。

＊　＊

本書においては、「チャイナ・プロジェクト」は中国における疫学研究を指し、『チャイナ・スタディー』は本書の原書を指すものとします。また、文中の通貨表示は、一ドルを一〇〇円として換算しました。

二〇〇九年一一月

松田麻美子

本書を讃える人々

本書は命を救うための重大な情報を、健康を求めてやまないすべての人に与えてくれるだろう。しかし、それだけではない。キャンベル博士は政財界・医学界・製薬業界の内幕を暴露し、非常に興味深い読み物にしている。私たちアメリカ人の将来を変えてくれるかもしれない本書は、世界中の医療従事者・研究者にとっての必読の書だ。

——**ジョエル・ファーマン**（医学博士、『Eat to Live』著者）

自分の愛する人、そしていつも気にかけているすべての人にこの本を贈りたい。

——**ヘザー・ミルズ・マッカートニー**（環境保護活動家）

本書で繰り返し強調されている「プラントベース（植物性食品中心）の食事」は、論文審査のある研究や圧倒的な数の統計によって、その正しさが明確に裏付けられたため、「ヘルシーなライフスタイル」の基礎として、かつてなかったほど強固なものとなった。

——**ブラッドリー・ソール**（OrganicAthlete.com 創設者）

本書は、過去七五年の間に刊行された「栄養と健康に関する書籍」の中で最も重要な一冊である。すべての人が読むべきであり、大学で教えるすべての「栄養学カリキュラム」の手本となるべきものだ。キャンベル博士の誠実さと栄養教育に対する献身的な姿勢が、本書のどのページからも伝わってくる。

——**デビッド・クライン**（『リビング・ニュートリション』誌発行者兼編集者）

本書で紹介されている中国の二四〇〇余の地域における途方もないほど大規模な調査は、想像を絶する大変な取り組みだったことと思う。「食べ物と病気の関係」が綴られている内容がきわめて重要なのはもとより、広く注目を集めるに値する強烈かつ刺激的な一冊である。

——**フランク・ローズ**（元コーネル大学学長）

栄養学の分野で学んでいる者なら誰もが皆、この分野の権威である、T・C・キャンベルを信奉している。本書は栄養学に関して今まで書かれた本の中で最も重要な一冊である。本書を読むことはあなたの命を救うことになるだろう。

——**ディーン・オーニッシュ**（医学博士、予防医学研究所創立者・所長、カリフォルニア大学サンフランシスコ校医学部臨床学教授）

今まで刊行された生活習慣病を食習慣によって改善しようとする本の中で、最も信頼すべき証拠が本書には収められている。先進国だけでなく、経済の発展に伴い食習慣の変化が急速に進んでいる国にとっても、歓迎すべき本である。

――**チェン・ジュンシ**（「中国疾病対策センター」「栄養・食品衛生研究所」上級研究教授）

「欧米風の食習慣」が与えている驚くべき影響について関心のある人なら、本書の中に、賢明で実践的な解決策を発見することだろう。

――**ロバート・グッドランド**（元世界銀行環境特別顧問）

本書は今日蔓延している「食習慣」「ライフスタイル」「医学」「その場しのぎの治療法」などの誤った考え方について、十分納得できる分析を行なっている。健康を増進させ、「豊かさが招く病気」のリスクを減らしてくれる「プラントベースの食事」を論理的で説得力ある根拠を基に推奨している。

――**シュシュマ・パーマー**（元全米科学アカデミー食品栄養委員会事務局長）

あなたが健康状態を改善したり、パフォーマンスを高めたり、成功をめざそうとしているのなら、早速本書を読むことだ。タンパク質はどれだけ必要か、どこからタンパク質をとるべきか、その答えが、ようやく科学的根拠に基づく本書によって示された。本書のインパクトはきわめて強烈だ。

――**ジョン・アレン・モレンハウア**（My Trainer.com and NutrientRich.com 創設者）

本書は、非常に重要な一冊だ。キャンベル博士が子息とともに「食習慣と病気との関係」について研究し、動物性タンパク質がもたらす有害な結果を提示しうるに至ったのは、誠に驚くべきものだ。そして同様に驚かされるのが、その研究成果を国民に知らせようと努めてきた彼に対する数々の難敵の存在である。本書は広く人々に知らされるべき物語であり、実に読み応えがある。

——**ロバート・C・リチャードソン**（ノーベル物理学賞受賞者、コーネル大学副研究科長・物理学部教授）

稀に見るすばらしい本だ。世界的に有名な科学者がとうとう「食習慣と健康」についての真実を白日の下にさらしてくれた。その驚くべき内容は、すべての人が知るべき「真実」だ。著者のキャンベル博士は輝かしいキャリアを通して得た知恵を私たちのために提供し、子息とともにこのすばらしい本の中に記してくれた。

あなたがもし、「最も健康的なライフスタイル」を見つけようとしているのなら、本書の中にその答えを見出すことだろう。

——**ダグラス・J・ライル**（心理学博士）、**アラン・ゴールドハマー**（カイロプラクティック博士）（『The Pleasure Trap : Mastering the Hidden Force That Undermines Health and Happiness』共著者）

本書は、健康と食べ物との間にある深いつながりを私たちにわかりやすく教えてくれるものであり、さらなる洞察に挑もうとし、今もなお続くキャンベル博士たちの奮闘の記録でもある。博士は『チャイナ・スタディー』はもちろんのこと、全米科学アカデミーの報告書『食物・栄養とガン』、米国ガン研究協会の報告書『食物・栄養とガン予防に関する世界的展望』などに関わって以来、常に「食習慣とガン」に関する研究の先駆者だった。この研究のどの面においても解明することが可能なのだ。

今日、米国ガン研究協会は、ガンのリスクを減らすために、主にプラントベース（植物性食品中心）の食事を推奨している。それは、キャンベル博士とごく少数の先見の明ある人々が二五年前に始めた、こうした偉大な研究が裏付けているからである。

——**マリリン・ジェントリー**（米国ガン研究協会会長）

巷にはたくさんのダイエット本や健康関連本が出版されているが、ほとんどのものに矛盾するアドバイスが含まれている。しかし、共通点が一つある。それは読者を納得させるための基本方針だ。本書には既存の健康関連書には見られないキャンベル博士の基本方針がある。それは「真実」である。コーネル大学の著名な教授・キャンベル博士は、「栄養学分野のアインシュタイン」といえる人物だ。本書は厳密な科学的研究に基づいて書かれたものだ。ゾーンやアトキンス、サウスビーチなどのダイエットや、現在氾濫している流行のダイエット法のような全くの推論から書かれたものではない。本書は博士が生涯を通じて行なってきた研究について、わかりやすく、楽しみながら読めるよう、上手にまとめられている。

——**ジェフ・ネルソン**（VegSource.com（世界で最も訪れる人が多い食品ウェブサイト）社長）

本書は医師や科学者、健康に関心の高い読者が待望していた「回答」を与えてくれる、画期的な調査研究の物語である。本書は長年にわたる骨の折れる研究に基づき、「ガンの本当の原因は何か」「どうしたら我々は寿命を延ばすことができるか」「肥満の進行をストップさせるにはどうすればいいのか」といった、現代の栄養摂取に関する最も重要な質問に対し、驚くべき回答を提示している。

本書は、明確で実に説得力ある根拠に基づいて書かれているので、ブームになることを目的としているような流行のダイエット法など、あっという間に不要なものとしてしまうだろう。世界で最も尊敬される栄養学の権威によって見事にまとめられた内容は、まるで私たちの健康に関する考え方が大きく転換していくことを予告しているようだ。

——**ニール・バーナード**（医学博士、「責任ある医療を推進する医師会」会長）

本書に記されている事柄はいずれも、
しかるべき医療に代わるものと考えるべきではありません。
また、まずかかりつけの医師に相談せずに、
食事や運動のパターンを変えるべきではありません。
現在、心臓病や高血圧、あるいは2型糖尿病などと関係する
何らかのリスクファクターのために治療を受けている場合には、
特に注意してください。
（T・コリン・キャンベル、トーマス・M・キャンベル）

チャイナ・スタディー
葬られた「第二のマクガバン報告」合本版

目次

第2章 「タンパク質神話」の真実

第3章　ガンの進行は止められる

第4章 史上最大の疫学調査「チャイナ・プロジェクト」の全貌……163

第2部 あらゆる生活習慣病を改善する「人間と食の原則」

第5章 傷ついた心臓が甦る……263

第6章　肥満の行き着く先

第8章 ガン対策はどのように改善されるべきか …… 345

第9章 自己免疫疾患根絶のために

第10章 食が改善する「骨、腎臓、目、脳の病気」……431

第4部 「正しい情報」はいかにして葬られるのか

第17章 医学は誰の健康を守っているのか？……677

本文中の（注）は例外を除き、訳者によるものです。また、煩雑になるのを避けるため、「注」の字を省いたケースもあります。太字個所につきましては、著者了解のうえで、日本語版で新たに太字にした個所があります。また、（＊）のついた小さな数字は、巻末に掲載した著者引用資料の番号です。

原書では「慢性病」となっている個所を「生活習慣病」としたところがあります。および、「動物性タンパク質」「植物性タンパク質」の表現につきましては、一部「動物タンパク」「植物タンパク」としたところがありますが、同義語です。ご了承ください。

文中の（　）の中の通貨表示は、一ドルを一〇〇円として換算しました。

カバー＆本文デザイン　野村高志＋KACHIDOKI

「強い意志と高潔さ」を持った科学者の最大の業績

ハワード・ライマン（『Mad Cowboy』（邦訳『まだ、肉を食べているのですか』三交社刊）著者）

T・コリン・キャンベルは基本的にはいまだに北バージニアの農家の人間だ。我々が一緒に過ごすときは必ず農家の話をする。牛糞肥料のことであろうと、トラクターの運転のことであろうと、牛を集めることであろうと、我々は農業についての思い出を数多く共有している。

しかし生い立ちは似ていても、コリンと私はそれぞれ異なったキャリアを歩んでいった。私がコリンを尊敬するのは、彼が農業以外の分野で大きな業績をあげたためである。

コリンはのちにダイオキシンと呼ばれる有害な化学物質の発見に貢献したし、次いで、これまでに行なわれた最も重要な「食習慣と健康に関する研究」といっていい、「チャイナ・プロジェクト（中国農村部の食習慣研究）」を指揮した。

その間に彼は何百もの科学論文を書き、政府主催の委員会に数え切れないほど出席し、米国ガン研究協会や世界ガン研究基金のような「食習慣と健康に関する世界的な組織」構築のために尽力してきた。

彼は一人の科学者として、わが国が「食習慣と健康」についてどのような方向に進めばいいのかを考え、誤った道に行かないよう、その役割を十分果たしてきたのである。

また、コリンと個人的レベルで知り合うようになって以来、私は彼の業績に加え、その勇気と高潔さゆえ、いっそう彼を尊敬するようになったのである。

コリンは現状に対して真剣に憂えている。たとえ科学的証拠が彼の味方であっても、現状を変えていこうとすることは、決してたやすいことではない。

オプラ・ウィンフリー（人気トークショーの司会者）がテレビ番組で「牛肉を食べない」という宣言をした際、牧畜業者のグループによって訴えられたことがあったが、私は彼女と同じ被告だったため、この状況については熟知している。

私はワシントンで農業改善のためのロビー活動をし、わが国の食料生産法改革のために闘ってきた。私はアメリカで最も影響力と資金力のあるグループのリーダーを引き受けていたことがあるので、現状に逆らうことが容易でないことは十分理解しているつもりだ。

コリンと私の歩んで来た道が似ているため、私はコリンの話に共感を覚える。我々の人生は、独立心や正直さ・誠実さなどを学ぶ農業から始まり、やがて、それぞれの道で成功を収めることになった。

かつて私は、モンタナにあった巨大な牧場を経営することによって莫大な利益を得ていた。我々は二人とも成功を収めてはきたが、我々の暮らしている社会システムは、何らかの改善が必要ではないだろうか、ということに気づいたのである。

我々にこれほどの報酬を与えてくれた社会に挑戦するには、強固な意志と確固たる高潔さが要求される。コリンはその両方を備えている。本書は、その尊敬すべき彼の長いキャリアの中で最高の業績といえるものである。

読者は、専門家として頂点を極め、変化を求めることによってさらに高い目標に向かって努力しようとしているコリンから、多くを学ぶことだろう。あなたが自分の健康に関心を抱いていようと、あるいはアメリカの哀れな健康状態に関心を抱いていようと、本書は十分に報いてくれるはずである。

熟読し、その内容を理解し、この知識をあなたの人生に生かしていただけることを願っている。

時代の闇を照らす偉大な光

ジョン・ロビンズ（『Diet for A New America』（邦訳『エコロジカル・ダイエット』角川書店刊、品切れ中）著者）

もしあなたが現在、ごく普通のアメリカ人だとしたら、ファストフード・チェーンのレストランに取り囲まれて暮らしていることだろう。

ジャンクフードの広告の集中攻撃も受けているはずだ。その一方で、好きなものを何でも食べることができて、「エクササイズをしなくてもやせられる」と誘っている減量プログラムの広告も見ていることだろう。スニッカーズ（チョコバー）やビッグマック、あるいはコークなどはリンゴよりもずっと簡単に手に入る。そして、「野菜はハンバーガーの上のケチャップだ」と考えている学校の食堂で、子供たちは食事をしている。

かかりつけの医者のところへ健康法をアドバイスしてもらいに行くと、待合室では、『ホームドクター――健康と幸せのための基本ガイド（Family Doctor : Your Essential Guide to Health and Well-being）』という題の高級雑誌が目にとまる。

二〇〇四年、アメリカ家庭医学会（American Academy of Family Physicians）によって出版され、全米五万軒のホームドクターに無料配布されたものである。

この雑誌を開けば、マクドナルドやドクターペッパー、チョコレートプリン、オレオのクッキーなど、一ページ大のカラー写真の広告が満載だ。

子供のための健全な読み物を見つけるつもりで、ナショナル・ジオグラフィック協会が刊行している六歳以上の子供向け雑誌『子供のためのナショナル・ジオグラフィック（National Geographic Kids）』のページを繰ってみると、どのページもトゥインキーズ、エム・アンド・エム、フロステッドフレークス、フルーツループ、ホステスカップケーキ、イクストゥリーム・ジェロー・ブランドのゼリープリンスティック（注・いずれもアメリカの代表的なお菓子や朝食用シリアル）などの広告でいっぱいだ。

こうした状況はエール大学の科学者や食品問題活動家が「有害食品環境」と呼ぶものである。すなわち、ほとんどの人たちが暮らしている社会環境のことだ。

不健康な食べ物を販売することによって、莫大な利益を得ている人たちがいるということは、誰にも否定できない事実だ。

食品メーカーは自分たちの売っている食べ物を、あなたがいつまでも食べ続けることしか望んでいない。その結果、あなたが肥満になって、活力が低下し、寿命が縮まり、人生を惨めなものにしてしまうことになるにもかかわらずである。

彼らは、あなたが柔順でかつ無知であってほしい、と願っている。知識を持ったり、活発で積極的になることは願っていない。

そして、目標達成のためには、毎年何十億ドルもの大金をこうした広告に費やすこともいとわないのである。

あなたはこのまま黙認することもできれば、ジャンクフード業者に屈服することもできる。あるいは、体と食べ物との間の「もっとヘルシーで人生を良くしてくれる関係」を見つけることもできるのだ。

もしあなたが輝くばかりに健康に生き、スリムで体内をクリーンに保ち、生き生きとしていたかったら、今の環境の中では協力者が必要だろう。

幸いなことに、あなたは今、まさにそうした協力者を手にしているのである。T・コリン・キャンベル博士は優秀な学者であり、熱心な研究者であり、そして偉大な人道主義者として広く認められた人物だ。私は友人であるという特権から、こうした彼の人柄について証言することができるし、さらにまた、ほかのことについても語ることができる。

博士は謙虚であり、人間的な深みがあり、自分のしてきた研究を後進に指導することをこよなく愛する人でもある。

そのキャンベル博士の新刊が本書である。この本は今の時代の暗闇を照らす一筋の偉大な光である。

本書は「食習慣と健康」についての展望と真実をはっきりと伝え、そして見事に解明している。そのため、あなたはもう二度と食品メーカーの犠牲になる必要はない。

あなたは、誤った情報や彼らの売っている食品をおとなしく食べ続けることから解放されるだろう。

本書に感謝すべきことの一つは、博士が結論を読者に伝えているだけではない、という点にある。あたかもあなたが子供ででもあるかのように、高いところから説教し、何をすべきであり、何を食べるべきではない、と言っているわけではない。

それよりもむしろ、今日の食習慣と健康に関わることをきちんと理解するのに必要な情報やデータについて、信頼のおける親友のように優しく、はっきりと、上手に話しかけてくれている。

博士はあなたが「インフォームド・チョイス」（十分な説明を受け、よく考えたうえでの選択）ができるようにしてくれている。確かに提言や忠告もあるだろう。それらは納得できるすばらしいものばかりで、博士は、いかにしてそのような結論に達したかを常に明らかにしている。

本書のデータや真実は重要なものだ。博士が本書でめざしていることは、あなたができる限り正しい知識を持ち、健康な人生を送るのを手助けすることなのである。

私はすでに本書を二回読んでいる。そして読むたびにはかりしれないほどの知識を得た。

本書はたくさんの勇気と知恵が盛り込まれた本でもある。有益であり、きわめて重要な本であり、影響を及ぼすという点においても画期的であり、内容の明瞭さという点に関しても非の打ちどころがない。

もしあなたが朝食にベーコンと卵を食べ、そのあとでコレステロール低下薬を飲みたいというなら、それでもいい。それはあなたの権利である。

しかし、もしあなたが本当に健康になりたいと願っているのであれば、本書を読破することだ。この優れた手引書の助言に耳を傾ければ、きっとあなたの体は生涯にわたって、毎日、あなたに感謝することだろう。

はじめに――「新たな発見」がもたらす、すばらしき人生

「真実」は有害情報の山の中に隠されている

学究生活のすべてを「栄養と健康に関する研究」に捧げてきた私でさえも、今日、人々が栄養情報を求める熱意には驚くばかりである。

ダイエット本は絶え間なくベストセラーに名を連ねているし、大衆雑誌を開けば、どれも栄養のアドバイスを特集している。新聞にはいつも健康関連記事が掲載されているし、テレビやラジオでは、必ずダイエットと健康関連の番組が放送されている。

しかし、こうした大量の情報を手に入れることで、はたして健康改善のためになすべきことを理解した、と確信できるのだろうか。例えば、次のような問題について、あなたはどう判断するだろうか。

・農薬をとり込まないために、オーガニックのものを買うべきだろうか。
・環境化学物質はガンの根本原因だろうか。あるいは、健康は生まれたときに受け継いでくる遺伝子によって、あらかじめ決められてしまっているものだろうか。
・炭水化物は本当に太る原因なのだろうか。
・脂肪の摂取量について、もっと気をつけるべきなのだろうか。あるいは、飽和脂肪とトランス脂肪の摂取だけに気をつければ大丈夫なのだろうか。

・ビタミン剤をとるとしたら、どのビタミンをとるべきなのか。
・食物繊維を追加した強化食品を購入すべきだろうか。
・魚は食べるべきか、もしそうだとしたら、どのくらいの量を食べればいいのだろうか。
・大豆食品を食べると、心臓病を予防できるのだろうか。

あなたはおそらく、こうした疑問への回答にあまり確信が持てないのではないか、と私は思う。しかし、そうであったとしても、それはあなた一人だけではない。

いくら情報が洪水のようにあふれていても、**健康向上のために何をすべきか、本当にわかっている人はごくわずかしかいないのだ。**

その理由は、研究が行なわれてこなかったからではない。研究は行なわれてきている。我々科学者は、「栄養と健康の相関性」について、膨大な情報を持っている。

しかし、科学が解明した「真の情報」は、不適切で有害といっていい情報の山に埋もれてしまっているのである。すなわち、論理的根拠の乏しいジャンク・サイエンスや一時的なダイエット法、食品業界の宣伝、といった価値のないものの下に隠されてしまっているのだ。

私は、この状況を変えていきたい、と切に願っている。私は本書の中で、「栄養と健康についての新しい考え方」をみなさんに提供するつもりだ。それは迷いをなくし、病気を予防・改善し、今よりもっと充実した人生を送るのにきっと役立つはずだ。

本書が提示する「真実」

私はこの「栄養と健康」についての研究組織に五〇年近く在籍している。しかもその上層部にいて、大きなプロジェクトを企画・指揮したり、研究が資金援助を受けられるかどうかを検討したり、また膨大な量の科学的調査をまとめ、全米専門委員会に報告するといった仕事をこなしてきた。

研究と政策決定といった分野で長年経験を積んできた私は、今なぜ、アメリカ国民が健康に関して悩んでいるのか、その理由がよく理解できる。

国民には、自国研究費や健康政策費を負担している一納税者として、「食べ物、健康、そして病気に関してこれまで聞かされてきた考え方は間違っている」という証拠を知る権利がある。本書の核ともいえる「真実」は、次のとおりだ。

- 環境や食品の中の化学合成物質は、たとえどんなに問題があったとしても、ガン発症の主たる原因ではない。
- 両親から受け継いだ遺伝子は、病気の犠牲になるかどうかを決定する最も重要な要素ではない。
- 「やがては遺伝子研究の成果が薬による病気治癒を可能にするだろう」といった期待は、今すぐ可能で強力な解決策を無視したものだ。
- 炭水化物、脂肪、コレステロール、オメガ3脂肪酸などの栄養摂取をうまくコントロールしても、それは長期にわたる健康にはつながらない。
- ビタミン剤や栄養剤のサプリメントは、長期にわたる病気予防の効果を与えてはくれない。
- 薬や手術は、アメリカ人を死に追いやるほとんどの病気を治すことはない。

・あなたの主治医は「あなたが最も健康になるために必要なこと」を、おそらく知らないだろう。

身を守るための最も強力な武器

私は、「人々が体にとって良い栄養だと思っているものは何か」をもう一度考えてみよう、と提案しているにほかならない。

有名な資金提供機関からの援助を受け、二七年の間に築いた研究の成果をはじめ、私の四〇年以上にわたる研究の結果が答えになるだろう。今までの生物医学の研究に対して物議をかもすような結果だが、間違いなく**「正しく食べることこそが、あなたの命を救う」**ことを証明している。

書き方にある種の工夫をこらす著者もいるようだが、私は個人的な意見に基づいた結論を読者に信じてもらえるような書き方をするつもりは毛頭ない。本書には七五〇余りの参考文献が用いられている。

しかもこれらの大半は、私以外の研究者によるガンや心臓病、脳卒中、肥満、糖尿病、自己免疫疾患、骨粗鬆症、アルツハイマー病、腎臓結石、失明などに関する情報である。科学雑誌、とりわけ病気を減らす方法を提示している何百もの情報源である一流科学雑誌に掲載された研究結果の中には、次のようなものがある。

・糖尿病患者は食習慣を変えれば、薬をやめることができる。
・心臓病は食習慣だけで回復させることができる。
・乳ガンは、食べるものによって決まる「血中女性ホルモンのレベル」と関係している。
・乳製品の摂取は、前立腺ガンのリスクを高める。

・果物や野菜に含まれる抗酸化物質は、高齢者の知的能力の維持と関係している。
・腎臓結石は、ヘルシーな食習慣で予防できる。
・子供にとって最悪な病気の一つである1型糖尿病は、間違いなく授乳習慣と関連している。

こうした研究結果は、「**より良い食習慣**こそが、さまざまな病気から身を守る最も強力な武器である」ことを立証している。

したがって、この科学的証拠を認知することは、健康改善のために重要であるばかりか、私たちの社会全体にとっても、大変深い意味がある。

なぜ誤った情報が広く蔓延し続けているのか、そして「食習慣と病気に関する調査方法」「健康状態を向上させる方法」「病気の治療法」などが皆、誤った方法であるのはなぜなのか、ということを私たちはきちんと知っておくべきなのだ。

アメリカ国民の悲惨な現状

莫大な金とあらゆる手段を使っているにもかかわらず、アメリカ国民の健康状態は悪化する一方である。私たちアメリカ人の一人当たりの医療費は、世界中のどの国よりもはるかに多い。それなのにアメリカ人の三分の二は過体重（体格指数＝ＢＭＩ二五以上）で、一五％余りは**糖尿病**だ。近年、この数字は急激に増加してしまった。

三〇年前よりもずっと多くの人が**心臓病**の犠牲になっているし、一九七〇年代に始まった**ガン**との闘いでは、惨めな失敗を繰り返している（注）。

【注】日本人の健康状態

日本人の三人に一人はガンで亡くなり、残りの三人に一人は、心臓病か脳卒中で亡くなります。四〇歳以上の成人の三人に一人は糖尿病（予備群を含む）で、三人に二人は高血圧症です。肥満人口も急増しており、アメリカ人より少ないものの、四〇～六〇代の男性、および六〇代の女性の約三分の一が過体重です。

子供の肥満も激増中で、日本人の健康状態は程度の差こそあれ、アメリカの場合と同様、すでに悲惨な状況になっています。（資料）厚生労働省「平成19年　国民健康・栄養調査結果の概要」

アメリカ人の半数が健康上のトラブルを抱えており、週ごとに医者から薬の服用を命じられている。そして、一億人以上が高血圧症なのだ（人口の約三三・三％）。

さらに悪いことに、わが国の子供や青少年たちを若いうちからますます病気の道へと導いている。彼らの三分の一は過体重か、あるいは過体重になるリスクを抱えている。

かつては大人だけに限られていた糖尿病も、年々子供たちに広がっている。こうした子供はこれまでとは比べものにならないほど多くの薬を飲んでいるのだ。

「健康神話」の原点

問題はすべて、次の三つの習慣に行き着く。すなわち、**朝食**と**昼食**、そして**夕食**だ。

四〇年余り前、私が仕事を始めたばかりの頃、食べ物が「健康上のトラブル」とこれほどまで密接に関係しているなどとは思いもしなかった。

何年もの間、「どの食べ物を食べるのが自分の体にとってふさわしいか」などということは決して考えることがなかったのである。皆が食べているものを同じように安心して食べていた。すなわち、私が食べていたものは、「良い食べ物だ」と信じていたのである。

私たちは誰もが、「おいしいもの」「簡便なもの」、もしくは「両親が作り方を教えてくれたもの」を食べている。ほとんどの人の食べ物の好みや食習慣は、与えられた環境の中で教えられ身につけたものだろう。私の食習慣も、私の人生とともにできあがったものだ。私が育ったのは、牛乳が暮らしの中心となっている酪農家の家だ。私たちは学校で、「牛乳は、強くて健康な骨や歯を作ってくれる」と教わった。「牛乳は、自然が与えてくれた最も完璧な食品だ」とも教わった。

また、私の家ではほとんどの食べ物を自分の畑か牧場で作っていた。

大学へ行くように言われたのは、家族の中で私が最初だった。私はペンシルベニア州立大学で予備獣医学を学び、一年間ジョージア大学の獣医学部に通ったところで、コーネル大学が私を招聘してくれた。動物栄養学について大学院で研究するための奨学金付きだった。

ある意味、私は自分が学校に授業料を払うのではなく、学校が学費を支給してくれるという理由のために転学したともいえる。

私はそこで修士課程を終えた。私はネズミの寿命を延ばす研究（通常の食事より量を少なく与えることで発見）で有名なコーネル大学教授、クリーブ・マッケイ博士に最後の教え子として学んだ。

コーネル大学で私が行なった博士課程の研究は、牛や羊を早く成長させる方法を発見することにあった。私は「動物性タンパク質の生産力」を向上させようとしていたのである。私が栄養学で習った基本は「より良質の栄養摂取」にあったからだ。

私は肉や牛乳、卵の摂取をもっともっと推奨することによって健康改善を促進する、という道を一日散に歩んでいたのである。明らかにそれは、幼い頃の農家での体験の延長であったし、アメリカ人の食事は世界で最もすばらしいものだ、と相変わらず信じていたからだった。

人格が形成される頃、私は「アメリカ国民は正しい食事をしている。それは高品質の動物性タンパク質を十分にとっているからだ」という言葉を繰り返し繰り返し聞かされたのである。

肝臓ガンの真相

研究生活に入ったばかりの頃、私は最も有害な化学物質として知られる「ダイオキシン」と「アフラトキシン」について調べることになった。

私は初め、マサチューセッツ工科大学で仕事をしており、ニワトリのエサに関するテーマを与えられた。毎年何百万羽ものニワトリが未知の有毒化学物質のために死んでいくため、エサに含まれる化学物質を発見し、その構造を解明する仕事を任されたのだ。

二年半後、私は化学物質としては最も有毒といえるダイオキシンを発見するのに貢献した。以来、この化学物質は広く注目を集めた。それは、この化学物質がベトナム戦争で森林を枯らすのに用いられた除草剤(別名、エージェント・オレンジ。俗に、枯れ葉剤といわれているもの)の一要素だったためだ。

その後私はマサチューセッツ工科大学を辞め、バージニア工科大学で教授の職を得た。そこでフィリピンの栄養失調の子供を救うための「全国プロジェクト」を援助する仕事を始めた。

このプロジェクトでは、通常は成人の病気である肝臓ガンがフィリピンの子供に異常に多いということを研究する課題も含まれていた。ピーナツやコーンに含まれるカビ毒のアフラトキシンを大量に摂取していることが原因である、と考えられていた。

今まで発見された化学物質の中では、アフラトキシンは最も強力な発ガン物質の一つである、といわれてきた。

最初の一〇年間、我々はフィリピンの貧しい子供の栄養失調を改善することを第一の目標とした。このプロジェクトはアメリカ政府国際開発機関の資金提供によるもので、最終的には、フィリピン全土のほぼ一一〇か所に「栄養摂取のための自助教育センター」を設置した。

我々の目標は、子供たちができるだけ多くのタンパク質をきちんととっているかどうか確かめる、という単純なものだった。

「世界中の多くの子供たちが栄養失調なのは、タンパク質、特に動物性食品からのタンパク質が不足しているためだ」というのが、当時の一般的な捉え方だった。

そのため、世界中の大学や政府が、発展途上国で予測される「タンパク質不足」を補う取り組みを行なっていた。

ところが、このプロジェクトで私は大変な秘密を知ってしまったのである。それは、**最も高タンパクの食事をしている子供たちが、肝臓ガンになるリスクが最も高い**、という事実だった。ガンになっている子供は、裕福な家庭の子供たちだったのである。

異端者への道

同じ頃、フィリピンの現象と関連のあるインドからの研究報告書を発見した。これにもまた、物議をかもすような研究結果が含まれていた。

　インドの研究者は、ネズミを二つのグループに分けて実験していた。一方にはガンを引き起こすアフラトキシンを投与し、そのあとタンパク質が総摂取カロリーの二〇％というエサが与えられた。この比率は欧米社会に住む成人たちの多くが摂取している量に近い。

　もう一方のグループにも同量のアフラトキシンが投与されたが、そのあとのエサはタンパク質の比率がわずか五％というものだった。

　二〇％のタンパク質を与えられたネズミは、どれも皆、肝臓ガン形成の形跡があったが、五％のグループでは、すべてのネズミが肝臓ガンを免れていたという。

　なんと「一〇〇対〇《ゼロ》」の結果だったのである。そのため、「適切な栄養摂取を続けていれば、非常に強力な発ガン物質さえ打ち負かせる」ということは疑う余地がなかったのだ。

　この情報は、これまで私が教えられてきたことをすべて否定するものだった。「タンパク質は健康に良くない」などと言うのは異端とされていたからだ。ましてや、「タンパク質はガンの成長を促進する」などと口にするのはとんでもない行為だった。しかしそれは、私のその後のキャリアを決定づける瞬間となったのだった。

　研究生活を始めたばかりなのに、このような物議をかもすような問題について研究するのは、あまり賢い選択ではなかった。

　タンパク質や動物性食品について疑問を投げかけることは、たとえ研究結果が「正統の科学」で認められたとしても、「異端者」というレッテルを貼られる危険を冒すことになるからだ。

　しかし、私はもともと、命じられた指示だけ遂行するようなタイプではなかった。

農場で馬や牛を追い立てるのを初めて学んだとき、あるいは狩りや魚釣りや畑仕事を習ったとき、自分独自の方法をためしてみたい、と思った。そうしなければ自分で納得できなかったのである。もし畑でトラブルに直面したとき、次にどうすべきか自分自身で考えなければならなかったからだ。農家の子供なら誰でも言えると思うが、子供の頃の経験は実に偉大なる学びの場だった。そのとき身につけた独立心は、今でも失っていない。

発ガン物質をコントロールするもの

こうして難しい決断に直面した私は、ガンの発生における栄養摂取、とりわけタンパク質の役割について、徹底的な研究プログラムを始めてみよう、と決断したのである。

同僚と私は慎重に仮説を立て、研究手順は厳密に、そして研究結果の解釈に関してはきわめて慎重に行なった。

私はこの研究を、「ガン形成における生化学的研究」として、科学の基本レベルで行なうことにした。タンパク質がガンの成長を促進するかどうかという点だけでなく、どのようにして促進するのかを知ることが重要だったからである。そうした進め方が最も適切な方法だった。

結果的に、「正統の科学」のルールに従い、新発見に対して興奮するようなこともなく、この物議をかもすようなテーマに没頭することができた。

最終的にこの研究は最も綿密に審査が行なわれ、資金援助源としては最も競争率の高い機関（ほとんどが国立衛生研究所、米国ガン協会、米国ガン研究協会など）から二七年間にもわたって、十分な資金援助を受けることができた。

こうして我々の研究結果は、一流とされる多くの科学雑誌に公表されるため、二度目の審査を受けることになったのである。

我々の発見は、まさに衝撃的だった。

低タンパクの食事は、どれだけアフラトキシンをネズミに投与したかには関係なく、この発ガン物質によるガンの発症を予防したのである。

ガンの発症が確認されたあとでも、低タンパクの食事はそれに続いて生じるガンの増殖を劇的に阻止した。言い換えれば、このきわめて強力な発ガン性化学物質による影響力は、低タンパクの食事によって、取るに足りないほどのものに変えられてしまったのだ。

要するに、食事に含まれるタンパク質は、ガンに及ぼす影響があまりにも強いため、タンパク質の摂取量を変えるだけで、ガンの増殖を「ＯＮ」にしたり、「ＯＦＦ」にしたりすることができたのである。

そのうえ、実験でネズミに与えたタンパク質の量は、私たち現代人がいつも摂取している比率量だったのである。発ガン物質の研究でよく行なわれるような、並外れた量のタンパク質を与えたわけではないのだ。

しかも、これが研究結果のすべてではない。我々は、すべてのタンパク質にこの作用があるわけではない、ということも突き止めている。

「絶えずガンの発生・増殖を強力に促進させるものの存在」がわかったのである。

それは**「カゼイン」**だった。これは牛乳のタンパク質の八七％を構成しているもので、ガン形成・増殖のどの過程でも作用していたのである。

また、大量に摂取しても、ガンの形成・増殖を促進させないタイプのタンパク質も発見した。この安全なタンパク質とは、小麦や大豆など、植物性のものだった。

史上最大の疫学調査

こうした事実が見えてきたとき、私が最も大切にしてきた「動物タンパクは最も良質なタンパク質である」という仮説は、木っ端微塵に打ち砕かれ、新しい挑戦が始まったのだ。

動物による実証研究は、そこで終わったわけではなかった。私は次に、人間の「食習慣」「ライフスタイル」、および「病気」に関して、かつて行なわれたことのないような生物医学研究史上最大規模の調査を指揮する仕事にとりかかったのである。

それはコーネル大学、オックスフォード大学、中国予防医学研究所の合同で行なわれた壮大な調査研究だった。のちに『ニューヨーク・タイムズ』紙はこの研究を「疫学研究のグランプリ」と賞賛した。

このプロジェクトでは中国農村部、および台湾におけるさまざまな病気と食習慣やライフスタイルについて調査した。

一般的には**「チャイナ・プロジェクト」**として知られるこの研究で、現在までに、数々の食習慣因子と病気との間には八〇〇〇余りもの統計的に有意な関係があることが明らかになったのである。

このプロジェクトが特に注目された理由は、食習慣と病気に関するほかの調査でも多くのものが同じ結果を示していた点にあった。

すなわち、動物性食品を最も多く食べていた人たちは、最も多く慢性の病気を発症していたのだ。比較的少量しか食べていなくても、動物性食品は有害な影響を及ぼしていた。

一方、植物性の食べ物を最も多く摂取していた人たちは、健康で、慢性の病気から免れる傾向にあった。

この研究結果は無視することができないものだった。最初の動物性タンパク質の影響に関する実証研究から、食習慣に関するこの大規模研究までに判明したことは、見事なほどどれも一致した内容だったことを証明していた。

すなわち、動物性の栄養を摂取するか、それとも植物性の栄養を摂取するかによって、健康にもたらされる影響は著しく違っていたのである。

だが、「動物研究」と膨大な「人を対象とした研究」のこの結果がどんなにめざましいものであったにしても、私はこれらに満足していたくはなかったし、また、ここで止まるようなことはしなかった。

なぜ正しい情報が発信されないのか

次に私は、ほかの研究者や臨床医学者の別の研究結果を探し始めた。そうした個人の研究結果はといえば、過去五〇年間において最も興奮させる科学的発見といえるものだったのである。

この研究結果では、「心臓病、糖尿病、肥満は、ヘルシーな食習慣によって改善できる」ということが証明されている（第2部に掲載）。

また、そのほかの研究では、「各種ガン、自己免疫疾患、骨や腎臓の健康、高齢者の視力や脳障害（認識機能障害やアルツハイマー病など）は、間違いなく食習慣に影響されている」ことが証明されている（第2部に掲載）。

最も重要なことだが、これらの病気を回復、そして予防することが再三証明されている食習慣とは、**「プラントベース（植物性食品中心）の、ホールフード（未精製・未加工の食べ物）で構成された食事」**のことである。これは、最良の健康を促進するため、研究室や「チャイナ・プロジェクト」で私が発見したのと全く同じものだ。

これらの研究で明らかにされたことは、どれも一致していた。しかし、この情報の信頼性にもかかわらず、そしてまた、この情報が大きな希望を与えてくれているにもかかわらず、さらには、この事実を国民が早急に知る必要があるにもかかわらず、人々は依然として知らない状態のままなのだ。

私には心臓病をわずらっている友人が何人もいる。友人たちはこの病気はもう避けられないと考えている様子で、落胆したままでいる。

乳ガンを極度に恐れ、「切除」こそ乳ガンのリスクを最小限にする唯一の手段でであるかのように信じている女性と話したこともある。自分の乳房ばかりか自分の娘の乳房さえ、手術で取り除いてもらいたいと願っているのだ。

私の出会った多くの人が病を得て、健康を維持するためにはいったいどうすればいいのかわからず、悩んでいた。

多くの人が迷ったままでいるが、私にはその理由がよくわかる。それは、「健康情報はいかにして生まれ、どのように伝えられているのか」「誰が健康問題への取り組みをコントロールしているのか」といった疑問が生じてしまうからだ。

長年、健康情報を生み出す側にいたため、舞台裏で何が起こっているのかを見つめてきた。そして今、この「情報発信」のどこが間違っているかを世界に知らせるつもりだ。

皮肉を込めて言えば、「政府と業界」「科学と医学」の境界は不鮮明なのだ。「利益を生み出すこと」と「健康増進」の境界線もはっきりしなくなっている。情報発信を操作しているこの問題は、ハリウッドで作られる映画の中の話のように、不正行為のような形では現われない。

問題はもっと捉えにくく、複雑で、もっと危険を生み出す性格を持っている。その結果、膨大な誤った情報が発信され、一般のアメリカ国民は、この情報に対して二重に代償を払うことになるのである。

すなわち、研究のための税金を国民として提供し、次に、本来は予防可能な病気の治療のため個人の医療費としてお金を使うことになるのである。

良き人生航路をめざして

本書は、私の個人的な経歴から始まり、「栄養と健康に関する新たな発見」で終わる。

六年前、私はコーネル大学に「ベジタリアン栄養学」という新しい選択科目の講座を設け、教鞭を執るようになった。

この種の講座はアメリカの大学では最初の試みだったが、想像以上に好評で、大成功を収めている。講座では「プラントベースの食事」がもたらす「健康な人生の価値」に焦点を合わせた。

マサチューセッツ工科大学やバージニア工科大学での研究生活のあと、三〇年前にコーネル大学に戻ってきた私は、そこで「栄養学の上級講座」として化学・生化学・生理学、そして毒物学を統合した講義を求められた。

わが国における最高レベルでの科学的な研究、教育、政策決定に四〇年間携わってきたが、私は今、科学のこうした専門分野を統合し、納得できる講義を実現したい、と願っている。それが、この講座において私がめざしてきたことなのである。学期の終わりには多くの学生が、「人生が良い方向へ変わった」と報告してくれる。

そう、これこそが、本書刊行の願いであり、私がみなさんのより良き人生のためにお手伝いしたいことなのである。

読者のそれぞれの人生航路もまた、より良き方向に針路変更できることを心から願っている。

すばらしい愛と思いやりをもって本書の刊行に協力してくれた、
カレン・キャンベルとベティー・デモット・キャンベルに捧げる。

第1部
「動物タンパク神話」の崩壊

第1章

私たちの体は、病気になるように作られているわけではない

食べ物について知らない人が、どうして人の病気について理解できようか。
——ヒポクラテス（医学の父。紀元前四六〇～三五七年）

●心臓発作の父を救えなかった悔しさ

太陽の光が金色に輝いていた一九四六年のある朝、夏の暑さはすっかり衰え、秋が近づいていた。私の家の酪農場に漂っているのは、静寂だけだった。あたりには車が走り抜ける騒音もなければ、頭上には飛行機雲もなかった。ただただひっそりとしていた。

鳥がさえずり、牛や雄鶏たちが時折声をあげることはあったが、こうした自然の声は、静けさや平和を強調するだけだった。

納屋の大きな扉の隙間からは、太陽の光が差し込んでいた。まだ一二歳の少年だった私は、幸せそうな顔で納屋の二階に立っていた。

私はちょうど卵とベーコン、ソーセージ、フライドポテトとハム、そして二、三杯の全乳（未加工のミルク）といった、カントリースタイルたっぷりの朝食を終えたばかりだった。

母は毎日すばらしい食事を作ってくれた。私は父や弟のジャックと乳搾りをするために四時半から起きて働いていたので、お腹をすかせていた。

当時四五歳だった父は、いつも静かな日の光を浴びて私のそばに立っていた。父は五〇ポンド（約二三キロ）のアルファルファの種の袋を開け、小さな種を全部、納屋の木の床にどさっと落とした。それから小さな黒い粉の入った箱を開けた。

その黒い粉はバクテリアで、「アルファルファの生長を助けるのだ」と父が説明してくれた。このバクテリアはアルファルファに付着して、このままずっと生長し続けて根の一部になるのだという。

父は学校教育を二年しか受けていなかった。しかし私は、「バクテリアは、アルファルファが空気中の窒素をタンパク質に変えるのを助ける」ということを知っている父のことを誇りに思っていた。

最終的には牛の食事となるこのタンパク質だが、「牛の健康にいいのだ」と父は説明してくれた。好奇心の塊だった私は、「それがなぜ、どんなふうに役に立つのか」父にいつも尋ねていた。

父は喜んで説明してくれ、私も喜んで聞いていた。それが農家の少年にとっては貴重な財産となった。

それから一七年後の一九六三年、父は最初の心臓発作を起こした。六一歳だった。そして七〇歳のときに起こした二度目の心臓発作で亡くなった。

私はすっかり落ち込んでしまった。何年もの間、私たち兄弟のそばにいて、私の人生にとって多くの大切なことを教えてくれた父が、いなくなってしまったからだ。

その後、私は「食習慣と健康に関する研究生活」を何十年も続けてきたが、今では父を死に追いやった「心臓病」の予防法も知っているし、回復させる方法もわかっている。

命に関わるような手術をしなくても、また、副作用で死に至らしめるような薬を使わなくても、動脈や心臓の血管を健康にすることは可能だ。つまり、**「正しい食べ物」を食べるだけで、すべては改善可能である**ことを、私は学んできたのである。

本書は、「いかに食べ物が私たちの人生に影響を与えているか」ということについての物語である。健康になれる人もいれば、健康になれない人もいるのはなぜか。私は自分の人生を、その不思議な謎の解明のために費やしてきた。

そして今、私は、「健康になれるかなれないかを決定する大きな要素は食べ物である」ということを知っている。

この情報を伝えるのには、今が「最善の時」に違いない。なぜなら、この国の医療制度はあまりにも費用がかかりすぎており、多くの人がそのサービスを享受できなくなっている。

しかもそれは、健康増進や病気予防の役に立っていない。この問題については今まで多くの解決策が提案されてきたが、現実は遅々として進んでいない。

●病気になる人のサイン

「あなたがこの国の男性なら、ガンになる可能性が四七％ある」と米国ガン協会は言っている。女性ならもう少しましだが、それでも生涯でガンになる可能性はなんと三八％もある、という。(第1章＊1)（＊は引用資料の章ごとの通し番号です。資料は巻末ページをご参照ください。以下同様）

私たちアメリカ人がガンで死亡する率は世界一高く、しかも、その数字は年々高くなっている（六一ページ、図1参照）。三〇年間にわたって「ガンとの闘い」に大量の資金が投入されてきたにもかかわらず、私たちはほとんど前進していない。

多くの人々が信じていることとは裏腹に、ガンは自然な成り行きで発症するものではない。「ヘルシーな食習慣」や「ヘルシーなライフスタイル」を選択すれば、アメリカのガンの大半は予防することができるはずなのだ。

（図1）ガンによる死亡率（人口10万人当たり）

（第1章＊1 — 引用資料の通し番号。巻末に掲載。以下同様）

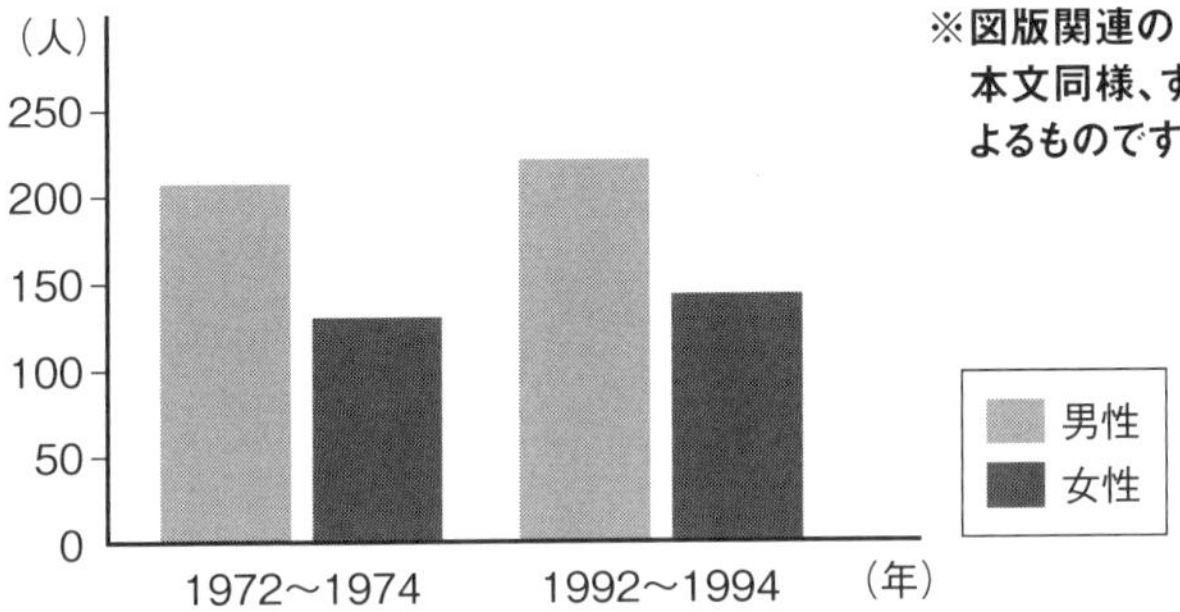

※図版関連の【注】は、本文同様、すべて訳者によるものです。以下同様。

【注】1972年以降30年間にわたって「ガンとの闘い」に大量の資金が投入されてきたにもかかわらず、ガンによる死亡率は、減少どころか逆に増加しています。
なお日本人の場合、1975〜2007年の32年間で、2.1倍に増加しています。

（図2）肥満人口の割合 （第1章＊2）

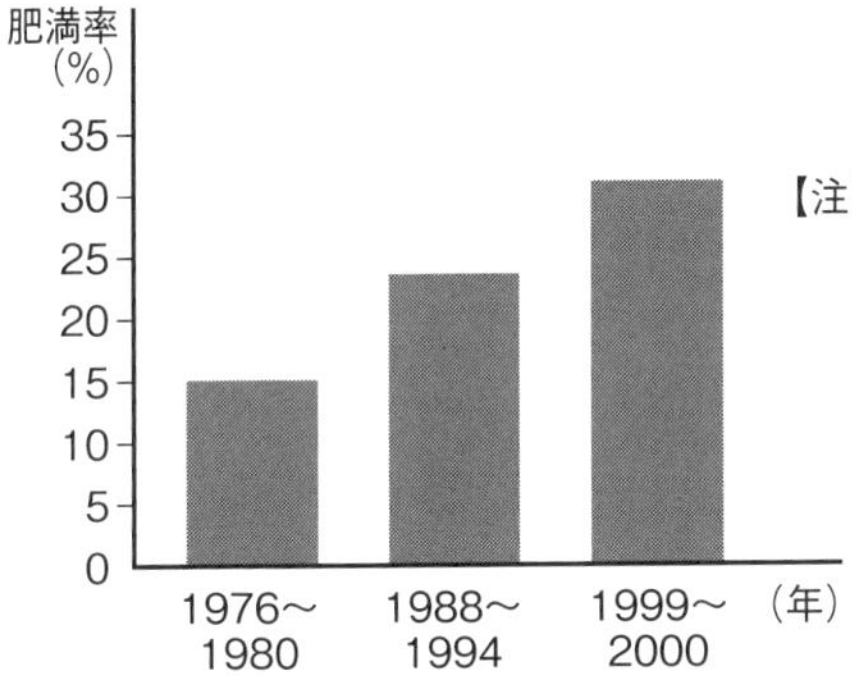

【注】BMI（肥満度を表わす体格指数）の数値30以上の肥満者率が、1976年以降急激に上昇していることを示しています。
※体格指数＝
（体重kg）÷（身長m×身長m）

【注】**日本における肥満人口の割合（20歳以上の平均）**

「BMI（体格指数）25以上の人」の年度別人口比率				
年度	1984	1994	2004	2007
人口比率	19.4%	21.1%	23.3%	24.1%

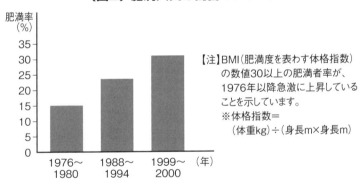

私たちは自らの選択で老後を優雅で穏やかなものにすることができるし、また人生とはそうすべきものだろう、と思う。

しかし、ガンはアメリカにおける病気や死亡原因のほんの一部でしかない。ほかの状況を見てみると、悪い健康状態にはパターンがある。

今日、過体重のアメリカ人の数は、ヘルシーな体重を保っている人よりもずっと多い。図2（六一ページ）で示すように、肥満率はここ数十年の間に急上昇している。[*2]

全国ガン保険統計によると、なんと二〇歳以上の成人ではほぼ三分の一が肥満だ。[*3] ヘルシーな体重を超えている人の三分の一以上が肥満と考えられている。恐ろしいことに、二歳になったばかりの幼い子供たちにも同様の傾向が生じている[*3]（注）。

【注】日本人の肥満はアメリカ人ほど深刻ではないものの、四〇～六〇代の男性、および六〇代の女性の約三人に一人が「体格指数（ＢＭＩ）二五以上」の過体重という状況です。（資料）厚生労働省「平成19年　国民健康・栄養調査結果の概要」

しかし、アメリカ人の健康状態に大きな影を投じている流行病はガンや肥満だけではない。糖尿病もまた前例のない割合で増加している。現在のアメリカ人の一三人に一人は糖尿病で、この割合はさらに上昇し続けている（注）。

【注】日本人では四〇歳以上の三人に一人が糖尿病で（予備群を含む）、アメリカ同様、年々増加し続けています。（資料）厚生労働省「平成19年　国民健康・栄養調査結果の概要」

（表1）糖尿病をめぐる状況

1990年から1998年までの増加の割合（第1章*5）	●30～39歳 → **70**% ●40～49歳 → **40**% ●50～59歳 → **31**%
自分が糖尿病であることに気づいていない人の割合（第1章*5）	**34**%
糖尿病の結末（第1章*6）	心臓病、脳卒中、失明、腎臓病、神経系疾患、歯の疾病、手足の切断
糖尿病の年間コスト（第1章*7）	**980**億ドル （約9兆8000億円）※

【注】糖尿病患者は10年にも満たない間に急増しており、
そのうちの3分の1は自分が糖尿病であることに気づいていません。
なお、この傾向は日本でも同様で、日本人の有病者数は予備軍も合わせると、
1997～2007年の10年余りの間に61.3%増加しています（1370万人から2210万人へ）。
厚生労働省「平成19年　国民健康・栄養調査結果の概要」より

※1ドル=100円で換算。以下同様。

食習慣の重要性に目を向けないと、さらに何百万人ものアメリカ人が知らないうちに糖尿病になり、失明や手足の切断、心臓血管疾患、腎臓病、若死にといった悲劇が待っている。

それなのに、栄養的には死んだ食べ物を提供するファストフード・レストランが、どの街にもある。外食の機会も昔よりずっと多く、（＊4）食べ物の質よりもスピードのほうが優先されているのが現状だ。

私たちはまた、テレビを見たり、ビデオゲームで遊んだり、コンピューターを使ったりすることに多くの時間を使っているため、体を活発に動かすことが少なくなってしまっている。

いわば、糖尿病や肥満はいずれも不健康であることのサインにすぎない。この二つの病気はほかの病気と無縁で存在することはほとんどなく、心臓病やガン、脳卒中のような、もっと深刻な障害の前兆であることが多い。

この病気のおぞましい統計を見ると、三〇代の人の糖尿病がこの一〇年にも満たないうちに七〇％も増加しており（六三ページ、表1参照）、肥満の割合も過去三〇年の間にほぼ二倍に増えている（六一ページ、図2参照）。

アメリカの若者から中年世代における「前兆（シグナル）病」（糖尿病、肥満）の信じられないほど速い増加は、今後数十年のうちに起こるであろう「医療の破局」を予測させるものである。これは、すでにいろいろな面で苦しい財政状態にある医療制度にとって、未曾有の負担となるかもしれない（注）。

【注】日本人の国民医療費も年間三四兆円を超え、国家財政を脅かしています（国民所得の約九・一一％）。
（資料）厚生労働省「平成19年度国民医療費の概況」

しかし、アメリカで最も多い死因は肥満や糖尿病やガンではない。それは心臓病だ。心臓病は三人に一人のアメリカ人を死に追いやっている。

米国心臓協会によると、現在六〇〇〇万人余りのアメリカ人が心臓血管疾患にかかっているという[*8]。きっと私同様、あなたも心臓病で亡くなった人を知っているに違いない。

しかし、三〇年ほど前に私の父が亡くなってからこのかた、この病気については多くのことが明らかになってきている。最近でも、「心臓病はヘルシーな食習慣で予防でき、しかも回復させることができる」という画期的な発見が報告されている[*9、*10]。

重症の狭心症で基本的な運動ができない人でさえ、食習慣を変えるだけで新しい人生を見出すことができる。この革新的な情報をとり入れることによって、私たちは、わが国で最も危険な病気を一網打尽にできるかもしれないのだ。

●医療制度は私たちの体を本当に守ってくれているだろうか

非常に多くのアメリカ人が慢性病の犠牲になるにつれ、私たちは病院や医師たちが全力を尽くしてくれるだろう、と期待する。しかし残念なことに、新聞は「不適切な治療」がますます増えていることを伝える記事であふれ、裁判所も医療ミス等にかかわる訴訟であふれかえっている。

医学界で最も高く評価されている雑誌の一つ、『米国医師会ジャーナル（The Journal of The American Medical Association）』誌（二〇〇〇年）は、「医師の過失」「薬物誤用」「投薬」「手術による有害事象」（注）が年間に二二万五四〇〇人もの患者を死に追いやっていることを明かすバーバラ・スターフィールド医学博士の記事を掲載している[*11]（六七ページ、表2参照）。

すなわち医療行為自体が、ガンや心臓病に次いでアメリカの主な死因の三番目となっているのである[*12]（六七ページ、表3参照）。

【注】有害事象とは、薬物（医薬品を含む）を投与された患者に生じる、好ましくないあらゆる出来事を示すもので、因果関係の有無は問いません。

表2の死因の中で最多のものが、入院患者の受けた「薬物による副作用[*15]」であり、これは通常の服用量で起こっている[*16]。

認可されている薬を正しい摂取法で使用していたにもかかわらず、本来ならば健康を回復させるはずの「薬による予期せぬ副作用」のために、毎年一〇万人もの人が亡くなっているのだ[*15]。

ついでだが、三九の研究をまとめて分析しているスターフィールド博士の調査報告から、すべての病院において、入院患者の七％（約一五人に一人）が薬による深刻な副作用を経験していることも明らかになった。入院が必要となったり、入院を長引かせたりする「薬による副作用」は、永久に障害のある体にさせてしまったり、死に至らしめたりする[*15]。

こうした被害者は皆、指示どおりに薬を服用していた人である。この数字には、薬を誤って投与され服用した何万という人の死は含まれていない。また、「予測される」と記されている薬の副作用（薬物有害事象）や、意図された目的を果たさない薬による死亡も含まれてはいない[*15]。

「栄養摂取」について正しい理解がなされていて、予防法や自然療法が医学界にもっと広く受け入れられていれば、こんなにたくさんの**毒**（潜在的に死をもたらす可能性のある薬）を、病気の最終段階で体内に注ぎ込むようなことはしないだろう。

（表2）ヘルスケア（医療）による死亡者数（年間）（第1章＊11）

原　因	件　数
投薬誤用（第1章＊13）	7,400
不必要な手術（第1章＊14）	12,000
病院内でのそのほかの予防可能な過失（第1章＊11）	20,000
院内感染（第1章＊11）	80,000
薬物による副作用（第1章＊15）	106,000

【注】医療を受けたことによってもたらされる年間の死亡者のうち、入院患者への薬物投与（通常量）による副作用死が最多となっています。

（表3）主な死因別の死亡者数（年間）（第1章＊12）

死　因	死亡者数
心臓病	710,760
ガン（悪性新生物）	553,091
医療（第1章＊11）	225,400
脳卒中（脳血管疾患）	167,661
慢性下部呼吸器疾患	122,009
事故	97,900
糖尿病	69,301
インフルエンザ、肺炎	65,313
アルツハイマー病	49,558

【注】アメリカ人の死亡原因として、医療によるものがガン・心臓病に次いで第3位（年間22万5400人）になっており、世界一を誇る医療制度が機能していないことを示しています。

また、症状の緩和には効果があっても、病気の根本原因改善のためには全く役立たない新薬を、躍起になって探すようなこともしないだろう。

さらなる健康障害を引き起こすことがよくある「特効薬」を開発し、特許を取り、商品化することにお金を費やすようなこともしていないだろう。

今日の医療制度は、その役割を果たしていない。今や健康についての考え方を、もっと広い視野で見る方向へ変えるべき時期に来ている。より良い「栄養摂取」について正しく理解し、その活用法を考えるときなのだ。

私が学んできたことを振り返ってみると、アメリカ人の死は不必要に早く、そしてその「死に様」は痛ましく、加えてお金がかかることが多いことに、愕然としてしまう。

●医療費世界一を誇るアメリカの寂しい現状

アメリカ国民は世界中のどの国よりもたくさんの医療費を支払っている（六九ページ、図3参照）。一九九七年度の医療費は一兆ドル（一〇〇兆円）を超えていた[*17]。

実のところ私たちの「健康のためのコスト」は、手がつけられないほど急増しているため、保健省医療保険財政管理局が、二〇三〇年にわが国の医療費は一六兆ドル（一六〇〇兆円）になるだろう、と予測している[*17]（注）。

【注】日本人の年間医療費は二〇〇七年度が三四兆一三六〇億円（一人当たり年額二六万七二〇〇円）で、前年より三・〇％増加して過去最高となっています。（資料）厚生労働省「平成19年度国民医療費

(図3) 主要国の1人当たりの医療費(1997年) (第1章*17)

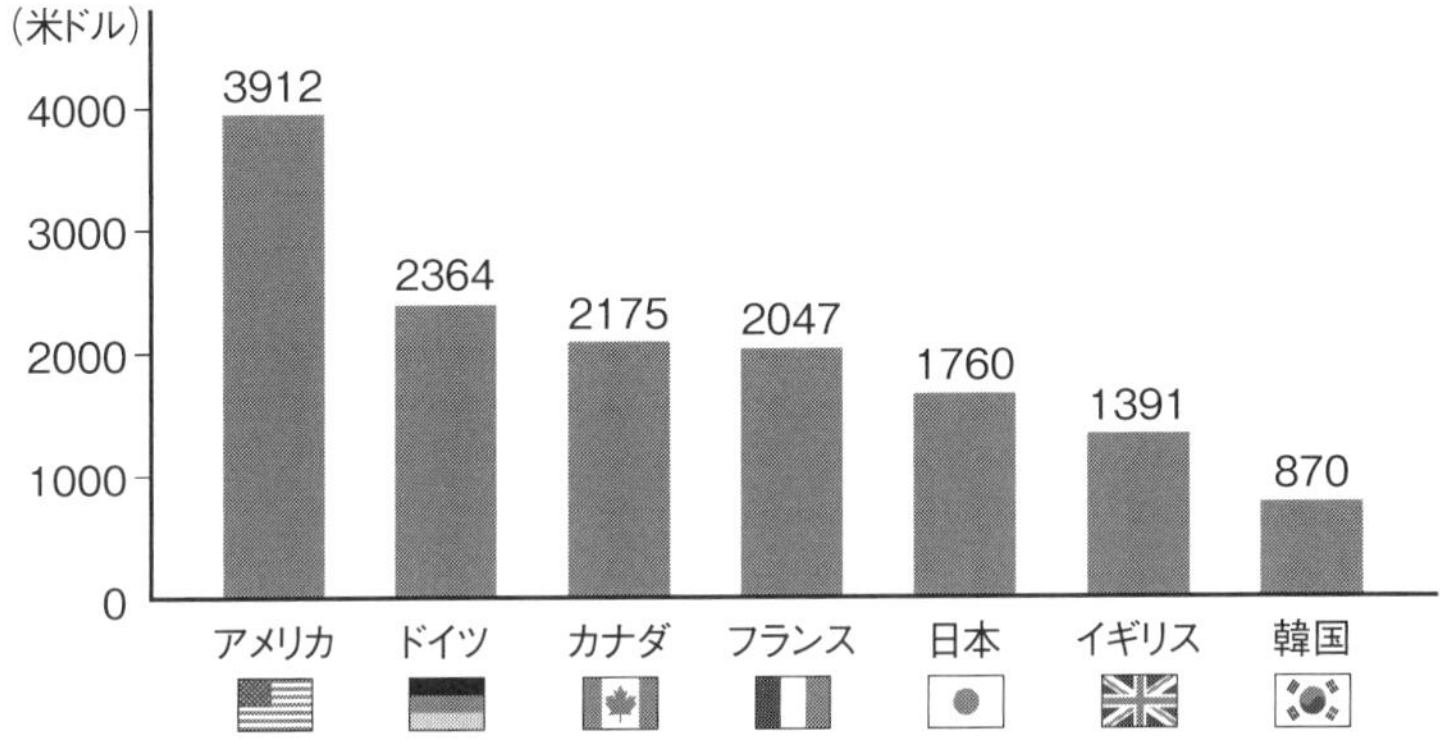

【注】アメリカ人が支払っている医療費は世界一で、1人当たり年間3912ドルです。
なお日本人の医療費ですが、平成9年度に22万9200円だったものが平成19年度には26万7200円になっています。(「平成19年度国民医療費の概況」より)

(図4) アメリカのGDP(国内総生産)中、医療費の占める割合 (第1章*17*18)

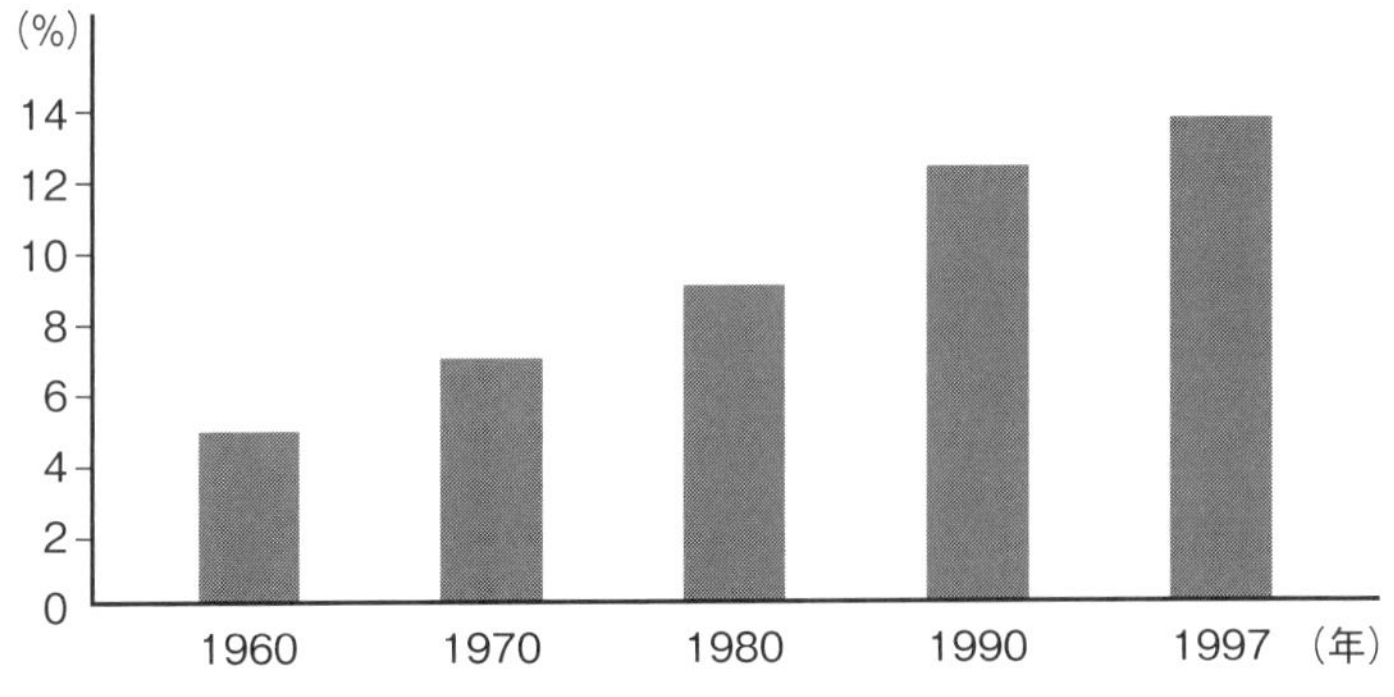

【注】アメリカ人の医療費は年々増加し、今日では1960年の約3倍、
国内総生産の約14%を占めるまでになっています。日本の場合も同様で、
2005年の数字では9.01%となっており、1960年の約3倍に増えています。

の概況」「国民医療費、医療給付費、老人医療費の将来見通し」（医療制度改革案ベース、平成一八年一月）

医療費の増加は常に物価の上昇を上回っているため、今日経済が生み出す七ドルのうちの一ドルは、医療費に使われている[＊18]（六九ページ、図4参照）。四〇年に満たない間にGDP（国内総生産）に占める医療費の割合は、ほぼ三〇〇％に増加してしまった。

割増しされた資金をすべて用いて買ったものは何なのか。その買い物は健康増進に貢献しているだろうか。「NO」である。そして、見識ある評論家の多くが私と同意見だ。

最近医療効果に関する一六の指標を基に、アメリカ、カナダ、オーストラリアほか西ヨーロッパの数か国を含む一二の国の健康状態が発表されたが[＊19]、各国の一人当たりの医療費の平均は、アメリカの二分の一にすぎない。それゆえ、アメリカの医療制度が他国より上位にある、と予想することは当然のことかもしれない。

ところが残念ながら、一二か国のうち、アメリカの医療制度は一貫して最低レベルなのである。個別分析を見ると、世界保健機関（WHO）の医療制度評価では、アメリカは世界で三七番目になっている[＊20]。

医療費は世界でダントツで、最も多くのお金を費やしているにもかかわらず、アメリカの医療制度は世界一どころではないのである。

アメリカでは医者の治療は健康状態に基づいてではなく、お金によって決定されることがあまりにも多い。健康保険に加入していないことがこれほどまでに恐るべき結果を招くとは想像できなかったし、かつてそうした事態は起こらなかったのではないかと思う。そして今、なんとアメリカ人の四四〇〇万人が保険に加入していないのだ[＊21]。

この地球上のほかのどんな国々よりも多額のお金を医療に使っていながら、なおも数千万人もの人々が必要最小限の医療を受けられないということは、私にとって受け入れがたいことである。

アメリカの医療制度には「病気の蔓延」「医療の効果」「経済性」という三つの観点から難問が山積している。私は数字や統計を数え直すだけで、この話題を評価するようなことはしない。

愛する人が病院や老人ホームで病気で苦しんでいるのを見て、たいていの人はつらい思いをした経験があるだろう。おそらくあなたも患者の立場になり、医療制度がいかに機能していないかを、身をもって感じたことがあるだろう。

私たちを治してくれるはずの医療制度にもかかわらず、私たちにたびたび苦痛を与えているというのは、どこか矛盾していないだろうか。

●「特定の栄養成分で健康になれる」という幻想

私たちは「真実」を知る必要がある。「研究によって明らかにされてきたこと」を、今こそ知る必要がある。私たちがならなくてもいい病気になるのは、なぜなのか。

研究に何十億ドルものお金が費やされているにもかかわらず、あまりにも多くの人が早く亡くなっていくのは、なぜなのか。こうしたことも、私たちは知る必要がある。

皮肉なことに、解決策は実に単純で、費用もかからない。**アメリカの健康危機に対する解決策は、私たちが毎日選択し、口に運ぶ食べ物の選択にある。**答えは実に単純なことだったのだ。

栄養に関して、たいていの人が十分に知識を持っていると考えているかもしれないが、実際はそうではない。それどころか、私たちは次から次へと流行のダイエット法に目を奪われる傾向がある。

飽和脂肪やバター、あるいは炭水化物食品を軽蔑し、ビタミンEやカルシウム、亜鉛などのサプリメント、またはアスピリンを信奉し、あたかもそれらが健康の秘密を解き明かしてくれるかのように、特定の食品成分を摂取することに全力を注ぎ、努力している。しかし、実際は現実離れした空想で終わることのほうがずっと多い。

一九七〇年代後半に国民の関心を引いた「プロテイン・ダイエット」のブームを覚えているだろうか。その謳い文句は、「本物の食べ物をプロテイン・シェークに替えればやせる」というものだった。だが非常に短い間に、六〇人ほどの女性がこのダイエットで死亡した。

つい最近では何百万もの人が、『Dr. Atkins' New Diet Revolution』（邦訳『アトキンス式低炭水化物ダイエット』河出書房新社刊）や『プロテイン・パワー（Protein Power）』、『The South Beach Diet』（邦訳『サウスビーチ・ダイエット』アスコム刊）といった本に基づく高タンパク・高脂肪ダイエットを実行している。

しかし、今日のプロテイン・ブームは、さまざまな健康上の障害を負わせ続けていることが、いっそう明らかになってきている。「栄養」に関して私たちが知らなかったり、理解していなかったことが、自らの体を傷つける可能性もあるのだ。

私は二〇年余りもの間、この問題と取り組んできた。一九八八年、「ダイエットと栄養」に関して人々がこんなにも戸惑っている理由について、私は自分の意見を述べるため、ジョン・グレン上院議員が議長を務める政府の上院政府活動委員会に召喚された。

この証人喚問前はもちろん、その後もこの問題について調べてきたが、混乱の最も大きな一因は、「我々科学者が細部に焦点を合わせる一方、事実の前後関係を無視していることにある」と私は今、自信を持って言うことができる。

例えば、我々科学者は、「ビタミンAがガンを予防できるか」「ビタミンEが心臓発作を防げるか」といった具合に、ある特定の栄養素についてだけ集中的に研究し、その効果だけに期待をかける。すなわち、あまりにも単純に捉えすぎ、**栄養に関するはかりしれない複雑性**を無視しているのである。

食べ物の微小の生化学的な成分を調べ、「食習慣と健康」に関して幅広い結論を下そうとすると、たいてい矛盾した結果を招く。

そして矛盾した結果は、科学者や政策立案者を困惑させ、多くの人をますます戸惑わせることになる。

●健康を手に入れるために知っておくべきこと

「栄養」に関するベストセラー作家たちは、自ら「研究者である」と主張しているケースがほとんどだが、彼らの言う「研究」が専門的に構築された実験を伴っているとは、私には思えない。

すなわち彼らは、同僚の監視の下で研究を企画しているわけでもないし、実行しているわけでもないのだ。論文審査のある科学雑誌には、ほとんどといっていいほど発表を行なっていない。また事実上、栄養科学分野での公式な教育も全く受けてきていなければ、きちんとした研究者たちの学会にも所属していない。同業者の書評家として参加したこともない。それでいて彼らは、読者には新手の、役に立たない束の間のダイエットブームを提供しながら、実入りのいいプロジェクトや製品を作り出しては稼いでいるのである。

あなたが健康関連本に精通していたとしたら、前述の『アトキンス式低炭水化物ダイエット』や『プロテイン・パワー』、『サウスビーチ・ダイエット』、『Sugar Busters!』(邦訳『シュガー・バスター』講談社刊)、『The

Zone』（邦訳『ゾーン・ダイエット』ＰＨＰ研究所刊）、『体のタイプ別食事法（Eat Right for Your Type）』といった本について、おそらく知っていることだろう。

しかし、こうした類いの本は、理解するのが大変で、結局は読者をいっそう戸惑わせることになってしまう。このような一時しのぎのダイエット法を実行した結果、疲れたり、便秘になったり、半飢餓状態になったりすることはないとしても、あなたの頭はカロリー計算をしたり、炭水化物やタンパク質、脂肪の量を計ったりすることで次のような疑問がさらに生じ、さぞかし混乱することだろう。

・問題の本質は何なのだろうか。それは脂肪なのか、それとも炭水化物なのか。
・最大の減量効果がある栄養の割合とはどんなものだろうか。
・アブラナ科の野菜は私の血液型に合う食べ物だろうか。
・正しいサプリメントをとっているだろうか。
・ビタミンＣは一日にどれだけ摂取すべきなのだろうか。
・私はケトン症（ケトーシス）だろうか。
・私には何グラムのタンパク質が必要なのだろうか。

健康に関して大まかなことはわかったかもしれないが、こうした類いの本は「健康書」ではなく、医学・科学、そしてマスメディアの最悪な部分を具体化した「流行のダイエット書」にしかすぎないのである。

あなたが「減量のための二週間プラン」にしか関心がないとしたら、本書は役に立たないだろう。私はレシピやメニュープランに従うあなたの能力に対してではなく、知性に訴えているのである。健康を考えるうえで、もっと核心を衝いた有益な方法を提供したいのだ。

「最大限の健康」を手にするため、シンプルで、実行が楽で、副作用など一切伴わず、どんな薬や手術よりも効果がある「処方箋」を私は知っている。この「処方箋」は単なるメニュープランではない。炭水化物の表やカロリー計算も要らない。しかも私を儲けさせるために存在しているわけでもない。そして最も重要なことだが、その根拠となる科学的証拠なら山ほどある、という事実だ。

その「処方箋」とは、**食べ方と生き方を変えれば、驚くほどの健康が生まれる、という考え方**なのだ。

したがって、「より良い健康を手にするための処方箋」とは、手短に言えば次の二点を知ることである。

①プラントベース（植物性食品中心）の食事摂取による、トータルな面での健康効果。

②動物性食品（あらゆる種類の肉・魚介類・乳製品・卵など）の摂取による、知られざる健康上の危険性。

私が証明しようとしているプラントベースの食事が与えてくれる健康効果については、先入観や哲学的な考えなどがあって始めたわけではない。むしろ私は正反対の立場から始めたのである。

すなわち私は、私生活において「肉が大好きな酪農家」として、そしてまた、職業上では「定評のある科学者」として始めたのである。

医学部進学コースの学生に栄養生化学を教えていた頃、私はベジタリアニズム（菜食主義）に対して嘆いていたものだった。

私の意図は、私の考えについての科学的な根拠を、できる限りわかりやすく説明することにある。「食習慣の転換」は、人々がその根拠を信じ、その効果を経験したときにのみ実行され、継続されるようになる。

「何を食べるか」はいろいろな理由によって決定される。健康面への配慮からというのは、その理由の一つにすぎない。

私の役目は、「科学的な根拠」を理解しやすい形で提示することだけである。その後どうするかは、読者に委ねるだけだ。

●すべての研究は、「人々の健康」のために

私が言う「科学的な根拠」とは、主として観察や測定によって得られた実験に基づくものである。幻想や仮説、逸話ではない。正当な研究結果から得られたものだ。

その研究スタイルは二四〇〇年前、「医学の父」と称されたヒポクラテスによって提唱されたものである。ヒポクラテスは次のように言っている。

「基本的に二つのことがある。すなわち**知ること**と、**自分が知っていることを信じること**の二つだ。知ることとは**科学**である。一方、自分が知っていることを信じることは**無知**である」

ここで、私が何を知るようになったかを、お話しすることにしよう。

私の提示する証拠の大部分は、私自身と学生たち、私の研究グループの同僚によって行なわれた「人を対象とした研究」から導き出されたものである。この研究は、企画と目的の両面において多様性に富んでいた。その中には次のようなものが含まれている。

・フィリピンの子供たちの肝臓ガンや、アフラトキシンのカビ毒摂取に関する研究。(*22、*23)

・フィリピンの就学前の栄養失調の子供のための、全国的な「栄養摂取自助教育センター」設立計画。(＊24)
・中国人女性八〇〇人における「骨密度と骨粗鬆症に影響を与える食事要因」についての研究。(＊25〜＊27)
・乳ガンの発生を特徴づけるバイオマーカー（生物指標）の研究。(＊28、＊29)
・中国本土と台湾の計一七〇か村で行なった「病死に関与する食習慣やライフスタイルなどの要因」についての全国的かつ包括的な研究（この研究は**「チャイナ・プロジェクト」**として広く知られている）。(＊30〜＊33)

これらの研究は対象範囲が実に多様で、さまざまな食習慣と関与していると思われる病気を取り扱っており、そのために「食習慣と病気の関係」を包括的に研究する機会を提供してくれていた。

私が指揮官を務めた「チャイナ・プロジェクト」は一九八三年に始められ、現在（二〇〇四年）も進行中の長きにわたる研究だ。

こうした人を対象とした研究に加えて、私は研究室で実験動物を使った研究も二七年間行なっている。一九六〇年代後半から始まった国立衛生研究所からの資金供給によるこの研究は、「食習慣とガンとの関係」について、かなり深く掘り下げたものになっている。

我々の研究結果は、最もレベルの高い科学雑誌に掲載され、「ガンの原因に関する基本方針」そのものに疑問を投げかけた。

なんといっても、合計七四年分の助成金を受け取ったことを、私と同僚は光栄に思っている。つまり我々は一度に一つ以上の研究プログラムを実行していたので、三五年未満の間に七四年分に相当する資金援助を受けた研究を行なったということである。

この研究から私は、三五〇余りの科学論文を執筆または共同執筆した。そしてこの多くの研究に対し、私と学生たちや同僚に、幾多の賞が与えられた。

特に「栄養とガン」に関する研究では、生涯にわたって行なわれてきた有意義な業績を讃える「一九九八年度米国ガン研究協会賞」を受賞、雑誌『セルフ』による「健康に影響を及ぼす食品トップ二五選」の一人として一九九八年の表彰、二〇〇四年度全米栄養食品協会による「バートン・カルマン科学賞」の受賞などが含まれている。

さらに四〇余州、および数か国の研究所や医療機関からの講演依頼があったことは、多くの専門家組織・団体がこれらの研究結果に関心の高いことを立証していた。

また、議会の委員会や連邦および州政府の機関に私が参加したことも、研究結果に対する一般市民の関心がかなりのものであることを物語っていた。

『マクニール・レラー・ニュース・アワー』（テレビのニュース番組）をはじめ、そのほか少なくとも二五のテレビ番組でのインタビュー、『USAトゥデイ』紙や『ニューヨーク・タイムズ』紙、『サタデー・イブニング・ポスト』誌でのトップ記事、広範なネットワークで報道されたテレビのドキュメンタリー番組などもまた、我々の広報活動の一部だった。

●遺伝に優る栄養摂取の影響

これらのすべての研究を通して明らかになったのは、**プラントベースの食事によりもたらされる効果は、医療行為で用いられている薬や手術よりもはるかに多様性があり、優れている**ということだった。

心臓病・ガン・糖尿病・脳卒中・高血圧症・関節炎・白内障・アルツハイマー病・ED、そのほかすべて

の慢性病は、たいていが予防可能である。

一般的にエイジング（老化）や組織の変性とともに生じるこれらの病気は、多くの人たちを寿命より早く死に追いやっているのだ。

さらに今日では、**「重症の心臓病、ある種のやや重いガン、糖尿病、そのほかいくつかの変性疾患は、食事によって回復可能である」**ことを示す衝撃的な証拠がある。

私の上司たちは、「正しい栄養摂取」は心臓病を予防できる、という証拠を渋々受け入れていただけで、すでに病気が進行しているような場合、「正しい栄養摂取」によって病気を改善できるなどという考え方に対して激しく否定していたことを覚えている。

しかし、もはや証拠を無視することはできない。科学界や医学界で、このような考え方を全く受け入れない人たちの態度は、頑固などという言葉では言い尽くせない。無責任といってもいい行為なのだ。

「正しい栄養摂取」が与えてくれる、胸を躍らせるような効果の一つは、遺伝的素因によると考えられている病気を予防できることである。今日では「遺伝的な病気」は、たとえその病気に関与している遺伝子を持っていたとしても、おおむね予防回避できることが、我々にはわかっている。

特定の遺伝子が特定の病気の発現の主因となっていると信じ、なんとかこの遺伝子を「ＯＦＦにすることができるだろう」と期待して、遺伝子研究への出資が急増し続けている。

今や製薬会社の広報計画では、私たちの誰もが皆、自身の全遺伝情報が登載されたＩＤカードを所有する未来図を描いている。私たちはこのカードを利用して、自分の悪い遺伝子を抑えるたった一つの錠剤を処方してくれる医者のところへ行くことになる、という。

しかし、このような奇跡的なことが実現することは断じてないだろうし、たとえ実現化を試みたとしても、予期せぬ悪い結果を招くのではないか、と私は思っている。

こうした夢物語は、今すぐにでも実現可能な健康問題の解決策、すなわち「正しい栄養摂取に基づいた解決法」をカムフラージュしてしまうことになる。

●膨大な研究結果が示す「病気予防の結論」

私の研究室では、強力な遺伝的素因があるにもかかわらず、摂取する栄養しだいで、ガンは「ON」にも「OFF」にもできることを動物実験で証明している。

我々はこうした実験を数多く分析し、その結果を一流の科学雑誌に掲載してきた。後述するが、これらの研究結果はどれも見事といえるくらい、人の場合でも、同様の結果を繰り返し示していた。

「正しく食べること」は、病気を予防するばかりか、肉体的にも精神的にも健康と幸福感をもたらしてくれる。

トライアスロンの鉄人デイブ・スコット、陸上の花形選手カール・ルイスやエドウィン・モーゼス、テニスの女王マルチナ・ナブラチロワ、レスリングの世界チャンピオン、クリス・キャンベル（私の親類ではないが）、そして六八歳のマラソンランナー、ルース・ハイドリックといった世界的アスリートたちが、低脂肪のプラントベースの食事で、著しい運動効果を発揮できることを証明している。

我々は実験用のネズミに、通常のアメリカ人の食事（動物性タンパク質に富む食事）を与え、動物性タンパク質の少ない食事を与えたネズミと比較した。

双方のネズミに運動用の車輪が使える機会を与えてやると、私たちアメリカ人が食べているような食事を与えられたネズミより、低動物性タンパク質食のネズミのほうがかなり多く運動し、しかも疲れが少なかったのである。

しかしこれは、医学界にとってニュースにすべきことではなかった。

一世紀前、エール大学医学部の栄養学の権威、ラッセル・チッテンデン教授が、「プラントベースの食事が学生の体力に及ぼす影響」について研究した。(＊34、＊35)

学生と教授の同僚、そして教授自らがプラントベースの食事をし、身体能力を測定したところ、その結果は、ほぼ一〇〇年後に我々が行なった動物実験の結果と同じだった。しかも教授らの体力は目を瞠《みは》るほどすばらしかったのである。

私たちの健康状態をコントロールするのに、薬や手術に過剰に依存していることも問題だ。**「正しく食べる」という最もシンプルな健康法**を実践すれば、薬の使用にかかる莫大な出費は大幅に抑えられ、副作用もまた未然に防げることだろう。

人生の最後の何年間かを病院で過ごす人も減り、お金のかかる慢性病と闘う人はもっと少なくなるだろう。早すぎる死が激減するにつれ、医療費は減少し、医療過誤も減っていくだろう。

要するに、わが国の医療制度は、本来の目的どおり、私たちの健康を守り、健康を増進するものとなるのだ。

●「父の悲劇」を繰り返さないために

子供の頃を振り返るとき、農場での生活がいかに私の考え方の基礎となってきたか、そうしたことにふと思いをめぐらすことがある。私の家族は何の仕事をしているときでも自然の中にどっぷりと浸かっていた。

夏は日の出から日の入りまで戸外にいて農作物を育て、収穫し、家畜たちの世話をした。母は村一番のいい畑を持っていて、夏の間は明けても暮れても家族に新鮮な食べ物を食べさせるために精を出し、すべて自分の農場で作っていた。

確かに私はすばらしい道を歩んできた。そして自分が学んできたことに、何度となく驚いた。私の家族やその周りにいた人たちが、私が学んだ情報を二〇世紀半ばに知っていたらよかったのに、と思う。もし知っていたら、私の父は心臓病を未然に防いでいたであろうし、たとえ病気になったとしても回復できたことだろう。今、私は息子と共同で本書の執筆に取り組んでいる。父の名前をもらったわが息子にも、父はきっと会うことができただろう。健康な状態で、さらに数年は長生きしたかもしれない。

過去四五年にわたる経験から、「どうしたらこのような悲劇を避けられるか」、その方法を多くの人々に伝えることが以前にも増して急務であると、今、私はそう確信している。

方法はあるのだから、それは広く明らかにされなければならない。

現状のままその方法を無視し続け、私たちの愛する人々が病気に苦しんでいるのを黙って見ているわけにはいかないのだ。

今こそ立ち上がり、誤りを正すことで自分たちの健康管理をしっかり行なう、その時期が到来しているのだ。

第2章

「タンパク質神話」の真実

●「タンパク質神話」成り立ちの秘密

生化学研究の分野における私の人生は、すべて「タンパク質」を中心に展開されてきた。自分の研究所でも、フィリピンの栄養失調の子供のための「全国プロジェクト」でも、あるいはアメリカ国民の健康政策が作られる政府高官の会議室でも、タンパク質はどこへ行っても見えない鎖のように私をつなぎとめていた。

「体に良い」という意味で、畏敬の念すら持たれることもある「タンパク質」だが、栄養に関する過去と現在の捉え方を比べるには、象徴的な存在といえるだろう。

タンパク質に関する情報は、一部は科学であり、また一部は文化でもあるが、それ以外の大部分は「神話」である。すばらしい講演者であり、作家であり、私の友人でもあるハワード・ライマンが最初に教えてくれた、ゲーテの次の言葉を思い出す。

「私たちは、ありふれたところにあるものを隠すことが非常にうまい」

タンパク質の「語られざる秘密」ほど、うまく隠されてきたものはない。タンパク質を取り巻く定説は、我々がたどり着いた結果のほとんどを、直接的にも間接的にも非難し、酷評するものだ。その結果、人々を「病気」という誤った方向に導いていているのだ。

一八三九年、オランダの科学者ゲルハルト・ムルダーによってタンパク質が発見されて以来、この窒素を含む化学物質は、すべての栄養の中で最も神聖な位置を占めてきた。

タンパク質という言葉は、ギリシャ語の「最も重要な」という意味の「プロテイオス」（proteios）から来ている。

一九世紀、タンパク質は「肉」と同義語であった。そしてこの連想は、一〇〇年以上経過しても私たちから離れずにいる。今日でもまだ多くの人が、タンパク質を「動物性食品」と同等とみなしているはずだ。「タンパク質」といったとき、まず最初に頭に浮かぶ食品が牛肉であっても、それはあなた一人だけではない。

左に記したように、タンパク質に関する疑問は多岐にわたっている。

・良いタンパク質源は何なのか。
・どれだけのタンパク質を摂取すればいいのか。
・植物性タンパク質は、動物性タンパク質同様に優れているのか。
・「完全タンパク質」(すべての必須アミノ酸を正しい量含んでいるタンパク質)を摂取するためには、特定の植物性食品を組み合わせる必要があるのか。
・激しいエクササイズやスポーツをしている人は特に、プロテインパウダー、あるいはアミノ酸サプリメントを摂取するほうがいいのか。
・筋肉をつけるにはタンパク質のサプリメントを摂取すべきなのか。
・あるタンパク質は良質で、あるものは低質だというのはどういう意味なのか。
・ベジタリアンはどこからタンパク質をとっているのか。
・ベジタリアンの子供たちは動物性タンパク質をとらなくても、ちゃんと成長できるのか。

よくあるこうした疑問や懸念の多くは、「肉はタンパク質であり、タンパク質は肉である」という信念が根底にある。この信念は、「動物性食品の本質はタンパク質にある」という事実から来ている。

肉や乳製品から脂肪分を取り除くことはできるが、取り除いたあとでもまだ肉や乳製品として食べることができる。だから私たちは赤身肉やスキムミルクを違和感なく口に入れている。

しかし、もし動物性食品からタンパク質を取り除いたとしたら、取り除く前と同じようなものは何も残らない。例えば、タンパク質なしのステーキは、水と脂肪、それに少量のビタミンとミネラルだけだ。こんなものを誰が食べるだろう。

要するに、動物性食品として認識されている食べ物には、タンパク質が含まれていなければならない。タンパク質は動物性食品の中核的な要素なのである。

●「肉への崇拝」を支えた学者たち

ドイツの著名な科学者、カール・フォイト（一八三一～一九〇八年）のような初期の科学者たちは、タンパク質の忠実な支持者だった。

フォイトは、「人類は一日四八・五グラムのタンパク質しか必要としていない」ことを発見していながら、当時の文化的偏見のために、なんと「一日一一八グラム」もすすめていたのである。

タンパク質とは肉のことであり、ちょうど私たちが大きな家やスピードの出る車を欲しがるのと同じように、誰もが食卓に肉が用意されることを望んでいた。フォイトは「良いものは、とりすぎるということはない」と考えていたのである。

フォイトは、一九〇〇年代初めの栄養学分野では著名なマックス・ルブナーやW・O・アトウォーターといった研究者らの良き師となった。

この二人の弟子は師のアドバイスに忠実に従った。ルブナーはタンパク質の摂取、すなわち「肉」は文明そのもののシンボルであるとして、「大量のタンパク質所要量は文明人の権利である」と述べている。

アトウォーターは米国農務省に最初の栄養研究所を設立し、所長として「一日一二五グラム」の摂取をすすめた（注・今日の推奨量は「成人男性が一日五五グラム、成人女性が四六グラム」ほどでしかありません）。

この初期の前例が、米国政府にとっていかに重要だったかは、読者にもあとでわかるだろう。「肉への崇拝」という文化的偏見はしっかり定着してしまった。文明人なら、たくさんのタンパク質を食べた。金持ちなら、肉を食べた。下層階級の人は十分なタンパク質（肉）をとっていない結果、「怠け者で能力に欠ける」と、思い込む人もいた。

一九世紀、急成長している栄養分野を支配していたのは、こうしたエリート意識と傲慢さだったのである。「多いことはいいことだ」「多いことはずっと進んでいることだ」、そしておそらく「より崇高なことだ」といった概念そのものが、タンパク質に関する考え方においても浸透していたのである。

二〇世紀初め、イギリスの著名な医師メイジャー・マッケイは、タンパク質史上に滑稽だが不幸な瞬間をもたらした。

一九一二年、戦闘要員を特定するため、彼がイギリスの植民地インドに駐留していたとき、「タンパク質を少ししか摂取しない人は、体格が貧弱だし、当然、萎縮して男らしくない性格が予測される」と述べている。

●「良質＝健康に良い」という、大いなる誤解

タンパク質、脂肪、炭水化物、アルコールは、私たちが消費するカロリーのすべてを提供してくれる。脂肪、炭水化物、そしてタンパク質は主要栄養素として、水分を除けば食べ物のほとんどの部分を構成している。

残りはビタミンやミネラルといった**微量（マイクロ）栄養素**だ。最善の健康のために必要とされる微量栄養素の量は、きわめて少ない（ミリグラムからマイクログラム）。

すべての栄養素の中で最も神聖なタンパク質は、私たちの体の重要な要素で、数十万もの異なった種類がある。これらは私たちの体で、酵素やホルモン、構造組織、それに輸送分子などとして機能している。これらのすべてが私たちの生命を維持しているのだ。

タンパク質は何百、あるいは何千ものアミノ酸の長い鎖として構成されており、数え方によって一五〜二〇の異なった種類がある。

タンパク質は定期的に消耗してしまうので、入れ替えなければならない。この入れ替えは、タンパク質を含んでいる食べ物を摂取することによって実行される。

食べ物は、消化によって使い古されたタンパク質と入れ替えるため、新しいタンパク質製造に用いられるアミノ酸成分の塊を新たに供給してくれる。

食べ物に含まれるタンパク質は、体内タンパクとの入れ替えに必要なアミノ酸を、いかによく供給してくれるかによって「質」が異なる、といわれる。

タンパク質の「アミノ酸の分解と組み立て」のプロセスは、なくした古いビーズに代わるものとして、誰かが色とりどりのビーズをくれた状況と似ている。

しかし、もらった色つきビーズの鎖は、私たちがなくしたものと同じ順番になっていない。そのため鎖を一度はずし、ビーズの順番を入れ替えることになる。私たちの体はこうして色つきビーズがなくした鎖と同じ順番になるよう、新しい鎖を作り直しているのである。

だが、例えば青いビーズが不足していると、新しい鎖の製造作業は、青いビーズが手に入るまで、スローダウンするか、あるいは止まってしまう。使い尽くしてしまった古いタンパク質と一致させるため、新しい「組織タンパク質」を作るときと同じコンセプトだ。

体の「組織タンパク質」を作るために必要な八つほどのアミノ酸（色つきビーズ）は、私たちの食べたものから供給されねばならない。これが「必須アミノ酸」と呼ばれるものだ。なぜなら私たちの体では作ることができないからだ。

もし食用タンパクに八つの「必須アミノ酸」のうちの一つでも欠けたものがあると、新しいタンパク質の合成はスローダウンするか、止まってしまう。タンパク質の「質」という考え方が関与するのはここである。

ごく簡単に言うと、「最上級の食用タンパク」とは、消化されたとき、体の新しい「組織タンパク質」を効率よく合成するため、必要とされる正しい種類と正しい量のアミノ酸を与えてくれるもののことである。

これが「質」という言葉が本来意味するものである。すなわちそれは、新しいタンパク質を作るため、「正しい種類と正しい量のアミノ酸」を供給するための「食用タンパク能力」のことだ。

入れ替え用タンパク質のための構成成分を最も効率よく供給するためには、どんな食べ物を食べたらよいか、あなたには推測できるだろうか。

答えは「人肉」である。そのタンパク質こそ、体が必要とする適切な量のアミノ酸を含んでいるからだ。

とはいえ、私たち人類は食べられるために存在しているのではない。私たちは「人類以外の動物」を食べることによって、**セカンドベスト（二番目にベスト）のタンパク質**を摂取するのである。

ほかの動物のタンパク質は、そのほとんどが、必要とされる適切な量のアミノ酸を含んでいるため、私たち人間のタンパク質と似ている。これらのタンパク質は非常に効率よく利用できるので、「良質」と呼ばれる。

動物性食品の中でも牛乳と卵のタンパク質は、人間のタンパク質と一致する「ベストのアミノ酸」を代表したものである。それゆえ、これらのタンパク質は、「最も良質」と考えられているのだ。

●「低質の植物タンパク」こそ最もヘルシー

「低質」の植物性タンパク質は、一つかそれ以上の必須アミノ酸の量が十分ではないかもしれないが、植物性食品群全体としては、**必須アミノ酸のすべてを含んでいる**。

「質」のコンセプトの本当の意味は、食用タンパクが成長促進に用いられるときの効率を指している。だが「最大の効率＝最高の健康」をもたらすものであれば結構だが、そんなことはない。「効率」と「質」という言葉が誤解を招いているのである。

　栄養学界に起こっていることの一端をお話ししよう。それは、ゆっくりだが着実にタンパク質を合成できる**「低質の植物タンパク」こそ最もヘルシーなタンパク質である**、という革新的な考えだ。そのことを証明する研究が山ほどあるのだ。

「ゆっくりとだが、着実である」、このほうが最終的には優るのである。

　食べ物に含まれるタンパク質の「質」は、「摂取後、いかに速く発育するか」を見ることによって決定される。動物性食品はタンパク質の転換効率と価値が非常に高い(第2章＊1)。

　あたかも健康に役立つかのように、身体発育の効率に目を向けることは、「最良質」のタンパク質を奨励することになる。

　どんなマーケティング担当者も言うことだが、「良質」と定義されている商品は、即座に消費者の信頼を獲得することができるのだ。

一〇〇年余りの間、私たちは誤解を招きやすいこの「良質」という言葉に囚われてきた。そして不幸にも「良質であること＝健康に良い」といった的外れの考え方に直結させていたのである。

一般的にはあまり知られていないかもしれないが、こうしたタンパク質の「質」に関する根拠は、これまで大きな影響力を及ぼしていたし、今日でも私たちの生活に大きな影響を与えている。

例えば「プラントベース（植物性食品中心）の食事」を選択する人は、あたかも植物にはタンパク質が含まれていないかのように、「どこからタンパク質をとるか」と自問することだろう。

植物にタンパク質が含まれていても、認知されているその「質の悪さ」に対する懸念がある。そのため人々は、「食事のとき互いに欠けているアミノ酸を補い合うことができるように、異なった植物源からタンパク質を正確に組み合わせなければならない」と信じてしまったのである。しかしこれは問題を大袈裟に扱いすぎている。

人間の体は、バラエティーに富んだ自然の植物性タンパク質から非常に複雑な代謝システムを通して必須アミノ酸のすべてを引き出すことができるのだ。

より「良質の植物性タンパク質」を摂取することも、また毎食時、細心の注意を払って組み合わせを考えるようなことも必要ない。

残念なことに、こうしたタンパク質の「質」に関する概念が、この重要な情報を長い間すっかり覆い隠してしまったのである。

●「良質タンパク」による飢餓根絶プロジェクト

私が研究を始めて間もない頃、栄養学と農学における最重要課題は、「タンパク質が最上質のものであることに注意しながら、その摂取量を増やす方法を見つけ出すこと」であった。

同僚たちと私は全員、この共通の目標は間違っていないと確信していた。農場での幼少時代から大学院で学んでいた頃まで、私はタンパク質へのこの「畏敬の念」を抱き続けていたのである。

私が子供の頃、家畜飼料の最も高価なものは、牛や豚に与えていたプロテインのサプリメントだったことを覚えている。そのため私は大学院で、牛や羊をさらに効率よく成長させることで、牛や羊から得られる「良質タンパクの供給量」を増やすための博士課程の研究に三年間(一九五八～六一年)を費やした。そうすれば人類は、もっとたくさんの動物性タンパク質を摂取できるようになるからだ。(*2、*3)

私は大学院時代を通じて、動物性食品の中にあるような良質のタンパク質摂取を推奨することは非常に重要な仕事だ、と深く信じていた。

だが大学院での研究については、その後一〇年ほどの間に二、三度引き合いに出されることはあったが、ほかの研究グループによる大きな研究の中で、ほんの小さな一部分にすぎなかった。

一九六〇年代、七〇年代になると、発展途上国におけるいわゆる「タンパク質不足」について繰り返し聞くことになった。(*4)

「タンパク質不足」の概念によれば、世界各地の飢餓や第三世界における子供の栄養失調は、摂取するタンパク質、特に「良質のタンパク質」(すなわち動物性タンパク質)が十分ではない結果である、という。

この説明によれば、第三世界では、「良質のタンパク質」が不足しているということになる。そこでこの「タンパク質不足」と取り組むために、プロジェクトがあちこちで出現した。
著名なマサチューセッツ工科大学（ＭＩＴ）の教授と若い同僚は、一九七六年、「適切なタンパク質の供給は世界の食糧問題の主要なテーマである。適量のミルクや卵、肉、魚などできちんと補われない限り、貧困国において穀物中心の食事では（中略）、成長期の子供たちにタンパク質が不足する」という結論を出した。（＊5）

そしてこの悲惨な問題に取り組むため、次のような援助が行なわれた。

・ＭＩＴでは、インカパリーナ（INCAPARINA）と呼ばれるタンパク質に富む補助食品を開発していた。
・パーデュ大学では品種改良によって、トウモロコシのタンパク質中、不足しているアミノ酸であるリジンをもっと多く含む品種を開発していた。
・米国政府は世界の貧困国に良質のタンパク質を供給するため、粉ミルク生産に対して助成金を支給していた。
・コーネル大学は高タンパクのイネの品種開発、および家畜産業の開発援助のため、フィリピンに大量の頭脳を提供していた。
・オーバーン大学とＭＩＴでは、貧困国の人々を養うため、「濃縮魚タンパク」生産用の魚を挽き砕いていた。

国連や米国政府の平和のための食糧援助計画、主要大学およびそのほか数え切れないほどの機関が、良質タンパク質で世界の飢餓を根絶しよう、と動き始めていた。

私はこのプロジェクトをほとんど知っているし、それぞれを企画・指揮した人たちのことも知っている。

国連食糧農業機関（FAO）はその開発計画を通して、発展途上国に多大な影響を与えている。担当者のうちの二人は、一九七〇年に次のように断言していた。(*6)

「全般的に見て、発展途上国の栄養摂取におけるタンパク質不足は、深刻な質的欠乏である。これらの国ではほとんどの人が、タンパク質に欠けることが多い植物性食品を常食にしている。そのため健康障害や一人当たりの生産性が低いという結果が生じている」

国連食糧農業機関の有力者であり、その担当者の一人、M・オートレットは、次のように付け加えている。

「食事中の動物性タンパク質含有量が低いことや、食べ物の多様性に欠けるため、発展途上国ではタンパク質の〈質〉が満足のいくものになっていない」

同氏は「動物性食品の消費と年間所得」の深い関係についても報告している。

そして、ますますひどくなる「タンパク質不足」をなくすため、動物性タンパク質の製造と消費の増加を強力に提唱した。

同氏はまた、「新しいタンパク質食品を開発するため、そしてこれまで十分に利用されてこなかった資源から最大限の効果を引き出すため、すべての科学的資源やテクノロジーが動員されねばならない」とも主張している。(*4)

メリーランド大学教授で、もう一人の動物性食品中心の食事提唱者である米国商務省所属のブルース・スティリングス氏は、一九七三年に次のように述べている。

「動物性タンパク質は本質的には食事の中で必要ではないのだが、動物源からの食事タンパクの量は、たいてい食事の中のタンパク質の〈質〉を示すものとして認められている(*1)」

そしてこう続けている。

「……動物性食品を適量供給することは、世界のタンパク質摂取状況の改善のため、通常理想的な方法として認められている」

もちろんタンパク質の供給は、第三世界の栄養改善の重要な手段だというのは全く正しい。人々が必要カロリーのすべてを一つの植物源だけから摂取している場合は、特にそうだ。

しかし、動物性食品を供給することが唯一のタンパク質の補給法ではないし、あとでわかるように、動物性食品の供給が長期的な健康を得るためのベストの方法であるとは言えない。

●栄養失調の子供たちと発ガン物質

今まで述べてきたことが当時の風潮だった。そして私もほかの人同様、同意見の持ち主だった。一九六五年、私はバージニア工科大学の教授に就任するため、ＭＩＴを辞職した。

当時バージニア工科大学の生化学・栄養学部長だったチャーリー・エンゲル教授は、「栄養失調の子供たちのための国際的な栄養計画」を作成することに、深い関心を抱いていた。教授はフィリピンにおける「育児法という自助プロジェクト」の実践に関心を持っていた。

このプロジェクトは栄養失調の子供を持つ母親の教育に焦点が定められていたため、「育児法」と呼ばれた。

「もし母親が、地元産の良質な食べ物で子供たちを健康にできるということを教えられたら、乏しい薬やめったにいない医者に頼らなくてもすむことになる」というのが教授のねらいだった。

エンゲル教授は一九六七年にこのプロジェクトを開始したが、私は教授の学内での調整役になるよう要請され、教授がマニラに常駐している間は、私もフィリピンに長期滞在するよう求められた。

プロジェクトは、栄養失調解消の手段として「タンパク質」を重要視していたので、このタンパク質という栄養を「育児法」教育の最重要項目とし、その摂取量を増やす手助けをしなければならなかった。

タンパク源としての魚が入手できるのは、主として沿岸地域に限られていたため、我々は、別のタンパク源としてピーナッツを作ることを考えた。というのは、ピーナッツはフィリピンのほとんどの地域で育成可能な農作物だったからである。

ピーナッツはアルファルファや大豆、クローバー、エンドウなどの豆類と同様、マメ科の植物の一つだ。「窒素固定菌」が根に付着する別の豆類同様、ピーナッツはタンパク質が豊富である。

しかしピーナッツには、問題があった。アフラトキシン（土中のカビが増殖中に作る毒素。強力な発ガン物質）と呼ばれるカビ毒に汚染されるケースがかなりあるという証拠が、[＊7〜＊9]イギリスやＭＩＴ[＊10、＊11]（私が働いていた研究室）の研究で明らかになってきたのだ。

これは憂慮すべき問題だった。なぜならアフラトキシンはネズミに肝臓ガンを引き起こすことが証明されており、かつて発見された最も強力な発ガン性化学物質だといわれていた。

したがって我々は、「小児期栄養失調の緩和」と「アフラトキシン汚染の問題解決」という二つの課題と取り組まなければならなかった。

フィリピンに行く前、バージニア工科大学の私の同僚、ケン・キングとライランド・ウェッブによって新設された「試験的育児法センター」を見学するため、私はハイチへ出かけた。

新興国に行くのは、私にとって初めての旅だった。そしてハイチは私の目的にぴったりと重なっている場所だった。

当時ハイチの大統領だった暴君、パパ・ドック・デュバリエは、自国の所有するわずかな資源を、自分の生活だけを豊かにするために搾取し続けていた。ハイチの子供たちの五四％が、栄養失調のため五歳の誕生日を迎える前に死亡していた頃だ。

その後フィリピンに行った私は、ほぼ同じようなことに出くわした。我々は村々でどれだけの栄養失調が生じているかによって、「育児法センター」の設置場所を決めた。我々は最も必要とされる村に活動を集中させた。

村での事前調査で、子供たちの体重を測定し、年齢別の体重を欧米の数値と比較し、程度によって三つの栄養失調群に分別した。

第三群は最も重症の栄養失調で、六五パーセンタイル（注）以下の子供たちに相当していた。アメリカでは一〇〇パーセンタイルの子供が平均である、ということに留意しておいていただきたい。体重が六五パーセンタイル以下であるということは、ほとんど飢餓状態であることを意味しているのだ。

【注】パーセンタイル（百分順位）とは、全体を一〇〇として低いほうから何番目かを示す順位尺度のこと。栄養失調の状態が六五パーセンタイルということは、栄養状態が悪いほうから良いほうへ順に並べて六五番目という意味です。

大都市郊外では、三歳から六歳の子供たちの一五〜二〇％が第三群栄養失調と判断されていた。私は初めに観察したこうした子供たちのことをよく覚えている。

ある母親は小さな体で一一ポンド（約五キロ）と一四ポンド（約六・四キロ）の体重しかない眼球が飛び出た三歳の双子を抱え、おかゆを食べさせるために口をあけさせようとしていた。

栄養失調のために失明した年長の子供たちが、施しものの食べ物を求めて年下の弟たちに手を引かれて歩いていたり、脚や腕のない子供たちが少しばかりの食べ物を求めて片足で跳ね回っていたりした。

●肝臓ガンになるのは、裕福な家庭の子供たちだった

こうした悲惨な光景は、我々にこのプロジェクトを推し進めるのに十分な動機付けを与えてくれた。すでに述べたように、我々はまずタンパク質食品であるピーナツのアフラトキシン汚染問題を解決しなければならなかった。

アフラトキシン究明の第一歩は、基本的な情報収集から始まった。「フィリピンでアフラトキシンをとり込んでいるのは誰か」「肝臓ガンにかかりやすいのは誰か」を調査する計画が出された。

疑問解明のために、私は国立衛生研究所の研究助成金を申請し、受領した。

我々はまた、「アフラトキシンはどのようにして肝臓ガンに影響するのか」という別の問題を設けることによって、二番目の戦略にも取り組んだ。我々は研究室のネズミを使い、この問題を分子レベルで研究したかったからだ。

徹底的な生化学研究のため、私は国立衛生研究所から二つ目の助成金を得ることにも成功した。この二つの助成金のおかげで、基礎的研究と応用研究という複合的な研究調査が実現できた。そしてこの研究は、私のキャリアの間ずっと続くことになる。

基礎的研究と応用研究の両方から生じる疑問の解明は、やり甲斐のある仕事だった。「食べ物や化学物質が健康に与える影響」について明らかにしてくれるばかりか、それが「どうして影響を及ぼすのか」も教え

てくれるからだった。

そうこうしているうちに我々は、食べ物と健康に関する生化学的な基礎研究ばかりではなく、日常生活の中でそれがどのように人々と関係しているか、ということも、もっとよく見えるようになってきた。

我々は段階を追っての調査を開始したが、まずは「どの食べ物が最もアフラトキシンを多く含んでいるのか」を知りたかった。

結果的にピーナッツとコーンが最も多くのアフラトキシンを含むことがわかった。例えば、近所の食料品店で買ってきた二九個のピーナッツバターの瓶すべてに、アメリカで許容される量の三〇〇倍ものアフラトキシンが含まれていたのである。

挽いていないピーナッツのアフラトキシン含有量はもっと少なかった。これにはアメリカでの許容量を超えるものは一つもなかった。

ピーナッツバターとピーナッツそのものとの相違は、ピーナッツ工場を経由しているかどうかの違いだった。カクテルのつまみ用として瓶詰めされる最上級のピーナッツは、ベルトコンベアから途中で人の手によって選別されるが、もっと質が悪くカビの生えたピーナッツのほうは、ピーナッツバターを作るためにベルトコンベアの最後まで運ばれることになる。

二番目の疑問は、「誰がアフラトキシン汚染とガン発生の影響を最も受けやすいか」についてだった。

そして、その答えは「子供たち」であることがわかった。アフラトキシンの混入したピーナッツバターを摂取しているのは子供たちだったのだ。我々は、瓶詰のピーナッツバターをある程度使っている家庭の子供の尿中に排泄されたアフラトキシン代謝産物を分析することによって、その摂取量を推定した。(*12)

情報を集めてみると、興味深いパターンが現われた。肝臓ガンが最も多い二つの地域マニラとセブは、最も多くアフラトキシンが摂取されている地域でもあったのだ。

マニラ地方ではほぼ例外なくピーナッツバターが使用されており、フィリピンで二番目に人口の多いセブではトウモロコシが摂取されていた。

あとでわかったことだが、この話にはまだ続きがあった。それは私がマルコス大統領のアドバイザーだった著名な医師、ホセ・カイド博士と知り合いになったことから判明した。

フィリピンの肝臓ガンの問題はかなり深刻だ、と博士は教えてくれた。さらに衝撃的だったのは、肝臓ガンが一〇歳以前の子供たちの命を奪っているという発言だった。

欧米ではこの病気はたいてい四〇歳以上の大人にしか見られないのに、博士自身、四歳以下の幼児たちの肝臓ガンを手術したことがあるという。

これだけでも信じられないことだが、博士が話してくれたことはよりショッキングな内容だった。すなわち、**「肝臓ガンになる子供は、食事がきちんと与えられている家庭の子供である」**というのだ。

裕福な家庭の子供たちは、最もヘルシーだと思う食事（すなわち「肉」のたくさん入ったアメリカ人の食事と最も似ているようなもの）をとっていたのである。彼らはこの国の誰よりも多くのタンパク質をとっていた（おまけにそれも良質の動物性タンパク質だ）。それにもかかわらず、彼らこそが肝臓ガンになる子供たちだったのである。

●研究人生における「究極の選択」

なぜこんなことになるのだろうか。世界的に見て、肝臓ガンはタンパク質の平均摂取量が最も低い国々で最も高い率を示している。そのため「肝臓ガンはタンパク質不足の結果だ」と広く信じられており、我々がフィリピンにいる主な理由もそこにあった。

ところがカイド博士と博士の同僚は、「タンパク質を最も多くとっている子供が、肝臓ガンになる率が最も高い」と言う。当初、私には不思議なことのように思えたが、やがて私自身の研究結果が、博士たちの言葉を裏付けていくようになった。

当時ある科学雑誌にインドからの研究論文が掲載されていた。(*13) それは「ネズミの肝臓とタンパク質摂取」に関する研究だった。

ネズミは二つのグループに分けられ、一つ目のグループはアフラトキシンが与えられたあと、タンパク質二〇％を含む食事で育てられた。別のグループのネズミには同量のアフラトキシンが与えられたあと、タンパク質の量をわずか五％にした食事が与えられた。

二〇％タンパク食のネズミはどれも皆、肝臓ガンかその前駆病変を起こしたが、五％タンパク食のネズミは一匹として、肝臓ガンやその前駆病変にはならなかった。

その数値は取るに足りない違いではなかった。**「一〇〇対〇」**である。これは「最も肝臓ガンになりやすいのは、タンパク質の摂取量が多い子供たちだった」というフィリピンでの観察結果と一致していた。

ところがこのインドからの情報を受け入れた人は、知っている限り一人もいなかった。

会議に出席した帰りのデトロイトからのフライトで、私はマサチューセッツ工科大学時代の先輩であり、今回の研究の同僚だったポール・ニューバーン教授と一緒だった。当時教授は、「ガンの発生時における栄養の役割」について論じることのできる数少ない研究者の一人だった。

私はフィリピンでの感想とインドからの論文のことを教授に話した。しかし教授は、「檻の中のネズミの数を取り違えたんだろう。高タンパクの食事がガンの発生を増大させるなんてことは絶対にない」と言って、即座にその論文を一蹴した。

私は同僚を怒らせてしまうような「挑発的な考え」を口にしていることに気づいた。それは「究極の選択」を意味していた。「タンパク質はガンの発生を増すという観察結果を真剣に受け止め、馬鹿だと思われるような危険を冒すべきか」、それとも「この論文のような考え方に背を向けるべきか」、私は二者択一を迫られることになったのである。

そうした選択のときがいつか来るだろう、ということは過去の出来事からも察せられた。

私が五歳のとき、一緒に暮らしていた伯母がガンで亡くなった。伯父は私と弟を、何度も入院中の伯母のところへ連れていってくれた。

私はまだ幼くて、何が起こっているのか理解できなかったにもかかわらず、Cで始まる「Cancer（ガン）」という言葉に恐怖を感じたことは、よく覚えている。大きくなったら、ガンの治し方を見つけたいと思ったものだった。

それから何年もあとのこと、結婚して数年経ってからのことだったが、フィリピンで仕事を始めた頃、結腸ガンのため妻の母が五一歳という若さで亡くなった。当時私は研究の中で、食生活とガンが関連している可能性があることに気づき始めていた。

義母の場合は健康保険に加入していなかったことから、適切な医療が受けられなかったため、特に大変だった。妻のカレンは一人娘で、母親とは非常に親密な間柄だっただけに、つらい思いをした。

過去に体験したこれらの出来事のおかげで、私は今後自分の進むべき道を容易に選択することができた。

この恐ろしい病気への理解をもっと深めるため、「どこであろうと、我々の研究が導くところへ進んでいこう」と決めたのだ。

振り返ってみると、このときこそ、私が「食生活とガンの関係」に焦点を定めた始まりであり、その瞬間が、私の人生の転換期だった。

この問題の解決策はたった一つしかなかった。それは「タンパク質を多く摂取すればするほどガンを招く」という理由を明らかにし、「どのようにしてそうなるのか」を突き止めるため、基本的な研究を始めることである。

それ以来、私は実行し続けた。やがて私はこの研究で、思っていたよりずっと多くのことを発見するに至った。

同僚や学生たち、そして私がもたらした驚くべき研究結果のために、あなたは現在の食習慣をもう一度考え直すようになるかもしれない。

しかし、それればかりではない。この研究結果は、最終的には「栄養と健康の基本概念に亀裂を生じさせることになるさまざまな疑問」をもたらすことになったのである。

●結論に至るまでの科学的プロセス

科学において「裏付け」を立証するのは簡単なことではない。生物学、化学、物理学といったコア・サイエンス（主要科学）の分野においてもさることながら、医学や健康の分野で確実な証拠を打ち立てるのは至難の業である。

研究調査の主要目的は、真実と思われることだけを確定することにある。なぜなら、健康についての研究は、本質的に統計に基づくものだからである。

「ボールを空中に投げ上げたら、ボールは落ちてくるだろうか」

答えはもちろん「イエス」だ。投げるたびに必ず落ちてくる。これは物理学だ。

「一日にタバコを四箱吸ったら、肺ガンになるだろうか」

答えは「おそらく」である。肺ガンになる可能性は、タバコを吸わなかった場合よりずっと高い。

我々は、「ガンになる可能性」（統計上の数値）については伝えることができるが、あなたが実際に肺ガンになるかどうかを確実に知ることはできないのだ。

栄養学の研究において、「食習慣と健康の関係」について解明することは、容易なことではない。人間はさまざまな異なった方法で生き、異なった遺伝的性質を持っているし、異なったものを食べている。それに加えて、研究費による拘束、時間的制約、測定上の誤りといった「実験上の問題点」も大きな障害となっている。

これは最も重要なことだが、「食べ物」「ライフスタイル」、そして「健康」は、複雑な体の組織を通して相互に作用し合っているため、たとえ時間や資金を無制限に与えられた研究だとしても、おそらく「一つの要因」や「一つの病気」について立証するのは不可能に近い。

このような問題点が存在するため、我々はいろいろと異なった方針で研究を行なっている。時として、いくつかのグループ間に存在している相違を観察・測定することで、「仮説上の原因が、仮説上の結果を生み出す」かどうかを評価する。

例えば、異なった量の脂肪を摂取している地域社会を観察し、比較する。そして次に、この相違が乳ガンや骨粗鬆症、あるいはほかの病気の罹患率における似たような相違と一致するかどうかを観察する。すでに病気になっている人のグループと病気になっていない人のグループとで、食生活の特徴を観察・比較することもある。

一九五〇年の罹患率と一九九〇年の罹患率とを観察・比較し、食生活の変化と一致した病気の罹患率についても観察するかもしれない。

すでに存在するものについて観察するだけでなく、何が起こるかを見るために、仮説に基づいた条件下で実験を行ない、意図的に干渉することもあるだろう。

例えば薬の安全性と有効性をテストする場合、一つのグループには薬を与え、別のグループにはプラシーボ（偽薬）を与えるという方法で干渉する。

しかし食生活に干渉することは、はるかに難しい。特に隔離されていない人を対象とする場合、誰もが皆、指定された食べ物を忠実に摂取しているものとみなさなければならないからだ。

観察的・干渉的研究を行なうときは、その結果をまとめ、特定の仮説に対して有利な証拠と不利な証拠を比較検討する。その証拠の重みが一つの考えを強力に支持しているため、証拠があまりにも明白で、もはやその考えを否定できないと思われるような場合には、「おそらく真実であろう」として、その考えを推し進める。

私は自らの研究をこのような方法で行なった結果、「プラントベースでホールフードの食事」を推奨しているのだ。

本書を読み進めていくにつれ、「一つか二つの研究で最善の栄養について証拠を探ろうとする人は、失望し混乱してしまうだろう」ということに気づかれることだろう。

一方、入手できるさまざまな研究結果を十分調査することによって、「食習慣と健康に関する真実」を探そうとしている人は、驚き啓発されることだろう、と私は確信している。

研究結果の正しさを判断するとき、心に留めておいてほしい考え方がある。それには次のようなものが含まれる。

●「食生活と病気」を結ぶ、相関関係と因果関係の捉え方

「相関関係」と「因果関係」という言葉は、多くの研究で二つの要素の関係を述べるのに用いられており、「原因と結果」の関係を示していることに気づくと思う。この考え方は「チャイナ・プロジェクト」の中で大きな特徴となっている。

我々は中国の六五郡、一三〇か村に住む六五〇〇人を調査し、「異なった食習慣」「ライフスタイル」「病気のパターーン」に何か特徴があるかどうかを観察した。

例えば、タンパク質の摂取量が肝臓ガン発生率の高い地域で多かった場合、「タンパク質は肝臓ガンの発生と正の相関が認められる」ということができる。なぜなら、一つの要素のグループが増加したとき、他の要素も増加しているからだ。

もしタンパク質摂取量が、肝臓ガン発生率の低い地域で多かった場合は、「タンパク質は肝臓ガンの発生と反比例している」ということができる。言い換えれば、これら二つの要素は、「片方は増加、他方は減少」という逆の状況を示している。

仮説上で、「タンパク質が肝臓ガンと関連している」とした場合、「タンパク質が肝臓ガンを引き起こす、

あるいは予防する」ということを証明しているわけではない。この点の解釈が難しいことは、次のような例からよくわかる。

「電柱のたくさんある国は心臓病やほかの病気の発生率が高いことが多い」といった場合、「電柱と心臓病」は確実に相関関係にある。

しかしこれは、電柱が心臓病を引き起こしていることを証明しているわけではない。実は「相関関係＝因果関係」ではないのである。

しかし「相関関係」が無意味だ、ということではない。これらが適切に解釈された場合、「相関関係」は、「栄養と健康の関係」を研究するうえで効果的に利用することができる。

例えば「チャイナ・プロジェクト」は統計的にも意義のある八〇〇〇余りもの相関関係を集めており、価値はきわめて高い。

このように非常に多くの「相関関係」があるとき、研究者らは「食習慣とライフスタイル」、そして「病気」との間の関係をパターン化することができる。

これらのパターンは、「食習慣と健康の複雑なプロセスは、いかに忠実に営まれているか」を象徴するものなのである。

ところがもし誰かが、「単独の原因が単独の結果を引き起こす」という証拠を求めたとしても、一つの「相関関係」では十分とは言えないのだ。

●偶然を否定する「統計的有意」の信頼性

二つの要素が「相関関係」にあるかないかは、明白な事実によって決められるものだと思うかもしれないが、実はそうではない。

大量のデータを見ているとき、二つの要素が「相関関係」にあるかどうかを判断するためには、統計分析を行なわねばならない。

その回答は「イエス」、または「ノー」ではない。それは可能性であり、我々はこれを**「統計的有意性」**と呼んでいる。

「統計的有意性」とは、「観察された実験結果が本当に信頼性があるかどうか」、あるいは「偶然にすぎないのかどうか」を見分けるための一つの手段である。

もし硬貨を三回投げて毎回表が出たら、それは偶然である。しかし百回投げて毎回表が出たら、次も表が出ると思って間違いない。これが「統計的有意性」の背景にあるコンセプトだ。

すなわち「相関関係が存在する」という可能性であり、「単なる偶然ではない」ということができる。

偶然のための確率が五％以下の場合、発見したことは「統計的に有意にある」といわれる。例えばこれは、研究を繰り返した場合に、同じ結果を得るチャンスが九五％あるということである。この九五％の「カットオフ・ポイント（セットオフ値、閾値《いきち》）」は任意のものではあるが、しかし標準である。

別の任意のカットオフ・ポイントは九九％だ。この場合、結果がこの厳しい条件を満たしたときには、「統計的にきわめて有意にある」とされる。

本書で「食習慣と病気の研究」について言及するとき、「統計的有意性」という言葉が時々登場するが、これは信頼性、あるいは証拠の「重さ」を判断するのに利用できる。

●真実の可能性が最も高い証拠とは

「二つの相関性のある要素が生物学的に関係している」ことを示しているような場合には、ほかの研究でも「相関関係」はより信頼性があるとみなされることが多い。

例えば、「電柱と心臓病の関係」は正の「相関関係」があるが、電柱がどのように心臓病と生物学的に関係しているかを示す研究はない。

しかし、「タンパク質の摂取と肝臓ガン」とは生物学的に見て関連していることを示す研究はある（第3章で述べる）。

何かが体の中で作用しているプロセスを知ることは、その「作用のメカニズム」を知ることである。そしてその「作用のメカニズム」を知ることは、証拠をさらに強力なものにする。

別の言い方をすれば、二つの「相関関係」にある要素は、「生物学的に筋が通っている」方法で関連しているということだ。もし関連が生物学的に筋の通るものであれば、さらに信頼性が高いとみなされる。

最後に「異分析」のコンセプトについて理解しておく必要がある。「異分析」では、複数の研究からの複合データを集計し、一つのデータセットとして分析する。大多数の複合データを集め、それを分析することによって、結果の重要性はずっと重みを増してくる。

例外はあるかもしれないが、「異分析」による研究結果は、ただ一つの研究結果よりもずっと信用度が高い。

いろいろな研究からの情報を得たあと、次の段階として、私たちはその情報の「証拠の重さ」を判断するため、「異分析」の手段や考え方が役に立つのである。

こうした試みを通して「真実の可能性が最も高いものは何か」を推察することができ、それに従って次の行動に移れるのである。「選択的仮説」にすぎなかったものは、単に「筋が通っているように思われる」というレベルを超えて、その結果に強い自信が持てるようになる。

「絶対的証拠」は厳密には実現不可能であり、重要ではない。しかし「常識的な証拠」（確実性九九％）は、達成可能であり、重要だ。

例えば、「喫煙と健康の関係」を我々が確信したのは、研究を解釈するプロセスを通してである。「喫煙は肺ガンを引き起こす」ということが一〇〇％証明されたことは決してない。しかし「喫煙と肺ガンは無関係である」という可能性は、きわめて低いため、喫煙と肺ガンの二つの関係は長い間確定されたままである。

第3章

ガンの進行は止められる

●「発ガン性」という言葉に敏感な国民

アメリカ人は、どんな病気よりもガンを恐れている。亡くなる前に、何か月も、何年も、痛みに襲われながら、ゆっくりとガンに蝕まれていくのは想像するのも恐ろしい。おそらくそうした理由から、ガンは最も恐れられている病気なのだろう。

新しく発見された発ガン性化学物質についてメディアが報じると、市民がすぐに注目し、反応するのもそのためだ。発ガン物質によっては、パニックを引き起こすものもある。

数年前に起きた化学物質「エイラー」騒動もその一例である。エイラーは成長調整剤としてリンゴに定期的に散布される農薬だ。

「容認しがたいリスク――子供たちの食べ物に農薬」(第3章＊1)と題する天然資源防衛評議会（NRDC）からのレポートが公表された直後、CBSテレビの番組『60ミニッツ』が、エイラーに関する番組を放映した。

一九八九年、天然資源防衛評議会の代表は、番組中で、「リンゴ業界が使用しているその化学物質は、食品中で最も強力な発ガン物質である」と述べていた。(＊2、＊3)

これに対する市民の反応は迅速だった。ある女性は州警察に電話をかけ、これからすぐスクールバスを追いかけて子供たちからリンゴを没収するよう要請した。(＊4)

ニューヨーク、ロサンゼルス、アトランタ、シカゴほか全国の学校組織は、リンゴやリンゴ製品を給食に出すのを中止した。

米国リンゴ協会の元会長、ジョン・ライス氏によると、この騒動でリンゴ業界は経済的に大打撃を受け、二億五〇〇〇万ドル（二五〇億円）以上の損害をこうむったという。(＊5)

市民からの抗議に応えて、エイラーの製造と使用は一九八九年六月に禁止された。(＊3) エイラーのような話は珍しくない。過去数十年の間に、数種の化学物質が「発ガン物質である」と大衆紙によって名指しされてきた。

左に記したような発ガン物質のうちのいくつかは聞いたことがあるかもしれない。

・アミノトリアゾール（一九五九年に「クランベリー恐怖」騒動を引き起こしたクランベリーの除草剤）
・DDT（レイチェル・カーソンの著書『沈黙の春』以来、有名となる）
・亜硝酸塩（肉の保存料、または着色料・調味料として、ホットドッグやベーコンに用いられる）
・赤色色素2号
・人工甘味料（チクロやサッカリンを含む）
・ダイオキシン（廃棄物の焼却過程などから生じる汚染物質、およびベトナム戦争で使用された枯れ葉剤「エージェント・オレンジ」）
・アフラトキシン（カビの生えたピーナッツやコーンに見られる真菌毒素）

私はこうした不快な化学物質のことに精通している。なぜなら、一九七八～七九年の間、全米科学アカデミー（NAS）の「サッカリンおよび食品安全政策に関する専門委員会」のメンバーだったからだ。この委員会では、米国食品医薬局（FDA）が人工甘味料の禁止を提案し市民が憤慨したとき、サッカリンの潜在的な危険性を査定する仕事を担当していた。

私はダイオキシンを分離させた最初の科学者の一人だったし、また亜硝酸塩の主要研究を行なったマサチューセッツ工科大学の研究室のこともよく知っている。

さらに、これまでに発見された最も発ガン性の高い物質の一つである「アフラトキシンの研究」に何年も費やしてきた。

これらの化学物質は、その特性こそ著しく異なっているものの、ガンに関しては同じ類いの話がある。

これは、「どの場合でも、実験動物にガンの罹患率を増加させる可能性がある」ことを研究が明らかにしているのだ。亜硝酸塩の場合はその好例となっている。

●マスコミによる誇大報道の危うさ

もしあなたが中年以上の方なら、「亜硝酸塩、ホットドッグ、ガン」という三つの単語を耳にして、頷きながら、きっとこう言うだろう。

「そうそう。なんか覚えてる」

歴史は繰り返されるから、若い人たちには、よく聞いておいてほしい。

一九七〇年代の初めのことだ。ベトナム戦争も終わりに近づき、ニクソン大統領がウォーターゲート事件と関係し、エネルギー危機のためにガソリンスタンドに長蛇の列ができようとしていた。その同じ時期に、亜硝酸塩が重大ニュースの見出しとなったのである。

・亜硝酸塩——一九二〇年代以来使用されてきた肉の保存料。バクテリアを殺し、ホットドッグやベーコン、缶詰の肉をおいしそうなピンク色に着色し、好ましい味をつける。一九七〇年、『ネイチャー』誌は

114

「摂取された硝酸塩は体内で反応し、ニトロソアミンが形成される」と報じた。
・ニトロソアミン類――恐ろしい化学物質の仲間。「アメリカ国家毒性プログラム」によると、「少なくとも一七種以上のニトロソアミン類が、ヒト発ガン物質である」ことが予測されている、という。(*8)

この恐ろしいニトロソアミン類が「ヒト発ガン物質だと予測される」理由は、簡単に言えば、「ニトロソアミンにさらされる量が増すにつれ、ガンの発生も増す」ことを、動物実験が示していたからである。しかしこれだけでは十分ではない。私たちには、もっと完璧な回答が必要だ。

ニトロソアミン類の一つ、NSAR(N-ニトロソサルコシン)を見てみよう。

二〇匹のネズミを二つのグループに分け、それぞれ高レベル・低レベルの異なった量のNSARにさらす実験が行なわれた。

高レベルのグループのNSAR量は、低レベルの二倍の量だった。低レベルのNSARを与えられたネズミのうち咽喉ガンで死んだのは三五%余りだったが、高レベルのNSARを与えられたネズミでは、実験期間の二年の間に一〇〇%がガンで死んでしまった。(*9〜*11)

このネズミたちに与えられたNSARの量が人間に置き換えてみるとどれくらいだったかというと、両グループとも信じられないほど膨大な量だったのである。

「低レベル」という量を、身近な話に置き換えて説明しよう。

あなたが毎日友人の家に食事に行ったとする。その友人はあなたにうんざりしていて、あなたをNSARにさらすことによって咽喉ガンにさせてしまいたい、と思っていた。

そこで、あなたを実験用ネズミに与えたのと同じ、低レベルのNSARにさらすことにした。

あなたがその友人の家に行くと、彼はなんと、まるまる一ポンド（約四五〇グラム）ものボローニャ・ソーセージが入っているサンドウィッチを出してくれた。

あなたがそれを食べると、友人は次から次へと出してくれる。結局、友人があなたを解放してくれるまでに、あなたは二七万個のサンドウィッチを食べなければならないのだ。[*9, *12]

あなたはよほどボローニャ・ソーセージが好きでなければ食べ続けられないだろう。なぜなら、友人は三〇年以上にもわたって来る日も来る日もこの方法で、あなたに食事を出そうとしているからだ。

友人がこのようにしてくれたら、あなたの体は、例の低レベル・グループのネズミと同量（体重当たり）のNSARにさらされることになるだろう。

もちろんハツカネズミの場合も、ネズミの場合と同様、高いガン発生率が見られた。これによって、NSARが「ヒト発ガン物質」とみなされることは当然予測されるようになる。

これを検証するための「人を対象とした研究」は行なわれていないが、ハツカネズミとネズミの両方にガンを引き起こすような化学物質は、あるレベルでさらされたとき、人間にもガンを引き起こす可能性があると思われる。

しかし、そのレベルがどの程度かを知ることは不可能だ。それにもかかわらず、動物実験だけで、「NSARはヒト発ガン性であることが当然予測される」と結論づけるのに十分だとみなされている。[*9]

そのため一九七〇年、科学誌として権威を誇る『ネイチャー』が、「亜硝酸塩は体内でニトロソアミン類の形成を助ける。したがって、ガン発症の手助けをすることを物語っている」と結論づけたとき、人々は不安を募らせた。

公式の説明は、次のようなものだ。

「特に食品に含まれる亜硝酸塩や第2級アミンに体をさらす機会を減らすことは、ヒトのガンの発生率を減らすことにつながるかもしれない」(*7)

こうして亜硝酸塩は潜在的殺人鬼になってしまったのである。私たち人類は、ホットドッグやベーコンのような加工肉を摂取することによって亜硝酸塩にさらされるため、ある製品が非難された。

ホットドッグは格好の標的となった。これは亜硝酸塩のような保存料が含まれているうえに、挽いた唇や鼻、脾臓、舌、喉ほかの「さまざまな肉」(*9)で製造されている可能性がある。そのため、亜硝酸塩やニトロソアミン問題が大きくなるにつれ、ホットドッグはそれほどホット(魅力的)な食べ物とは思われなくなってしまった。

ラルフ・ネーダー(アメリカの弁護士。消費者運動の指導者)は、ホットドッグのことを「アメリカの最も破壊的なミサイル」と呼んだ。(*14)

ある消費者擁護団体は、亜硝酸塩添加物の禁止を求め、官僚たちは亜硝酸塩の健康への問題を真剣に見直し始めた。(*3)

この問題は一九七八年に再び国民に衝撃を与えた。マサチューセッツ工科大学が、亜硝酸塩はネズミのリンパ腺ガンを増大させることを発見したときのことである。

一九七九年の『サイエンス』誌に研究内容が報じられたが、(*15)亜硝酸塩を与えられたネズミは研究期間中に一〇・二%がリンパ腺ガンになったが、亜硝酸塩を与えられなかったネズミでは、その間にリンパ腺ガンになったのは五・四%だった。

この研究結果は、大騒動を引き起こすのに十分だった。そのため、政府や経済団体、研究団体などの間で激しい論争が起こった。

騒ぎが収まったあと、専門委員会は業界に亜硝酸塩の使用を削減するよう勧告し、この問題は世間の注目から消えた。

今までの話を要約しよう。発ガン性化学物質のことになると、**取るに足りない研究結果が市民の間で異常に大きな波風を立てることがある、**ということだ。

大量の亜硝酸塩を与えたネズミのガン発生が五%から一〇%に増加しただけでも、強烈な論争を引き起こした。疑うまでもなく、マサチューセッツ工科大学の研究を調査し、研究結果を討論するために何百万ドルも費やされた。

そして非常に高濃度の亜硝酸塩をその生涯のうちの半分の期間与えるという動物実験のあと、おそらく亜硝酸塩から形成されたと思われるＮＳＡＲ（ニトロソアミン類の一つ）は、ヒト発ガン物質であることが当然のように予測されたのである。

●ガン発生の真犯人を見つけた!?

この問題は、だからといって亜硝酸塩は安全だということではない。安全だとは思われないかもしれないが、「亜硝酸塩がガンを引き起こすというのは可能性にすぎない」ということだ。

しかし、もし研究者たちが、「三〇年以上にもわたってホットドッグを食べ続けた結果、ガンになるかもしれない」という曖昧な結論ではなく、もっとずっと信用のおける科学的な結果を出していたらどうだろう。

「ある化学物質を実験動物に与えると一〇〇%ガンを引き起こすが、与えなければ発生率は〇%に抑えられる」というようなケースだったら、どうなのか。

さらにもし、この化学物質が日常習慣的に摂取されている量で、しかもNSARの実験で用いられたような法外な量でなくてもガンを発生させることができるとしたら、どうだろう。

このような化学物質を探すことは、ガン研究では聖杯（キリストが最後の晩餐で用いたという杯）を探すようなものだろう。このような化学物質が存在するとしたら、人間の健康への影響は甚大だと予測される。

この物質は、亜硝酸塩やエイラーよりももっと問題視されるべきもので、発ガン物質としての位置付けが高いアフラトキシンよりも危険だ、と思う人もいることだろう。

実は、この物質こそ私がフィリピンにいたとき、インドの研究論文で見たものとまさに同じものだった。[※16]

その化学物質とは、標準的な摂取量の範囲内でネズミに与えられた**「タンパク質」**だったのである。探していた「聖杯」とは、なんと「タンパク質」だったのだ。

この結果は「衝撃的」などというレベルではなかった。インドの研究では、アフラトキシンを与えられたあとでは、すべてのネズミが肝臓ガンになる傾向があったにもかかわらず、五％のタンパク質で育てられたネズミは肝臓ガンかその前駆病変にはならず、**二〇％のタンパク質で育てられたネズミは肝臓ガンかその前駆病変を起こした**のである。

私を含めて科学者たちは皆、たいてい懐疑的な人間である。目玉が飛び出るような結果に直面したときは、特に疑い深くなる。また、このような物議をかもすほどのことが予測されるような結果に対しては、疑念を抱き、さらに探究することになる。そして、それが科学者としての我々の責務でもある。

「この結果は、アフラトキシンにさらされたネズミ特有のものであって、ヒトを含むほかの動物たちには生じないのではないか」「もしかすると、ほかの栄養成分がこのデータに影響を及ぼしたのかもしれない」などという疑いがあるかもしれない。

あるいは「インドの研究では、ネズミの数え方に間違いが生じていたのかもしれない」と述べた著名な教授の発言のほうが信頼に値するかもしれない。

こうした疑問には何としても正しい解明が必要だった。さらに深く研究するため、私はすでに述べたように国立衛生研究所の助成金を二件申請し、受け取った。

一つは「人を対象とした研究」のためで、もう一つは「動物実験による研究」のためである。

いずれの申請においても、「タンパク質はガンの成長を促進するかもしれない」と記したわけではない。嘘つきの狼少年のように思われたり、異端者のように行動したら、助成金どころか、すべてを失うだけで得るものは何もないからだ。

その段階において、私はまだ、「タンパク質有害説」の確信には至っていなかったのである。

動物実験による研究では、「アフラトキシンの代謝に、さまざまな要因が与える影響」についての調査を提案した。

前の章で述べたが、フィリピンでの「アフラトキシンの肝臓ガンに与える影響」についての人を対象とした研究は、三年後に結論が出された。これは、のちに中国におけるさらに高度な研究によって、新しいものに書き換えられた。

「腫瘍の成長におけるタンパク質の影響」についての研究は、かなり慎重に行なわなければならなかった。十分なものでなければ、助成金の更新申請を検討するであろう同僚たちを納得させられないだろう、と思われたからだ。あとから考えてみると、我々はどうしても「納得させられる結果」を出さなければならなかったのである。

この研究のための国立衛生研究所からの助成金は、以後一九年にわたって続き、これがきっかけでほかの研究機関（米国ガン協会、米国ガン研究協会、および米国ガン研究財団など）からも、追加融資を受けることができた。

こうした動物実験による研究結果だけでも、このプロジェクトは一〇〇余りの科学論文を生み出し、超一流の科学雑誌に掲載され、私はいくつもの専門家委員会に招かれた。

※動物実験について（動物愛護との狭間で）

この章の以下の内容は、齧歯《げっし》動物（ネズミやハツカネズミ）を含むすべての実験動物による研究と関係している。そのため、動物愛護の観点から動物実験は避けるべきだった、という意見もあるだろう。

研究に実験動物を使用することには多くの人々が反対であることは、私もよく承知している。私はこの考えを尊重しているが、ぜひ次の点も考慮してほしい、と願っている。

もし私がこうした動物実験による研究方法をとらなかったら、今日私が「プラントベースの食事」を推奨するような事態は、おそらくありえなかったことだろう。

これらの研究結果から導かれた「原則」は、後述する「チャイナ・プロジェクト」など、その後の私の研究を促進するうえで、大いに役立っているのである。

問題は、「実験動物を使わずに、同じ研究成果を得ることができたかどうか」ということだ。

しかし今日までのところ、実験動物を使用しない研究法について動物愛護の立場をとる同僚たちからのアドバイスを求めたあとでさえ、同じ研究成果は一つも得られていないのである。

実験動物による研究は、人を対象にした研究では得られない「ガンの原因に関する重要な原則」をいくつも生み出している。

この「原則」は、今日、私たち哺乳類の仲間である動物たち、私たちの環境、そして私たち自身にとって、はかりしれないほど恩恵をもたらしてくれる可能性がある。

●ガンはこうして作られる

ガンは**イニシエーション**（形成開始期）、**プロモーション**（促進期）、**プログレッション**（進行期）の三つの段階を経て進行していく。これはちょうど、芝生の成長過程に似ている。

(1)イニシエーション（形成開始期）――きっかけは発ガン物質

たとえて言えば、「イニシエーション」は芝生の種を土に蒔くときであり、「プロモーション」は芝が種から成長し始めたときであり、「プログレッション」は、芝生がドライブウェー（車道から自宅の車庫に通じる私道）や生垣・歩道にまで侵入して、完全に手に負えなくなってしまった状態といえる。

「そもそも芝生の種を地中にうまく植え付けるしくみ、すなわち高度の発ガン性細胞になり始めるきっかけとは何なのだろうか」

この推進役といえるものが発ガン物質なのである。

この化学物質はアフラトキシンの場合のように、少量は自然界で形成されることもあるものの、ほとんど

（図5）アフラトキシン（AF）による肝臓細胞内の腫瘍の形成開始

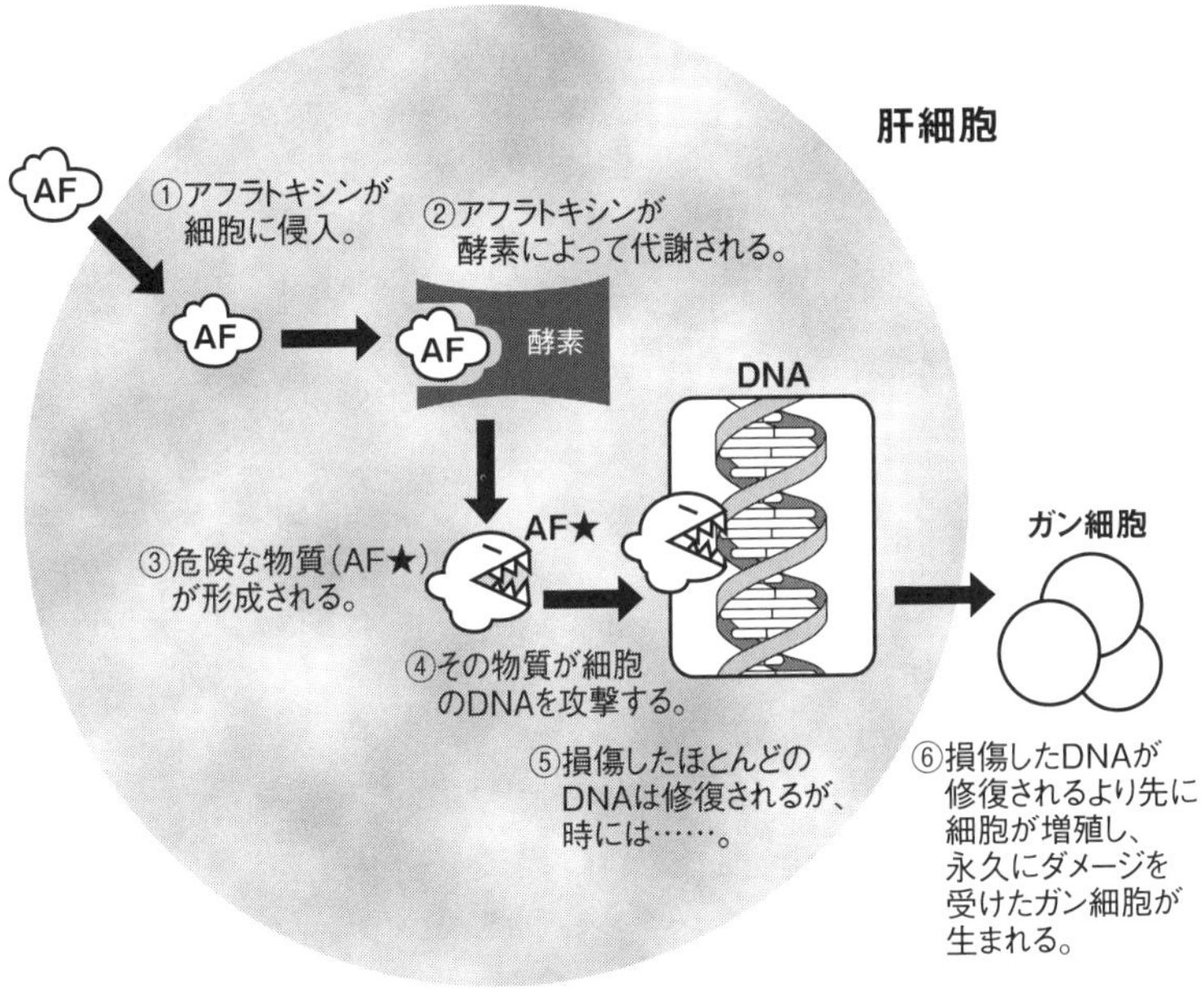

ガンの形成開始

発ガン物質は、細胞の中に入ってきたあと（図①）、たいていは自らガンを発生させるような行動をとり始めることはない。まずは酵素の助けを得て、反応に敏感な物質に変わらなければならない（図②）。その後、細胞のDNAと結びつき、発ガン物質とDNAの複合体、すなわち「付加体」を形成する（図③）。

修復、あるいは排除されない限り、発ガン物質とDNAの「付加体」は、細胞の遺伝子の作業に伴って混乱を引き起こす可能性がある（図④）。しかし自然は非常に賢く、この「付加体」は修復が可能で、ほとんどの「付加体」はかなり早く修復される（図⑤）。

しかし、細胞が新しい「嬢細胞」を形成するために分裂する間、この「付加体」が修復されないままでいると、遺伝子の損傷が生じ、新しくできたこの遺伝的欠損（あるいは突然変異）は、あとに作られる新しい細胞すべてに伝えられることになる（図⑥）。（第3章＊17）

【注】体内にとり込まれた発ガン物質が、ガン細胞を形成していくプロセスを
解説している図です。

の場合は廃棄物焼却の過程の副産物である。

一般にこれらの発ガン物質は、正常細胞を高発ガン性の細胞に変形させる。すなわち突然変異を引き起こす。突然変異は細胞のDNAにダメージを与え、遺伝子に永久的な変質を生じさせることになる。

完全な「イニシエーション」（一二三ページ、図5参照）は、非常に短い間に生じる可能性があるということさえある。これは、発ガン物質が摂取され、血液中に吸収され、細胞の中に運ばれ、活発な物質に変わり、DNAと結合し、その「嬢《じょう》（娘）細胞」に伝えられるのに要する時間である。新しい「嬢細胞」が形成されたとき、プロセスは完了する。この「嬢細胞」と、その「子孫細胞」は遺伝子的にダメージを受けていて、ガンを引き起こす可能性がある。

稀な例を除いて「イニシエーション」の成立は、「不可逆的である（もとの状態に戻せない）」とみなされている。

(2)プロモーション（促進期）――成長は食べ物しだい

先ほどの芝生のたとえで言えば、この時期は芝生の種が土の中に蒔かれ、発芽の準備ができているところである。この段階は、「プロモーション（促進期）」と呼ばれる。

葉を伸ばし、緑の芝生に変わる準備ができた種のように、新たに形成された高度の発ガン性細胞は、発見可能なガンになるまでに確実に成長し、増殖する用意ができている。

促進期は「イニシエーション（形成開始期）」よりずっと長く、人間の場合だとたいてい何年もかかる。この時期は新たに作られ始めたガン細胞群が増殖し、次第に大きな塊に成長し、目に見える腫瘍が形成されるときである。

しかし、土の中の種と同じように、初めのガン細胞は、適切な条件が満たされない限り、成長し増殖するようなことはない。

例えば、土の中の種は完全な芝生になるまで、好ましい量の水や日光、そしてほかの栄養分が必要である。これらのうちのどの要素でも与えられなかったり、欠けていたりすると、種は成長しない。成長を始めたあとで、これらの要素のどれかが欠けると、欠けている要素が与えられるのを待つ間、新しい苗は「休眠状態」に入る。

これが「プロモーション」の最も著しい特徴である。**プロモーションは、初期のガンが成長に最適な条件を与えられるかどうかによって、停止させることができる。**

食事が重要となるのは、このときである。食事因子は「プロモーター（促進物質）」と呼ばれ、ガン増殖のための食べ物となるのである。「アンチ・プロモーター（抗促進物質）」と呼ばれるもう一つの食事因子は、ガンの増殖を遅らせる。

「プロモーター」が「アンチ・プロモーター」より数で優ると、ガンの増殖は活発となる。反対に、「アンチ・プロモーター」が優勢であるときには、ガンの増殖はゆっくりになるか、あるいは止まる。これは、一方が押すように働くと、他方が引くように働くプロセスなのである。この可逆的な特徴はきわめて重要なので、強調しておきたい。

(3)プログレッション（進行期）——致命的なダメージの始まり

第三段階となる「プログレッション（進行期）」は、進行したガン細胞群が体に決定的なダメージを与えるくらいまでガンの増殖が進行したときに始まる。

これはちょうど伸び切ってしまった芝生が、庭やドライブウェー、歩道など至る所を覆ってしまった状態と似ている。

同様に、発達中のガン細胞は最初の場所からさまよい出て、近隣やはるか遠くの組織を侵略する。そのガンが致命的な力を持つようになると、それは「悪性」とみなされる。

最初にあったところから脱け出してさまよっているときの状態が「転移している」ということになる。これはガンの最終段階で、死に至る結果となる。

我々が研究を始めた当初、「ガン形成の段階」についてはぼんやりとした輪郭しかわかっていなかった。しかし、やがてこの問題についてもっと明らかにさせる方法がわかってきた。

まず、疑問点を列挙していった。例えば――
・「低タンパクの食事は腫瘍の成長を抑制する」というインドの研究結果を証明することができるだろうか。
・タンパク質の摂取量がガンの成長に影響するのだろうか。
・ガン発症のメカニズムは何なのか。すなわちタンパク質はどのように作用しているのか。
解決すべき多くの疑問を抱え、我々は厳密な審査にも耐えられる結果を得るため、徹底した実証研究にとりかかったのである。

（図6）酵素工場

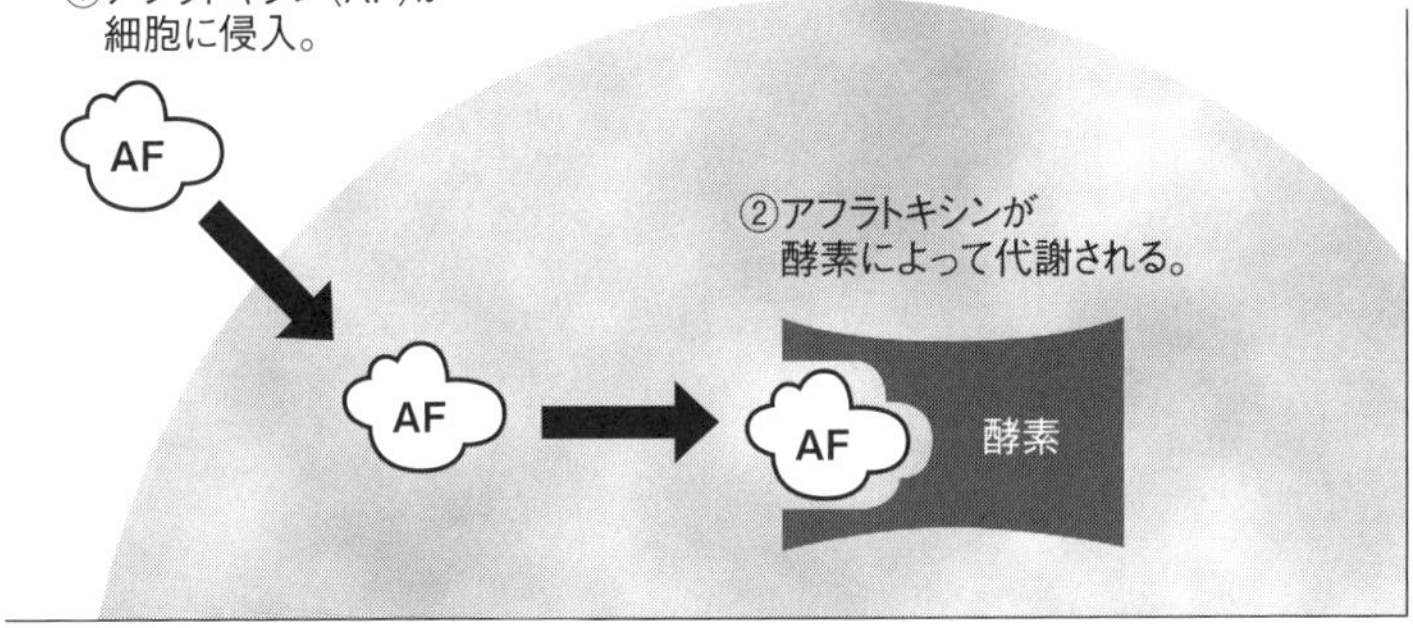

単純にいえば、MFO酵素システムは精を出して稼動している細胞内の工場のようなものである。さまざまな化学原料が工場に送り込まれ、分解されたり組み合わされたりして、複雑な化学反応がなされるのだ。

形質が転換されたあと、「原材料」は、たいてい安全な製品として工場から出荷される状態になる。しかし、非常に危険な副産物も出てくる。現実の工場の煙突を考えてみるといい。もし煙突の中に顔を突っ込んで2時間ほど深呼吸しているように言われたら、あなたは断わるだろう。

危険な副産物が制御されなければ、反応性に富むこの代謝産物がDNAへの攻撃を開始し、遺伝子の青写真を傷つけてしまうのである。

【注】とり込まれた発ガン物質が、細胞内にある酵素工場で処理されるプロセスを
解説している図です。

●タンパク質の摂取量とガン細胞形成の関係

タンパク質の摂取はガンの発症にどのような影響を及ぼしているのだろうか。

我々の最初の検証は、タンパク質の摂取が主にアフラトキシンの代謝に関与する酵素（混合機能オキシダーゼ〈MFO〉）に影響を与えるかどうかの確認だった。

この酵素の働きは非常に複雑だ。なぜなら、アフラトキシンのほかに医薬品やほかの化学物質も分解・代謝するからだ。皮肉なことに、体にとって味方になる場合もあれば、敵になる場合もある。すなわち、この酵素はアフラトキシンの解毒と活性化の両方を行なう驚くべき形質転換物質なのだ（一二七ページ、図6参照）。

我々は研究を開始したとき、「私たちの摂取するタンパク質は、肝臓内に存在する酵素によるアフラトキシンの解毒のされ方を変えることによって、腫瘍の増殖を変える」という仮説を立てた。

当初、タンパク質の摂取量が、この酵素の活動を変えるかどうかを研究し、実験の結果[*18]（一二九ページ、図7参照）、答えが出た。タンパク質の摂取量を変えることによって、酵素活動は容易に変更することができたのだ。[*18〜*21]

インドで行なわれた最初の研究のように、タンパク質の摂取量を二〇％から五％に減少させると、酵素の活動が大幅に低下したばかりか、低下に至るスピードも非常に速まった。[*22]

この現象は、「低タンパクの食事によって酵素の活動が低下すると、DNAを突然変異させる危険性のあるアフラトキシン代謝産物（注・一二三ページ、図5の危険物質AF★のこと）に転換されるアフラトキシンが少なくなる」ということを示していた。

（図7） 食事タンパク質が肝臓の酵素活動に与える影響

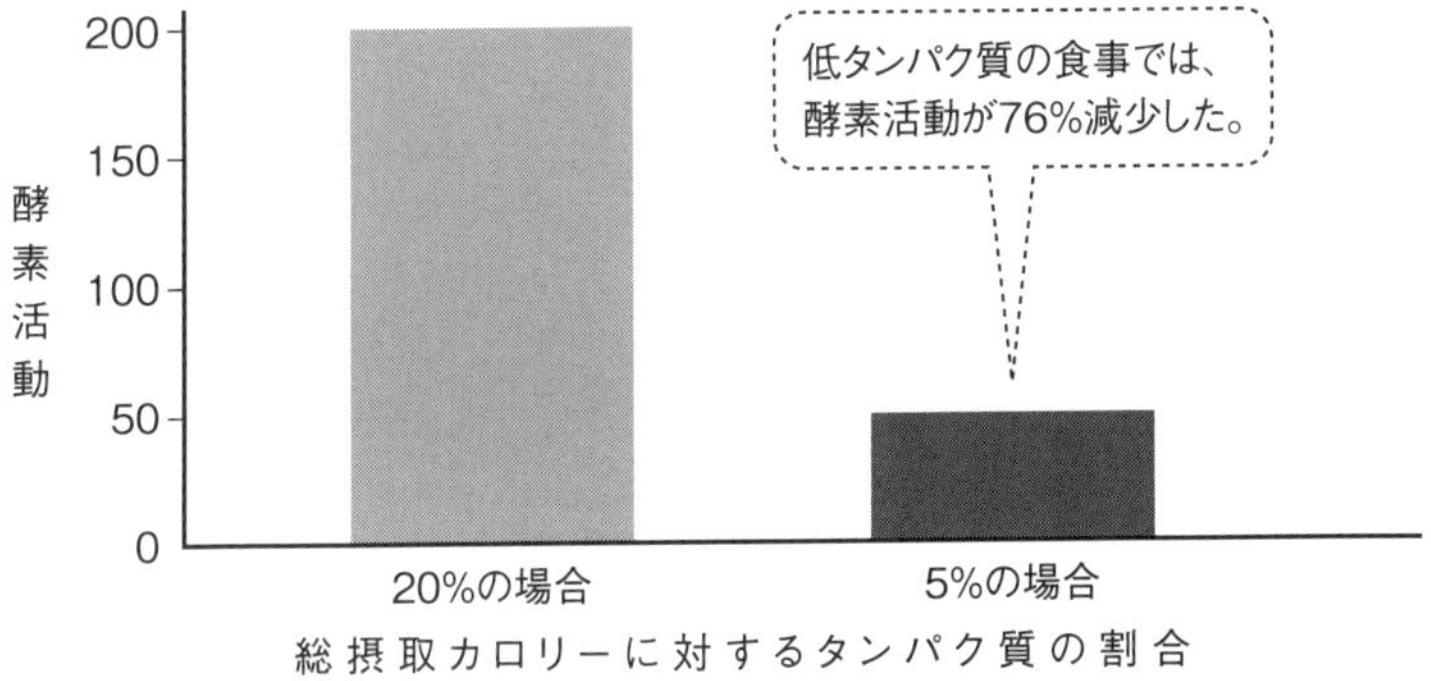

【注】タンパク質の摂取量が減少すると、肝臓内の酵素の活動が激減します。
このことは、体内にとり込まれた発ガン物質が酵素の活動によって
危険物質に転換される割合も減少することを意味しています。

※縦軸の単位無記入のものは、原書に基づいたものです。以下同様。

（図8） 低タンパク質投与による、細胞核成分と結合する発ガン物質減少の割合

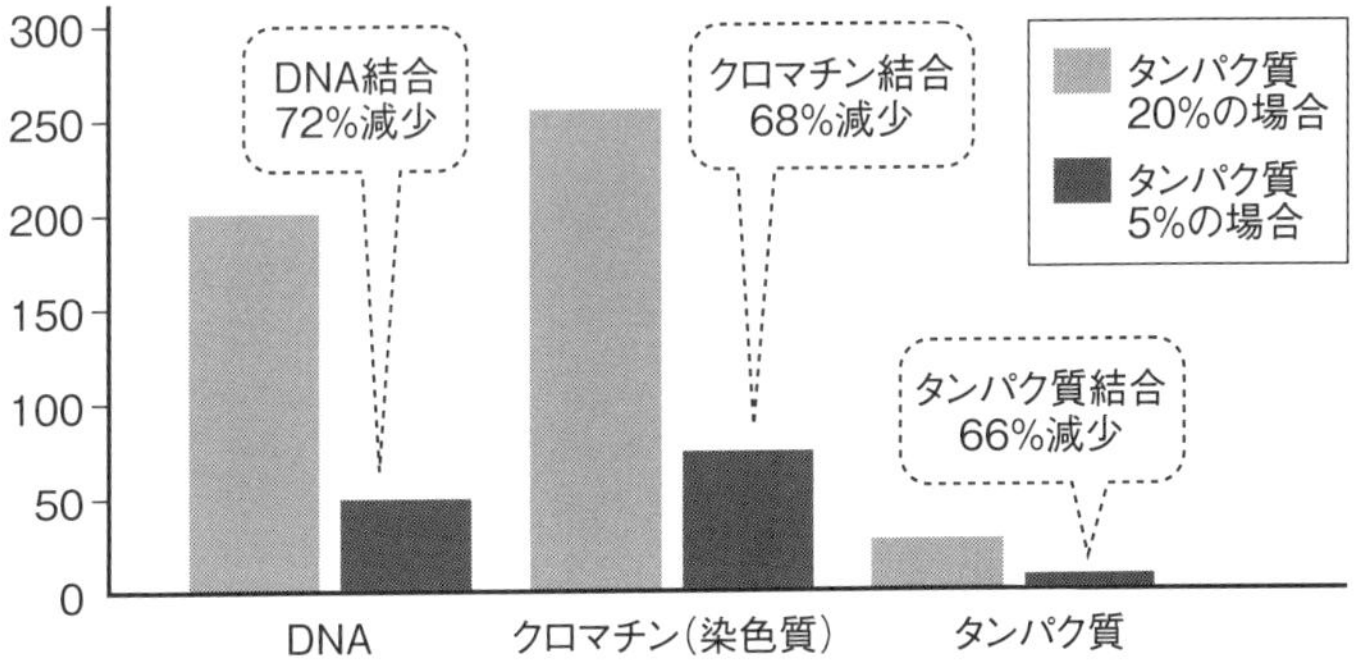

【注】タンパク質摂取量が少ないと、細胞核成分（DNA、クロマチン、タンパク質）と
結びつく発ガン物質（アフラトキシン）の量も激減します。

我々はこれが意味することを検証することにした。すなわち、「低タンパクの食事は、アフラトキシン代謝産物がDNAと結びつくのを減少させ、その結果、DNA付加体が少なくなる」かどうかの検証だ。

私の研究室にいる大学生のレイチェル・プレストンがその実験を行ない（一二九ページ、図8参照）、「タンパク質の摂取量が少なければ少ないほど、アフラトキシン-DNA付加体の量は少ない」ことを証明した。[*23]

こうして我々は、**「低タンパクの摂取は、酵素活動を著しく低下させ、危険な発ガン物質のDNAへの結合を妨げる」**という見事な証拠を得たのである。

これは確かに衝撃的な研究結果である。そして、「少量のタンパク質摂取がいかにガンの形成を減らすか」を説明するのに十分な情報に違いないだろう。

我々は、さらにこの影響について研究を深め、二つのことを確信したかった。そこでさらにほかの説明を探し続けることにしたのだが、時が経過するにつれ、実に驚くべき事実を知ることになった。

タンパク質がその影響を発揮するための方法やメカニズムを追究するたびに、我々は毎回同じ現象に遭遇したのである。

例えば、低タンパクの食事やその同等物は、次のようなメカニズムによって、**腫瘍の形成を減少させる**ことを発見したのである。

・細胞に入るアフラトキシンが少ないことによって。[*24〜*26]
・細胞の増殖の速さがもっと遅くなることによって。[*18]
・酵素複合体の中で、その活動を減らすための変化によって。[*27]
・関係した酵素の必須成分の量が減少されることによって。[*28、*29]

・「アフラトキシン-DNA付加体」の形成が少ないことによって。[*23、*30]

低タンパクの食事がもたらすメカニズムをいくつも発見できたことは、意外なことだった。これはインドの研究者らの研究結果に重みを加えた。

このことはまた、次のことも示唆していた。

生物学的作用は一つの反応を通して影響する、とみなされることが多いのだが、今回のケースはほかの反応と連動する可能性がきわめて高く、さまざまな同時発生的な反応を通して作動することが多かった。

これは、一つのメカニズムがなんらかの方法で回避されてしまったときのために、体には別のバックアップシステムが多く存在している可能性があることを意味しているのではないだろうか。

その後の数年間、研究の進展とともに、この仮説はますます確かなものになり、我々の広範な研究から、「タンパク質の摂取量を減らすと、腫瘍形成を劇的に減少させる」という見解は明白に思われた。

十分な裏付けがあるにもかかわらず、多くの人にとって、この結果は納得のいかないことだったろう。

●「ガン病巣の成長」に与えるタンパク質の影響

芝生のたとえ話に戻ると、「イニシエーション（形成開始期）」は種を蒔く時期に該当する。我々は膨大な実験を通して、低タンパクの食事は、種が植え付けられる段階で、ガン体質の芝生の種を減らすことを発見した。これは実にすばらしい発見だったが、次のような疑問解決のため、さらに実験を重ねる必要があった。

・重要な段階である「ガンの促進期」では、はたしてどうなのか。

・「形成開始」段階で発揮された「低タンパク食の効果」は、「ガンの促進期」を通して続くのだろうか。

実はこの段階まで、研究は時間と金銭的理由で難問を抱えていた。腫瘍が完全に形成されるまでネズミを生かしておくには、費用がかかる。このような実験はそれぞれ二年以上（ネズミの標準的な寿命）を費やし、優に一〇万ドル（一〇〇〇万円）の費用がかかるのだ（今日ではもっとかかる）。

我々が抱いていた多くの疑問のために、腫瘍が完全に形成されるのを確認して研究作業を続けることはできなかった。それをしていたら、三五年後もまだ私は研究室にいることだろう。

これは、ほかの研究者らによって発表された「ガンの形成直後に現われるガン様の小さな細胞群の測定法」を示す研究[*31]について知った頃のことである。

このごく微小の細胞群は「病巣」と呼ばれていた。「病巣」はやがて腫瘍に成長していく前駆細胞群である。ほとんどの「病巣」は本格的な腫瘍細胞にはならないが、腫瘍の成長を予測するものである。

我々が発見したことは実に注目に値する。「病巣」の成長を観察し、「病巣の数がいくつあるか」「どれだけ大きくなるか」を測定することによって[*32]、「腫瘍がどのように成長しているか」「タンパク質はどのように影響しているか」ということも、知ることができたのだ。

腫瘍の代わりに、「病巣の成長」にタンパク質がどう関わっているかを研究することによって、我々は研究のための数百万ドルと一生の時間を費やすようなことは避けられた。

「病巣の成長」は、アフラトキシンの摂取量とは関係なく、ほぼ完全にタンパク質の摂取量に深く関わっていたのである。

このことは多くの方法で立証されたが、最初は、大学院の学生、スコット・アップルトン[*33]とジョージ・ダ

（図9）食事タンパク質と病巣の形成状況

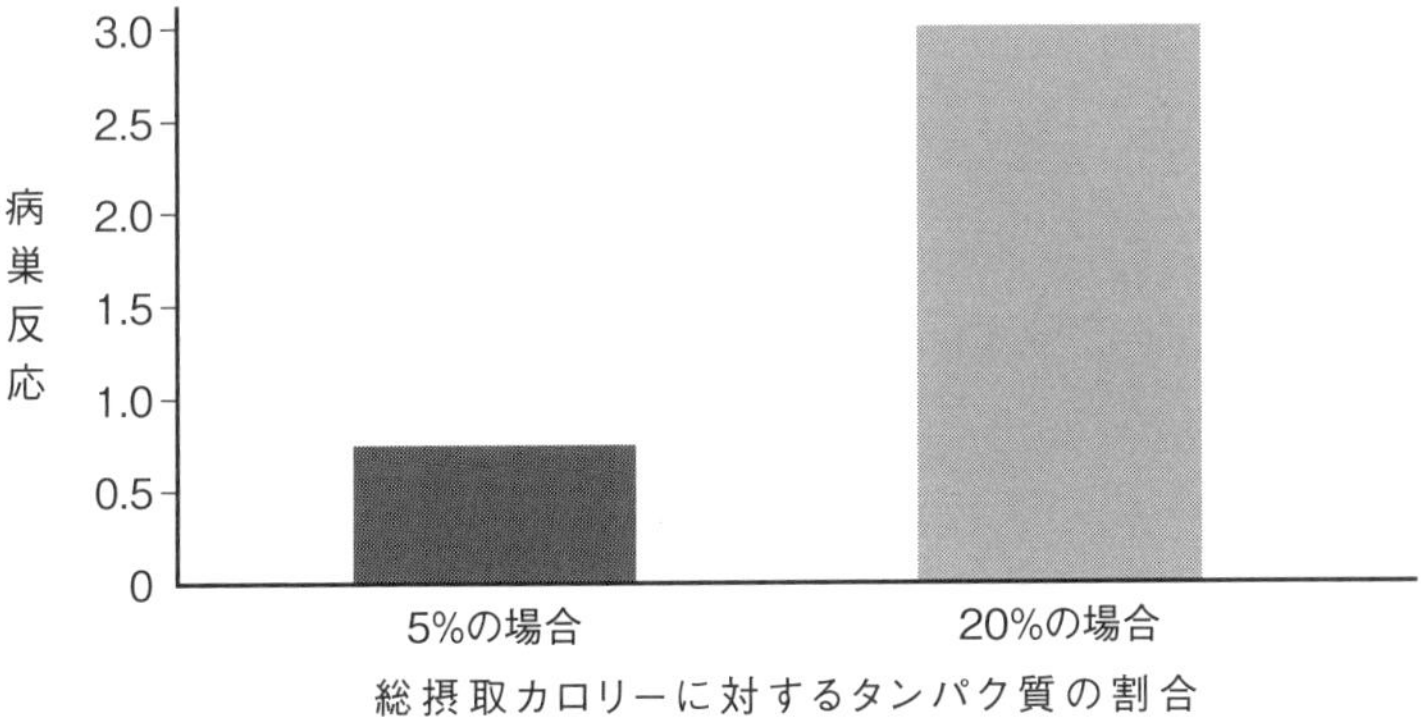

【注】発ガン物質（アフラトキシン）によって形成された病巣（やがて腫瘍～ガンに成長していく前駆細胞群）の「病巣反応度（成長促進状況）」は、タンパク質の多い食事のほうがずっと高いことを表わしています。

（図10）発ガン物質の投与量 VS タンパク質摂取量

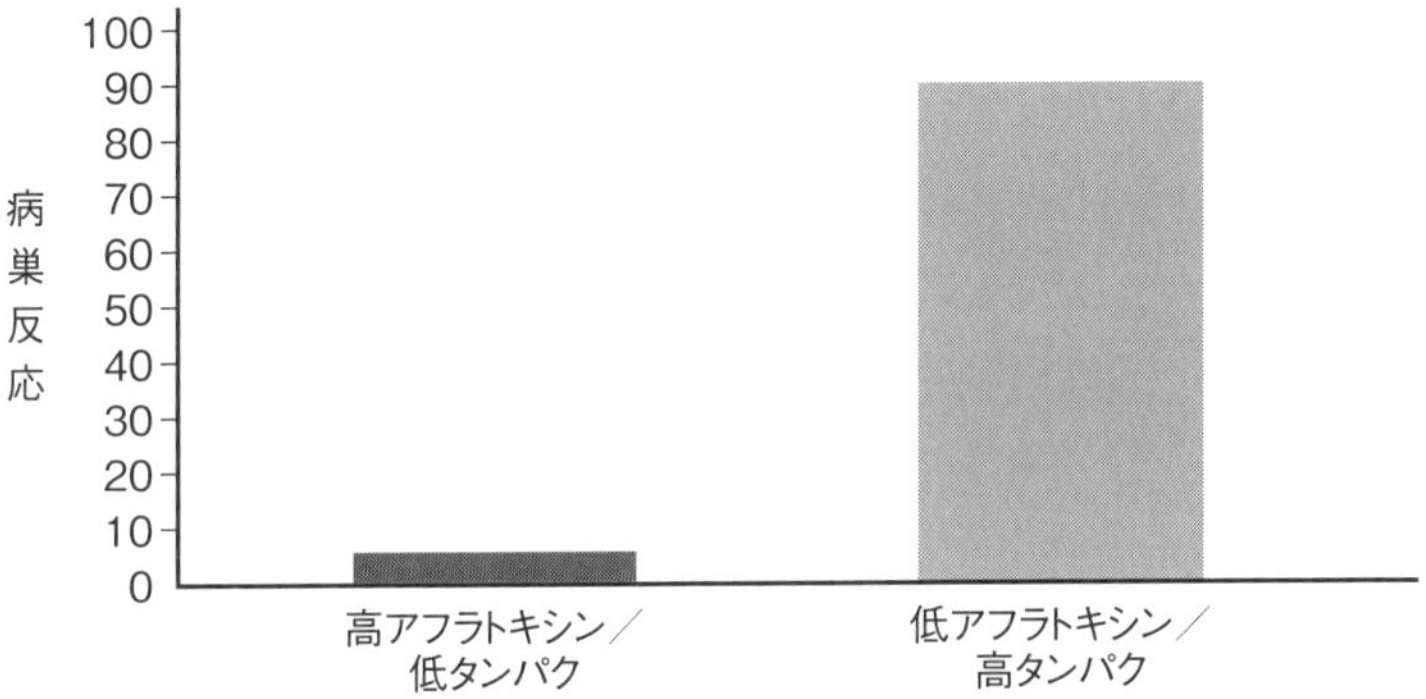

【注】高レベルの発ガン物質（アフラトキシン）を与えても、タンパク質の少ない食事では、「病巣」はわずかしか発現しません（左側）。
一方、投与された発ガン物質（アフラトキシン）の量が少なくても、高タンパクの食事では「病巣」の形成がめざましいことがわかります（右側）。

ナイフ(*34)によって立証された(代表的な比較については、一三三ページ、図9参照)。

アフラトキシンによる「形成開始」のあと、「病巣の成長」はタンパク質が二〇%の食事の場合のほうが、五%の食事の場合よりもはるかに多く促進された(*33、*34)。

この時点まで、すべての実験動物たちは同量のアフラトキシンにさらされていた。しかし、もし初めにさらされるアフラトキシンのレベルが多様であったらどうなるのか、それでもタンパク質は影響するのだろうか、という疑問があった。

我々は、高レベルのアフラトキシンと低レベルのアフラトキシンのいずれかを、ごく標準的な食事とともに二つのグループのネズミに与え、この疑問を解き明かそうとした。

このため、二つのグループのネズミたちが「形成開始」時点で与えられる「ガン性の種」の量を別々にして、「病巣の成長」を促したのである。

次に「ガンの促進期」の段階では、高レベルのアフラトキシンを与えたグループに低タンパク食を、そして低アフラトキシンのグループには高タンパク食を与えた。

「ガン性の種」を大量に与えられた動物たちが、低タンパクの食事をすることによって、苦境を克服できるかどうか知りたかったからだ。

ここでも結果は目を瞠るものだった(一三三ページ、図10参照)。ガンの「形成開始」が高レベルのアフラトキシン投与からスタートしたネズミは、タンパク質五%の食事を与えたとき、「病巣」はほんのわずかしか発現しなかった。

それにひきかえ、低アフラトキシン投与からスタートしたネズミは、そのあとタンパク質二〇%の食事をさせたところ、かなり多くの「病巣」を形成した。

こうして、次のような「原則」が打ち立てられた。

初期段階では発ガン物質の量によって異なる「病巣の成長」だが、ガンの促進期に摂取される食物中のタンパク質のほうが、「病巣の成長」にはるかに多くの影響を与えている。

「ガンの促進期」のタンパク質の威力は、最初の発ガン物質への暴露とは関係なく、発ガン物質に優るのだ。

この知識を基にして、我々はさらに別の実験を企画した。次の実験は、大学院の学生、リンダ・ヤングマンによって行なわれた「段階別の実験」である(*35)。

すべての動物に同量の発ガン物質を与え、次に一二週間の「ガンの促進期」の間、変化をつけながら五%と二〇%のタンパク食を与えた。

我々はこの一二週間を、第1期は一～三週、第2期は四～六週といった具合に、三週間ごとの四期に分けた。

第1期と第2期では、ネズミがタンパク質二〇%の食事を続けている限り(タンパク質投与量二〇%のまま)、「病巣」は予測どおり増え続けた。

しかしこのネズミに、第3期目から投与量五%の低タンパク食を与えたところ、「病巣の成長」は激減した。

そして第4期から再び二〇%のタンパク食に戻したところ、「病巣の成長」が再開した。

別の実験では第1期に二〇%のタンパク食をネズミに与え、第2期に五%のタンパク食に替えると、「病巣の成長」は激減した。

しかしこのネズミを、第3期に入って再び二〇%のタンパク食に戻すと、「病巣の成長」を再度目撃したのである。

こうした実験は非常に意味深いものがある。

「病巣の成長」はタンパク質の投与量を変えることによってコントロールでき、しかも「病巣の成長」のあらゆる段階で、増大または減少に反転させることができたのである。

実験はまた、次のことも立証した。

初期の発ガン物質による攻撃が低タンパク食摂取時に休止状態になっていたとしても、体はそれを記憶していることができる。(*35、*36)

すなわち、アフラトキシンに一度さらされることで、体には遺伝子（刷り込み）が残され、七～九週間後の二〇％のタンパク食によってその遺伝子が呼び起こされ「病巣」を形成することになるが、それまでの期間（五％のタンパク食の間）は、休止状態でいるということだ。

簡単に言えば、体は「恨み」を抱いているのである。もし私たちが過去に発ガン物質にさらされた場合、それがガンの形成を始めた段階で休止し、その状態のまま留まっていても、やがてこのガンはのちのちの悪い栄養摂取によって再び呼び起こされる可能性がある、ということになる。

この研究結果は、「ガンの増殖は、タンパク質の摂取量を相対的に控えめにすることによって変化を生ずる」、ということを証明しているのだ。

しかし、どれだけの量がタンパク質過剰となり、どれだけの量が過小ということになるのだろうか。

我々はネズミに、四～二四％の範囲内のタンパク食を与えて調べてみたところ、タンパク質が一〇％までだと、「病巣の成長」はなかった(*37)（一三七ページ、図11参照）。

一〇％を超えると、タンパク質の増加に伴い「病巣の成長」は激増した。

のちに日本人の客員教授である堀尾文彦（注）によって、私の研究室で行なわれた実験でも、同じ結果が

（図11）異なった食事タンパク質量による病巣成長の促進状況

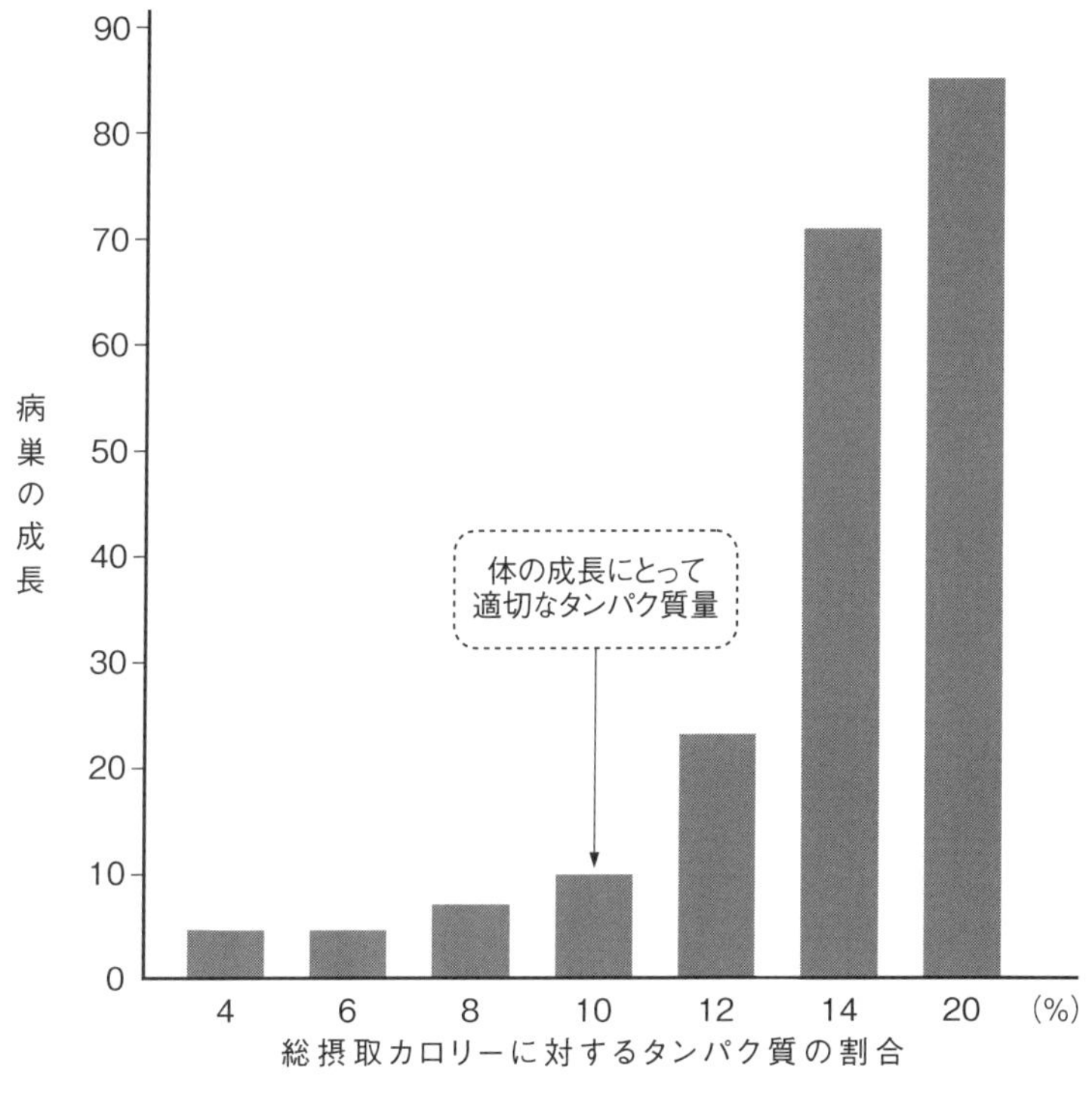

【注】総摂取カロリーに対するタンパク質の割合が10%を超えると、「病巣の成長度」は急上昇します。

得られている。(*38)

【注】堀尾文彦氏は、一九八八年にコーネル大学栄養科学部に留学。現在は、名古屋大学大学院生命農学研究科教授。

最も重大な発見は次の点にある。

「病巣の成長」は、動物がその体の成長に必要な食事タンパク質の量を満たしたときか、その量を超えたときに開始される。(*39)

すなわち、動物がタンパク質必要量を満たし、その量を超えたとき、病気が始まるのである。

以上はネズミを対象にした研究ではあるが、この研究結果は人間にも当てはまる。なぜなら、大人のネズミや人間が健康を維持していくのに必要なタンパク質の量だけでなく、子供のネズミや人間の成長に必要なタンパク質の量も、著しく似ているからである(*40、*41)(注)。

【注】ネズミと人間のタンパク質必要量の比較について

人間とネズミのタンパク質必要量については、次のような異論もあります。

「ネズミのタンパク質必要量は、人間の場合よりもずっと多い」という見解は、一九四七年、『ジャーナル・オブ・ニュートリション(Journal of Nutrition)』誌に掲載された、ある研究グループの発表に基づくものです。

一方、キャンベル博士の「ネズミと人間のタンパク質必要量/推奨量は、ほぼ同じである」という見解は、右の発表後の二五年間に、さらなる数十の研究が行なわれ、一九七二年に全米科学アカデミー内の「米国学術研究会議」によって発表されたものです。

これは別々に行なわれた六つの動物実験の結果から導いた結論であり、少なくとも三〇の関連研究を再調査したうえでのものです。

見解の相違についてキャンベル博士は、「ネズミのタンパク質必要量を人間の必要量とどう結びつけるのかという点の解釈の仕方にすぎない」とし、この相違は重要ではなく、最も大切なのは、次の二つのことである、と指摘しています。

①人間にとってタンパク質はどれだけ必要なのか。

②どのような種類のタンパク質が人間にとっての必要量を満たせるのか。

キャンベル博士の説明は、次のとおりです。

①過去四〇～五〇年の間、いろいろな研究によってさまざまなタンパク質必要量／推奨量が発表されてきたが、現在、多くの専門家や公的機関の合意のもとでの推奨量は、「総摂取カロリーの八～一二％（平均一〇％）」となっている。

この数字は、成長率が最もめざましい子供から妊娠中や授乳中の女性たちまで、すべての人の必要量を満たし、全般的な健康を維持していくうえで十分な量である。

②プラントベースのホールフードは、十分なタンパク質を含んでいる。タンパク質の量が比較的少ないジャガイモ（カロリー当たりのタンパク質含有量七・一～八・四％）しか食べなくても、必要量に近い量を摂取できる。

プラントベースの食事をする人は、毎日一種類以上の食品をとることになるので、食事中のタンパク質量は実際には総摂取カロリーの八～一二％の範囲になる。

特にタンパク質が豊富な緑葉野菜（同含有量四二～四四％）や豆類（同含有量二四～三六％）が食事に含まれていれば、タンパク質の摂取は万全だ。

●ガンをコントロールすることは可能か

タンパク質の一日当たりの推奨摂取量（ＲＤＡ）によれば、「私たち人間は総摂取カロリーの約一〇％をタンパク質からとるべきだ」とされている。これは実際に体が必要としている量よりもかなり多い。しかし必要量は個人差が大きいため、すべての人が確実に必要量を摂取できるようにするため、一〇％の食事タンパク質がすすめられているのである。

では、平均的なアメリカ人は通常どれくらい摂取しているかというと、推奨量の一〇％どころか、一五～一六％のタンパク質をとっているのだ（注）。

この量は私たちがガンという危険区域に足を踏み入れているということを動物実験の結果が指し示している。

【注】日本人のタンパク質摂取量も一〇％を超えていて、総摂取カロリーの一五％になっています。（資料 厚生労働省「平成19年　国民健康・栄養調査結果の概要」）

体重や総摂取カロリーにもよるが、一〇％の食事タンパク質とは、一日五〇～六〇グラムのタンパク質を摂取することに匹敵する。

アメリカの全国平均摂取量一五～一六％は、一日約七〇～一〇〇グラムで、男性はこの数値の多いほうに近く、女性は少ないほうの端に近い。

食べ物で言えば、一〇〇キロカロリーのホウレンソウには一二グラムのタンパク質が含まれており、乾燥のヒヨコマメ一〇〇キロカロリーには五グラム含まれている。また、一〇〇キロカロリーの上質のビーフステーキには一三グラムのタンパク質が含まれている。

しかし疑問が残る。タンパク質の摂取量が異なると、アフラトキシンの投与量と「病巣の形成」の密接な関係も変わるのかどうか、という問題だ。

通常、化学物質は大量投与によってガンの高い発生率をもたらさない限り、「発ガン物質」とはみなされない。

例えば、アフラトキシンの場合、その投与量が多くなるにつれ、病巣と腫瘍の成長も付随して増大しなければならない。

疑わしい発ガン物質に対応して、成長反応が見られなかった場合、「本当に発ガン物質なのだろうか」、といった疑問が生じる。

「用量反応」の調査のため、一〇のグループに分けたネズミにアフラトキシンの量を増加させながら投与し、次に、通常レベル（二〇％）と低レベル（五％）のタンパク食を「促進期」の間与えてみた（一四二ページ、図12参照）。

タンパク質二〇％食のネズミでは、アフラトキシンの投与量が増えるにつれ、「病巣」が増加した。「用量反応」は予想どおりの結果だった。

しかし、タンパク質五％食のネズミでは、「用量反応」の動向曲線は完全に消えていた。ネズミに最大耐量のアフラトキシンが投与されたときでさえ、病巣反応の変化は見られなかったのである。

141── 第3章　ガンの進行は止められる

（図12）アフラトキシン投与量と病巣反応の関係

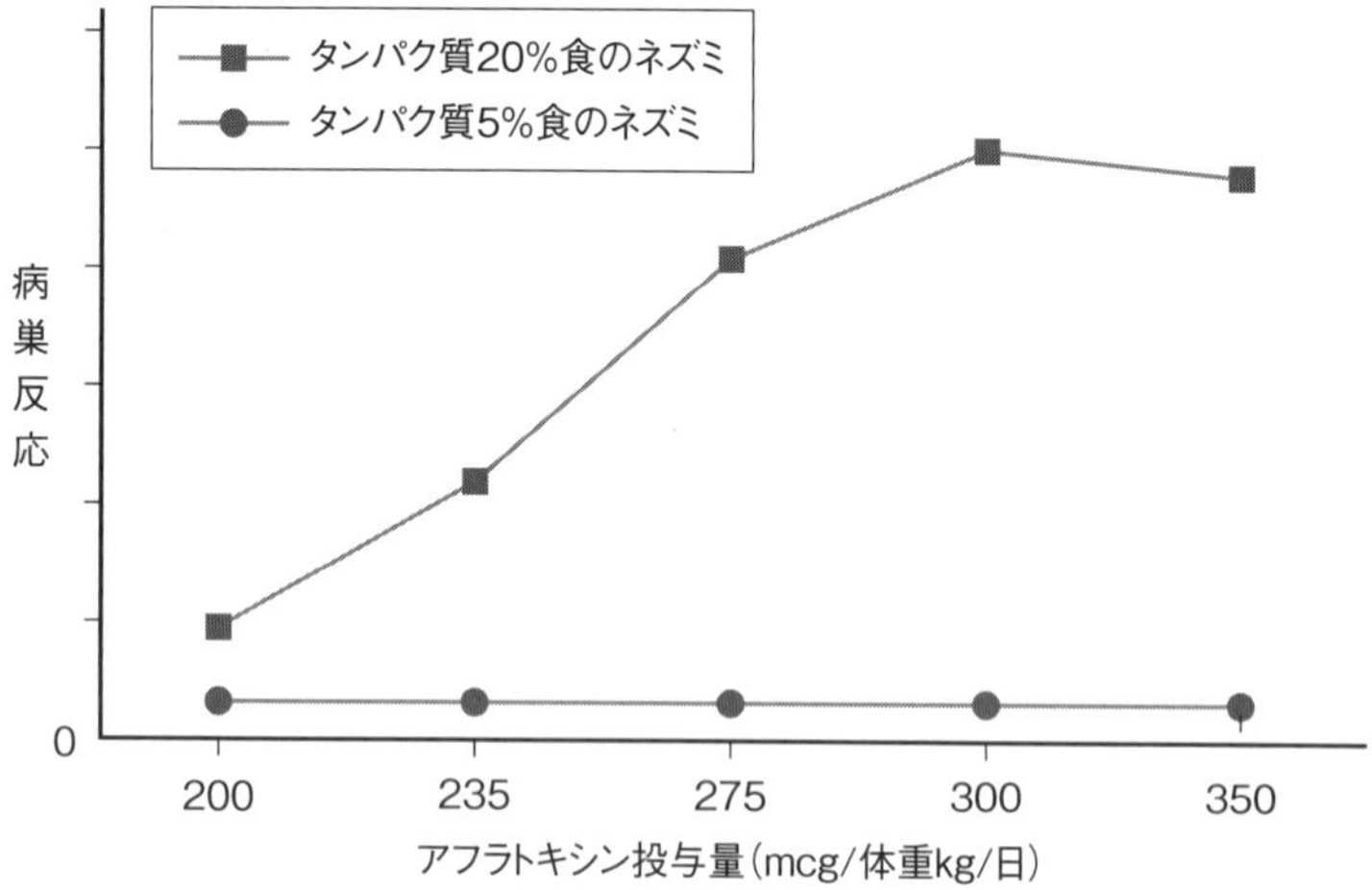

【注】タンパク質20%食のネズミでは、アフラトキシン（発ガン物質）の投与量が増えるとともに、「病巣」が増加。一方、5%食のネズミでは、アフラトキシンの投与量をネズミの最大耐量にまで増やしても、病巣反応に変化は見られなかったことがわかります。

これは**「低タンパクの食事は、強力な発ガン物質（アフラトキシン）のガン誘発効果を抑えることができる」**ことのもう一つの証明である。

では、一般的に発ガン物質は栄養的条件が適切でなかった場合ガンを引き起こさない、と断言できるのだろうか。

私たちの人生の大半は少量の発ガン性化学物質にさらされているが、「腫瘍を成長させるような食べ物を摂取しない限り、ガンは生じない」と言うことができるのだろうか。

はたして、栄養摂取の如何によって、私たちはガンをコントロールすることが可能なのだろうか。

●ガンの促進要因は、「カゼイン（牛乳タンパク）」だった

これまでの話を理解していただけたとしたら、この研究結果がどれほど挑発的なものかおわかりだと思う。「栄養摂取によってガンをコントロールする」というのは極端な話に思われただろうし、その状況は昔も今も変わらない。

しかし、実はその研究結果はもう一つ、とんでもない情報をやがてもたらすことになるのだった。

それは、「実験にはどんな種類のタンパク質が用いられ、結果に影響を及ぼしたか」ということと深く関連している。

すべての実験で我々が使用したのは、**「カゼイン」**だった。「カゼイン」は、牛乳のタンパクの八七％を構成している物質だ。

したがって次の疑問は、「植物性タンパク質が同様の方法でテストされた場合、ガンに対して『カゼイン』

同様の影響を与えるだろうか」ということになる。

そして、その答えは驚くべきものだった。「ノー」である。**すなわち、植物性タンパク質では、たとえ高レベルの量を摂取したとしても、ガンの増殖を促進するようなことはなかったのである。**

この研究（一四五ページ、図13参照）は私の指導している医学部進学課程の学生、デビッド・シュルシンガーが行なったものだが、(*42) **小麦タンパクのグルテンでは、たとえ同量の二〇%を与えても、「カゼイン」と同様の結果を引き起こすことはなかった。**

また、大豆タンパクでも、同様の実験を行なったが、**二〇%の大豆タンパク食を投与したネズミは、二〇%の小麦タンパク食の場合と同じように、初期の「病巣」を形成することはなかった。**

このような結果が出て、同じタンパク質でも牛乳のタンパク質がさほど良い食品には思えなくなってきた。我々は、「低タンパクの食事がさまざまな方法でガンの形成開始を減らそうとしている」ことを発見したのである。

しかも、高タンパクの食事は、体の成長に必要以上の量になると、形成開始期間のあとのガンを促進させることもわかってきた。

ちょうど電灯のスイッチを入れたり消したりするように、タンパク質のレベルを変えることで、最初は発ガン物質にさらされていたにもかかわらず、ガンの促進をコントロールすることができたのである。

そして、この場合のガンの促進要因は、**「牛乳のタンパク質」**だったのだ。

「タンパク質はガンの増殖を手助けする可能性がある」という考えを受け入れることは、私の同僚たちにとっては実にやっかいなことだった。しかもそれは、「牛乳のタンパク質」なのだ。

(図13) タンパク質の種類と病巣反応

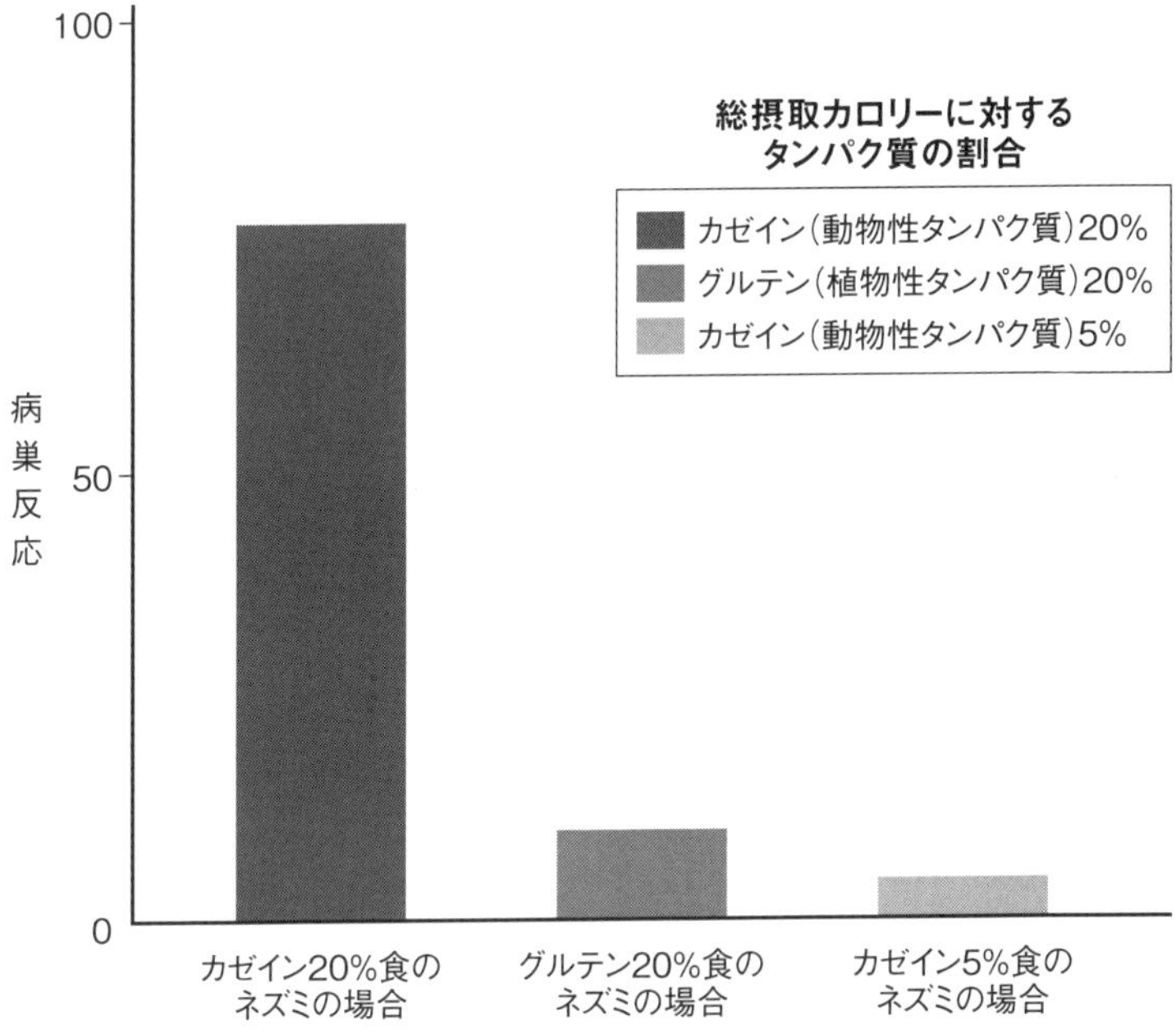

【注】植物性タンパク質(グルテン)では、その摂取量がカロリーの20%でも、動物性タンパク質(カゼイン)20%食のように、ガンの増殖を促進することはほとんどなかったことがわかります。

自分の頭はどうかしてしまったのではないか。私は自問自答を繰り返した。

●「ネズミによるタンパク質研究」に関するQ＆A

この研究について、もう少し詳しく知りたい方のために、いくつかの質問への回答を、次に記しておいた。

Q1　タンパク食の研究結果についてだが、ネズミの食事に含まれるほかの栄養による影響の可能性はないのか？

A　食事中のタンパク質摂取量を二〇％から五％に減らすということは、減らされた分だけ代わりのものを何か与えなければならない。

我々はカゼインの代わりとして炭水化物を使用した。カゼインも炭水化物も、カロリー含有量が同量だからだ（いずれも、一グラムにつき四キロカロリー）。

タンパク質の減少に伴い、デンプンとグルコースの混合物（一対一の割合）が、タンパク質の減量分だけ増加された。

ネズミの「低タンパク食」に、デンプンとグルコースを増量したことは、「病巣の成長力が低下する原因」とはなり得ていなかった。なぜなら、炭水化物を個別にテストすると、病巣が成長するからである。

すなわち「低タンパク食」では、おそらく、増加した少量の炭水化物は、ただガンの発生率を増加させ、低タンパク食の効果を相殺させてしまうだけだろう。このことは「低タンパク食によるガン予防の効果」を、なおいっそうめざましいものにしている。

Q2　タンパク質の影響についてだが、食べ物の摂取量自体が少ないため、摂取カロリーが減ったからなのではないか?

A　一九三〇年代、四〇年代、五〇年代に行なわれた多くの研究が、「食べ物の総摂取量、あるいは総摂取カロリーの減少は、腫瘍の成長を減少させる」ことを証明している。

我々の実験を調べ直してみると、「低タンパクの食事」を与えた動物の摂取カロリーは少なくはなく、平均してみれば、むしろ多かったのである。この事実もまた、「カゼインに見られる腫瘍の促進作用」を強調しただけの結果となった。

Q3　低タンパクの食事をしているネズミの相対的な健康状態はどうだったのか?

A　「タンパク質の少ない食事を長期間与えたネズミは、健康ではない」と多くの研究者が決め込んでいた。

ところが「低タンパク食」のネズミは、ほかのネズミと比べてずっと長生きしていたし、体をよく動かしていて、実に健康的だった。

そして一〇〇週目のときも、スリムな体つきで毛並みも健康的なものだった。その一方で、「高タンパク食」のネズミは、全部死んでいた。

また、カゼインの摂取量が少ない「低タンパク食」のネズミは、より多くのカロリーを摂取していたばかりか、より多くのカロリーを消費していた。

「低タンパク食」のネズミは、カロリーを燃焼するのに必要な酸素をより多く消費しており、またカロリーを燃焼するのに効果的な「褐色脂肪組織」と呼ばれる特殊組織のレベルも高かった。

カロリーの燃焼は、「熱発生」（体の熱としてのエネルギー消費）という形で生じる。この現象はすでに何年も前に実証されている。**「低タンパク食」はカロリー消費を高める**のだ。したがって、「体重を増やすためのカロリー」を体に少ししか残さない。そして、おそらく「腫瘍の成長のためのカロリー」も、少ししか残さないのだろう。

Q4　運動は低タンパクの食事と関係していたのか?

A　各グループのネズミの運動量を測定するため、檻の中の車輪をネズミがどれくらい回転させたかを記録させ、ネズミの運動量を比較した。

二週間にわたる測定の結果、カゼイン摂取量の少ないネズミは、およそ二倍の運動量をこなしていた。この結果は、「高タンパクの食事」のあとの私たち人間の反応と似ている。すなわち活気がなくなり眠くなってしまうのだ。

「タンパク質たっぷりのアトキンス・ダイエットの副作用は疲労だ」という話を聞いたことがある。あなた自身、「高タンパクの食事」をしたあと、このような反応を体験したことがないだろうか。

●「一〇〇対〇」という結果が示す信頼度の高さ

我々は、これまでずっと「腫瘍の成長」、すなわち「初期のガン様病巣」を測定することだけの実験を続けてきた。

次は大きな研究をする番だった。それは、完全な「腫瘍の形成」をどこで測定するかだ。我々は数百匹のネズミを使った大規模な研究を企画し、異なった方法で生涯にわたる「ネズミの腫瘍形成」について調べたのである。[*36、*43]

結論から述べると、タンパク質投与が「腫瘍の成長」に与える影響は、実にわかりやすいものだった。ネズミは一般的に二年ほど生きるので、研究期間は一〇〇週に及んだ。

アフラトキシンが投与されたあと、通常レベルの二〇%タンパク食を与えられたネズミは、すべて肝腫瘍で死んだか、あるいは実験終了時の一〇〇週後の時点で、肝臓ガンのために死にかけていた。[*36、*43]

同量のアフラトキシンを与えたあと、五%の低タンパク食で育てられたネズミは、すべて一〇〇週後の時点でも毛並みには光沢があり、活発に動き回り元気に生きていた。

スコアとしては一〇〇対〇となり、これはこうした研究では決して見られない現象だった。「一〇〇対〇」という結果は、インドで行なわれた初めの研究とほぼ同じ結果だった。[*16]

我々はガン促進の可逆性について再び調べるため、同じ実験[*36]で何匹かのネズミの食事を四〇週目と六〇週目で入れ替えてみた。

高タンパクの食事から低タンパクの食事に替えたネズミは、高タンパク食を与えられたネズミより、「腫瘍の成長」がきわめて少なかった（三五〜四〇%少ない）。

一方、低タンパクの食事から高タンパクの食事に替えたネズミでは、その一生の半ばで「腫瘍の成長」が再開した。「本格的な腫瘍」に関するこの研究結果は、以前の「病巣の増減」調査の結果を裏付けるものだった。

すなわち、**栄養摂取による操作で、ガンの進行を「ON」にしたり、「OFF」にしたりすることが可能なのである。**

我々は、食事タンパクに対して示すネズミの病巣反応が腫瘍反応と類似しているかどうかを調べるため、ネズミの一生の動きを研究しながら「ネズミの初期病巣」をも測定してみた。

その結果、「病巣の成長状況」と「腫瘍の成長状況」とは見事に一致した[＊36、＊43]（一五一ページ、図14-①②参照）。

この時点で、我々の研究結果があまりにも統一性を持っており、生物学的に説得力があり、統計学的にもこれほど重大なものになろうとは、私は思ってもみなかった。

結局のところ、我々はインドで行なわれた研究結果が正しかったことを完璧に裏付けることになった。しかもそれは、反論の余地のないほど徹底した方法で行なわれたのである。

次の点を明らかにしておこう。

牛乳のタンパク質は、アフラトキシン投与後のネズミに対し、きわめて強力なガン促進物質となる。

この促進効力は、齧歯動物や人間がごく普通に摂取しているタンパク食のレベル（一〇〜二〇％）で生じるというのだから、さらに興味をかき立ててくれるし、次の課題に挑んでみたくなる。

●「カゼイン」が発ガン物質を刺激する

さて次なる課題とは、「この研究が人間の健康にとって、特に肝臓ガンにとって、どう関係しているのか」という核心ともいえる点にある。

この問題を解明する方法の一つは、異なる種属の動物やほかの発ガン物質、ほかの臓器について研究することである。

もしガンに対するカゼインの影響が、異種動物や別の臓器などにも共通していたならば、「人間も注意したほうがいい」という可能性が高くなってくる。

（図14-①）100週目の腫瘍の成長状況

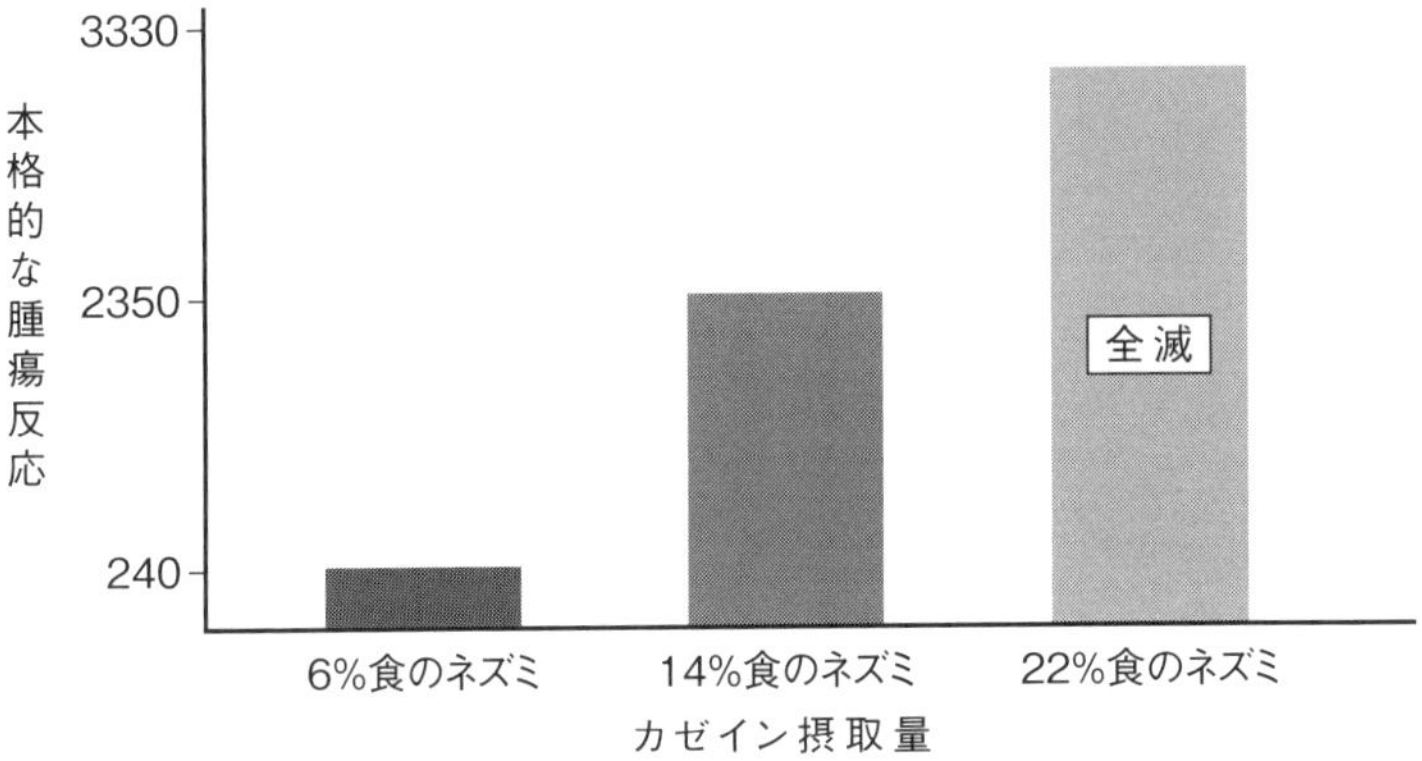

【注】100週目における「腫瘍反応度(成長促進状況)」は、カゼイン摂取量の多い高タンパク食のネズミが最も著しかったことがわかります。

（図14-②）ネズミの初期病巣

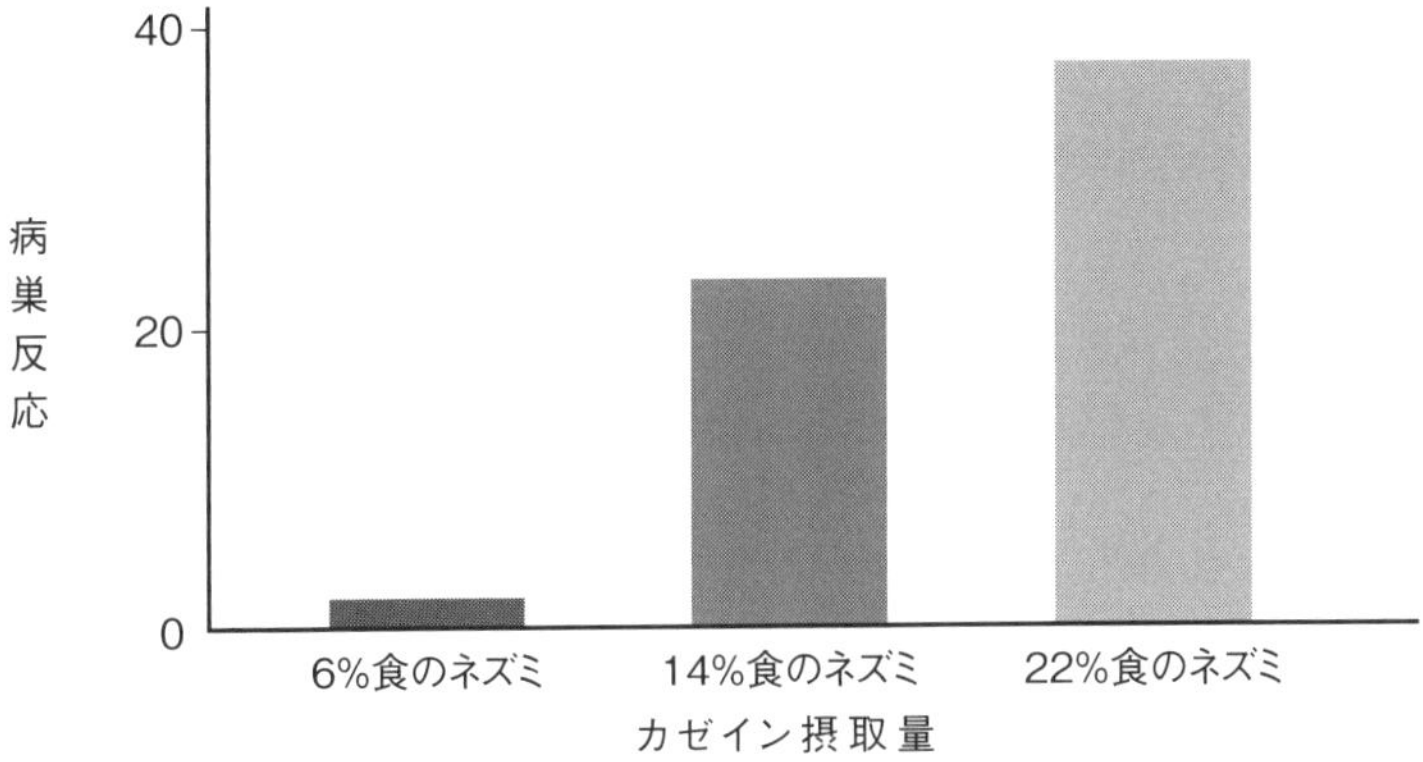

【注】「病巣反応度」においても高タンパク食のネズミが最も著しく、「腫瘍反応」(図14-①)と一致していることがわかります。

そこで我々は、今までの研究結果が説得力を持つかどうかを確かめるため、研究の対象範囲を広げることにした。

我々は「B型肝炎ウイルス（HBV）の慢性感染症は、人間の肝臓ガンの主要リスクファクター（危険因子）である」という主張を、ネズミによる研究の進行中に発表した。(＊44、＊45)

慢性的にこのHBVに感染していると、肝臓ガンになるリスクが二〇～四〇倍にもなる、と思われていた。長い間、このウイルスがどのようにして肝臓ガンを引き起こすのか、多くの研究が行なわれてきた。(＊46)

基本的には、一つのウイルス遺伝子をネズミの肝臓の遺伝物質の中に挿入すると、この遺伝子は、そこで肝臓ガンを形成するための行動をとり始める。実験として行なわれる際、このネズミは遺伝子導入動物とみなされる。

遺伝子導入ネズミを使って行なわれた研究は今までに数多くあるが、それは主に、HBVが作用する「分子レベルのメカニズム」について理解するために行なわれたものである。

しかしこうした今までの研究では、**栄養が「腫瘍の成長」に与える影響については、全く見落とされていた。**

ある研究団体が「アフラトキシンは人間の肝臓ガンの主要因である」と主張したり、あるいは、別の団体が「HBVが主因である」と主張しているのを、私は数年の間少々楽しみながら眺めてきた。

だが、「栄養としてとり込んだタンパク質こそがこの病気と関係している」と示唆する人など、どの団体にも一人としていなかったのである。

我々は、HBVによって誘発させたハツカネズミの肝臓ガンに、「カゼイン」が与える影響について知りたかった。これは大きな一歩である。発ガン物質としてのアフラトキシン、そして動物の種としてのネズミという研究範囲を超えていた。

私のグループにいた若くて優秀な大学院生、フー・ジファンが、この疑問に答えるための研究を始めていて、やがて、これにチェン・ジキアン博士が加わった。

我々には、遺伝子が導入されたハツカネズミのコロニー（共生集団）が必要だったが、この「血統」を持つハツカネズミは二か所に存在していることがわかった。一か所はカリフォルニア州ラ・フォーヤ、もう一か所はメリーランド州ロックビルだった。

この血統は、肝臓の遺伝子の中に一つの異なったＨＢＶ遺伝子を持っており、それぞれ肝臓ガンになりやすかった。

私はこの研究の責任者と連絡をとり、我々のハツカネズミのコロニーを作り上げるのに協力してもらえるかどうかを尋ねた。

二つの研究グループは、我々が何をしたいのか聞いてはきたが、双方とも「タンパク質の影響について研究するのは馬鹿げたことだ」といった考えに傾いていた。

私はこの問題を解明するために研究助成金を申請したが、却下された。審査官らは、「ウイルスによって引き起こされるガン」に与える栄養、特に「タンパク食の影響」という問題を、快く取り上げてはくれなかったのだ。

「もしかして私は、神話ともいえるタンパク質の栄養価について、あまりにも疑問を抱きすぎてしまったのだろうか」と危ぶみ始めた。助成金の申請却下はそれを物語っていた。

だが、我々は最終的に資金援助を得て、二つの研究グループの血統を持つハツカネズミの研究を行なえることになり、我々のネズミで行なった場合と基本的に同じ結果を得た。(＊47、＊48)

写真1(＊47)（一五五ページ）はハツカネズミの肝臓の横断面を顕微鏡で見たものだ。

黒っぽい物質は、ガンの増殖を示している（穴は単なる血管の横断面なので無視してよい）。「二二％のカゼイン」を与えたハツカネズミでは、強烈な初期ガンがあるが（D）、「一四％カゼイン」投与のハツカネズミではもっと少なく（C）、「六％カゼイン」のハツカネズミでは全くない（B）。

写真（A）は、ウイルス遺伝子を持たないハツカネズミの肝臓を写したもので、比較していただくために掲載した。

図15[*47]（一五七ページ）は、ハツカネズミの肝臓に挿入された「ガンを引き起こす二つのHBV遺伝子」の発現（活動状況）を示すものである。

この写真とグラフは両方とも、同じことを示している。

すなわち、「二二％カゼインの食事」ではガンを引き起こすウイルス遺伝子を「ON」にし、「六％カゼインの食事」では、このような活動はほとんどないことを示している。

我々はすでにこの時点で、**牛乳の神聖なるタンパク質「カゼイン」は、「アフラトキシンを投与されたネズミ」そして「HBVに感染しているハツカネズミ」の肝臓ガンを劇的に促進する、**と結論づけるに十分な情報を得たのである。

影響は相当なものだったが、我々はさらに、この影響を一緒に生じさせようとするネットワークも発見した。

次の課題は、「この研究結果を、ほかのガンや発ガン物質に当てはめて法則化することができるかどうか」という点にあった。

当時、シカゴにあるイリノイ大学メディカルセンターでは、別の研究グループが、「ネズミの乳ガン」について研究していた[*49〜*51]。

（写真1）「肝臓ガンの増殖」に食事タンパクが与える影響
（ハツカネズミの場合）

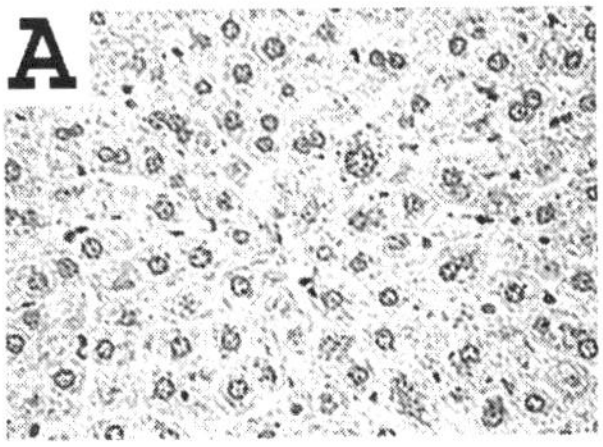

22%カゼインの食事で育てられたハツカネズミ(HBV遺伝子が導入されていないもの。対照標準群)

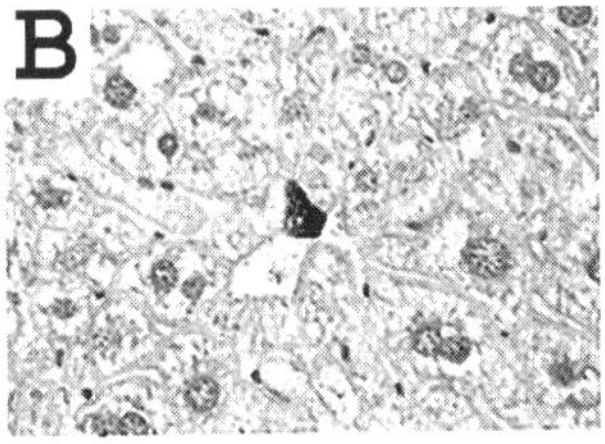

6%カゼインの食事で育てられたハツカネズミ(HBV遺伝子が導入されているもの)

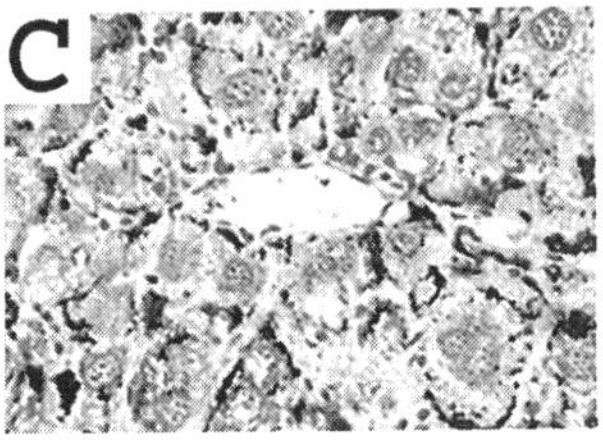

14%カゼインの食事で育てられたハツカネズミ(HBV遺伝子が導入されているもの)

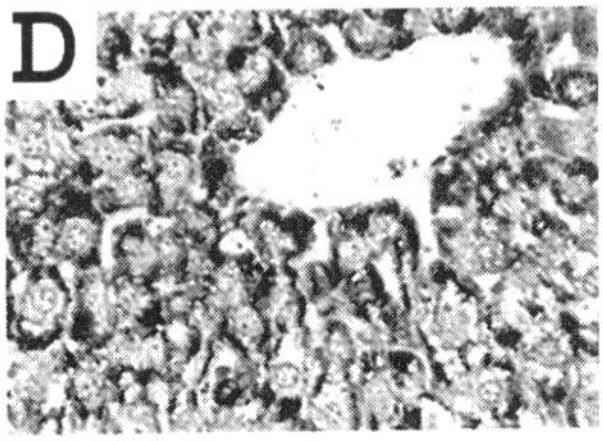

22%カゼインの食事で育てられたハツカネズミ(HBV遺伝子が導入されているもの)

【注】肝臓ガンになるよう遺伝子が導入されているハツカネズミに、
「22%カゼイン食」を与えると、初期ガンが最も多く形成されます
(写真D。黒っぽい物質がガンの増殖部分)。
「14%カゼイン食」では形成が少なく(写真C)、
「6%カゼイン食」では全く形成されていません(写真B)。
写真Aは遺伝子が導入されていないハツカネズミの肝臓の横断面です。

この研究は、**カゼインの摂取量の増加が乳ガンの発生を促進する**ことを証明していた。彼らはすでに、カゼインの摂取量が多いと次のようなことが生じるのを発見していたのである。

・実験用発ガン物質「7,12-ジメチルベンズ（a）アントラセン（DMBA）」と「N-ニトロソ-N-メチル尿素（NMU）」を投与されたネズミにカゼインを多く与えると、乳ガンの発生を促進する。
・ガンを一緒に増殖させるネットワークを通して、乳ガンの発生を促進する。
・ヒトに作用するのと同じ女性ホルモン系を通して、乳ガンの発生を促進する。

●発ガン物質の量よりも重要なもの

どれにも共通する一つの現象が見えてき始めた。二つの異なった器官（肝臓と乳房）、四つの異なった発ガン物質（注）、そして二つの異なった動物の種属（ネズミとハツカネズミ）にとって、**カゼインは高度の総合システムのメカニズムを使いながら、ガンの増殖を促進する**のだ。

【注】アフラトキシン、HBV（B型肝炎ウイルス）、DMBA（7,12-ジメチルベンズ（a）アントラセン）、NMU（N-ニトロソ-N-メチル尿素）。

これは実に説得力のある現象である。例えばカゼインは、細胞と発ガン物質との相互作用、DNAの発ガン物質への反応、ガン性細胞の増殖などに影響する。

左記にあげた四つの理由から、この研究結果の深さと一貫性は人間にとっても適合することを強く示唆し

（図15）遺伝子発現にタンパク質が与える影響
（ハツカネズミの場合）

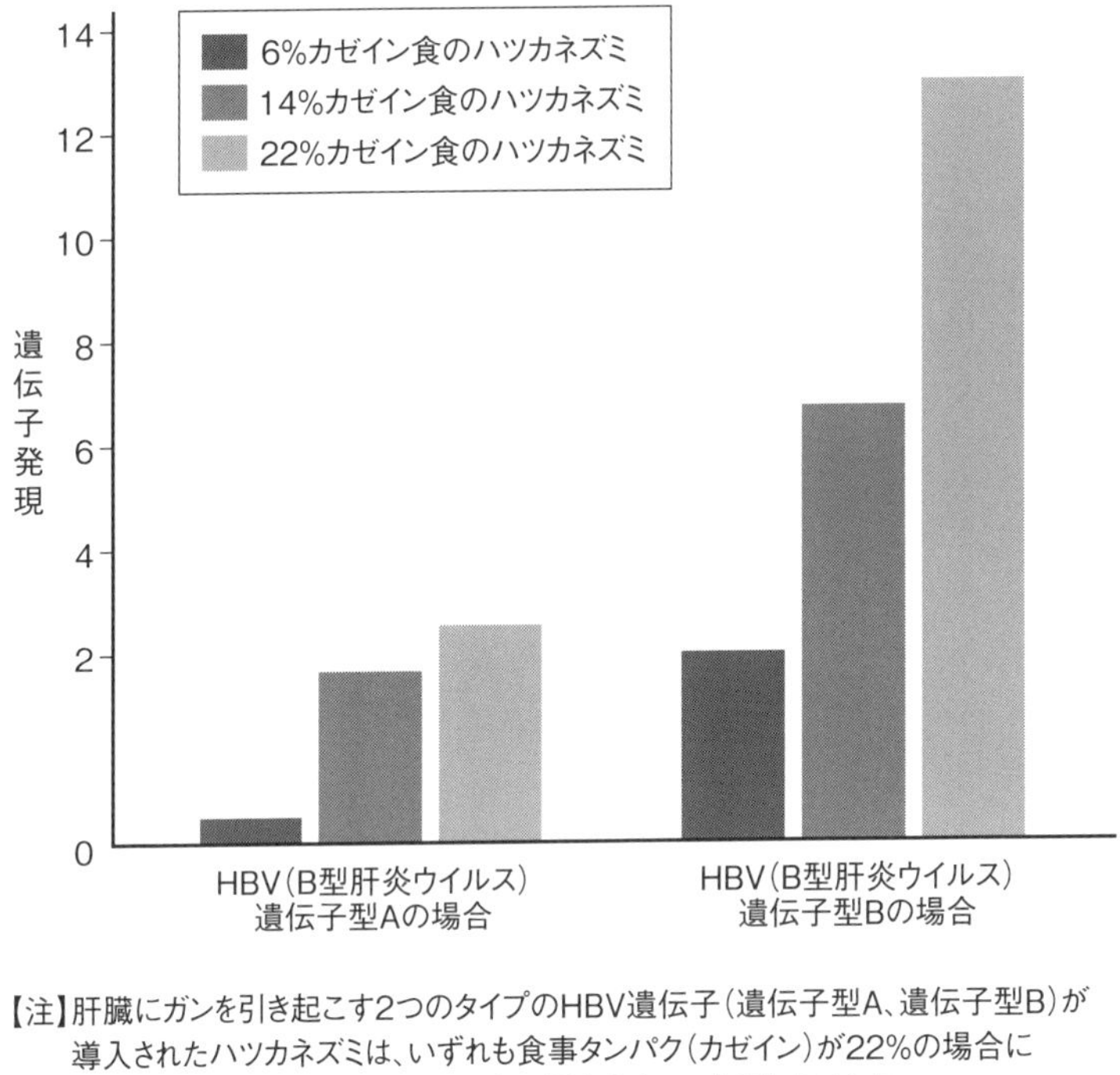

【注】肝臓にガンを引き起こす2つのタイプのHBV遺伝子（遺伝子型A、遺伝子型B）が導入されたハツカネズミは、いずれも食事タンパク（カゼイン）が22%の場合に遺伝子発現が最も多く、6%の場合に最も少ないことがわかります。

ている。

①ネズミとヒトの「タンパク質必要量」は、両者ともほとんど同じである。

②タンパク質はネズミの体内とほとんど同様の方法でヒトの体内でも作用する。

③ネズミの腫瘍の成長を促す「タンパク質摂取量」のレベルは、ヒトが摂取している量と同等である。

④ネズミにとってもヒトにとっても、ガンは「形成開始期」より、「促進期」の段階のほうがずっと重要である。

「促進期」の段階のほうがずっと重要なのには、理由がある。

私たちは、日常生活の中で発ガン物質にさらされている可能性がきわめて高いが、この発ガン物質がやがて完全な腫瘍を生じさせるかどうかは、腫瘍の成長を促進させるか、させないかによって決まるからである。

「カゼインの摂取量が増えるとガンを促進する」ということを確信するようになってきていたとはいえ、それでも、このことを広めることに対しては慎重でなければならなかった。

既成概念に対して、挑発的な研究結果だったからで、おそらくは大変な騒ぎとなるだろうことが予測された。しかし、それにもかかわらず、この結果は、次のようなことを喚起し、私は自分が得た証拠をもっと深く究めてみたかった。

・ほかの栄養素は、ガンにどのような影響を与え、また、ほかの発ガン物質や異なった器官と、どのように相互作用するのだろうか。

・ほかの栄養素、発ガン物質、器官の影響力は、互いに相殺するのだろうか。
・特定の種類の食品に含まれる栄養素に対する影響の一貫性はあるのだろうか。
・ガンの成長促進は反転可能なのだろうか。もしそうなら、ガンの成長を促進する栄養素の摂取を減らし、成長を阻止する栄養素の摂取を増やすことによって、ガンを容易にコントロールできるかもしれないし、反転させることさえできるかもしれない。

我々は、「魚タンパク」「食事脂肪」「カロテノイド類として知られる抗酸化物質」などを含む異なった栄養素を使い、さらなる研究を開始した。

優秀な大学院生のトム・オコーナーとヒー・ユーピンは、この栄養素が肝臓と膵臓のガンに影響する能力について調べた。

今回の結果やほかの研究が**「栄養素は、ガンの促進をコントロールするうえで、ガンを発生させる発ガン物質の投与量よりもずっと重要である」**ことを示していた。

「腫瘍の成長にとって栄養素は主に腫瘍の促進期に影響する」という考え方は、「栄養摂取とガンの関係」のポイントのように思われてきた。

国立ガン研究所の官報『国立ガン研究所ジャーナル』は、我々の研究に注目し、研究結果のいくつかを特集を組んで掲載していた。(*52)

そして、さらにもう一つの傾向が見え始めてきた。

・**動物性食品からの栄養は「腫瘍の成長」を増加させる。**
・**植物性食品は「腫瘍の成長」を減少させる。**

こうした現象である。

アフラトキシンによって腫瘍のできたネズミの生涯において、この傾向は変わらなかった。

ほかの研究グループによって行なわれた「乳ガンと別の発ガン物質に関する研究」でも、この傾向は同じだった。(＊52、＊53)

「カロテノイド系抗酸化物質とガンの初期形成」についての研究でも、この傾向は常に同じだった。(＊54、＊55)

ガンの初期形成から第二段階のガンの促進期まで、この傾向は不変だった。

一つのメカニズムから別のメカニズムまで、このパターンは終始一貫していたのである。これほどまでの不変性は驚くほどだったが、依然としてこの研究のある側面が、我々に慎重であるように求めていた。

すなわち、すべての調査結果は実験動物による研究で集められたものだったからだ。この結果は、質的には人間にも当てはまる強力な根拠があるとはいえ、量的に妥当かどうか、これはまだわからなかった。

まだ、次のような疑問が残っていたからだ。

・動物性タンパク質とガンに関するこれらの法則は、すべての状況において、そしてすべての人類にとって決定的に重要なものなのか。
・むしろこの法則はきわめて稀な状況のときや、ごく少数の人にとって重要だということにすぎないのではないのか。
・この法則は、毎年一〇〇〇人のガン患者に関係する程度のものだろうか、それとも毎年一〇〇万人、あるいはそれ以上の人たちに関わるものなのだろうか。

●新たなる研究チャンスの訪れ

我々は実際に「人を対象とした研究」による直接的な証拠が必要となってきた。

この証拠は、理想的に次のような方法で得られるだろう。

すなわち、似たようなライフスタイル（生活習慣）をしていて、似たような遺伝的性質を持ち、病気の発生率に関しては多様であるような大勢の人々を対象とし、そのデータを厳密な方法で集め、食習慣の傾向と関連して調べるのである。

こうした研究を行なうチャンスなど、まずめったにないだろう。

ところが、信じられないことに、そのチャンスが訪れたのである。

我々が研究室で明らかにし始めた「法則」を、今度は「人間を対象にした研究」で検証していくチャンスが、与えられたのだ。

一九八〇年、研究室にとても感じのいい科学者、チェン・ジュンシ博士を迎えるという幸運に恵まれた。私は、この非凡な学者とともに、「大きな真実」を探究していくチャンスを手にしたのである。「栄養の役割」「ライフスタイル」「病気」に関して、医学史上かつてないほどの総括的な方法で研究するときが来たのだ。

我々は「チャイナ・プロジェクト」と名づけられた大プロジェクトに一歩踏み出そうとしていたのである。

第4章

史上最大の疫学調査
「チャイナ・プロジェクト」の全貌

●幸運がもたらした「ガン分布図」の入手

あなたはある瞬間を永久に捉えておきたいといった気持ちに駆られたことがないだろうか。その一瞬を生涯決して忘れまいといった気持ちに囚われてしまう。

それは家族や親しい友人とのふれ合い、あるいはまた自然や精神上のこと、宗教に関する瞬間かもしれない。

たいていの場合、おそらく「特別な瞬間」とは、さまざまな要素が少しずつ重なって訪れるものではないだろうか。うれしいにつけ悲しいにつけ、この個人的な出来事のことを私たちは「思い出」といっている。「特別な瞬間」とは、すべてのことが同時に重なって訪れる。そして、人生で経験する出来事を「時のスナップショット」として特徴づけてくれる。

「時のスナップショット」は研究分野においても、その価値は高い。我々は、ある瞬間のスナップショットを長く保存し分析したい、と考えて実験を構築した。

一九八〇年代、中国から優秀な研究主幹、チェン・ジュンシ博士がコーネル大学の私の研究室に来てくれてから、幸運にも私はこのような「特別な瞬間」にめぐり合うことができた。

博士は中国を代表する健康研究所「栄養・食品衛生研究所」の副所長であり、米中間の国交樹立直後にアメリカを訪れたごく少数の中国人学者の一人だった。

一九七〇年代初め、中国の周恩来首相がガンで死にかけていた。末期の状態で身動きできない中、首相は、この病気の情報を収集するため、中国全土に及ぶ調査を開始した。

それは二四〇〇余りの郡とその住民八億八〇〇〇万人（人口の九六％）を対象とした「一二種にわたるガン死亡率」に関する途方もない調査だった。

この調査は、いろいろな点で注目されたが、その一つは、六五万人の作業員が関与するという、「生物医学的研究プロジェクト」としては前代未聞の規模の大きさにもあった。

この調査の最終結果は美しく色分けされた分布図に描かれ、どの地域に特定のガンのタイプが多く、また、ほとんどガン患者が存在していない地域はどこか、といったことを示していた(第4章＊1)（一六六ページ、図16参照）。

この分布図は、「中国のガンは地理的に一地方に集中している」ことを明らかにしていた。ある種のガンの頻度は、A地域とB地域とでは全く違っていたのである。

ガンの発生率は国によってかなり差があることを示す初期の研究が、この考え方のヒントになった(＊2〜＊4)。

ただし、中国のデータの場合、ガンの罹患率と地理的状況との関係性がきわめて密接だったため、より注目に値するものだった（一六九ページ、表4参照）。

この中国のデータは、人口の八七％が同一民族（漢民族）であるという状況のもとで収集されたものである。遺伝的性質が同じとき、異なった地域におけるガンの罹患率に、これほどのばらつきがあるのはなぜだろうか。

ガンは主に遺伝的特徴によるものではなく、環境やライフスタイルが原因で生じる、と見られる。著名な科学者らが、すでにそう結論を下していた。

一九八一年の米国連邦議会向けに作成された「食習慣とガンに関する主要報告書」の著者たちは、「遺伝的特徴は、ガンのリスク全体のわずか二〜三％を決定するにすぎない」と推定していた(＊4)。

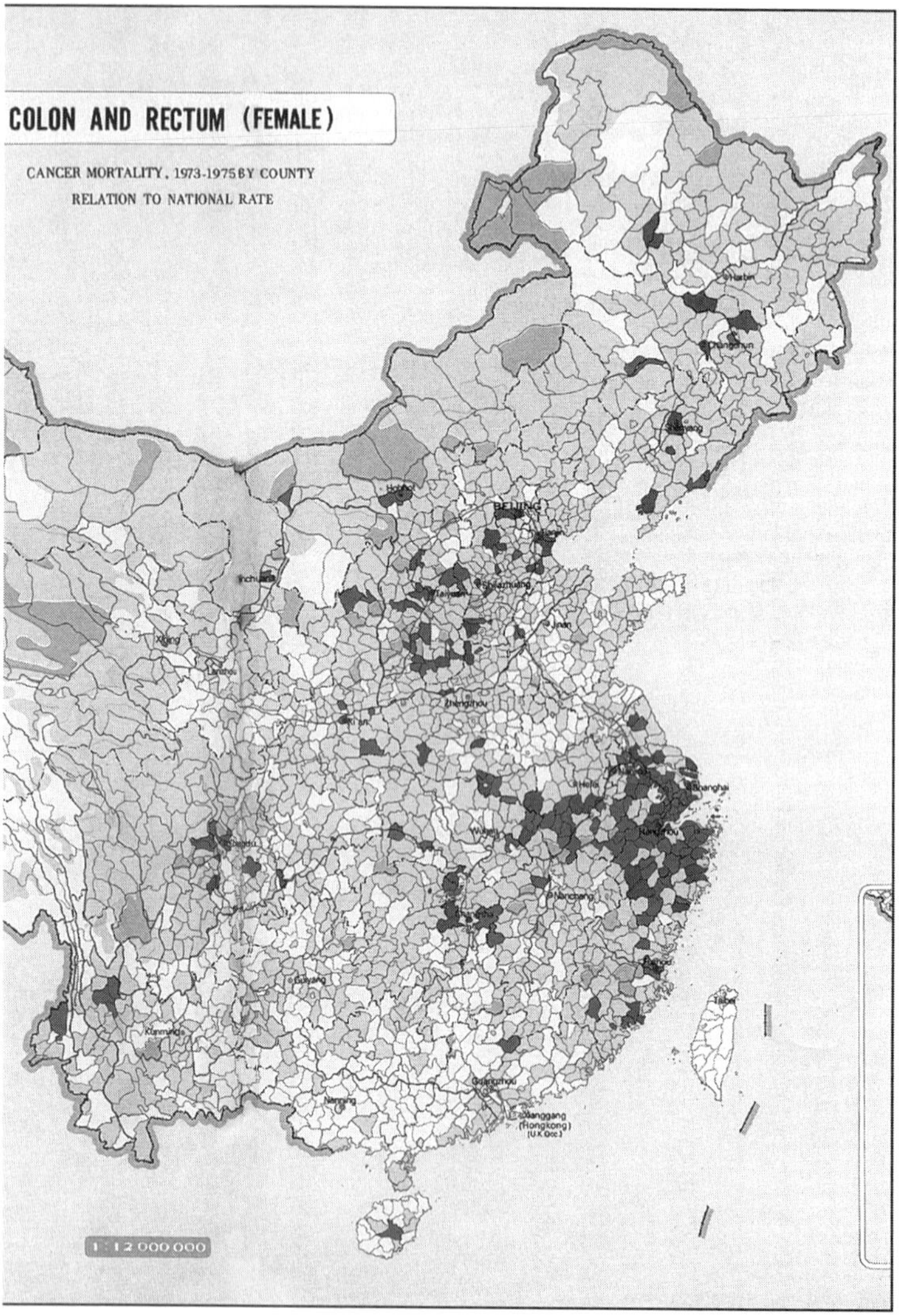
COLON AND RECTUM (FEMALE)
CANCER MORTALITY, 1973-1975 BY COUNTY
RELATION TO NATIONAL RATE
BEIJING
Harbin
Changchun
Hohhot
Jinan
Xining
Zhengzhou
Hefei
Shanghai
Wuhan
Hangzhou
Nanchang
Guiyang
Kunming
Nanning
Guangzhou
Xianggang
(Hongkong)
(U.K.Occ.)
1:12 000 000

（図16）中国のガン分布図（一例）

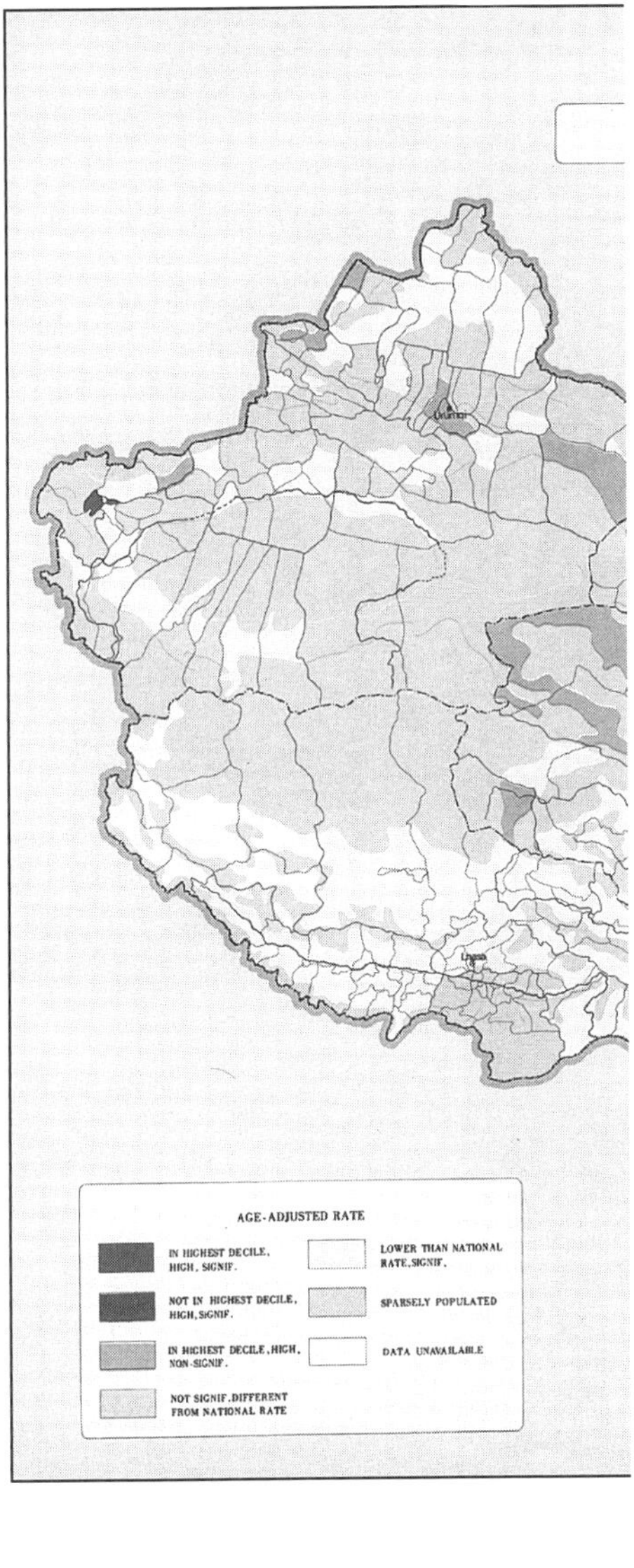

【注】中国全土で人口の九六%を対象に行なった一二種の「ガン死亡率調査」の結果を基に、「中国人女性の結腸・直腸ガン死亡率」（一九七三～七五年）を郡別に色分けして表わしたものです。図を見れば、このガンは地理的に一地方に集中していることがわかります。

色の濃い順に、死亡率が

①最も高いデシル（十分位数。「一〇等分する」という意味のラテン語）内で、著しく高い、②最も高いデシル内ではないが、著しく高い、③最も高いデシル内だが、著しくはない、④全国の死亡率と著しく異なってはいない、⑤全国の死亡率より著しく低い、⑥まばらに分布、を示しています。白い部分はデータのない場所です。

●アメリカと中国では何が違うのか

中国のガン分布図のデータは意味深い。あるガンの罹患率が最も高い地域では、そのガンの罹患率が最も低い地域の一〇〇倍もある。この数字は実に驚くべき差である。

それと比較してアメリカを見ると、ある地域と他地域でのガンの罹患率の相違は、せいぜい二～三倍にすぎない。ガンの罹患率がわずかにもかかわらず、比較的重要ではない相違が大きなニュースとなったり、莫大な利権をもたらしたり、政治問題になったりする。

私の住むニューヨーク州では、ロングアイランドにおける乳ガン罹患率の増加が長年の問話題になっている。この問題に対し、三〇〇〇万ドル（三〇億円）もの巨費と長い年月とが費やされてきた。（＊5）

どの程度の罹患率が、このような大騒ぎを招いているかというと、ロングアイランド内の二つの地域の罹患率の差はわずか一〇～二〇％にすぎないのである。

この程度の違いでも、新聞の一面をにぎわし、人々を怖がらせ、政治家を動かすには十分なニュースだった。この研究結果を、ガンの罹患率が地域によって一〇〇倍（一〇〇〇〇％）も差のある中国と対比させてみるといい。

相対的に見て、中国人は遺伝的にはほぼ単一民族であるため、この相違は環境的因子によって説明されねばならない。これは次のような大きな疑問を引き起こす。

・なぜ、ガンは中国の一部の農村地域に多く、ほかの地域には少ないのか。
・なぜ、この相違はこんなに大きいのか。

（表4）中国郡部における各種ガン死亡率

ガン発生部位	男 性	女 性
すべてのガン	35～721	35～491
鼻咽頭	0～75	0～26
十二指腸	1～435	0～286
胃	6～386	2～141
肝臓	7～248	3～67
結腸直腸	2～67	2～61
肺	3～59	0～ 26
乳房	——	0～ 20

（死亡率は年齢調整死亡率。年間10万人当たり）

【注】同一民族でありながら、各種ガンの死亡率にはかなりの幅があり、
これは地域によって大きなばらつきがあることを示しています。

・なぜ、中国では総体的に、ガンがアメリカより一般的ではないのか。

チェン博士と私は、これについて話せば話すほど、ますます中国農村部の食習慣と環境状況を瞬間で捉える「スナップショット」が欲しくなってきた。

・もし中国の人々の暮らしを見、食べているものを書きとめ、「どのような暮らしをしているのか」「血液や尿の中にどんなものが含まれているのか」「どのようにして亡くなっていくのか」などを知ることさえできたら……。

・今後末永く研究できるように、中国人のライフスタイルの詳細を前例がないほど細かく書き残すことさえできたら……。

もしそれができたら、我々の「なぜ」が解消するかもしれないのだ。

時折、科学・政治・資金が、驚くべき研究を可能にさせるように一つに結びつくことがある。それが我々にも起こった。我々は望んでいたこと以上の研究を行なう機会を得たのだ。

こうして我々は、「食習慣」「ライフスタイル」、そして「病気」に関してこれまでで最も総括的な「スナップショット」を作り上げることができたのである。

●大型研究プロジェクトのスタート

世界に誇れる科学者チームができあがった。中国における「食習慣と健康」に関する最高の研究所の副所長を務めるチェン博士に加え、「ガン分布図調査」の制作者の一人、中国衛生部・中国医療科学研究院の主要科学者、リー・ジュナオ博士の協力も取り付けた。

さらに、世界有数の疫学者、オックスフォード大学のリチャード・ピートー教授もメンバーとなった。のちに教授は、ナイトの称号を授けられ、ガン研究の功績によりいくつもの賞を受賞している。

私はこのプロジェクトの指揮者として、完璧なチームを作り上げた。

すべてがうまく結びついた結果、この試みは米中間で初めての大型研究プロジェクトということになった。

我々はCIAの押し付けがましい割り込みや、中国政府の寡黙を切り抜け、必要な資金の調達というハードルもクリアした。

我々は、この研究を今までの集大成とするよう、全力を尽くす気概に満ちていた。

「ガンの分布図」からは、ガン・心臓病・感染症を含む四八種類以上の「病気死亡比率」を入手することができた(*6)。

三六七の変数に関するデータを集め、それぞれの変数をほかの変数と比較した。中国全域の六五の郡に行き、成人六五〇〇人に対するアンケートと血液検査も実施した。

さらには尿サンプルを採取したほか、三日間にわたって家族が食べているものすべてを直接調査し、全国の市場から集めた食べ物のサンプル分析も行なった。

この研究のために選ばれた六五の郡は、中国の農村と半農村地域に位置している。これは意図的に選択されたものである。人生の大部分を同じ地域で暮らし、食事をしてきた人々を研究したかったからだ。

これは最も有効な研究戦略だった。というのは、生まれたところと同じ地域に住んでいる成人「被験者」（調査・研究の対象者）の平均九〇〜九四％について知ることになるからだ。

作業が終わったとき、「食習慣」「ライフスタイル」「病気」の変数の間にある八〇〇〇の統計的に有意な関連性が集まった。この研究は、「包括性」「質の高さ」「独自性」の点で比類のないものだった。

『ニューヨーク・タイムズ』紙が**「疫学研究のグランプリ」**と称した研究は、こうしてなされたのであるが、最初に心に描いていた「時のスナップショット」を明らかにしながら、「チャイナ・プロジェクト」は生み出されたのである。

この研究は、前述の動物実験で発見した「法則」（第3章参照）を検証する絶好のチャンスだった。

・動物を使った研究室での研究結果は、実際の人間と一致することになるだろうか。

・アフラトキシンによって引き起こされたネズミの肝臓ガンについての発見は、人間のほかのタイプのガンや病気にも当てはまるだろうか。

※「チャイナ・プロジェクト」の詳細について

我々は、「チャイナ・プロジェクト」の「包括性」と「質の高さ」に誇りを持っている。その理由については、二四六ページからの〈「チャイナ・プロジェクト」の調査方法について〉をご覧いただきたい。この研究についての基本的な調査方法や特徴について、さらに完全な考察を記しておいた。

●「中国農村部の食習慣」を徹底分析する

「チャイナ・プロジェクト」にとってきわめて重要なことは、中国の農村部で摂取されている食事の内容である。それは、プラントベースの食事が健康に与える影響について研究する絶好のチャンスといえた。

アメリカでは、総摂取カロリーの一五〜一六%はタンパク質で占められ、そのうちの八〇%が動物性食品からの摂取である。

ところが中国の農村地帯では、総カロリーの九〜一〇%がタンパク質で占められ、そのうちのわずか一〇%が動物性食品からの摂取である。

これはつまり、中国とアメリカの食習慣には、表5(一七四ページ)が示すように、栄養摂取の点で大きな相違があるということだ。

表5で示されている研究結果は、体重六五キログラムの人の標準である。中国の関係当局がこのような情報を記録するときの標準的なやり方で、我々にとっては異なった民族を容易に比較することができる(ちなみに体重七七キログラムのアメリカの成人男性のカロリー摂取量は、一日二四〇〇キロカロリー。体重七七キログラムの、中国農村地帯の平均的な成人男性のカロリー摂取量は、一日三〇〇〇キロカロリー(*7))。

表5のどのカテゴリーにおいても、中国人とアメリカ人の食生活では、非常に大きな相違がある。中国人の総摂取カロリーはアメリカ人より多く、脂肪とタンパク質は少ない。動物性食品はずっと少なく、食物繊維はずっと多い。鉄も中国人のほうが多くとっている。

中国人の食生活は、アメリカ人とはかなり違っているが、中国国内だけで比べても大きなばらつきがある。

我々が「食習慣と健康の関係」を調べる際、収集したデータのばらつき(すなわち範囲の広がり)は不可

（表5）中国・アメリカ・日本の食事摂取量比較

栄養	中国人 体重65kgの軽作業の男性	アメリカ人 体重65kgの軽作業の男性	日本人 成人男性（※）
カロリー摂取量 （kcal/日）（第4章＊7）	2641kcal	1989kcal	2148kcal
脂肪（脂質）の総摂取量 （対カロリーの割合）	14.5%	34〜38%	22〜27%
食物繊維摂取量 （g/日）	33g	12g	15g
タンパク質の総摂取量（g/日）	64g	91g	78g
動物性タンパク質の総摂取量 （対カロリーの割合）	0.8%	10〜11%	8%
鉄の総摂取量 （mg/日）	34mg	18mg	8.6mg

【注】中国人とアメリカ人の栄養摂取状況には大きな相違があることを示しています。
日本人の場合はアメリカ人にかなり近い状況です。
※（厚生労働省「平成19年　国民健康・栄養調査結果の概要」より）

欠である。幸いにも「チャイナ・プロジェクト」では、測定した要素のほとんどに、かなりのばらつきが存在していた。

罹患率には桁外れのばらつき（一六九ページ、表4参照）があり、臨床的な測定値と食事摂取に関しては、十分すぎるほどのばらつきがあった。

例えば、コレステロール値では最高と最低でほぼ二倍の違いがあり（全国平均）、血中βカロテンでは約九倍、血中脂肪では約三倍、脂肪摂取量では約六倍、食物繊維の摂取量では約五倍の差という違いがあった。

我々はある地域を別の地域と比較することに関心があったため、この違いはきわめて重要なことだった。

この研究は、特定地域における「食習慣とその健康面への影響」に関する初めての大規模調査だった。

我々はこの研究で「**植物性食品が多い**食習慣」と「**植物性食品が非常に多い**食習慣」とを比較している。

過去の研究は（そのすべてが欧米のものであるが）、「**動物性食品が多い**食習慣」と「**動物性食品が非常に多い**食習慣」とが比較されている。

「中国の農村地帯の食習慣」と「欧米の食習慣」、そしてその結果として生じる病気の違いは実に大きい。この研究がきわめて重要なものになったのは、何よりこの病気の違いのためである。

メディアは「チャイナ・プロジェクト」のことを、「画期的な研究」と称した。『サタデー・イブニング・ポスト』誌の記事は、「このプロジェクトの結果は、どんな医学者や栄養学者でもドキリとさせることだろう」と述べていたし、(*8) 医学界の一部の人たちは、「このような研究は二度と行なえないだろう」と言っていた。

我々の研究は、「食べ物と健康に関して最も議論を呼びそうな見解」について調査する機会を提供した、ということとなのだ。

次からは、「この研究から何を学んだか」、そして、「二〇年余りに及ぶ研究・思索・経験が、栄養と健康に関する私の考え方をいかに変え、私の家族の食事をいかに変えたか」ということについてお話ししていきたいと思う。

●「貧しさが原因の病気」か「豊かさが招く病気」か

私たちがいつか必ず死ぬということは、誰もが納得する明白なことだ。このことを証明するのに科学者は要らない。人生において「死ぬこと」は、私たちの誰もが経験しなければならないことだからだ。

自分の行動が健康情報と矛盾するために生じる「心の葛藤」を正当化するのに、「どうせいつかは死ぬのだから」といった考え方をしている人によく出会うことがある。

私はそうした考え方を持っていないし、また永遠の命を望んで「健康でいたい」と思ったことなど一度もない。

より良い健康とは、私たちに与えられている時間を完全にエンジョイできる状態のことである。それは、全人生を通して、存分に活動する能力があることであり、「死」を相手にしたつらく長い病気との闘いを避けていられる生活のことだ。

世の中には、より良い「生き方」や「死に方」がたくさんある。

中国のガン分布図には、四八種類以上の異なる病気による死亡率が記されているため、多くの「死に方」について研究するまたとないチャンスに恵まれた。

・病気はその種類によって、特定の地域に集中する傾向があるのだろうか。

・例えば、結腸ガンなどは糖尿病と同じ地域で生じるのだろうか。

もしそうであることが判明した場合、我々は糖尿病と結腸ガン（あるいは、同地域に集中する傾向がある、ほかの病気）は、「同じ原因を共有している」と推測することが可能だろう。

原因は、地理的なものから、環境に伴うもの、生物学的なものまで、さまざまだろう。

しかしすべての病気は、生物学的なプロセスが正しく行なわれていないことに起因しているため、たとえどんな「原因」が確認されたとしても、最終的には生物学的な作用によるもの、とみなすことができる。

それぞれの病気の罹患率がほかの病気の罹患率と比較できるように、一覧表にしたとき[*9]、病気は二つのグループに分けられることがわかる。

一方は、経済的に発達した地域で見られるもの（豊かさが招く病気）、もう一方は、主として田舎の農村地域に見られるもの（貧しさが原因の病気）である[*10]（一七八ページ、表6参照）。

表6は、「グループ別に記されている病気は、同じカテゴリー内の病気と関連している傾向がある」ことを示している。

例えば肺炎率が高い中国農村部では、乳ガンの罹患率は高くないが、寄生虫病の罹患率が高い。ほとんどの欧米人を死に追いやる冠状動脈性心臓病は、乳ガンも多く発生している地域でよく見られる。

冠状動脈性心臓病は発展途上国ではめったに見られない。これは人々が若いうちに亡くなってしまうためではない。

表6の比較は年齢を標準化したものであるため、同年齢の人々を比較することができる。

この種の病気の関連性については、かなり以前から知られていた。しかし、「チャイナ・プロジェクト」

（表6）中国農村地域で見られる病気の分類

豊かさが招く病気 （栄養的過剰）	●ガン（結腸、肺、乳房、白血病、小児脳、胃、肝臓） ●糖尿病 ●冠状動脈性心臓病
貧しさが原因の病気 （栄養的不足と粗末な下水設備）	●肺炎 ●腸閉塞 ●消化器系潰瘍 ●消化器系の病気 ●肺結核 ●寄生虫症 ●リウマチ性心疾患 ●糖尿病以外の代謝・内分泌腺の病気 ●妊娠に関する病気 ●そのほか多数の病気

【注】病気は「豊かさが招く病気」と「貧しさが原因の病気」に大別でき、
中国農村部で見られる病気は後者が圧倒的に多く、
欧米諸国や日本では、前者が圧倒的に多くなっています。
各グループ内の病気は、同じグループ同士の病気と関連しています。

が新たに情報提供してくれたものは、多くの異なる病気の死亡率、および食習慣に関する膨大な量のデータである。

この二つのグループは、通常「豊かさが招く病気」と「貧しさが原因の病気」と呼ばれている。発展途上にある人々は富を蓄えるにつれ、「食習慣」「ライフスタイル」「公衆衛生維持のシステム」を変えていく。

その結果、やがて「貧しさが原因の病気」よりも、「豊かさが招く病気」で亡くなる裕福な人が増えてくる。「豊かさが招く病気」は食習慣と密接に関連しているため、「栄養過多が招く病気」と呼ぶほうがふさわしいかもしれない。

アメリカや西欧諸国の大多数の人々は、「豊かさが招く病気」で亡くなる。そのためこうした病気は、しばしば「欧米風の病気」とも呼ばれる。

中国では、ある農村地域では「豊かさが招く病気」が少ないのに、ほかの地域ではこうした病気がはるかに多い。「これは食習慣の違いのためだろうか」という疑問こそ、「チャイナ・プロジェクト」の核心部分なのだ。

※「確実性」を表わす表記について

この章を進めていくうちに、私は観察結果についての「確実性」を示唆していくことになるだろう。ローマ数字の「Ⅰ」は九五％以上の「確実性」を、「Ⅱ」は九九％以上、「Ⅲ」は九九・九％以上の「確実性」を意味している。ローマ数字のないものは、九五％未満の「確実性」であることを意味している。(※11)

この「確実性」は、「観察結果が正しいという確実性」といってもいい。九五％の「確実性」とは「観察結果が正しいという確実性は二〇のうち一九」ということであり、また九九・九％の「確実性」とは「一〇〇〇のうち九九九は観察結果が正しい」ということを意味している。

●コレステロールはどのようにして病気を招くのか

我々は各地域の「欧米風の病気」の有病率を、「食習慣やライフスタイルの変化」と比較した。そして驚いたことに、こうした病気の強力な予測因子の一つが「血中コレステロール」であることを発見したのである（Ⅲ）。

コレステロールには主に二つの種類がある。それは**「食事コレステロール」**と**「血中コレステロール」**だ。**「食事コレステロール」**は私たちの食べ物の中に存在し、糖質や脂肪、タンパク質、ビタミン、ミネラルといったようなものと似た食べ物の構成成分である。

このコレステロールは動物性食品の中にだけ含まれるもので、食品のラベルに表示されているものだ。あなたがどれだけの食事コレステロールを摂取したか、それは医者がコレステロール値を検査したときに出てきた数値ではない。

あなたがホットドッグや鶏肉をどれだけ食べてきたかを測定できないのと同様、医者はあなたの食事コレステロール値を測定することはできないのだ。

その代わり、医者はあなたの「血液中にあるコレステロール量」を測定する。このタイプのコレステロールは**「血中コレステロール」**と呼ばれ、肝臓の中で作られるものだ。「血中コレステロール」と「食事コレステロール」は化学的には同じ物質だが、同じことを意味してはいない。

同様のことは脂肪についても言える。**「食事脂肪」**とは、あなたが食べたもののことである。例えば、フライドポテトの表面の油脂のことだ。一方、**「体脂肪」**とはあなたの体によって作られたもので、朝食でトーストに塗る脂肪（バターやマーガリン）とは全く違うものだ。

食事から摂取する脂肪やコレステロールは、体内で必ずしも「体脂肪」や「血中コレステロール」になるとは限らない。体が「体脂肪」や「血中コレステロール」を製造する方法はきわめて複雑で、何百もの異なった化学反応や数十もの栄養が関与している。

この複雑さのため、「食事コレステロール」や「食事脂肪」の健康への影響は、「血中コレステロール値（医者が測定するもの）が高いこと」、あるいは「体脂肪が過剰であること」による影響とはかなり違う可能性がある。

中国の農村地帯の人々の「血中コレステロール値」が上昇するに伴い、ある特定地域では「欧米風の病気」も増加している。

予期しなかったことは、中国人のコレステロール値は、我々が予測していたよりはるかに低かったことである。コレステロールの平均値はわずか一二七mg/dℓで、これはアメリカ人の平均値[＊12]（二一五mg/dℓ）よりほぼ一〇〇ポイントも低いのだ（注）。

地域によってはコレステロールの平均値が九四というところもあった。中国内陸部の約二五人の女性たちの二つのグループでは、血中コレステロールの平均値が、八〇mg/dℓと、驚くほど低かった。

【注】ここに記されているアメリカ人のコレステロールの平均値（二一五mg／dℓ）は一九七九年のもので、最新の数字（二〇〇六年の二〇歳以上の平均値）はこれより低下して一九九mg／dℓです。これは中高年層にコレステロール降下薬の使用が普及した結果、と米国疾病対策センター（CDC）では見ています。（資料）CDC「National Center for Health Statistics」

●「コレステロール値が低いとガンのリスクが高くなる」というまやかし

あなたが自分のコレステロール値を知っていたら、中国人の数値がどんなに低いかきちんと認識できることだろう。アメリカでは一七〇～二九〇の範囲であるから、アメリカ人の低い数値が中国農村部の高い数値に近いのである。

実はアメリカには、コレステロール値が一五〇以下だと健康上に問題があるかもしれないという俗説がある（注）。この考え方に従うと、中国農村部のおよそ八五％は問題を抱えているように思われる。しかし真実は全く違う。

コレステロール値が低いことは、心臓病、ガン、そしてそのほかの欧米風の病気の罹患率が低いことと関連しているのだ。たとえその数値が欧米諸国で「安全値」とみなされているレベルよりはるかに低かったとしてもである。

【注】「コレステロール値が低いと、ガン、そのほかの病気による死亡リスクが高くなる」という一部の研究結果を受けて、日本ではコレステロール値の低い人に対して、この数値を上げるため、動物性食品を積極的にとるようすすめている公的健康機関や医師・栄養士がかなりいる、と聞きます。

実は、これらの研究では、研究対象者の食習慣や健康状態については見ていません。コレステロール値が低かった人で、ガンなどの病気になり早く亡くなった人は、**「悪い食習慣を続けており、健康状態も悪く、それが原因でコレステロール値が低くなっていた」**ということを見落としているのです。

キャンベル博士が推奨しているような良い食習慣（ビタミンやミネラル、抗酸化物質、食物繊維などの栄養が豊富で、低塩のプラントベースの食事）を続けているために健康状態が良く、その結果、コレステロール値が低いという人は、コレステロール値が高い人とは対照的に、動脈硬化や狭心症・脳梗塞・糖尿病・骨粗鬆症ほかさまざまな病気のリスクから免れています。そればかりか、ガンや感染症・脳出血・うつ病などの病気になるようなこともありません。

それが事実であることは、本書に記されている多数の研究が裏付けています。

さらに訳者自身一五年余りにわたって栄養指導を行なってきていますが、「低脂肪＆プラントベースでホールフードの食事」によって、コレステロール値を低く保っている人は、コレステロール値が高い人々よりもずっとスリムで健康であり、ガンにもならず、長生きしていることを知っています。私の周りにはそのような人がたくさんいます。

コレステロール値の低い人にガンが多いのは、ガンが肝臓のコレステロール製造能力を低下させてしまうからです。ガンがコレステロール値を低下させるのであって、低いコレステロール値がガンを引き起こすのではありません（資料①）。逆の捉え方こそ真実なのです。

人は最長でガンで亡くなる八年前からコレステロール値が下がり始めることを、研究が明らかにしています（資料②）。

同じ研究から、過去四年間に、よりヘルシーな食習慣に変えたわけではないのに、コレステロール値が最も低下したという人は、たいていの場合ガンが発見されるということもわかっています（資料②）。

ガンは発見されるよりもはるか数十年も前から、体内に存在しています。例えば、マンモグラフィーで乳ガンが発見されたときには、初めは一個から始まったガン細胞が、なんと一兆〜二兆個余りのガン細胞の塊に成長していて、すでに一〇年もそこに存在しているのです。最初の一つのガン細胞は、すでに子供のときに生まれているのです。

本書で明らかにされたように、ガンでも、乳ガン・前立腺ガン・大腸ガンなどは、コレステロール値が高いことと密接に関連しています。コレステロール平均値が高いアメリカでは、これらのガンはきわめて一般的です。日本でも「食の欧米化」とともに、これらのガンによる死亡率が激増しています。アルコールのとりすぎも、肝臓にダメージを与え、肝臓のコレステロール製造能力を低下させてしまうため、コレステロール値が低くなります。

また、ガンや肝臓疾患に限らず、肺疾患やほかの病気がある人は、一般的に食欲がなく、少ししか食べない傾向にあります。その結果、コレステロール値は低下します。特に、たくさんのお酒を飲み、タバコを吸う人がそれに該当します。喫煙習慣と密接に関連している肺ガンは、日本人のガン死のトップですし、肝臓ガンは、胃ガン、大腸ガンに次いでガン死の四位です。

ついでですが、胃ガンは「塩分のとりすぎ」と密接に関係しています。「塩分のとりすぎ」は、欧米風の食事を避け、和食を好む人の致命的な悪習慣です。

一方、血中コレステロール値を上昇させる欧米風の食事をしているにもかかわらず、コレステロール値が低いとすれば、それは未発見のガンがあるかもしれない、というサインです（資料①）。

「欧米風の食事」は脂肪・コレステロール・動物性タンパク質が過剰で、ＨＤＬとＬＤＬのコレステロール値の割合をヘルシーに保つのに欠かせない「植物性食品由来の栄養」（抗酸化物質、必須脂肪酸、食物繊維など）に欠けるため、ガンのリスクを助長してしまうのです。

したがって、コレステロール値が低いことと、ガンなどによる死亡率が高いことの因果関係については、個人の食生活との関連性を詳しく分析したうえでなければ結論づけることは不可能です。体にふさわしいヘルシーな食生活をしていてコレステロール値が低い人は、あえて数値を高める必要は全くないのです。


（資料）①「Cholesterol Protection For Life」Joel Fuhrman, M.D.
②「Epidemiology」1997, March:8:132-136

●血中コレステロール値の改善により回復していく病気

「チャイナ・プロジェクト」に着手したとき、「コレステロールと罹患率との間には、なんらかの関係がある」と予測できた人は誰一人としていなかった。我々は実に驚くべき事実を発見したのだ。

血中コレステロール値が一七〇mg/dℓから九〇mg/dℓに低下すると、肝臓ガン（Ⅱ）、直腸ガン（Ⅰ）、結腸ガン（Ⅱ）、男性の肺ガン（Ⅰ）、女性の肺ガン、乳ガン、小児白血病、成人白血病（Ⅰ）、小児脳腫瘍、成人脳腫瘍（Ⅰ）、胃ガン、食道（咽喉）ガンが減少していた。

これはかなりの数の病名リストである。**もしコレステロール値が高かったら**、心臓の心配をすべきだということは、たいていのアメリカ人が知っている。しかし、**ガンについても心配したほうがよい**、などということをほとんどの人が知らないのだ。

コレステロールには、LDLやHDLを含むいくつかのタイプがある。LDLは「悪玉」で、HDLは「善玉」だといわれる。「チャイナ・プロジェクト」では、「悪玉」のLDLレベルが高いこともまた、「欧米風の病気」と関連していることがわかった。

このような病気は、欧米基準からすると、中国では比較的稀であり、中国人の血中コレステロール値は欧米の基準としては低い、ということを留意しておいてほしい。

我々の調査結果は、「コレステロール値がたとえ一七〇mg/dℓ以下であっても、コレステロール値が低いということは病気に対して有利に働く（病気になりにくい）」、ということを文句なしに論証した。

さてここで、血中コレステロール値が中国人の平均よりもはるかに高い人々の住む国のことを想像してみてほしい。心臓病やある種のガンのように、中国では稀な病気が蔓延していて、おそらくこれが主な死因になっている、と推測することだろう。

まさに、これが欧米諸国の現実なのだ。我々が研究していた当時の例をいくつかあげるとすれば、アメリカ人男性の冠状動脈性心臓病（CHD）による死亡率は中国農村部の男性より一七倍も高かったし[*13]、アメリカ人の乳ガンによる死亡率は中国農村部の五倍も高かったのである。

もっと顕著な例は、中国南西部の四川省と貴州省では、冠状動脈性心臓病の罹患率がきわめて低いことだ。三年にわたる観察期間（一九七三～七五年）の間に、貴州省の二四万六〇〇〇人の男性と四川省の一八万一〇〇〇人の女性たちのうち、六四歳以前に冠状動脈性心臓病で亡くなった人は一人もいなかったのである[*14]。

この低いコレステロール値のデータが発表されて以来、私は三人の著名な心臓病研究の医師、ビル・カステリ博士、ビル・ロバーツ博士、コールドウェル・B・エセルスティン・ジュニア博士たちから、彼らの長いキャリアを通じ血中コレステロール値が一五〇mg／dℓ以下の患者の中に心臓病による死亡者などいなかった、ということを学んだ。

カステリ博士は長年、国立衛生研究所が実施している有名な「フラミンガム心臓研究」を指揮してきた人物だ。

エセルスティン博士はクリーブランド・クリニックの著名な外科医であり、「心臓病を回復させる」という驚くべき研究（注）をしている（第5章参照）。

そして、ロバーツ博士は一流の医学雑誌『心臓病学』の編集長を長年務めてきた。

【注】詳細は拙訳『心臓病は食生活で治す』（角川学芸出版刊）をご覧ください。

●血中コレステロール値を改善する食習慣

血中コレステロール値は、明らかに病気のリスクの重要な指標である。ここで重大なのは、「食べ物がいかに血中コレステロール値に影響するか」という問題だ。

手短に言えば、**動物性食品は血中コレステロール値を上昇させる**作用と関連していた（一八九ページ、表7参照）。一方、ほとんど例外なく**植物性食品からの栄養は血中コレステロール値を低下させる**作用と関連していた。

今日では、いくつかの研究が**「動物性タンパク質を摂取すると、血中コレステロール値を上昇させる」**ことを動物実験と人を対象とした研究の両方において証明している[*15〜*18]。

動物性タンパク質の摂取ほど効果的ではないものの、飽和脂肪と食事コレステロールの摂取もまた、血中コレステロール値を上昇させる。

それにひきかえ、**植物性食品はコレステロールを全く含まず、体内で作られるコレステロールをさまざまな方法で減少させる**のに役立つ。

研究結果のすべては「チャイナ・プロジェクト」の調査結果と一致している。

これらの病気が血中コレステロールと関係しているのは明らかである。というのは、中国では血中コレステロールと動物性食品の摂取の両方が、アメリカの基準からすると、非常に低いからだ。

中国農村部では、動物性タンパク質の摂取（同じ個人による）は一日平均わずか七・一グラムでしかない。一方、アメリカ人の動物性タンパク質摂取の平均は、なんと一日七〇グラムにもなっているのである。具体的に言えば、七グラムの動物性タンパク質は、マクドナルドのチキンナゲット三個分に含まれる量だ。

動物性タンパク質の摂取量が少なく、血中コレステロール値が中国農村部のように低い場合、「欧米風の病気」との関連性はそんなに深いものではない、と我々は予想していた。しかし、それは誤りだった。

中国の農村部では、**たとえ少量の動物性食品でも、欧米風の病気のリスクを上昇させていた**のである。

我々は、食べ物が血中コレステロールに及ぼす影響について、詳しく調べてみた。すると次のような劇的な現象が見られたのである。

・**動物性タンパク質の摂取は、「悪玉コレステロール」の数値を上昇させることと関係していた**（Ⅲ）。

一方、

・**植物性タンパク質の摂取は、「悪玉コレステロール」の数値を減少させることと関係していた**（Ⅱ）。

どういった原因で血中コレステロール値が上昇するのか。どの医者に聞いてみても、おそらく「飽和脂肪と食事コレステロールが原因だ」と答えることだろう。

（表7）血中コレステロールと関連する食品

食品	摂取量	血中コレステロール値
●肉（I） ●牛乳、卵、魚（I、II） ●脂肪 ●動物性タンパク質	増加するにつれて	上昇
●植物性タンパク質（I） ●食物繊維（II） ●セルロース（II） ●ヘミセルロース（II） ●可溶性炭水化物（II） ●カロテン類 ●植物のビタミンB類（B2、B3）（I） ●豆類 ●淡色野菜 ●果物 ●ニンジン ●イモ類 ●およびいくつかの穀類を含む	増加するにつれて	低下

【注】動物性食品は血中コレステロール値を上昇させる作用と関連しており、植物性食品はほぼ例外なく血中コレステロール値を低下させる作用と関連しています。

ここ数十年、大豆や食物繊維の多いふすま製品によるコレステロール減少効果について述べる医者も出てきたが、**「動物性タンパク質は血中コレステロール値に関与している」と言う医者はほとんどいないだろう。**

「食事とコレステロール値の関連性」については、常にそのように考えられてきた。私はオックスフォードで過ごした長期研究休暇の間、医学部の著名な教授による医学生を対象にした「心臓病における食事的要因」に関する講義に出席した。

この教授は、「飽和脂肪とコレステロール摂取による冠状動脈性心臓病への悪影響」について、あたかもそれが唯一の重要な食事的要因であるかのように、くどくどと述べていた。

当時、「動物性タンパク質は、飽和脂肪や食事コレステロールよりも強力に血中コレステロール値と関連している」ことが明白になっているにもかかわらず、この教授は、「動物性タンパク質の摂取が血中コレステロール値に関係している」ということを決して認めたがらなかった。(*15〜*18)

ほかの多くの人々と同様、現状維持を妄信しているために、彼は固定観念を捨て去ろうとはしなかったのである。私には物事を広い心で見ることは思い上がった行為などではなく、不可欠なことだということがわかりかけてきた。

●脂肪に関する多くの疑問

もし「栄養素のパレード」のようなものがあり、各栄養素の山車《だし》が出たとしたら、最も大きな山車は間違いなく「脂肪」だろう。

研究者から教育者まで、また政治家から業界代表まで、実に多くの人が「脂肪」について長い間研究し、その考えを発表している。膨大な数の異なった団体に所属する人々が、半世紀余りの間、この巨大な怪物を作り上げてきたのだ。

この奇妙なパレードがアメリカのメインストリートをスタートするや、歩道に座っていた観客全員の目は、必ずこの「脂肪の山車」に引き寄せられることだろう。ほとんどの人はこれを見て、「あれには近づかずにいるべきだ」と言っておきながら、脂肪の大きな塊を食べているのである。

ある人は山車の半分を占める「不飽和脂肪」の上に登り、「この脂肪はヘルシーで、悪いのは飽和脂肪だ」と言うことだろう。

また、多くの科学者たちは「脂肪の山車」を指差し、「心臓病やガンの道化師《ピエロ》がその中に隠れている」と主張するだろう。

一方、晩年のロバート・アトキンス博士のような自称「ダイエット教祖」たちは、この山車の上に店を出し、本を売り始めるかもしれない。

この山車の上で飲み食いしていた人は、頭をかきかき、胃をムカムカさせながら、その日の終わりに、「いったい何をすべきだったのだろう。そして、なぜそれをすべきだったのだろうか」と考えながら取り残されていることだろう。

消費者が混乱してしまう、もっともな理由がある。それは、まだ答えの見つからない脂肪についての疑問が、過去四〇年もの間、未回答のままで存在しているからだ。次のような疑問である。

・食事の中で脂肪はどれくらいとってもいいのか。
・どんな脂肪をとったらいいのか。

・多価不飽和脂肪は飽和脂肪より良いのか。
・一価不飽和脂肪は多価不飽和脂肪や飽和脂肪よりも良いのだろうか。
・オメガ3脂肪酸やオメガ6脂肪酸、トランス脂肪酸やＤＨＡ（ドコサヘキサエン酸）といった脂肪についてはどうなのか。
・ココナツオイルは避けるべきか。
・魚油はどうなのか。
・フラックスオイルはどうなのか。
・高脂肪ダイエットとは何なのか。
・低脂肪ダイエットとは何なのか。

こうした質問には訓練を受けた科学者でさえも答えに窮しかねない。疑問の根底にある問題点は、それぞれの物質を単独の存在として考えてしまっていることだ。この考え方は非常に誤解を招きやすい。すぐにわかると思うが、孤立した一つの化学物質を単体で考えるのではなく、「化学物質のネットワークがいかに作用するか」を考えることが、より重要なのだ。

しかし、ある意味、最も貴重な教訓を与えてくれるのは、この「脂肪摂取」という一面だけに対する愚かなこだわり方でもある。

こうした「脂肪」に関する情報は過去四〇年の間に浮上してきたものだが、もう少し詳しく見てみよう。そうすれば、人々が「脂肪と一般的な食事」に関して、なぜ困惑しているのかがはっきりしてくる。

アメリカ人は、平均して総摂取カロリーの三五～四〇％を脂肪として摂取している(*19)（注・日本人の場合は二二～三〇%)。私たちは産業革命が始まった一九世紀後半以降、このような「高脂肪の食事」をしてきた。経済的に豊かになってきたため、脂肪分が多い肉や乳製品をそれ以前より多く食べ始めるようになったのだ。私たちはこのような食べ物を摂取することによって、豊かさを実感していたのである。

その後二〇世紀半ばから後半になると、あまりにも脂肪過多の食事が適切かどうか、科学者たちは疑問を抱くようになってきた。「脂肪摂取量はカロリーの三〇%以下にすべきだ」と推奨する国や、世界各地で食事に関する勧告が散見されるようになってきた(*20～*23)(注)。

【注】日本人の脂肪(脂質)摂取基準の目標量は、「一～二九歳が二〇～三〇%、三〇～六九歳は二〇～二五%、七〇歳以上は一五～二五%」としています。
(資料)厚生労働省「日本人の食事摂取基準」(二〇一〇年版)

これが二〇～三〇年続き、今日では高脂肪食に関する恐れは減少している。有名な本の著者の中には、脂肪摂取を増やすことをすすめる人もいるし、経験豊かな研究者の中には、適切な種類の脂肪を摂取している限り三〇%以下にする必要はない、と提言する人もいる。

総摂取カロリーの三〇%という数値だが、これが重要な境界ラインであることを示す証拠はないにもかかわらず、今日では標準となっている。表8(一九四ページ)に示した、いくつかの食品の脂肪含有量を検討することで、この数字の全体像を捉えてみよう。

例外はあるものの、動物性食品は植物性食品よりもかなり多くの脂肪を含んでいる(*24)。これは、異なった国の食事に含まれる脂肪の量を比較するとよくわかる。

脂肪摂取と動物性タンパク質摂取とは九〇%以上の関連性がある(*25)。これは、「脂肪の摂取は、動物性タン

（表8）一般的な食品の脂肪含有量

食　品	脂肪カロリーの割合
バター	100%
ダブルチーズバーガー（マクドナルド）	67%
全乳	64%
ハム	61%
ホットドッグ	54%
大豆	42%
低脂肪（2%）牛乳	35%
鶏肉	26%
ホウレンソウ	14%
ウィーティー（*）朝食用シリアル	8%
スキムミルク	5%
エンドウ豆	5%
ニンジン	4%
インゲン	3.5%
ベークドポテト	1%

（*）ジェネラルミルズ社のブランド

【注】例外はありますが、動物性食品は植物性食品よりも多くの脂肪を含んでいます。食事脂肪は、「食事の中にどれだけ動物性食品が含まれているか」のバロメーターです。

パク質の摂取と並行して増加する」ということを意味している。

言い換えれば、食事脂肪は、「食事の中にどれだけ動物性食品が含まれているか」のバロメーターなのである。食事脂肪と動物性食品とは完全に一致しているのだ。

●遺伝子リスクよりも優先すべきもの

私の名前が共著者として記されている一九八二年の全米科学アカデミーの報告書（NASレポート）の『食物・栄養とガン』は、「食事脂肪とガンとの関係」について審議した最初の専門委員会報告である。これは、「ガン予防のために脂肪摂取量の上限を三〇％にすること」をすすめた最初の報告書だった。

すでに大々的に報道されたように、米国上院の「栄養に関する特別委員会」(*26)が、「食事と心臓病」に関する公聴会を開き、「食事脂肪の上限を三〇％とすること」をすすめていた（議長を務めたのは『マクガバン報告』をまとめたマクガバン上院議員）。

『マクガバン報告』は、「食習慣と病気」に関しての公開討論を引き起こしはしたが、脂肪摂取量の討論に弾みをつけたのは、この一九八二年の『食物・栄養とガン』である。

この報告書は焦点が心臓病ではなくガンに合わせられていたことが、国民の関心と不安を助長させることになった。こうして、さらなる研究活動が促され、食生活の重要性に対する国民の認識が深まったのである。

当時多くの調査報告書(*20、*27、*28)は、「健康にとって適切な食事脂肪はどれくらいなのか」という問題点にばかり目を向けていた。

脂肪に寄せられた異常とも思える関心は、「食事脂肪の摂取量は、乳ガン・大腸ガン・心臓病と密接に関連する」ということを示す国際的な研究がきっかけとなって高まったものである。

こうした病気は欧米諸国の多くの人々を早死にさせる病気だ。当然のことながら、この脂肪との相関関係は、大いに人々の注目を集める運命にあった。「チャイナ・プロジェクト」はこうした背景の真っ只中でスタートしたのである。

私の考えでは、最もよく知られた研究(*29)はカナダ、西オンタリオ大学の故ケン・キャロル教授によるものである。教授の研究結果は、「食事脂肪と乳ガンとの関係」を強く印象づけるものだった(一九七ページ、図17参照)。

この研究結果は、これに先立つほかの報告書とも一致し(*3、*30)、複数の移住者研究と比較したとき、とりわけ興味をそそることになった(*31、*32)。

この移住者研究は、**「一つの地域から別の地域に移住し、新しい住居地の典型的な食事をし始めた人々は、彼らが移住した地域の病気のリスクを担うことになる」**ということを示していたのである。

このことは、「食習慣とライフスタイル」が、この病気の主因であることを強く示唆しており、**「遺伝子は、必ずしもそれほど重要ではない」**ことをも意味している。

すでにお話ししたように、英国オックスフォード大学のリチャード・ドール卿とリチャード・ピートー卿によって、米国議会に提出された優れた報告書は、こうした研究の多くを要約したもので、**「すべてのガンのうち、遺伝子によるものはわずか二〜三%にすぎない」**と結論づけていた。

海外の研究や移住者研究のデータは、「私たちが完璧なライフスタイルを選択すれば、乳ガンの罹患率をほとんどゼロにできるかもしれない」ということを裏付けているかもしれないことを示してくれている。

図17を見れば、解決策ははっきりしているように思われる。

(図17) 脂肪の摂取量と乳ガン死亡率

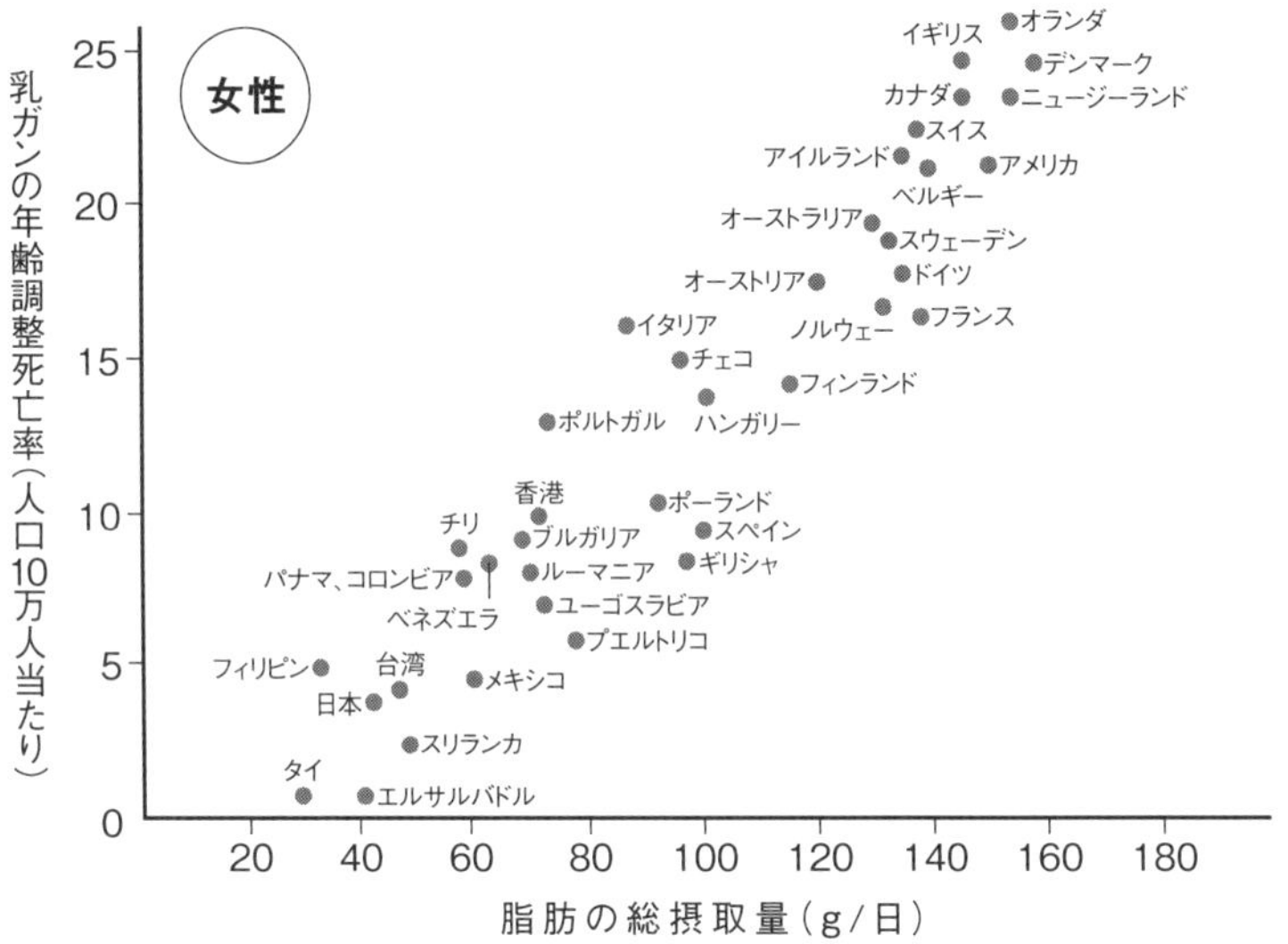

【注】この図は、1986年の医学雑誌『キャンサー』に掲載されたキャロル教授によるもので、
脂肪の摂取量が多い国では乳ガン死亡率の高いことがわかります。
日本人女性の乳ガン死亡率はかなり低いほうに位置していますが、
現在では、横軸が図のスリランカの右側あたり(日本人女性の脂肪摂取量51.3g)、
縦軸がオーストリアとドイツの中間点 (死亡率17.5)の位置にまで来ています。
(厚生労働省「平成19年 人口動態統計の概況」「平成19年 国民健康・栄養調査結果の概要」より)

（図18）動物性脂肪の摂取量と乳ガン死亡率

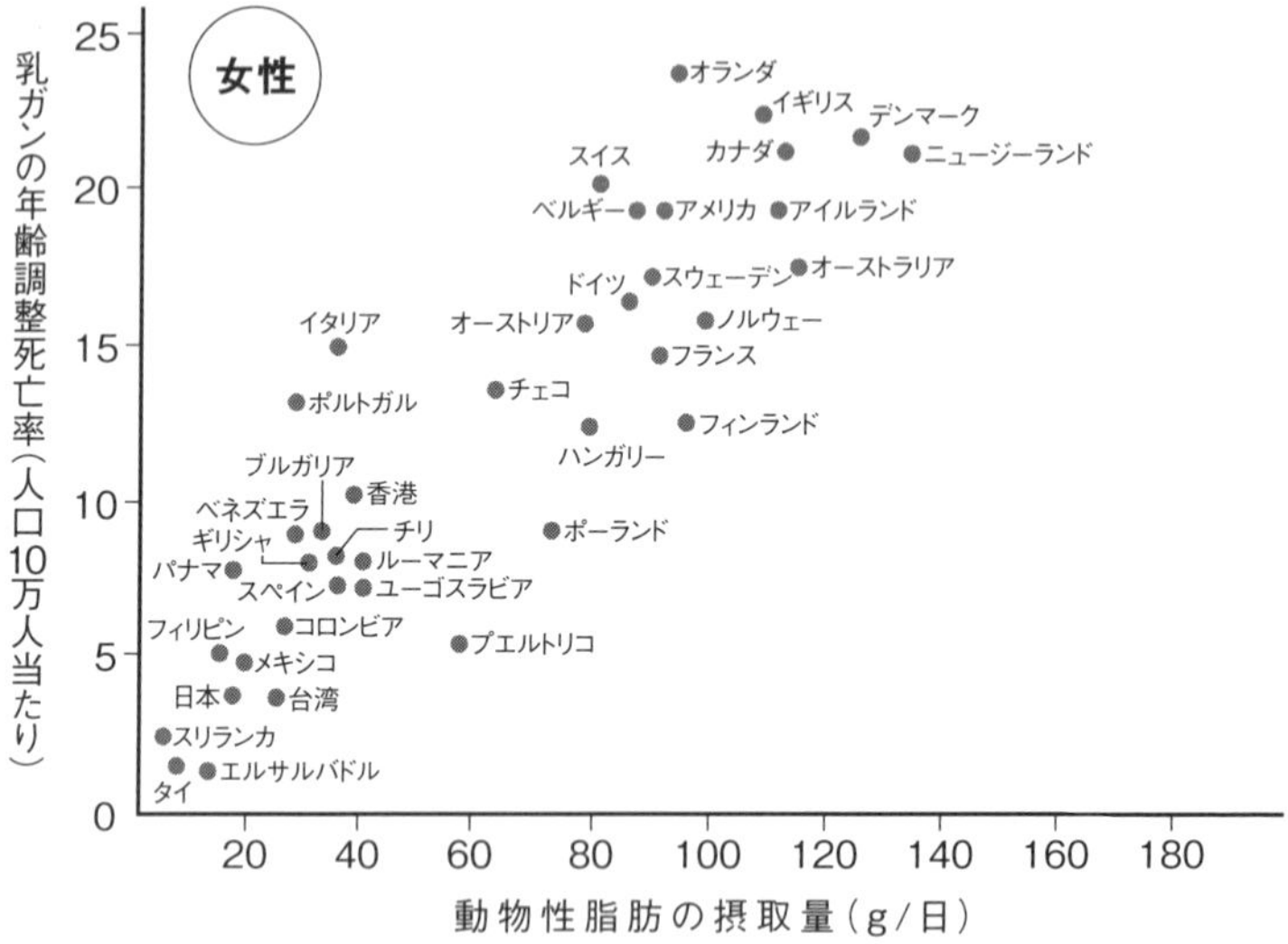

【注】図17同様、図18（1986年の医学雑誌『キャンサー』に掲載）でも、
動物性脂肪の摂取量が多い国では乳ガン死亡率が高いことがわかります。
また、日本人の動物性脂肪摂取量と乳ガン死亡率はかなり低い位置にありますが、
現在では、横軸が図のコロンビアの位置（日本人女性の動物性脂肪摂取量25.3g）、
縦軸がオーストラリアの位置（死亡率17.5）の位置にまで来ています。
（厚生労働省「平成19年　人口動態統計の概況」「平成19年　国民健康・栄養調査結果の概要」より）

(図19) 植物性脂肪の摂取量と乳ガン死亡率

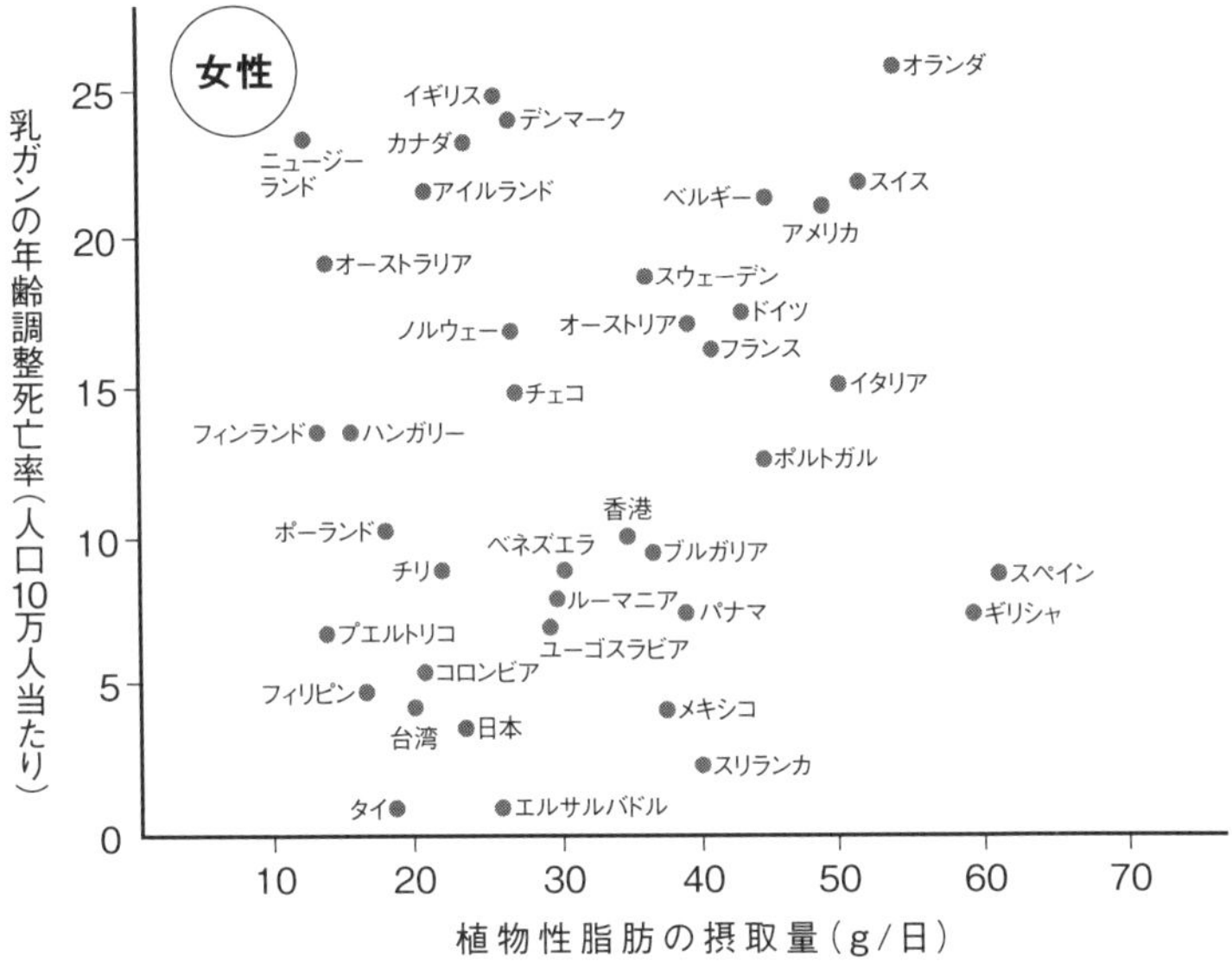

【注】植物性脂肪の摂取量が多くても乳ガン死亡者の少ない国があり、
逆に摂取量が少なくても死亡者が多い国もあります。
これは、乳ガンが植物性脂肪によって左右されるのではなく、
動物性脂肪との関与が深いことを示唆しています。
なお、現在の日本の状況は、これより高い位置にあります。
横軸が図のエルサルバドルあたり(日本人女性の植物性脂肪摂取量26.0g)、
縦軸がドイツあたり(死亡率17.5)の位置になります。
(厚生労働省「平成19年　人口動態統計の概況」「平成19年　国民健康・栄養調査結果の概要」より)

「私たちが脂肪の摂取量を減らせば、乳ガンのリスクを減らすことになるだろう」

ほとんどの科学者たちが、こう結論を出しており、なかには「食事脂肪が乳ガンを引き起こす」と推測している人もあった。

しかし、その解釈は単純すぎた。キャロル教授によって用意されたほかの図の大部分が、ほぼ完全に無視されていたからだ（一九八〜一九九ページ、図18、19参照）。この図は、「乳ガンは植物性脂肪ではなく、動物性脂肪の摂取と関与していた」ことを示していたのである。

●中国農村部で乳ガンが少ない理由

この調査が行なわれた一九八三年当時、中国農村部では食事脂肪の摂取は二つの点でアメリカの場合と非常に異なっていた。

まず脂肪は、一九八三年当時のアメリカの三六％と比較すると、中国では総摂取カロリーのわずか一四・五％だった。

二番目に、中国農村部の食事中の脂肪量は、全くといっていいほど食事中の動物性食品の量そのものだった。

中国農村部の「食事脂肪と動物タンパクの相関関係」は非常に深く、七〇〜八四％(＊33)という数値はほかの国と比較したときに見られる九三％と類似していた(＊25)。

これは重要なポイントである。なぜなら中国や海外の研究では、脂肪の摂取とは、唯一動物性食品の摂取を示唆していたからだ。

したがって、「脂肪と乳ガンとの関係」とは、実は**「動物性食品の摂取量が増えると、乳ガンも増加する」**関係なのだ、ということを、私たちに伝えてくれているのかもしれない。

しかし、食べ物を加工したりするアメリカの場合はそうではない。私たちは、加工した動物性食品（スキムミルクや脂肪を除いた赤身肉）からとるのと同量か、それ以上の脂肪を、加工植物性食品（ポテトチップスやフライドポテトなど）からもとっている。

中国ではアメリカで私たちが行なっているように、食べ物をあれこれいじくり回して加工するようなことはしないのだ。

私は初め、中国の六〜二四％という少ない範囲の食事脂肪では、欧米諸国と同様、心臓病やガンのような病気とは関連していない、と思っていた。

科学界や医学界にいる私の多くの同僚のように、脂肪三〇％の食事を「低脂肪ダイエット」と呼ぶアメリカ人もいる。

したがって、脂肪量がわずか二五〜三〇％の低脂肪食は、最大限の健康効果を得るのに十分な数値だと考えられていた。すなわち、脂肪摂取量がこれより低いと、健康上のメリットはこれ以上もたらされないということだ。

しかし、ここで驚くべきことが示された。中国農村部の調査結果は、「食事脂肪を二四％から六％へ減らすことが、乳ガンのリスクを減らすことと関係している」ことを示していたのだ。

しかも中国農村部の低い食事脂肪とは、**「脂肪摂取量が少ないだけではなく、さらに重要なことに、動物性食品が少ない」**ということを意味していたのである。

この「乳ガンと食事脂肪との関係」、つまり「乳ガンと動物性食品との関係」は、女性を乳ガンの危険にさらすことになる、次のような要素をも考慮させることになった。

・初潮年齢が早いこと。
・血中コレステロール値が高いこと。
・更年期が遅いこと。
・高レベルの女性ホルモンにさらされていること。

右に掲げたリスクファクターに対して、「チャイナ・プロジェクト」は次のように結論づけている。

「**脂肪摂取量が多いことは、血中コレステロール値が高いことと関係しており**（Ⅰ）、**この二つの要素は、女性ホルモン・レベルが高いこととともに、乳ガンが多いことや、早い初潮年齢と関係している**（Ⅰ）」

「中国農村部では、初潮がかなり遅くなってからである」ということは注目に値する。調査した一三〇か村のそれぞれ二五人ずつの女性たちに、最初の月経がいつだったかを聞いたところ、村の平均の範囲は一五〜一九歳で、平均一七歳だった。アメリカの平均はなんと、およそ一一歳である。

多くの研究が、「初潮年齢が早いと、乳ガンのリスクが高くなる」ことを示している。(＊34) 初潮は少女期の成長速度によって誘発される。すなわち成長速度が速いと、初潮年齢も早くなる。

少女たちの急速な成長は、大人になったときに高い身長、多い体重や体脂肪の原因となることは周知のとおりだが、これらはいずれも乳ガンの高いリスクと関係しているのだ。

中国でも西欧諸国でも、初潮年齢が早いと、エストロゲンのような血中ホルモン・レベルもまた高くなる。

ホルモン・レベルは、動物性食品の多い食事をし続けていると、生殖可能な年齢の間、ずっと高いまま維持されるのである。

このような状況下では、閉経年齢は三〜四年違ってくる（Ⅰ）。それゆえ初潮から閉経までの生殖可能な年齢の期間がおよそ九〜一〇年延びることになり、女性ホルモンにさらされている期間が大幅に増加することになる。

生殖可能な年齢期間が長引くことは、乳ガンのリスクの増加と関連していることを、ほかの複数の研究が証明している（＊35、＊36）。

さらに強調すべきことは、高脂肪摂取は、三五〜四四年間という人生の充実期の間、血中エストロゲン・レベルが高く、プロラクチン（血液中の女性ホルモン）のレベルが五五〜六四歳という晩年の時期に高くなっている、ということと関係しているのである（Ⅲ）。

こうしたホルモンは、動物性タンパク質（Ⅲ）・牛乳（Ⅲ）・肉（Ⅱ）の摂取と大いに関係がある。残念なことに我々は、中国では乳ガンの罹患率が非常に低いため、これらのホルモン・レベルが直接乳ガンのリスクと関係しているかどうかを実証することはできなかった（＊37）。

とはいえ、中国人女性のホルモン・レベルを、そのレベルの特徴がアメリカ人女性と同等のイギリス人女性と比較したところ、わずか半分ほどだった（＊38）。

中国人女性の妊娠可能年齢の長さは、イギリス（そして、アメリカ）人女性の約七五％でしかないため、このことは、エストロゲン・レベルが低いことと相まって、「中国人女性は、イギリス人（およびアメリカ人）女性が一生の間にさらされるエストロゲン量の、約三五〜四〇％分にしかさらされていない」ことを意味している。

これは中国人女性の乳ガン罹患率が欧米女性のわずか五分の一にすぎないことと一致している。「動物性タンパク質や脂肪が多い食事」と、「高い生殖ホルモン値や早い初潮（いずれも乳ガンになるリスクを増大させる因子）」との間には深いつながりがある、ということは重要な観察結果である。

このことは、「子供たちに動物性食品の多い食事をさせるべきではない」ということを証明している。

あなたが女性だとして「動物性食品の多い食事をしていると、生殖可能年齢を九～一〇年延長させる」などと思ったことがあっただろうか。

余談だが、雑誌『Ｍｓ（ミズ）』の創刊者グロリア・スタイネムが指摘していたように、「正しい食べ物を食べることは、初潮を遅らせ、ティーンエージャーの妊娠を減らすことができる」ということにもなる。

●「乳ガンと動物性食品」の深い関係

ホルモン関連以外にも、動物性食品の摂取がガン全体の罹患率と関係していることを証明する方法があるだろうか。

少々難しいかもしれないが、我々が測定した要素の一つは、各家庭にガンがどれだけ生じているかを検証するというものだった。

そして「チャイナ・プロジェクト」では、動物性タンパク質の摂取と、家系にガンが多いこととは明らかに関連していたのだ（Ⅲ）。

中国人の動物性タンパク質の摂取量が異常に少ないことを考慮すると、この関係性は実に特筆すべき観察結果といえる。

動物性タンパク質の摂取などの食習慣や病気の要素は、体内の特定の化学物質濃度に変化を引き起こす。この化学物質は、**「バイオマーカー（生物指標）」**と呼ばれる。一例をあげれば、血中コレステロール値は、心臓病のバイオマーカーである。

そこで我々は、動物性タンパク質摂取と関連している六つのバイオマーカーを測定した(*39)。はたしてバイオマーカーは、動物性タンパク質の摂取が家系のガンと関連している、という結論を裏付けてくれるだろうか。

実は、全くそのとおりだったのだ。血中バイオマーカーと関連する動物性タンパク質のすべての分子が、一家族のガンの合計発生数と明らかに結びついていたのである（Ⅱ～Ⅲ）。

この場合、クモの巣のように緻密につながっている複数の観察結果が、**「動物性食品はきわめて深く乳ガンと関係している」**ことを証明している。特に有無を言わせずこうした結論を下させたのは、次の二つの証拠からである。

一つは、「動物性タンパク質の個々の分子が一貫して相互に関連しており、ほとんどの場合、統計的に有意であった」こと。

二つ目は、「乳ガンの影響が**動物性食品の摂取が異常なほど少ないところでも生じていた**」こと。

この乳ガンに関する研究（詳細は第8章）こそ、「チャイナ・プロジェクト」を説得力のあるものにしている理由の一つである。

「脂肪と乳ガンという一つの単純な関係」（Ⅰ）というよりも、むしろ我々は、「食習慣がいかに乳ガンのリスクを左右するか」ということについて、さらに広い情報を構築することができた。

すなわち、食習慣、コレステロール、初潮年齢、そして女性ホルモン・レベルなど、乳ガンのリスクファクターとして知られているものすべての役割について、複数の方法で調べることができたのである。

それぞれの新たな研究結果が皆、同じ方向を指し示していたことで、我々は、ぶれることのない書き方で説得力を増し、生物学的に納得できる実態を見ることができた。

●食物繊維はなぜ必要なのか

ダブリンにあるトリニティー・カレッジの教授、故デニス・バーキット博士は、自分の考えをはっきりと述べる人だった。

コーネル大学のセミナーで博士と初めて会ったとき、その知識、科学的論理性、ユーモアセンスに、私は強く印象づけられた。

博士の研究テーマは「食物繊維」だった。アフリカの食習慣を調査するため、ジープで田舎のデコボコ道を一万マイル（約一万六〇〇〇キロメートル）余りも走り回ったという。

博士は、「食物繊維は、たとえ消化されなくても、健康上きわめて重要である」と断言している。

食物繊維は腸管内のものを移動させるために、水を体から腸に引き寄せることができる。また、この消化されない食物繊維は、腸までなんとかたどり着いた発ガン物質かもしれないものを、両面粘着テープのように集めることもしてくれる。

もし私たちが食物繊維を十分にとっていなければ、便秘による病気を起こしやすくなる。博士によれば、その病気とは、大腸のガン・憩室症《けいしつしょう》・痔・静脈瘤などである。

一九九三年、バーキット博士はバウアー賞を受賞した。この賞はノーベル賞に次いで、世界で最も価値のある賞だ。

博士はフィラデルフィアのフランクリン協会での授賞式に、私をスピーチ役として招待してくれた。それは博士が不慮の死を遂げる、わずか二か月前のことだった。

博士は、我々の「チャイナ・プロジェクト」のことを、「食習慣と健康に関する、当時世界で最も有意義な研究であった」と賞賛してくれた。

食物繊維は植物性食品の中だけに含まれている。植物の細胞壁に剛性を与えているこの物質には、何千もの異なった化学物質が含まれているが、ほとんどは、きわめて複雑な炭水化物の分子でできている。

私たちは食物繊維を全くか、あるいはほんの少ししか消化しない。とはいえ食物繊維は、それ自体全くか、ほんのわずかのカロリーしか含まず、とりわけ私たちの食事のカロリー濃度を薄めるのを助け、満腹感を作り出し、食欲を止めるのに役立つ。こうすることで私たちの空腹を満たし、カロリーのとりすぎを最小限に抑えてくれるのだ。

中国での平均的な食物繊維の摂取量は、アメリカのおよそ三倍も多い(*40)(二〇八ページ、図20参照)。特に農村部の平均は、これよりさらに多くなることを考慮したとき、この差はより際立つだろう。

しかしアメリカの一部専門家によれば、「食物繊維にはマイナスの側面がある」という。彼らは「食物繊維の摂取量が多すぎると、体は健康に不可欠な鉄などのミネラル類を、十分に吸収することができない」と主張する。

体がミネラル類を吸収する前に、食物繊維がこれらと結びつき、体外へ運び出してしまう可能性がある、というのだ。

（図20） 中国・アメリカ・日本の食物繊維摂取量（１日平均）

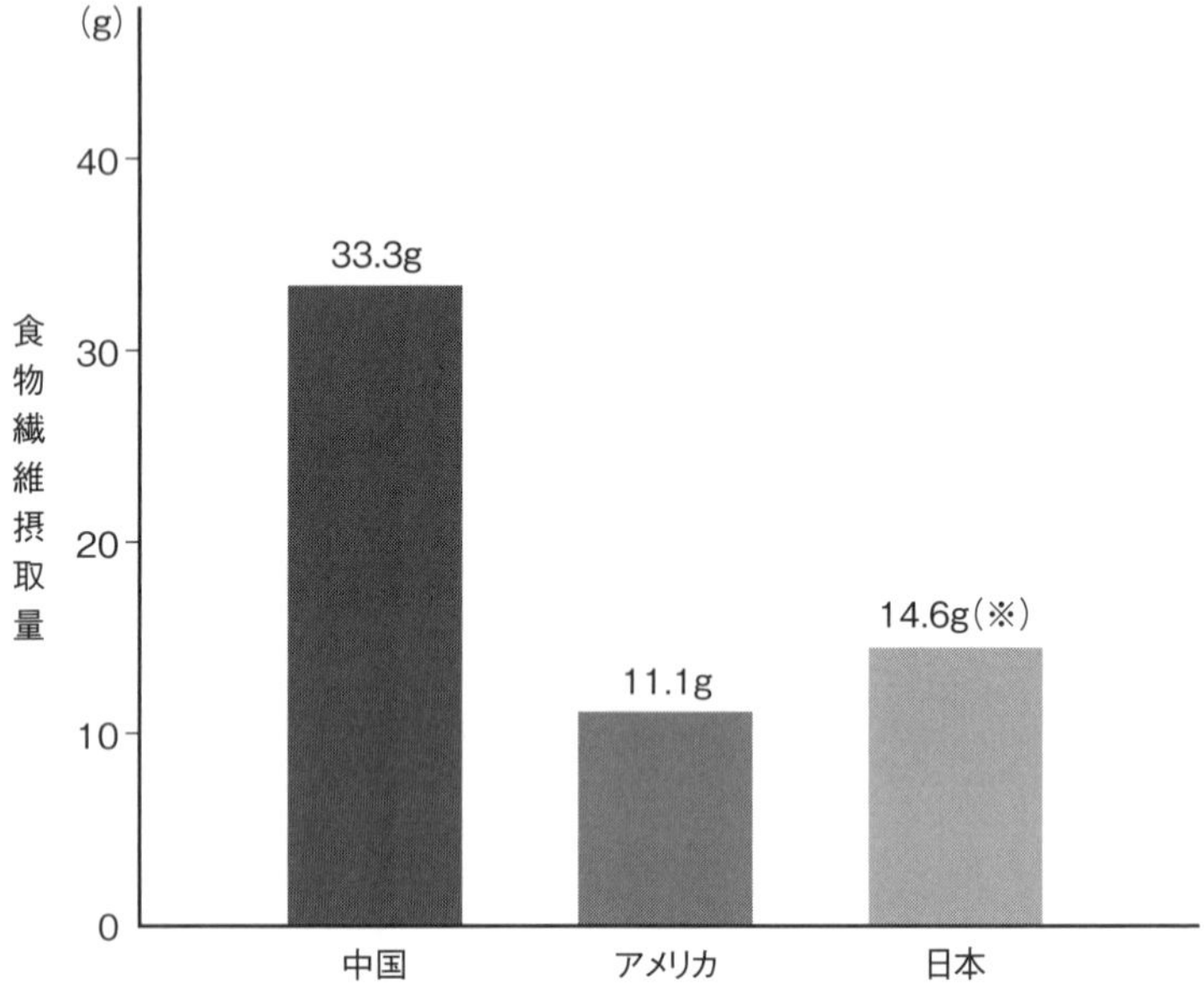

※（厚生労働省「平成19年　国民健康・栄養調査結果の概要」より）

【注】中国人の平均的な食物繊維摂取量は、
　　アメリカ人のおよそ3倍、日本人の2.3倍です。

彼らは、食物繊維の規定最大摂取量は一日およそ三〇～三五グラム程度にすべきだ、と主張する。しかし、これは、中国農村部の人々の平均摂取量ほどでしかない。

我々は「チャイナ・プロジェクト」で「鉄と食物繊維の問題」について、細心に研究したが、実際には多くの専門家が主張しているほど、食物繊維は「鉄吸収の敵」ではないことが判明した。

我々は、中国人たちがどれだけの鉄を摂取し、体内にどれだけ残っているかを、六つの異なった方法（四つのバイオマーカーと二つの概算）で測定した。

次に、これらの測定値を食物繊維の摂取量と比較してみると、食物繊維の摂取量の増加が、鉄の体内への吸収を妨げることを示す証拠はなかった。

それどころか、我々はそれとは逆の作用を発見したのである。血液中にどれだけの鉄があるかを示す指標（ヘモグロビン）は、食物繊維の摂取量が多くなるにつれて増加していたのである（Ⅰ）。

結局のところ、中国で摂取されている（精白米ではなく）小麦やコーンのような高度食物繊維食品は、たまたま鉄分も多く含んでいるため、食物繊維を多く摂取すればするほど、鉄の摂取量も多くなるというわけである（Ⅲ）。

中国農村部の鉄の摂取量（一日平均三四ミリグラム）は、アメリカ人の平均摂取量（一日一八ミリグラム）と比べて驚くほど多く、鉄は動物性食品よりもはるかに深く植物性食品と関連していたのである。[*41]

食物繊維と鉄に関する中国での調査結果は、ほかの観察結果同様、欧米の科学者たちの共通認識を裏付けてはいなかった。

つまり植物性食品を多くとっている人は、食物繊維を多くとっている人であり、鉄も多く摂取している人ということになるのだ（Ⅲ）。植物性の食品すべてが統計的に重要であり、高いヘモグロビン値をもたらす結果となるのである。

●食物繊維をたくさんとれば、コレステロールは減っていく

不幸なことに、中国農村部では、女性や子供を含む一部の人々に鉄レベルが低いという状況をめぐって、ちょっとした混乱が生じていた。

特に寄生虫病の多い地域に混乱が見られ、寄生虫病の発生することが多い中国農村部の地域では、ほかの地域に比べ、鉄レベルの状態が低かった（Ⅰ）。

これは一部の人々に、「この地域の人々にはもっと肉が必要だ」と主張する機会を与えてしまっている。しかし調査結果は、「この混乱は、地域の寄生虫感染を減らすことによって、是正されるだろう」ということを示している。

食物繊維への初期の関心は、バーキット博士のアフリカでの調査や、「食物繊維の摂取量が多い人々の間では、大腸ガンは少ない」という博士の主張と連動したものだった。バーキット博士はこの主張を普及させたが、この情報は少なくとも二〇〇年は古いものである。

イギリスでは、一八世紀末から一九世紀初めの間、「嵩《かさ》の少ない食事（すなわち低度の食物繊維の食事）と関連する便秘は、ガン（たいてい乳房や腸のガン）のリスクを高める」ということが、著名な医師たちによって主張されていた。

「食物繊維は大腸ガンを予防するかもしれない」という考え方は、「チャイナ・プロジェクト」の初めの頃には一般的だったが、一九八二年の全米科学アカデミーの「食物・栄養とガンに関する委員会」の報告書で

は、「食物繊維が（中略）、人の結腸・直腸ガンに対する予防効果を発揮することを示す決定的な証拠はなかった」としていた。

さらにこの全米科学アカデミーの報告書は、「もしそのような効果があるとすれば、総食物繊維量というよりも、むしろ食物繊維の中の特定の成分が関与している可能性のほうが高い」といった結論を下していたのである。（＊20）

あとから考えると、この問題に関する委員会の議論は不十分だった（注・キャンベル博士は同委員会の一員）。この委員会が抱いた疑問や研究論文の再考、証拠の解釈などは、予防効果を発揮するものとしての特定の食物繊維を探すことに、あまりにもこだわりすぎていたのである。結局は何も発見できず、この「食物繊維仮説」は退けられてしまった。

これは誤りだった。「チャイナ・プロジェクト」では、「食物繊維は特定のガンと関連性がある」ことを示す証拠を提供してくれたからだ。

「チャイナ・プロジェクト」の結果から、**「食物繊維を豊富にとることは、直腸や結腸のガンの罹患率が低いこととときわめて深く関係している」**ことが明らかになったのである。

また、**食物繊維の大量摂取は、血中コレステロール値が低いこととも関係していた**（Ⅰ、Ⅱ）。もちろん食物繊維をたくさんとることは、植物性食品の摂取量が多いことを反映している。豆類や葉物野菜、全穀物（精製処理をしていない穀物）といった食べ物は、すべて食物繊維が豊富だ。

●抗酸化物質は自然界からの美しき贈りもの

植物の大きな特徴の一つは、その鮮やかな色にある。食べ物が出されたときの色鮮やかさは、果物や野菜の一皿の魅力に及ぶものはない。植物性食品の赤や緑、黄色、紫、オレンジなどは食欲をそそり、健康色そのものだ。

見事な彩りの野菜とその健康上の効用との関係については、しばしば言及されている。色彩と健康の関係には、科学的にも正しく、そしてすばらしい情報がその背景にあることがわかっている。

果物や野菜の色は、**抗酸化物質**と呼ばれるさまざまな化学物質（**ファイトケミカル**類）から来ている。ファイトケミカルは、ほぼ植物の中だけに存在する。動物性食品の中には、動物が植物を食べ、少量をその組織の中に蓄えている程度にしか存在しない。

生きている植物は、自然の美しさを色彩と科学の両面で描き出しているのである。植物は太陽のエネルギーをとり込み、光合成のプロセスを経てこれを「命」に変えるのだ。

このプロセスの中で太陽エネルギーは、最初に単糖類に変えられ、次により複雑な炭水化物や脂肪、タンパク質に変えられる。

このプロセスは、すべてが分子間の電子の交換によって進められる、植物内の強靭な活動のことである。電子はエネルギーを運ぶ手段だ。光合成が行なわれる場所は、ちょっと原子炉に似ている。日光を化学エネルギーに変えるため植物の中を疾走している電子だが、植物本体によって厳しく管理されているに違いない。

もしこの電子が光合成を行なう正しい場所から逸脱すると、植物の中で大混乱を引き起こすおそれのある

フリーラジカル（遊離基）を発生させる可能性があるからだ（注）。

それはちょうど放射性物質（フリーラジカル）が漏れている原子炉のようなもので、周辺地域にとって非常に危険な状態といえる。

【注】「フリーラジカル（遊離基）」とは、不対電子を持つ非常に不安定な化学種のこと。自由に動き回り、他の分子とすばやく反応して連鎖反応を引き起こし、破壊的な作用をもたらす性質を持つ。その代表格が発生したばかりの活性酸素。

では、植物はどのようにしてこの複雑な反応を処理し、逸脱した電子とフリーラジカルから、自身を守っているのだろうか。

植物は潜在的に危険な反応が生じる周辺に、電子やフリーラジカルのきわめて反動的な物質を吸い取ってしまう盾（防御物）を置いている。

この盾は抗酸化物質で作られていて、進路から逸れてしまう可能性のある電子を途中で捕まえ、排除するのである。

また、抗酸化物質にはたいてい色がついている。というのは、過剰な電子を吸い上げてしまうのと同じ化学的特性が、目に見える色を作り出しているからである。

この抗酸化物質の一部は、カロテノイドと呼ばれ、何百種類も存在している。スクウォッシュ（ウリ科の野菜）に含まれるβカロテンの黄色から、トマトに豊富にあるリコピンの赤色、オレンジに含まれるクリプトキサンチンの橙色などまで、まさにいろいろだ。

無色の可能性がある抗酸化物質もある。それはアスコルビン酸（ビタミンC）や、ビタミンEなどといった化学物質で、電子の害から保護される必要のあるほかの部分で抗酸化物質として働く。目を瞠るような抗酸化物質が、私たちのような哺乳類にとっても関連性があるのは、私たち人間が生涯を通して低レベルのフリーラジカルを製造しているからである。

簡単に説明すると、次のようになる。

まず、体が日光やある種の産業汚染物質、体にふさわしくない食事などにさらされていると、望ましくないフリーラジカルによって、ダメージを受ける環境を作り出すことになる。

フリーラジカルはやっかいな物質だ。体の組織をこわばらせ、機能を限定してしまうのだ。人間の体は老化してくると硬くなる。年をとったときのそのような状況と、ちょっと似ている。老化（エイジング）とは、大部分がこうした「硬化」のことを指す。

フリーラジカルによるダメージは、白内障や動脈硬化、ガン、肺気腫、関節炎、そのほか加齢とともに生じる多くの病気のプロセスの一部でもある。

しかし、次のような意外な事実が展開する。

体は生来、フリーラジカルから身を守るために、盾を築くようなことはしない。それは私たちは植物ではないために、光合成を行なわないからだ。したがって、自分自身で抗酸化物質を製造するようなことはないのだ。

だが、幸いなことに、**植物の中の抗酸化物質が、植物の中で働くのと同じやり方で、私たちの体内でも働いてくれるのである。**これは植物と動物とのすばらしい調和だ。

植物は抗酸化物質の盾を作り、同時にそれは、植物を美しい色で飾りたて、食欲をそそるよう信じがたいほどおいしそうに見せてくれる。

こうして私たちは、その植物の魅力に引き寄せられ、自分自身の健康のためにそれを食べ、植物の抗酸化物質の盾を借りることになるのである。

「神」、あるいは「進化論」、または「単なる偶然」を信じていようといまいと、これこそ「自然の知恵」の、美しく、ほとんどスピリチュアルな一例だということを認めねばならない。

●サプリメントより丸ごとの果物・野菜

「チャイナ・プロジェクト」では、我々は抗酸化物質のガン予防効果を、ビタミンCやβカロテンの摂取量を記録し、血液中のビタミンCやビタミンE、カロテノイドのレベルを測定することによって評価した。

抗酸化物質のバイオマーカーの中で、ビタミンCの提供してくれた数値は、最も印象的だった。ビタミンCとガンとの関係で最も顕著だったのは、各地域における発ガン率の高い家系だった(*42)。「血中ビタミンCレベル」が低い家系ではガンの発生率が高くなるという傾向が強かった(Ⅲ)。「血中ビタミンCレベル」が低いことは、食道ガン(Ⅲ)、白血病、鼻咽頭ガン、乳ガン、胃ガン、肝臓ガン、直腸ガン、結腸ガン、肺ガンなどのリスクがより高いことと深く関係していた。

NOVAテレビ(ブルガリアの民放テレビ局)の番組プロデューサーらが、中国のガン死亡率について報道しようと考えるに至ったきっかけは、食道ガンだった。

そしてこの話の背景にあるのは何かを調べるため、私たちの調査を加速させたのが、このテレビ番組だったのである。

ビタミンCは主に果物から摂取される。そしてまた、果物を多く食べることは食道ガン発生と反比例の関係にあった[*43]（Ⅱ）。すなわち、果物の摂取量が最も少なかった地域では、ガンの罹患率が五～八倍も高くなっていたのである。

さらに、ガンに対して存在するビタミンCの効果と同じものが、冠状動脈性心臓病や高血圧性心疾患、脳卒中の場合にも認められた（Ⅱ）。この中国のデータは、果物によるビタミンC摂取が、さまざまな病気に対しても強力な予防効果を発揮することを、はっきりと示していたのである。

ところが、αおよびβカロテン（ビタミンAの前駆物質）、そしてαおよびγトコフェロール（ビタミンE）といった、ほかの抗酸化物質の血中濃度は、抗酸化物質の効果を示す良い指標とはならなかった。

というのは、これらの抗酸化物質は、「悪玉コレステロール」の運搬人であるリポタンパクによって血液中を運ばれるため、我々がこの抗酸化物質を測定するときは、同時に不健康なバイオマーカーも測定せざるを得なかった。

このことは、「たとえ抗酸化物質のメリットがわかっていても、カロテノイドとトコフェロールの効果を数値化しようとする我々の調査能力を低下させてしまう」という障害になっていた[*44]。

そうした状況下でも我々は、「血中βカロテン濃度が低いと、胃ガンが多い」ことを発見した[*45]。

では、「ビタミンC、βカロテン、そして食物繊維だけが、こうしたガンを予防するのに関与している」と断定してもよいのだろうか。

言い換えれば、ビタミンCやβカロテンを含む錠剤、あるいは食物繊維のサプリメントなどは、同様の健康効果を生み出すことができるだろうか、という命題になる。

答えは「ノー」だ。

健康を勝ち取る秘訣は、個々の栄養素の中にあるのではなく、栄養が含まれている**ホールフード**（Whole

Food）、すなわち植物性食品全体（丸ごと）の中にあるからだ。

例えば、ボウル一杯のホウレンソウのサラダには、食物繊維や抗酸化物質、そして、そのほかの栄養が無数に含まれている。

この無数の栄養が私たちの体内で協力し合って作用するとき、「健康」という驚くべきシンフォニーを奏でることになる。

これ以上シンプルなメッセージはないだろう。すなわち、できるだけ多くの自然丸ごとの果物や野菜、そして全穀物（精製処理をしていない穀物）を食べることだ。そうすれば、おそらく前述した効果以外にも、劇的な効果をたくさん引き出してくれることだろう。

ビタミンのサプリメントが市場に大量に出回るようになって以来、私は「ホールフードの大切さ」、すなわち「植物性食品丸ごとの健康上の真価」についてあえて強調してきた。

そして私は、サプリメントの業界とメディアが、「これらの製品は、自然のままの植物性食品同様、すばらしい栄養を与えてくれます」と宣伝し、大勢のアメリカ人たちを納得させてきたことを、失望しつつ見続けてきた。

あとの章で見ていくことになるが、一つの栄養サプリメント摂取によって約束された健康効果は、きわめて疑わしいことが判明している。

忘れてはならない重要なことは、ビタミンCやβカロテンが欲しければ、錠剤の瓶に手を伸ばすのではなく、**果物、あるいは緑葉野菜を食べるようにすればいいだけ**の話だ。

●アトキンス・ダイエットの致命的欠陥

肥満の人の多くが行なっている「ダイエット法」がある。「低炭水化物ダイエット」（ローカーボ・ダイエット）と呼ばれているもので、とても人気がある。

書店の棚に並ぶダイエット本のほとんどは、この手のもののバリエーションである。すなわち、「タンパク質、肉、そして脂肪は好きなだけ食べてよい。しかし、あなたを太らせる炭水化物類は控えるように」というものだ。

本書ですでに述べてきたように、私の研究結果が、このような方法こそ、おそらく今日直面しているアメリカ人の「健康に対する最大の問題点」であることを証明している。

具体的に見ていくことにしよう。

「低炭水化物-高タンパク」のダイエット本のほとんどが、まず主張する最も基本的なことの一つは、次のようなものだ。

「アメリカは過去二〇年間、専門家のアドバイスに従って低脂肪ダイエットブームに囚われてきたにもかかわらず、人々は以前にも増して太っている」

この結論には一理あって、それなりに魅力はあるが、問題は「不都合な真実」が一つ無視されていることにある。

それは、政府の食品摂取量統計をまとめた報告書に[*46]、次のように記されている。

「アメリカ人は一九九七年には一九七〇年よりも、一人当たり一三ポンド（約五・九キロ）余分に油脂類を摂取し、その総摂取量が、五二・六〜六五・六ポンド（約二三・九〜二九・八キロ）に増えていた」

アメリカ人が「脂肪」として摂取するカロリー量が、減少傾向にあることは事実だが、それは私たちが甘いジャンクフードを大量に詰め込むことによって、脂肪分摂取の割合が下がっただけにすぎない。

無理に想像しなくても、単純にただこの数字を見ただけで、アメリカでは「低脂肪ダイエット」の試みが実際には実行に移されなかった、ということは誰でもわかることだろう。

「低脂肪ダイエットの洗脳的な試みは、失敗した」という主張が、今日のダイエット本の冒頭を飾っていることが多い。しかし、これはひどい無知か、あるいは悪質なごまかしにすぎない。

通常、栄養学の素養が全くない著者や、論文審査のある専門的な研究などしたこともない書き手によって作られた理論は、どこから論破したらよいのか、なかなか難しい。誤った情報や理屈に合わない自分勝手な約束事を寄せ集めて導き出した矛盾だらけの理論だからだ。

しかし、この手の本は非常に人気がある。その理由は、少なくとも短期的にはやせられるからである。

アトキンス補完医療センターの資金援助による研究で、(*47) 研究者らは、五一人の肥満の人にアトキンス・ダイエットを実践させたことが公表されている。(*48)

このダイエットを六か月にわたって続けてきた四一人の被験者は、平均二〇ポンド（約九・一キロ）やせた。しかも、血中コレステロール値の平均もわずかに減少した。(*47)

この二つの結果から、この研究が「アトキンス・ダイエットは効果があり、安全である」ことを示す偽りのない科学的証拠として、メディアに公表された。

そして不幸なことに、メディアはその内容をそれ以上深く吟味・検証することはしなかった。

このダイエット法がすばらしいとは言えない理由の第一は、参加した肥満の被験者たちは、この期間、カロリーの摂取量を厳格に管理されていたことにある。

平均的なアメリカ人は一日平均二二五〇キロカロリー摂取しているが、(*49)ダイエット参加者の一日平均摂取カロリーは、一四五〇キロカロリーだったのだ。これは三五%も少ないカロリー量である。ミミズを食べようと、段ボールを食べようと構わないが、カロリー量を三五%も減らした食事をしていたら、短期的にはやせるだろうし、コレステロール値も改善されるだろう。(*50)ただし、ミミズやボール紙が健康的な食事だということにはならないが。

一四五〇キロカロリーは一日のエネルギー量としては十分な量なので、この食事でも満腹感を覚えると主張する人もいるかもしれない。しかし、カロリー摂取量と消費量とを比較したとき、この食事を何年も何十年も続けていたら、病気になるか、死んでしまう以外に、このカロリー量を維持していくことはできないだろう。

長期間にわたってカロリー摂取の量を制限すれば、うまくいかなくなることは周知の事実である。低炭水化物ダイエットで成功したことを証明する長期間の研究結果がまだ出てこないのは、そのためだ。しかしこれは、アトキンス・ダイエットの数ある問題点のうち、ほんの一部にすぎない。

●「セールスへの貢献システム」が支えるダイエット法

アトキンス・グループの資金提供による同じ研究で、研究者は次のような事実を報告している。「二四週間のある時点で、二八人の被験者(六八%)は口臭を、二六人(六三%)は便秘を、二一人(五一%)は頭痛を報告しており、四人(一〇%)は抜け毛に気づき、一人の女性(二%)は月経出血が増加した」

研究者はまた、「子供に見られるこのダイエットの弊害は、シュウ酸カルシウムと尿酸による腎臓結石、吐き気、無月経症、高コレステロール症、ビタミン欠乏症など」と述べている別の研究についても言及している。[*47]

研究者たちはさらに、ダイエット実践者の尿中に排泄されるカルシウム量がなんと五三%も増加していたことを発見している。[*47] これは骨の健康にとって災いを及ぼす可能性がある。

体重減少の一因が、ダイエット初期に生じる水分の損失にすぎないこのダイエット法は、高い代償を伴う危険性もある。

オーストラリアの研究者らによる、低炭水化物ダイエットに関する別の論評は、次のように結論づけている。[*51]

「心臓不整脈、心臓収縮機能障害、突然死、骨粗鬆症、腎臓障害、ガンリスクの増加、身体活動障害、脂肪異常などといった合併症は、すべて長期間にわたる食事中の炭水化物制限と関連している可能性がある」

最近、一〇代の少女が低炭水化物-高タンパク・ダイエットをしたあと、突然、死亡した。[*52、*53]

こうした悲惨な例を見るまでもなく、ほとんどの人は生涯を通じてこのダイエットを続けることはできないだろう。たとえなんとか続けられたとしても、その人たちには一生の間、健康上の問題が出てくる可能性がある。

ある医師が、高タンパク・高脂肪・低炭水化物によるダイエット法を、「自分自身を病気にさせるダイエット」と呼んでいるのを聞いたことがある。

これは適切な命名だろう。化学療法の治療、あるいはヘロイン中毒でも、やせることはできる。しかし私は、そうした方法ももちろん、すすめるつもりはない。

もう一つ思ったことがある。アトキンス博士がすすめていたことは、ダイエットだけではない、ということだ。

ほとんどのダイエット本は、実は「食べ物と健康に関する巨大産業」の一部の宣伝媒体にすぎない。

アトキンス・ダイエットの場合、博士自身が次のように述べている。

「多くの患者たちは、栄養サプリメントが必要であり、使用例のいくつかは、ダイエットをする人によくある障害の対処用に使われている」(＊54)

ある文章の中で、抗酸化物質のサプリメントによる有効性について、最近の研究とは矛盾する「根拠のない主張」(＊55)をしたあと、博士はさらに、次のように述べている。

「私の患者の健康改善に役立つことで知られる重要な栄養素（抗酸化物質）を食事に加えると、患者たちが一日三〇錠余りのビタミン剤を摂取している理由が、あなたにもわかるだろう」(＊56)

一日に三〇錠のビタミン剤をとる必要があるのだろうか。

栄養学の分野には、多岐にわたる専門研究や、専門的な訓練、あるいは専門雑誌への執筆などの経験がない怪しげなセールスマンもいれば、正式な訓練を受け、研究を行ない、その研究結果について、専門家によるフォーラム（公開討論会）での報告経験がある科学者もいる。

「心臓病で高血圧の肥満の男」(＊57)（注）が、「やせて心臓を健康に保ち、血圧の正常化を約束するダイエット法」を売ることで、これまで存在したセールスマンの中で、最も金持ちのインチキ・セールスマンの一人になったことは、近代的なマーケティング手腕があったことの証である。

【注】アトキンス博士のことを指しています。二〇〇四年二月一一日付の『オタワ・シチズン』紙に掲載された記事からの引用で、急死したアトキンス博士について、同紙は次のような記事も掲載していました。

「ダイエット・ドクター、アトキンスは〝太りすぎ〟で心臓の病気にかかっていた」と検死官は述べている。

だが博士の未亡人は、心臓の病気に関しては、論議中のダイエットに起因するというアトキンス・ダイエット反対者の主張を否定している。

また、このダイエット法を行なったため心臓病になり、バイパス手術を受ける羽目になったフロリダの男性が、アトキンス博士の会社を提訴しているばかりか、博士の会社は二〇〇六年八月に経営破綻しています。

●「炭水化物の健康価値」を正しく学ぶ

最近流行しているダイエット本は、炭水化物の健康価値について、今まで以上に人々を戸惑わせてしまう、という不幸な結末をもたらしている。

これから本書で明らかにしていくが、「摂取するとよい食事で、最もヘルシーなものは高炭水化物の食事であること」を証明する科学的な証拠は山ほどある。

高炭水化物の食事は心臓病や糖尿病を回復させたり、たくさんの慢性の病気を予防したりすることが証明されている。もちろん著しい減量効果があることも、幾度となく証明されてきている。

しかし、問題はそう単純ではない。実は、私たちが摂取している炭水化物の少なくとも九九％は果物や野菜、そして穀物から来ている。

こうした食べ物が、未精製・未加工で自然な状態（「ホールフード」の形）で摂取されたとき、炭水化物の大部分は「複合」という形態をなしている。

つまり、「この炭水化物＝**複合炭水化物**は、消化されるときに、コントロールされた規則的なやり方で分解される」ということを意味している。

「複合炭水化物」はいろいろな種類の食物繊維を含んでいるが、そのほとんどは消化されない。しかし、食物繊維は多くの健康効果を与えてくれている。

ホールフードが与えてくれる「複合炭水化物」には、たっぷりのビタミンやミネラル、利用しやすいエネルギー源がぎっしり詰まっている。

果物や野菜、全穀物は、私たちが摂取することができる最もヘルシーな食べ物だ。そして、これらは主に炭水化物でできている。

「複合炭水化物」と対極にあるのが**「単純炭水化物」**だ。きわめて高度に加工精製され、食物繊維やビタミン、ミネラルを身ぐるみ剝がされた炭水化物である。

白いパンや白い小麦粉で作られるクラッカーやチップスを含む加工されたスナック菓子類、ペストリーやキャンデーバー（チョコレートベースの棒状の菓子）、あるいは砂糖を加えた清涼飲料を含むいわゆる甘いものの中に存在しているのが典型的な「単純炭水化物」である。

「単純炭水化物」は、穀物、あるいはサトウキビやサトウダイコンのような糖料植物を高度に精製して作られる。この種の炭水化物は消化の段階で、最もシンプルな形の炭水化物に直ちに分解され、体に血糖（グルコース）を供給するために吸収されていく。

アメリカ人の多くは、精製された膨大な量の「単純炭水化物」を摂取している反面、不幸にも、「複合炭水化物」の摂取量はごくわずかでしかないのだ。

例えば一九九六年の場合、アメリカ人の四二％はケーキやクッキー、ペストリー、あるいはパイなどを毎日食べているが、濃い緑の野菜を食べる人は一〇％でしかなかった、という。(＊46)

もう一つ、不吉な傾向がある。この年、たった三つの野菜でアメリカ人の野菜摂取総量の半分が占められていたからである。(＊47)

その野菜とは、たいてい**フライやチップスに加工されてあなたの口に入るジャガイモ**や、あなたが食べる野菜の中で**最も栄養価の低いものの一つである丸いレタス**、そしてピザやパスタと一緒に食べている印象しかない**缶詰のトマト**のことだ。

こうしたことに加えて、一九九六年の場合、平均的なアメリカ人は**毎日小さじ三二杯もの砂糖を摂取**していた。(＊46)

たいていのアメリカ人は、**精製された「単純炭水化物」だけを摂取し、健康に良い「複合炭水化物」を摂取していない**、ということは明白である。

これは困った問題であり、そして炭水化物全体がこのような非難を受ける原因はここにある。

すなわち、アメリカで摂取される炭水化物の大部分は、ジャンクフードや精製された白い穀物の中にあるため、これによって不足した栄養分は、ビタミンやミネラルのサプリメントで補わなくてはならなくなるのである。

この点では流行のダイエット本の著者と私は同感だ。

例えば、次のような食事だけでも、「低脂肪-高炭水化物ダイエット」は可能だ。

精製された小麦粉のパスタ、焼いたジャガイモのチップス、ソーダ、砂糖をまぶした甘いシリアル、低脂肪のキャンデーバーなどだ。

しかし、このような食べ方はとてもすすめられない。これらの食べ物を食べても、ホールフードでプラントベースの食事が与えてくれる健康効果を引き出すことはできないだろう。

実験的研究によると、高炭水化物ダイエットの健康上のメリットは、未精製穀物や果物、野菜などに含まれる「複合炭水化物」を摂取することによって生み出される。

リンゴやズッキーニを丸ごと食べたり、あるいは玄米ご飯の上に、豆や野菜をかけた料理を食べる、ということなのである。

●体重はこうして増えていく

減量論争の解決にひとすじの光明を見出せるような驚くべきことが、「チャイナ・プロジェクト」を通して明らかになってきた。

「チャイナ・プロジェクト」を開始したとき、中国にはアメリカが抱えている問題とは別の問題がある、と私は思っていた。

それは、「中国では自力では食べていけない」とか、「飢饉が生じがちで、人々は成人の体に成長するまでの間、食べ物が十分に与えられていない」、などと聞かされていたからだ。

ごく手短に言うと、中国人は生きていくのに十分なカロリーを摂取していない、というのが私の認識だった。

中国は過去五〇年間、それなりに栄養問題に苦労してきているが、やがてカロリー摂取に関する私の認識が完全に誤っていたことを、知ることになった。

我々は、中国人とアメリカ人のカロリー摂取量を、比較してみたかったが、問題があった。中国人はアメリカ人よりも、ずっとよく体を動かしている。特に、肉体労働が当たり前の農村地域ではそうだ。懸命に働いている人を、平均的なアメリカ人と比較することは、誤解を招くおそれがあるだろう。それはきつい仕事をする肉体労働者の消費カロリー量を、経理係の消費カロリー量と比べるようなものだからである。

二国間の人々の間に存在するカロリー摂取量の大きな相違を見ても、重要なことは明らかにならず、単に「肉体労働者は運動量が多い」ということを確認するだけに終わるだろう。

この問題を解決するために、我々は、中国人を肉体労働のレベルによって五つのグループに分けた。事務労働者に匹敵する、「最も体を動かしていない中国人」のカロリー摂取量を算出したあと、平均的なアメリカ人の摂取量と比較した。その結果わかったことは、驚くべきことだった。

体重一キログラム当たりの平均カロリー摂取量は、「最も体を動かしていない中国人」の場合、平均的アメリカ人より三〇%も多かったのである。しかし体重はアメリカ人よりも二〇%も少なかったのだ（二二八ページ、図21参照）。

・「最も体を動かしていない中国人」でさえ、アメリカ人以上にカロリーをとっているのに、太りすぎの問題がないのは、いったいどうしてなのだろうか。
・その秘訣は何なのだろうか。

この矛盾には、二つの解釈が考えられる。まず、中国の事務労働者は平均的アメリカ人より活発に体を動

（図21）中国・アメリカのカロリー摂取量と体格指数（BMI）

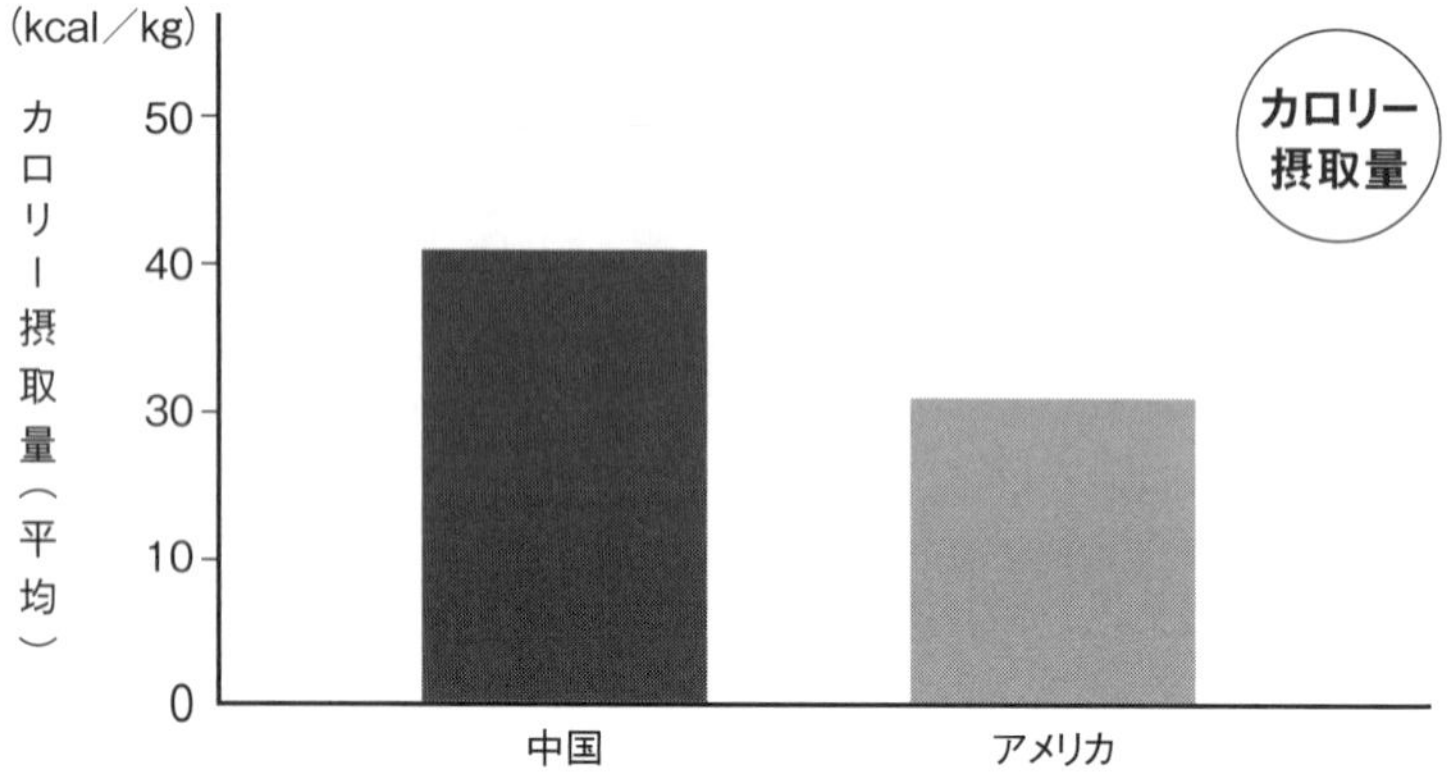

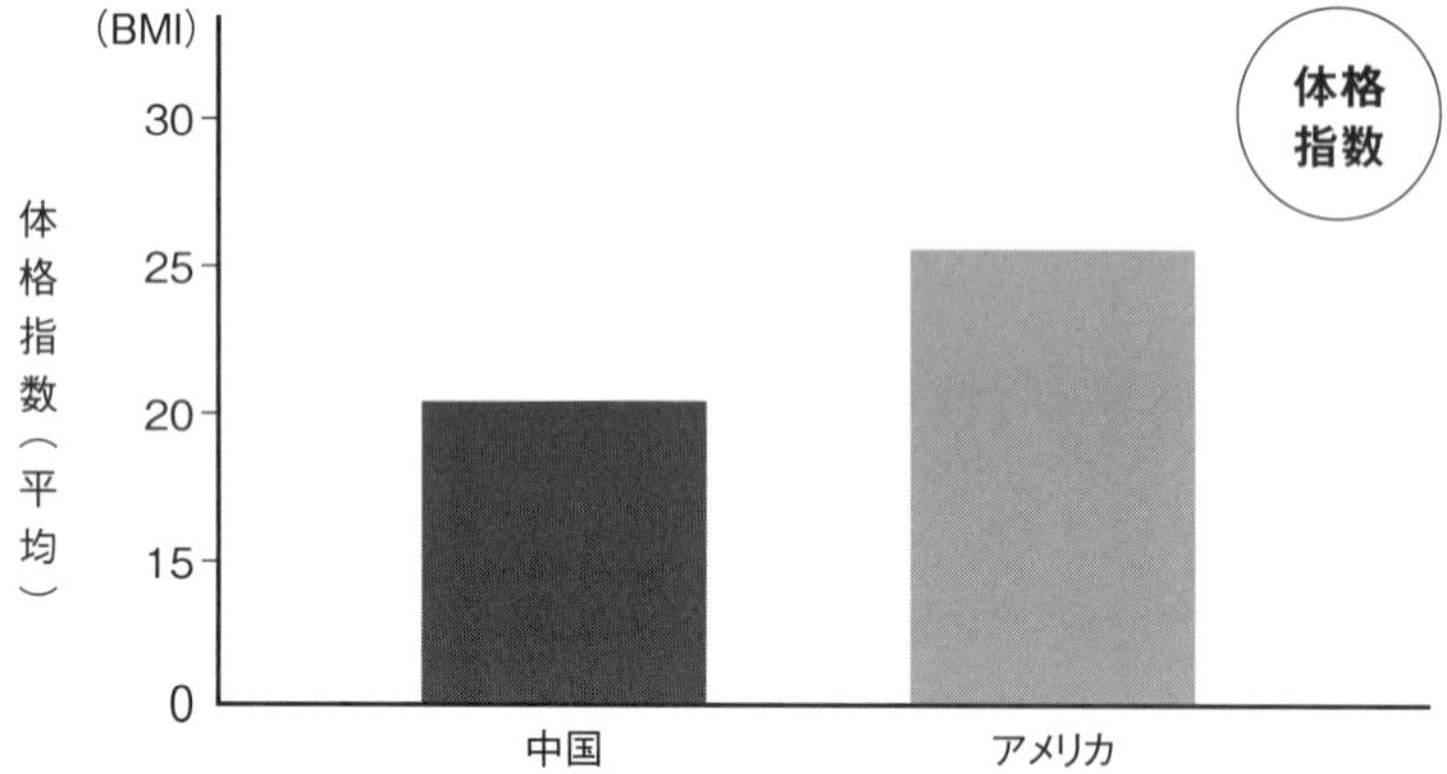

【注】最も体を動かしていない中国人の平均カロリー摂取量（体重1キログラム当たり）は、
平均的アメリカ人より30％多く、体重（BMI＝体格指数）は
アメリカ人より20％も少なくなっています。
なお日本人の場合は、カロリー摂取量30キロカロリーでアメリカ並み、
BMI値は24.1でこれもアメリカに近い数字です。
（厚生労働省「平成19年　国民健康・栄養調査結果の概要」より）

かしている、ということである。

中国に詳しい人なら、事務職員たちの多くが自転車で通勤していることを知っている。そのため、彼らはアメリカ人よりも多くのカロリーを消費するのだ。

それでもこの余分なカロリーのどれほどが体を動かすために使われているのか、どれだけが食べ物の消化のために使われているのかは、私たちにはわからない。

しかし、摂取したカロリーをアメリカ人とは違った方法で消費する、ということはわかる。「彼らは代謝率が高い」とか、「それは遺伝子によるんだよ」といった言い方をよく耳にするし、あなたもそういうタイプの人を知っているはずだ。このタイプは、食べたいだけ食べているのに太らないらしい。

しかし、そうした人は少数派であり、カロリー摂取量に気をつけるタイプの人がほとんどだろう。

最もシンプルな解釈は右のとおりだが、もっと複雑な解釈もできる。それは、我々自身の膨大な調査研究や、ほかの人々による研究に基づくものである。

つまり、こういうことになる。

もしカロリー摂取量が制限されないとしたら、高脂肪・高タンパクの食事をしている人々は、体が必要とする以上のカロリーを、体内に保っていることになる。私たちは、このカロリーを「体脂肪」として蓄えておくのだ。

おそらく筋繊維の中に織り込んだり（注・肉用種では、これを「霜降り」と呼ぶ）、あるいは、お尻やお腹、または顔の周りや太腿の上部などといった、明らかに見てとれるところにしまい込む。

肥満になる決定的な要素は、ごく少量のカロリーを余分に保っておくことに尽きる。例えば、もし一日わずか五〇キロカロリーでも余計に保っていたら、一年で一〇ポンド（約四・五四キロ）余計な体重を増やすことになる。

そんなにたくさんの量ではないと思うかもしれないが、五年も経つと五〇ポンド（約二二・七キロ）余計な体重になるのだ。

ある人はこれを聞いて、とにかく一日五〇キロカロリー少なく食べるようにしたい、と思うかもしれない。それは理論的には効果はあるかもしれないが、完全に非実用的だ。毎日のカロリー摂取量を、このように正確に覚えていることは不可能だからだ。

レストランで食事をするときのことを考えてみるといい。毎回の食事がどれだけのカロリーを含んでいるか、あなたは知っているだろうか。

家でこしらえるキャセロール、あるいは店で買ってくるステーキなど、あなたはこれらのカロリーを知っているだろうか。

もちろん知らないだろう。

真実はこうだ。短期間カロリー制限の食生活に従っていたとしても、体は、最終的にどれだけのカロリーをとり込み、それをどう処理するかをたくさんのメカニズムを通して決定している。

カロリー摂取量を制限しようという試みは、それが炭水化物の制限であれ、脂肪であれ、長続きしないし、不可能なことだ。

●人体の複雑なメカニズムが教える「正しい減量法」

体は摂取したカロリーをいかに利用するかという点で、精巧な均衡作用やきわめて複雑なメカニズムを用いている。

正しい食べ物を食べることによって、自分の体をきちんと管理していれば、体は体脂肪からカロリーを引き出し、「温かく保つこと」や「代謝を維持すること」「体を活発に動かすようにに仕向けること」、あるいは「過剰カロリーの処分」など、最も望ましい機能への分配を十分心得ている。

体はカロリーを「どのように使うか」「蓄えるか」、あるいは「消費させるか」を決定するため、複雑なメカニズムを駆使しているのである。

「高タンパク・高脂肪の食事」をすると、（厳格なカロリー制限でやせない限り）カロリーを体温に転換せずに貯蔵用の形（すなわち、体脂肪）に変えてしまうのだ。

それにひきかえ、「低タンパク・低脂肪の食事」では、カロリーを体温への転換に費やし、失わせてしまうのである。

我々は研究の際、「脂肪としてカロリーを蓄え、エネルギーとして少ししか失わないのは、効率がいい」という言い方をする。

しかし、あなたはむしろ、「もう少し効率が悪くなって、体脂肪に変えるよりも、体温に変えるほうがいい」と思うに違いない。

もしそれを望むなら、今すぐ「脂肪とタンパク質が少ない食事をするだけ」で、それは可能なことなのだ。

以上が、「チャイナ・プロジェクト」のデータが証明していることなのである。

「中国人はアメリカ人よりも活発に体を動かしていること」「中国人の低脂肪・低タンパクの食事は、カロリーを体脂肪にではなく体温に転換していること」、この両方の理由から、中国人はアメリカ人以上にカロリーを消費しているのである。

これは、たとえ最小限にしか体を動かさない中国人にとっても言えることだ。「一日わずか五〇キロカロリー余計にとることによって、貯蔵用の脂肪に変わる。私たちはこうして体重が増えていく」ということを忘れないでほしい[*58]。

我々は、同様の現象を、「低タンパクの食事」をさせた実験動物でも確認した。動物たちはいつも決まってやや多めのカロリーを摂取し、体重はあまり増えず、余分なカロリーを体温として処理し[*59]、自発的に運動していた。

そのうえ、ガンの発生に関しても、標準的な食事をしている動物たちに比べ、はるかに少なかったのである[*60]。

より多くの酸素がとり込まれると、カロリーは速いスピードで燃焼し、体温に早く変わる、ということを我々は発見した[*59]。

「食事はカロリー代謝に小さな変化を起こすことができ、それが体重の大きな変化につながる」ということは、重要で役に立つコンセプトである。

すなわち、「効果のない無謀なダイエット法の、無秩序なプロセスとは対照的に、長期にわたる体重のコントロールには、秩序正しいプロセスがあり、それは効果がある」ということだ。

そしてこのことはまた、「丸ごと（未精製・未加工）の植物性食品」で構成された「低タンパク・低脂肪の食事」をしている人は、たとえ総摂取カロリーが同量か、やや多めであったとしても、体重の問題に苦労することはずっと少ないという、たび重なる観察結果の理由を説明するものでもある（詳細は第6章）。

●「動物タンパクでなければ大きくなれない」という嘘

今日我々には、「低脂肪・低タンパクの食事」で、果物や野菜から「複合炭水化物」を豊富にとることが、減量するのに最も役立つことがわかっている。しかし、反対に体をもっと大きくしたい場合はどうなのだろう。

「できるだけ大きな体になりたい」という願望は、ほとんどの文化圏に行き渡っている。植民地時代のアジアやアフリカで、ヨーロッパ人は、小さい人々のことを文明度が低いとさえみなしていた。体のサイズは武勇、男らしさ、権威の証のようだ。

たいていの人が、タンパク質の豊富な動物性食品中心の食事をすれば、強く大きくなれる、と考えている。この考え方は、「タンパク質（肉）を摂取することは、体力のために必要なことだ」という考えから来ている。

中国人は、より体の大きな運動選手になるために、そしてまたオリンピックでより良い成績がとれるように、より高タンパクの食事を公式に推奨してきた。

動物性食品に基づく食事は、より多くのタンパク質を含んでいる。そして動物性タンパク質は、より質の良いタンパク質だ、と考えられている。

近年急速に近代化してきた中国でも、ほかの国同様、動物性タンパク質は、高く評価されているのである。しかし、「動物性食品中心の食事は大きくなるのにいい方法だ」といった考え方には問題がある。動物性タンパク質を最も多く食べている人々は、心臓病やガン、糖尿病になるリスクが最も高いからだ。

例えば、「チャイナ・プロジェクト」では、動物性タンパク質の摂取は、背が高く体重がある人々と関連していたばかりか（Ⅰ）、総コレステロール値や悪玉コレステロール値が高いこととも関係していた（Ⅱ）。

さらに動物性タンパク質の摂取（Ⅰ）と関連している体重は、ガン（Ⅱ〜Ⅲ）や冠状動脈性心臓病（Ⅱ）ともより深く関係していた。

「より大きくなる」ということと、「どうやら優れているらしい」ということは、高い代償を伴うようだ。

では、病気のリスクを最小限にしつつ、同時に成長する要素を得ることは可能だろうか。

「チャイナ・プロジェクト」では、幼児期の成長速度は測定しなかったが、大人の身長と体重は測定した。そして、この情報から驚くべきことが判明した。

より多くのタンパク質を摂取することは、より大きな体のサイズと関連していたのであるが[*61]（男性ではⅢ、女性ではⅡ）、この効果は、主に**「植物性タンパク質」**によって生じていたのである。なぜなら植物性タンパク質が、中国人の総タンパク摂取量の九〇％を構成していたからだ。

確かに動物性タンパク質の摂取は、体重が多くなることと関連していたし（Ⅰ）、タンパク質に富む牛乳の摂取もまた効果があるようだった（Ⅱ）。

しかし、とびきりの情報は、**「植物性タンパク質の摂取量が多いことと、身長や体重が増えることとは密接に関連している（Ⅱ）」**ということだ。

体の成長は、一般的にタンパク質の摂取と深く関係しており、**動物性タンパク質と植物性タンパク質のいずれも効果がある**のである。

このことは、「人間は成長と体の大きさの遺伝的な潜在能力を、プラントベースの食事をとることによって発揮することができる」ということを意味している。

では、動物性食品を全くとっていないか少量しかとっていない発展途上国の人々は、欧米の人々よりも概して小柄なのはなぜだろうか。

それは貧しい地域における「プラントベースの食事」は、種類が不十分で、量や質も適切ではないことと、小児疾患が蔓延しているところでは、公衆衛生状態も劣悪であることと関係しているからである。

このような状況下では成長が妨げられ、人々は本来遺伝的に具わっている大人の体格までに成長することができないのだ。

●プラントベースの食事のすばらしさ

「チャイナ・プロジェクト」によると、大人の身長や体重が少ないことは、肺結核（Ⅲ）、寄生虫病（Ⅲ）、肺炎（Ⅲ。身長が低い場合）、腸閉塞（Ⅲ）、および消化器系（Ⅲ）の病気などによる死亡率が高いことと深く関係していた。

この結果は、公衆衛生状態が「貧しさが原因の病気」を効果的にコントロールしていれば、体は「低脂肪のプラントベースの食事」を摂取することによって十分成長できる、という考えを立証している。

また、このような状況下では、「豊かさが招く病気」（心臓病、ガン、糖尿病など）を最小限に留めることができる。

肥満予防に役立つばかりでなく、「低動物性タンパク質・低脂肪の食事」は、さまざまな点で私たちに貢献し、さらには十分な体格に成長する能力をも発揮させてくれるのである。

この食事は血中コレステロール値を管理し、心臓病やさまざまなガンを減らすのにも役立つのだ。

「プラントベースの食事のすばらしさを証明している数値が、全くの偶然である確率はどれくらいか」と尋ねられれば、その答えは控えめに言っても、「偶然などということはまずありえない」ということになる。

このような証拠の一貫性が、関連事項のすべてにわたって幅広く見られることは、科学の研究分野では稀なことだ。

「チャイナ・プロジェクト」のデータは、新しい世界観、新しいパラダイムを示している。また現状を許さず、新しい健康効果を約束し、私たちが注目することを要求している。

●動物実験と人を対象とした研究データの一致

生化学への道を歩み始めたとき、私は肝臓ガンの研究に専念していた。第3章では、実験動物を対象に行なってきた数十年にわたる研究室での作業、すなわち「優れた科学」と呼ばれるための必要条件に合格した研究について、詳しく述べてきた。

その研究で明らかになったことは、**「カゼインおよび、おそらくすべての動物性タンパク質は、私たちが口にするものの中で、ガンを引き起こすのに最も深く関係している物質かもしれない」**ということだ。

食事中のカゼイン量を調節することによって、ガンの増殖を刺激したり、止めたり、また1Aクラス（一〇〇%ガンを引き起こす可能性があるクラス）の発ガン物質であるアフラトキシンによるガンの誘引作用を無効にしたりできる。

しかし、この研究結果は事実として確認されたにもかかわらず、人間ではなく、なおも実験動物のみに当てはまるものだった。

したがって、人間の肝臓ガンの原因(*62)に関する証拠を突き止めるために、私は「チャイナ・プロジェクト」に大きな期待を寄せていた。

肝臓ガンは中国農村部に多く、一部の地域ではことさら顕著に発症が見られる。その主な原因は、B型肝炎ウイルス（HBV）による慢性感染症のようだった。平均して被験者の一二～一三％が、慢性的にこのウイルスに感染しており、ある地域では、なんと人口の半分が慢性的に感染していたのである。

アメリカ人の場合、慢性的にこのウイルスに感染しているのはわずか〇・二～〇・三％にすぎない。

しかし、それだけではない。中国ではこのウイルスが肝臓ガンの原因であるのに加えて、食習慣もまた重要な役割を果たしているようだ。どうしてそれがわかったかというと、血中コレステロール値がその主な手がかりを与えてくれたからである。

肝臓ガンは血中コレステロール値の上昇と深い相関関係がある（Ⅲ）。しかも、動物性食品はコレステロール値を上昇させる原因であることを我々はすでに把握している。

ではB型肝炎ウイルスの出番はどこかというと、ハツカネズミによる研究が、それを如実に物語っていた。B型肝炎ウイルスは肝臓ガンの形成を開始するが、ガンはカゼインをより多く含むエサに反応して増殖していき、併せて血中コレステロール値も上昇していったのである。これらの観察結果は、人を対象とした研究結果ともぴたりと一致する。

すなわち、慢性的にB型肝炎ウイルスに感染していて、動物性食品を摂取している人は、血中コレステロール値が高く、そして肝臓ガンになる確率が高い。ウイルスが銃を提供し、悪い食べ物がその引き金を引くのである。

私の頭の中では、次第に「情報」が期待とともに明確になりつつあった。ほかの食習慣やガンとの関係にも当てはまるかもしれない「情報」であり、重要な原則を提示する意味深い「情報」だった。

そしてまた、一般にはまだ伝えられていない、「人々の命を救うことのできる情報」でもあった。結局それは、**ガンから身を守るための最も強力な武器は、毎日私たちがとっている食事である**、という見解をもたらす「情報」だったのである。

これでおわかりだろう。何年にもわたる動物実験が、難解な生化学の原則やプロセスを解明したのである。この実験が、「肝臓ガンに関する栄養の影響」について明らかにするのに大いに役立ち、今度は、「このプロセスは人間にも関連している」ということを確かめることができたのである。

慢性的にB型肝炎ウイルスに感染している人は、肝臓ガンのリスクも高い。しかし我々の研究結果は、**「B型肝炎ウイルスに感染している人々で、動物性食品をより多く食べている人はコレステロール値が高く、動物性食品を食べていないウイルス感染者より、肝臓ガンになることが多い」**、ということを示していた。「実験動物による研究」と「人を対象とした研究」が、完璧に一致したのである。

●「チャイナ・プロジェクト」の成果を阻害するもの

アメリカでは、国民のほとんどが「豊かさが招く病気」で亡くなる。「チャイナ・プロジェクト」で、栄養が「豊かさが招く病気」に大きな影響を及ぼしていることを見てきた。

・植物性食品は低い血中コレステロール値と関連しており、一方、動物性食品は高い血中コレステロール値と関連している。

・動物性食品は乳ガンの高い罹患率と関連しており、一方、植物性食品は乳ガンの低い罹患率と関連している。

・植物から与えられる「食物繊維」と「抗酸化物質」は、消化器官のガンのリスクが低いことと関連している。

・「プラントベースの食事」と「活動的なライフスタイル」は、ヘルシーな体重につながる。しかも大きく、そしてたくましい体格へと成長させてくれる。

我々の研究は企画の点で総合的であり、研究結果の点でも包括的だった。バージニア工科大学やコーネル大学の研究室から中国の果てまで移動し、**「私たちは正しい食べ物を食べることによって、致命的な病気になるリスクを最小限に抑えることができる」**ということを、科学がぶれることなく明らかにしてくれたように思われる。

最初にこのプロジェクトを始めたとき、我々は、かなりの妨害に遭遇した。

コーネル大学の同僚で、「チャイナ・プロジェクト」の初期計画に関与していた人物が、ミーティングで激昂したため、私は「すでに判明しているものもあるが、病気を引き起こす際に、数ある未知の栄養要因が、どのように作用し合っているかを研究しよう」という提案をし、解決を図ろうとした。

そのため我々は、すでにそれまでの研究で正当性が証明されているものを含め、多数の要因を測定しなければならなくなった。

しかしこの同僚は、「もしそれが意図するところなら、むやみやたらに試みるこうした研究には関わりたくない」と言い放ったのである。

この同僚は私の考え方に沿うよりも、科学界の主流に沿った意見を述べたのである。彼や同じ考えを持った同僚たちは、「科学は最もよく知られた要素を個別に調査するとき、最もよく調べることができる」と考え、次のように述べていた。

「主として、特定されていない要素は、何も明らかにしない」

「例えば、乳ガンに対するセレニウムの特異的な影響を測定するのは認める。しかし同じ研究の中で、重要な食事パターンの発見を期待し、複数の栄養摂取条件を測定するのは賛成できない」

こうした意見に対し、私はもっと広い視点から見ることを好む。なぜなら我々は、自然そのものの信じがたいほどの複雑性と奥深さについて調べているからである。私は本書のいちばん重要なポイントである「食事のパターンがいかに病気と関連しているか」を調べたかった。

食べ物に含まれるすべての要素が、健康になるか、あるいは病気を引き起こすか、その両方のために共同で作用している。

「単一の化学物質がホールフードを特徴づけている」と考えれば考えるほど、いっそう愚行に迷い込むことになる。本書の第4部で述べるが、このような考え方が、多くのお粗末な科学的知識を生み出してしまったのである。

したがって私は、少量のデータではなく、もっとたくさんの「ショットガン・アプローチ」(あらゆるデータを集める方法)が必要だ、と言いたい。私たちは「食事」や「ホールフード」について、もっと考えてみる必要があるのだ。

だが、「ショットガン・アプローチ」だけが、研究する際の正しい方法かというと、もちろんそういう意味ではない。

また、「チャイナ・プロジェクト」の多くの研究結果が、科学的に「絶対的な証拠」となっているかというと、私はそのようにも考えていない。

しかし、「チャイナ・プロジェクト」が、実践的な対策を決めるうえで役立つ十分な情報を提供しているかと問われれば、「全くそのとおりだ」と答えられる。

この研究から、有益でクモの巣のように広がった情報網が浮上してきた。しかしこの巨大な研究の中で、病気と関連性のあるどれもが、この情報網に完璧に当てはまるかというと、そんなことはない。

統計的に有意な一連の要素は、この情報網に容易に当てはまるが、意外なことがいくつかあった。しかし、そのすべてではないにしても、ほとんどはその後、明らかにされてきている。

●明日への道を照らすもの

「チャイナ・プロジェクト」の結果を見て、「欧米の経験を通して期待されていたこととは食い違っている」と感じた団体もいくつかあった。

そのため私は、「古い考え方に新しい洞察を加えたもの」と、「偶然、あるいは実験不足のおそれがある異例な結果」とを区別することに、十分な注意を払わなければならなかった。

先に述べたように、中国農村部の血中コレステロール値の範囲は意外だった。「チャイナ・プロジェクト」が開始されたとき、二〇〇〜三〇〇mg/dℓは普通だと考えられており、それより低いと怪しい、と思われていたからだ。

科学界や医学界の中には、一五〇mg/dℓより低いコレステロール値は危険だと考えている人もいる。現に一九七〇年代末の私自身のコレステロール値は二六〇mg/dℓで、肉親たちともさほど違っていなかったので、医者は「結構です。ごく普通です」と言っていた。

しかし、中国で血中コレステロール値を測定したとき、我々は、ショックを受けた。

中国人のコレステロール値は、七〇～一七〇㎎／dℓの範囲だったのだ。

彼らの高いほうの数値が、アメリカ人の低いほうの数値に当たり、彼らの低いほうの数値は、医者の診察室で見かける表には載っていなかった。

我々が言う「普通」の数値の範囲とは、明らかに**欧米風の食事をしている欧米人だけに当てはまる**ものだ、ということが明らかになったのである。

例えば、たまたまアメリカ人の「普通のコレステロール値」は、心臓病になるリスクの大きさを示しているが、不幸にもアメリカでは、心臓病になることもまた、「普通のこと」なのである。

コレステロール値に関しては、長年にわたり「標準値」が設けられていて、その数値は欧米で一致している。私たちは欧米の数値が「普通である」とみなすことが多すぎるが、それは私たちが、「欧米の経験なので正しいらしい」と考える傾向にあるからだ。

しかし結局のところは、「チャイナ・プロジェクト」の強固で一貫した証拠のほうが、正しい結論を導くのにふさわしかった、といえるだろう。

・健康にとって精製・加工していない丸ごとの植物性食品は有益であり、一方、動物性食品は有益ではない。

・植物性食品には健康で、身長が伸びる効果があるうえ、私たちの身の回りに蔓延している病気や早い時期での発病を避けられるといった、信じがたいほどの効果がある。

・植物性食品以外の食事選択では、効果があったとしても、その効果はほんのわずかでしかない。

「チャイナ・プロジェクト」は、私にとって実に画期的な出来事だった。だが、この研究そのものは、食習慣が病気を引き起こすことについては立証していない。

科学の領域では、絶対的な証拠を手にすることはできないのである。その代わり、理論が定義され、圧倒的な証拠の分量と明快さにより、「その理論はたぶん真実だ」と誰もが是認するまで議論されることになる。「食習慣と病気の関連性」について、「チャイナ・プロジェクト」は、証拠に多くの重みを加えていた。

その実験的な特徴（「多様な食習慣」「病気とライフスタイルの特徴」「異例なほど広大な範囲での食習慣調査」「データの質を測定する優れた手段」など）が、「食習慣と病気に関する考え方」を、以前にはなかった方法で拡大させるための、前代未聞の機会を提供してくれたのである。

「チャイナ・プロジェクト」の研究は、これまで私が決して見たことのなかったような道を照らす一筋の光のような存在だった。

●自らの人生を一変させた「真実」の力

「チャイナ・プロジェクト」の結果は、私自身にも食習慣のスタイルを転換するきっかけを与えてくれた。

私は一五年前（注・一九九〇年）に、肉を食べるのをやめた。その後の六〜八年の期間に、特別なケースを除き、乳製品を含むほとんどすべての動物性食品を食べるのをやめてしまった。

以来、私のコレステロール値は、年をとっていたにもかかわらず下がった。二五歳のときよりも、今のほうがずっと体調が良く、体重も三〇歳のときより四五ポンド（約二〇・四キロ）軽い。私の身長からすれば、現在の体重は理想的なものである。

私の家族もまたこの食べ方を選択している。それは主に私の妻、カレンのおかげである。彼女はおいしくてヘルシーな新しい食習慣のスタイルを一所懸命に作り出してくれた。

こうした変化はすべて健康上の理由のために行なったことである。私の研究の結果が、私に目を覚ますよう教えてくれたからだった。

一日およそ二リットルの牛乳を飲んでいた少年時代から、ベジタリアンのことを無視していた頃までのことを考えると、私の人生は異例な方向転換をした、といえるだろう。

しかし、私の人生を変えたのは、私自身の研究だけではなかった。ほかの科学者らの複数の研究もまた、大きく影響していたのである。

私は何年もの間、「食習慣と健康」に関してほかの研究者が発見したことを検証するため、自分たちの研究結果だけに留まることはなかった。我々の研究結果が特定なものから一般的なものに拡大していくにつれ、その実態も大きくなり続けてきた。

今日我々は、私の研究結果をさらに大きな状況に当てはめてみるため、ほかの科学者が行なっている研究についても検討することができる。

以下の章でお話しすることは、まさに驚くべきことだ、というほかない。

「チャイナ・プロジェクト」の調査方法について

◎調査地域と生態学的研究について

この大規模調査のため、中国全土二七省の中から二四省（六五郡）が選ばれた。そして調査後、各郡ごとに一般的な七つのガンすべてにわたるその死亡率が提示されている。

また、調査地域は地理的にもきわめて広範に及んでいるが、各郡の中央研究所から四時間の移動距離内にあった。調査を行なったのは、次のような地域を代表する場所である。

・中国南東部の亜熱帯海岸地域。
・シベリアに近い中国東北部の極寒地域。
・ゴビ砂漠近くの北部大草原地域。
・インド、ネパール国境に近い、中国北西部から、南西部にわたるヒマラヤ山脈付近、および山脈内。

上海近郊を除くほとんどの地域は、人々が生涯同じ場所に暮らし、地元の産物を食べている中国農村部地帯といえる。

ゴビ砂漠の辺鄙な地域に遊牧民二万人が住む場所から、一三〇〇万人が住む上海郊外のようなところまで、人口分布も実にさまざまだった。

調査法は「生態学的、あるいは相関的」と呼ばれる方法だった。「チャイナ・プロジェクト」では、六五の郡ごとに「食習慣」や「ライフスタイル」「病気の特徴」を比較している。

各郡ごとに、「食やライフスタイルや病気の特徴が、どのように相互に関連し合っているか」を突き止めることが我々の目的だった。

例えば、「食事脂肪がどのように乳ガン発症率と関連しているか」「血中コレステロール値がどのように冠状動脈性心臓病と関連しているか」「赤血球細胞中のある種の脂肪酸が、どのように米の摂取と関連しているか」といった具合だ。

また、「血中テストステロンのレベル」、あるいは「エストロゲンのレベル」を「乳ガンリスク」と比較することもできた。我々は異なったタイプを、何千も比較できたのである。

この種の研究では、郡の人々の平均的なデータのみが比較されるということに留意することが重要である。個人同士の比較はしないし、どんな「疫学的研究計画」でも、こうしたことは行なわれていない。

「生態学的研究」の観点からいっても、六五郡もの地域を対象としたこの研究は、きわめて稀だ。この種の研究は、せいぜい一〇～二〇ほどの集団規模がほとんどである。

この調査のために各郡からそれぞれ一〇〇人の成人が選ばれた。男女それぞれ半数ずつで、全員が三五～六四歳だった。

◎データの収集方法について

データは次のような方法で集められた。

・各自が血液を自発的に提供し、食習慣やライフスタイルのアンケートを提出した。
・選ばれた人の半分が尿サンプルを提供した。
・調査班は調査対象者の三〇％の家庭を訪れ、三日間、家族が食べたものを細かく聞きとり、記録した。
・各地域で記録された典型的な食事のサンプルが地元の市場で集められ、のちに食事要因や栄養要素が分析された。

この調査計画の初期段階で、重要な問題となったのは、「食習慣と栄養の情報をいかに調査するか」ということだった。

「摂取した食べ物を思い出してもらう」というのが一般的な方法だが、これは非常に不正確だ。いろいろな食品が混ざった料理を食べた場合などは、特にそうである。

あなたは「先週、どんなものを食べたか」すぐに思い出せるだろうか。また、「どれだけ食べたか」を思い出すことができるだろうか。

食べたものを知る大雑把な方法として、「市場でどんな食べ物が売られているか」を見れば、推定可能だ。

この調査結果から、全住民の長期にわたる食習慣傾向をある程度分析できるかもしれないが、しかしこれは、食べ物の廃棄部分を考慮していないし、個人の摂取量も測定していない。

比較的大雑把なこの方法は、特定の目的のためには役立つ可能性があるものの、技術上のミスや個人的偏見の影響を受けやすい。技術上のミスが大きければ大きいほど、「原因と結果」の関係を発見することは難しくなる。

我々は「どの食べ物がどれだけ摂取されているか」を大雑把に測定するよりも、もっと良い方法を望んだ。摂取している栄養の指標（バイオマーカー）として、血液や尿のサンプルを分析し、栄養摂取状態を評価することにしたのである。この方法による分析なら、食べたものを思い出してもらうよりもはるかに客観的だろう。

しかし、血液を集め分析することは、容易ではなかった。

最初の難関は十分な血液を集めることだった。文化的な理由から、中国農村部の人々は、血液サンプルを提供したがらなかったからだ。唯一の方法は指を刺す方法による採血だが、これでは量的に不十分だった。注射器で標準的なバイアル瓶に採血すると、指を刺す方法の一〇〇倍の血液が得られ、はるかに多くのことが分析できる。

我々の研究メンバーであり、中国保健省の「栄養・食品衛生研究所」に席を置くチェン・ジュンシ博士が、この方法での血液提供をボランティアの人に依頼する、といういやな役目を引き受けてくれたおかげで、すべてうまく遂行できた。

次に、やはりメンバーであるオックスフォード大学のリチャード・ピートー卿から、血液ストック用の貯蔵庫を作るため、「各村の男女から集めた血液サンプルを全部一緒に混ぜる」という、研究にとって非常に役立つ提案がなされた。この方法なら、指を刺す採血法の一二〇〇～一三〇〇倍もの血液が集められる。

大きな血液貯蔵庫を作ることには、大きな意味があった。実は、これが「チャイナ・プロジェクト」を可能にしたのである。このおかげで「食習慣と健康」に関する多くの分析が可能となった。

我々は「食と健康の関係」について、さらに幅広い捉え方で探究できるようになったのである。この方法による血液の収集と分析に関する理論的・実際的根拠に関しては、この研究論文の原書（注）をご参照いただきたい。

【注】「Diet, life-style and mortality in China. A Study of the characteristics of 65 Chinese counties」Cheng J, Campbell T C, Li J. Et al.

血液サンプルの収集後、我々は誰が分析を行なうかを決めなければならなかった。

我々は「最高の研究」を成し遂げることしか考えていなかった。コーネル大学の研究室やチェン博士のいる北京の研究室でいくつかの分析が行なわれている間、そのほかの特殊なタイプの分析については、四大陸、六か国に及ぶ二四の研究所で行なわれた。

どの研究所で分析を行なえばいいかの選択は、在籍研究員の専門知識や関心などによって決められた。参加した研究所については、研究論文の原書に記載されている。

◎疫学的研究のグランプリ

この調査はまさに千載一遇のチャンスといえるものだったので、我々はこの種類のものでこれまで行なわれた調査の中で、ベストのものとなることをめざした。

その結果、実に広範で総合的な調査が可能となり、質が高く独創的な「食習慣と病気の関係」について研究する機会が、歴史上初めて与えられたのだ。

この研究に見られる「包括性、質の高さ、独自性」が、研究結果の信憑性と信頼性を大いに高めてくれた。『ニューヨーク・タイムズ』紙は科学欄のトップ記事として我々の研究を紹介し、「疫学的研究のグランプリ」と賞賛してくれた。

◎研究テーマの多様性について

我々が行なった調査は、これまで行なわれたものの中では、最も広範で総合的なものであり、現在でも、それは変わらない。

血液、尿、食べ物のすべてのサンプルが集められ、保存され、分析された。やがて、それぞれの結果がまとめられ、最終的に質の高い結果だけが集められた（疑わしい結果のものは、最終的な発表の中には含まれていない）。

こうして我々は、三六七種の多岐にわたるテーマを研究することができたのである。

データは「食習慣」「ライフスタイル」「病気」に関連したさまざまな特徴を示していた。研究論文は八九六ページもの量となり、今日でも目を通すのは大変な作業だろう。その中には次のような項目がある。

・四八種類以上に及ぶ「病気の死亡率」。
・血液に含まれている一〇九の「栄養、ウイルス、ホルモンほか」の指標。
・「尿」に含まれる二四余りの因子。
・摂取された食べ物中に含まれる三六の成分（栄養、殺虫剤、重金属など）。
・調査家庭で測定された三六余りの「栄養と食べ物」の摂取量。
・アンケートから得られた六〇の「食習慣とライフスタイル」因子。

・一六の「地理的・気候的」因子。

研究は、非常に多くの要素を含んでいる。そのうえ、要素のほとんどが、ガン死亡率の原因のように多様であるために、きわめて総合的な研究となった。調査内容の幅の広さが、これまで発見されなかった「重要な関係」に気づく能力を高めてくれたのである。

◎分析データの質について

この研究の質を高めてくれたのには、左記のような理由があったかと思われる。

・調査のために選ばれた人は、三五～六四歳に制限されていた。これは病気について調べられることの多い年齢層である。六五歳以上の人の死亡証明情報は信頼性が低い、と考えられているため、この調査には含まれていない。

・研究中の情報収集のため、六五郡からそれぞれ二つの村が選ばれた。各郡から一つの村ではなく二つの村を選ぶことによって、より信頼度の高い平均データが導き出されるからだ。ほかの郡の数値より二つの村の数値が互いに似ていた場合、この数値がより質の高いデータであることを意味する。

・「要素」は極力一つ以上の方法によって測定された。例えば「鉄」の状態を測定する場合は六つの別の方法で調べたし、「リボフラビン」（ビタミンB２）は三つの方法による測定で、といった具合である。また、関連性が確認されている要素同士を比較することによって、データの質と信頼性を判断できたことも多かった。

・研究対象となった住人は、男性の九三〜九四％、女性の八九％が調査当時住んでいた場所と同じ「郡」で生まれていた。

また、世界銀行が公表したデータによれば、我々が調査した当時の「食習慣」は、何年も前に習慣化されていた「食生活」とほとんど変わらないものだった。

「何年も前の習慣」ということは、病気が初めに形成された時期を示しているため、これは理想的だった。

◎データの独自性について

我々の研究をきわめて独創的なものにしている理由の一つは、「生態学的な研究スタイル」を採用したことである。この研究スタイルについて「ある一つの結果に影響している一つの原因」を探し出して「原因と結果の法則」を確定するにはあまりふさわしい方法ではない、と考えている批評家が多い。

しかし、「栄養」はこのようなしくみで体に影響を与えているわけではない。むしろ「栄養」は食べ物に含まれる多くの栄養素とほかの化学物質が互いに作用することによって、病気を引き起こしたり予防したりしているのである。

「食べ物がいかに病気を引き起こすことに関係しているか」を知るには、「生態学的な研究スタイル」はほぼ理想的なものといえる。

最も重要な点は、病気発生に対する「栄養とほかの要素の広範囲にわたる相互作用」である。したがって、病気の原因を詳しく調べるには、できるだけ多くの「食習慣」や「ライフスタイル」因子を記録し、次に仮説を立て、総合的見地を代表するデータを分析していく必要がある。

（表Ⅰ）欧米におけるベジタリアンと非ベジタリアンの食事の比較

栄養	ベジタリアン	非ベジタリアン
脂肪（脂質）（総摂取カロリーに対する%）	30～36%	34～38%
コレステロール値（g/日）	150～300g	300～500g
炭水化物（総摂取カロリーに対する%）	50～55%	50%
タンパク質摂取量（総摂取カロリーに対する%）	12～14%	14～18%
動物性タンパク質（総タンパク質に対する%）	40～60%	60～70%

この研究を際立たせている理由として、中国農村部で習慣化されている「食生活の栄養的特色」が関係しているかもしれない。

欧米で行なわれている「食習慣と健康」に関する、人を対象としたどの研究も、それがどのようなスタイルのものであれ、リッチ（濃厚）な欧米風の食事をしている人々が対象とされている。これは、その研究にベジタリアンが含まれていても当てはまる。

なぜなら、ベジタリアンの九〇％はなおも大量の牛乳・チーズ・卵などを摂取しているし、かなりの数の人がベジタリアンと自称していても、依然として魚や家禽類を食べているからだ。

表Ⅰ（二五四ページ）が示しているように、栄養的特性において欧米諸国で「ベジタリアン食」と「非ベジタリアン食」の違いは、ごくわずかでしかない。

中国では、著しく異なる「食習慣」の状況が存在していた。アメリカでは私たちの総摂取カロリーの一五～一七％がタンパク質によって供給されており、このうちの八〇％以上が「動物性タンパク質」である。すなわち私たちは、肉や乳製品を食べることでタンパク質のほとんどをお腹いっぱい詰め込んでいるのだ。

しかし、中国農村部では、彼らは全般的に少しのタンパク質しか摂取していない（総摂取カロリーの九～一〇％）。しかも「動物性食品」によるタンパク質は、総摂取タンパク質量のうちのわずか一〇％にすぎない。

このことは、中国とアメリカの「食習慣」の間には、表Ⅱ（二五六ページ）が示すように、際立った相違がさまざまに存在していることを物語っている。

「チャイナ・プロジェクト」とは、「毎日の食習慣」と「健康上の影響」を調査した、最初の、そして唯一の大規模な研究だった。

中国人の食習慣は**「植物性食品中心」**であり、リッチなものから非常にリッチなものまでさまざまだった。

（表Ⅱ）中国人・アメリカ人・日本人の栄養摂取

栄養	中国人（35〜65歳）	アメリカ人	日本人 成人男性（※）
エネルギー量（kcal÷体重kg/日）	40.6kcal	30.6kcal	—
脂肪（脂質）の総摂取量（対カロリーの割合）	14.5%	34〜38%	22〜27%
食物繊維摂取量（g/日）	33g	12g	15g
タンパク質の総摂取量（g/日）	64g	91g	78g
動物性タンパク質の総摂取量（対カロリーの割合）	0.8%	10〜11%	8%
鉄の総摂取量（mg/日）	34mg	18mg	8.6mg

※（厚生労働省「平成19年　国民健康・栄養調査結果の概要」より）

一方、欧米諸国で行なわれたほかの研究は、**「動物性食品中心」**のものであり、やはりリッチなものから非常にリッチなものまで内容は幅広かったが、あくまでも「動物性食品中心」の調査であった。「チャイナ・プロジェクト」を画期的なものにしているのは、この違いである。

◎大プロジェクト実現の貢献者

これだけ大規模で広範囲にわたり質の高い研究を計画し実行することができたのは、チェン・ジュンシ博士の優れた才能と努力のおかげといえるだろう。

調査地域は中国奥地に至るまで点在していた。アメリカにたとえれば、フロリダ・キーズからシアトル、あるいはワシントンまで、そしてカリフォルニア州サンディエゴからメイン州バンガーまでの距離に相当する。

こうした地域間を往復するのは、アメリカ国内を旅行するよりはるかに大変だった。そのうえ、支給物資や指示書についてもすべての場所において、統一されていなければならなかった。

しかも、この調査はEメールやファクシミリ、携帯電話などが利用可能になる以前に実施されたのである。それぞれ一二～一五人の医療従事者からなる二四省の健康チームが、血液・食べ物・尿を収集し、組織的かつ標準的な方法でアンケートに記入する訓練を受けたことも重要なことだった。

情報の収集を標準化するため、チェン博士は中国を地区ごとに分け、それぞれの地区の指導者を上級の講習会に参加させるため北京へ派遣させた。指導者は受講後、地元の省へ帰り、自らの健康チームのスタッフを養成したのである。

アメリカ国立衛生研究所内の国立ガン研究所（ＮＣＩ）は、このプロジェクトのための創業資金を提供してくれたが、およそ三五〇人の医療従事者の給料は中国衛生部が支払った。

私の試算では、このプロジェクトのために中国側は、およそ五〇〇万〜六〇〇万ドル（五億〜六億円）の資金提供で貢献してくれた。これに比べ、アメリカの資金提供は一〇年間に二九〇万ドル（二億九〇〇〇万円）にすぎなかった。

もしアメリカ国内で同様のプロジェクトが行なわれた場合、アメリカ政府が支払わねばならない金額は、少なくとも中国側が提供した金額の一〇倍、五〇〇〇万〜六〇〇〇万ドル（五〇億〜六〇億円）になっていたことだろう。

第2部

あらゆる生活習慣病を改善する「人間と食の原則」

豊かな国、アメリカでは、その豊かさが原因で、たいていの人が決まった道をたどって死んでいく。つまり、私たちは丸一週間、毎日祝宴をあげている王様のような食習慣を続けている。そしてその食習慣によって、自らを死に追いやっているのである。

あなたはおそらく心臓病やガン、脳卒中、アルツハイマー病、肥満、あるいは糖尿病で苦しんでいる人を知っているだろう。あなた自身がこのような病気で苦しんでいたり、あるいはこうした病気があなたの家系で発症したりする可能性は十分にある。

すでに検証してきたように、このような病気はホールフードの植物性食品を常食としている中国農村部のような文化圏では、あまりポピュラーではない。

しかし、植物性加工食品（クラッカーやクッキーなど）を食べ始めるようになると、身近な存在となる。

講演を依頼されると、私は本書の構成と同じように、個人的な話から始めることにしている。そして、講演の終わりにはいつも、「食習慣と裕福な人の病気」について、さらに質問を受ける。

おそらく読者であるあなたも、「自分に関係している病気」についての質問をお持ちだろう。きっとその病気は、やはり「豊かさが招く病気」のことだと思う。なぜなら、ここアメリカでは、私たちは皆、そうした「裕福病」のために死んでいくからだ。

そしてまた、あなたが関心を抱いている病気の原因は、栄養に関する限り、ほかの「裕福病」と共通しているのだ。

驚くかもしれないが、「ガンのための特別な食事」だとか、「特別メニュー」などというものはない。同様に、「心臓病のための特別食」などというものもないのだ。

ガン予防に役立つものと同じ食事が心臓病の予防にも役立ち、同様に、肥満、糖尿病、白内障、黄斑《おうはん》変性症、アルツハイマー病、知的機能障害、多発性硬化症、骨粗鬆症、そのほかの病気の予防にも良いことを、今や世界中の研究者によって集められた証拠が物語っている。

さらにこの食事は、その人だけの遺伝子や個人的な体質に効果があるというのではなく、すべての人に公平に役立つのだ。

こうした「裕福病」は、すべて同じ元凶から発症している。すなわち、「病気促進要素が過剰で健康促進要素が不足している、有害な食習慣やライフスタイル」である。言い換えれば、それは**「欧米風の食習慣」**を指す。

逆に、これらの「裕福病」をすべて防いでくれる食習慣もある。それは**「プラントベースでホールフードの食事」**だ。

次章からは、病気別に構成されている。各章ごとに、食べ物がいかに病気と関係しているかを示す証拠を記載している。各章を読み進めていくうちに、「プラントベースでホールフードの食事」が示す科学的な根拠の幅広さに驚き、その食事のすばらしさに納得することだろう。

私自身、さまざまな疾病群に対し、結論への道筋が一貫していた点に、最も説得力を感じていた。「プラントベースでホールフードの食事」がこのような多種多様の病気にとって役立つのが明らかなのに、人々がほかの食事をするように仕向けられているなどということが、想像できるだろうか。

私には無理だ。きっとあなたも同じだろう。

「食習慣と健康」に関して、アメリカやほかの西欧諸国は間違った思い込みをしている。私たちは、そのせいで莫大な代償を支払ってきたのである。人々は病気や肥満に苦しんでいる。そして、どうしていいのかわからないでいる。

実験室での研究から「チャイナ・プロジェクト」へと移り、この第2部で述べるような情報に遭遇したとき、私は圧倒された。

「私たちアメリカ人の最も崇拝するしきたりは間違っており、真の健康法は、伏せられてきた」ということに気づいたからである。

不幸なことに、疑うことを知らない国民は、きわめて大きな代償を支払ってきた。この誤りを正すための私の試みが本書でもあるのだ。

以下の章で、きっとあなたは、「心臓病からガンまで、そして肥満から失明に至るまでの症状を改善し、超健康《スーパーヘルス》になるためのすばらしい方法がある」ことを実感することになるだろう。

第5章

傷ついた心臓が甦る

●心臓病は一〇〇年変わらぬナンバーワン・キラー（死因第一位）

胸に手を当てて心臓の鼓動を感じてほしい。次に、脈が感じられるところに手を置いてみてほしい。脈はあなたが生きていることの証である。

脈を作り出しているあなたの心臓は、一分一秒、毎日、毎月、毎年、あなたの生涯を通して、あなたのために働いてくれている。あなたが平均寿命を生きるとすると、あなたの心臓はおよそ二八億回も鼓動を打ち続けることになるのである。（第5章＊1）

さて、右の文章を読む間に、アメリカ人が一人「心臓発作」に襲われるとしたら、どうだろう。ほんの数秒のうちに、アメリカ人が一人、また一人と「心臓発作」に襲われているのだ。

二ページ目を読み終わるまでには、六人のアメリカ人が心臓発作を起こし、別の六人は脳卒中か心不全に襲われる。（＊2）

これから二四時間のうちに三〇〇〇人のアメリカ人が心臓発作を起こす。これは二〇〇一年九月一一日のテロ攻撃で亡くなった人の数とほぼ同じだ。

心臓は生命の中枢である。そして、アメリカでは心臓病が第一の死因になっている（注）。心臓および循環器系の機能不全は、アメリカ人の四〇％を死に追いやっている。（＊3）これはほかのどんな事故やガンを含む病気による死亡者数より多い。心臓病は、ほぼこの一〇〇年の間、死因の第一位であり続けている。（＊4）

【注】日本の場合、高血圧症を除く心臓病による死は第二位（死亡全体の一六％）。死因第一位はガン（全体の三〇％）。（資料）厚生労働省「平成19年　人口動態統計の概況」

心臓病は性別や人種を選ばない。誰もが発病する。

もし女性たちに、「女性に最大のリスクをもたらすのは、心臓病ですか、それとも乳ガンですか」と尋ねたら、きっと多くの女性が「乳ガン」と答えるだろう。

しかしそれは間違った答えだ。**女性の心臓病による死亡率は、乳ガンの八倍も高い**のだ(＊5、＊6)（注）。

【注】日本在住の日本人女性の場合もほぼ同じで、八・二倍。（資料）厚生労働省「平成19年　人口動態統計の概況」


アメリカを代表するスポーツが野球だとすれば、デザートはアップルパイであり、アメリカを代表する病気といえば、それは「心臓病」なのである。

●誰にでも訪れる心臓病発症のリスク

一九五〇年、映画界ではジュディ・ホリデイが『ボーン・イエスタデイ（Born Yesterday）』でアカデミー主演女優賞を受賞し、ゴルフ界ではベン・ホーガンが活躍していた。七月二五日には、ミュージカル『南太平洋』がトニー賞を獲得した。

同じ年、北朝鮮が韓国に侵攻、米国政府は驚いたが、迅速に対応した。数日のうちにトルーマン大統領は北朝鮮軍を後退させるため、現地へ軍隊や爆弾を送った。三年後の一九五三年、公式な休戦協定が締結され、朝鮮戦争は終結した。この期間に三万人余りのアメリカ兵が戦死した。

戦争が終わったとき、科学に基づく画期的な研究が『米国医師会ジャーナル』誌で報じられた。軍の医療調査官らが、韓国で活躍中に戦死した三〇〇人の男性兵士を調べてまとめたものだ。

平均年齢二二歳の兵士たちは、これまで「心臓障害」と診断されたことなどなかった人たちだったが、彼らの心臓を解剖してみると、異常なほど多くの心臓に、驚くべき病気の証拠が発見されたのである。

調査した兵士の心臓のうち、七七・三％に心臓病の「明らかな兆候」が現われていたのだ。(＊7)

この七七・三％という数字は驚異的だ。私たちのナンバーワン・キラー（死因第一位）である心臓病が、かつてまだ謎に包まれていた時代に、「心臓病は全生涯にわたって進展していく病気である」ことをこの研究が明らかにしたのである。

しかもこの研究は、「ほとんどすべての人が心臓病になりやすい」ということを示していた。

兵士たちは、ソファーにだらしなく座ってポテトチップスをかじりながらテレビを観ているだけの「カウチ・ポテト族」ではなかったからだ。彼らは肉体的に血気盛んな状態にあったのである。

それ以来、いくつもの研究が、「若いアメリカ人の間に心臓病が蔓延している」ことを確認してきた。(＊8)

●心臓発作はプラークの堆積から

「心臓病」とは何だろう。その大きな原因の一つは「プラーク」だ。プラークとは、動脈壁の内側に堆積するタンパク質や脂肪（コレステロールを含む）、免疫細胞、そのほかの成分などで構成される「ベタベタした層」のことである。

「動脈を覆っているプラークの上を指でこすると、温かいチーズケーキの上を指でこすったときと同じ感触がする」と、ある外科医が言ったのを聞いたことがある。

あなたの冠状動脈にプラークが形成されていたら、すでにあなたもある程度心臓病に冒されている、ということである。韓国で検死解剖された兵士で、病気の兵士のうち二〇人に一人は、あまりにも多重のプラークが形成されていたため、動脈の九〇％が詰まっていたという。(*7)

これは、散水用のホースをねじった状態で乾いた庭に必死に水を撒こうとしても、ポツポツとしか水が出てこない状態と似ている。

動脈の一〇％しか開いていなかったにもかかわらず、兵士たちがすでに心臓発作を起こしていなかったのは、なぜなのだろう。

どうしてこんなことが可能なのだろう。

それは、プラークが動脈の内壁に何年もかけてゆっくりゆっくりと堆積していく場合には、血流は調節する時間があるため、対応が可能だからだ、ということが判明した。

血液が、流れの激しい川のように、あなたの動脈の中を流れているところを想像してみてほしい。そして、川岸に毎日毎日、何年にもわたって、石を少しずつ置いていったとする。ちょうど動脈壁にプラークが堆積していくように。

水は流れていきたいところへ向かって、おそらくほかの道を探すことになるだろう。川は石の上にいくつかの新たな流れを形成するだろうし、石の下に小さなトンネルを作って流れていくようになるかもしれない。あるいは、すべて新しいルートをたどりながら、脇に流れているいくつかの小さな支流の中を流れていくようになるかもしれない。

石の周りや下にできたこれらの小さな通路は「側枝」と呼ばれる。心臓でも同じことが起こる。数年間にわたってプラークが堆積した場合、血液がなおも心臓の中を流れていくことができるのに十分な「側枝」が形成されるだろう。

あまりにもたくさんのプラークが蓄積されていると、血流は制限され、体を衰弱させる胸の痛み、すなわち「狭心症」を起こすことになる。

しかし、この蓄積が心臓発作を引き起こすことは、きわめて稀なケースだ。(*9、*10)

では、何が心臓発作を引き起こすのだろうか。

それは動脈の五〇％以下を塞《ふさ》いでいる、あまり大きくないプラークの蓄積物だ。これらの蓄積物の上層部には、それぞれ「キャップ」と呼ばれる細胞の層があり、これがプラークの中心部を血液が流れないように隔てている。

危険なプラークの場合、キャップは弱くて薄い。そのため血液が勢いよく流れてきたとき、血流はキャップが破れるまで侵食してしまうことになる。

キャップが破れると、プラーク中心部の内容物が血液と混じり合う。すると血液は破れたところで凝血し始める。凝血の塊は大きくなり、すぐに動脈全体を塞いでしまうこともある。

動脈がこのように短時間のうちに塞がれると、血流の「側枝」が形成される可能性はほとんどない。このようなことが起こると、破裂した個所から先への血流は激減し、必要とする酸素が心臓の筋肉に届けられなくなる。

その時点で心臓の筋肉細胞が死に始め、心臓のポンプ装置の機能がストップする。そして、その人は胸に激しい痛み、あるいは腕や首、または顎に焼けつくような痛みを感じることになる。

この状態は端的に言えば、死に向かっている、ということだ。このプロセスこそ毎年アメリカで起こっている一一〇万件の心臓発作のほとんどのケースなのである。心臓発作を起こす人の三人に一人は、これによっ

て亡くなる。[＊9、＊10]

最も致命的なのは、動脈の五〇％以下を塞ぐ、小〜中程度のプラークの蓄積にある。[＊11、＊12]

では、心臓発作が生じる時期は、予測できるのだろうか。

あいにく、今日のテクノロジーではそれは不可能だ。私たちは「どのプラークが、いつ破れるか、そしてどれだけ深刻な状態なのか」といったことを知ることはできないのだ。

しかしわかっていることは、**心臓発作の相対リスク**である。働き盛りの人の命を奪っていた「原因不明の死」は、今日の科学によってその神秘のベールが徐々に剝がされてきた。

「相対リスク」のことを明らかにしたのが「フラミンガム心臓研究」である。心臓病研究に関し、これほど影響力のあるものはほかにない。

●「フラミンガム心臓研究」のはかりしれない恩恵

第二次大戦後、難しい任務を担って、「国立心臓研究所[＊13]」がささやかな予算で設立された。[＊4]

心臓の動脈の内側を被う脂肪性のプラークが、コレステロール、リン脂質、脂肪酸でできていることはすでにわかっていたが、[＊14]「なぜこのような病変が生じるのか」「どのようにして生じるのか」「プラークがどのように心臓発作を引き起こすのか」ということまではわかっていなかった。

答えを探っていくうえで、「国立心臓研究所」はある地域の住民全員の詳しい医療記録を調べ、誰が心臓病になり、誰がならなかったかを知るため、数年余りにわたって追跡調査することにした。

科学者たちはマサチューセッツ州にあるフラミンガムに向かった。

ボストン郊外に位置するフラミンガムは、アメリカ史の中にどっぷり漬かっているような町である。一七世紀、ヨーロッパからの移住者は、最初にこの地に住みついた。長年の間この町は、独立戦争やセーラムの魔女裁判、奴隷制廃止運動などを支持する役割を担ってきた。

そして、一九四八年、この町は最も有名な役割を引き受けることになった。心臓病研究のため、フラミンガムの男女五〇〇〇人余りの住民が、何年もの間、その研究対象とされることに同意したのである。

その結果、私たちは大切なことを学んだ。

「フラミンガム心臓研究」は、心臓病になった人、ならなかった人を観察することによって、また彼らのカルテを比較することによって、コレステロール値や血圧、身体活動、喫煙、肥満といった、危険因子を浮き彫りにしたのである。

「フラミンガム研究」のおかげで、この危険因子が、心臓病の因果関係において大きな役割を果たしていることがわかった。

何年もの間、医師たちは、「心臓病のリスクが高いのか、高くないのか」を患者に伝えるため、フラミンガム予測モデルを活用してきた。

この研究から一〇〇〇余りの科学論文が出版され、今なおこの研究はフラミンガム住民の四代目の観察を継続中である。

「フラミンガム研究」の特に優れた点は、血中コレステロールに関する調査結果である。一九六一年、この調査結果は、血中コレステロール値が高いことと心臓病の強力な相関関係を、文句なしに証明した。

研究者らは、「コレステロール値が二四四mg/dℓ以上の男性は、冠状動脈性心臓病（CHD）の発病率が、二一〇mg/dℓ以下の人の三倍以上である」と指摘している。(*15)

「血中コレステロール値は心臓病を予測できるのか」というそれまでの疑惑は、これによって終息してしまったのである。コレステロール値は間違いなく影響を及ぼすのだ。

この同じ論文の中で、高血圧もまた、心臓病の大きなリスクとなりうることが実証された。心臓病の危険因子究明は、学界における「革命」の一つの先鞭となった。

この研究が始まったとき、ほとんどの医師は、「心臓病は避けることのできない体の摩滅であり、私たちにできることは、ほとんどない」と信じていた。

すなわち、私たちの心臓は車のエンジンと似ていて、年をとるにつれ、部品もまた万全には働かなくなり、時には不良品になることもある、という考え方だった。

ところが、危険因子を測定することで、病気の予測が可能になったことが実証されたことにより、「心臓病を予防する」という考えが、にわかに堂々と浮上してきたのである。

研究者は「……予防のプログラムが必要なのは明らかだろう」と記している。(*15)

つまり、血中コレステロール値や血圧といった危険因子を減らすだけで、心臓病のリスクを減らすことができる、ということになったのだ。

現代のアメリカでは、「コレステロールと血圧」は一般家庭に浸透している医学用語だ。私たちは年間三〇〇億ドル（約三兆円）を、この危険因子や心臓血管疾患の別の面を管理するために費やしている。(*2) 自分の危険因子を安全レベルに保つことによって、心臓発作を予防できるということは、今日ではほとんど誰もが知っている。

このように認識されるようになったのは、ここ五〇年ほどのことで、これは「フラミンガム心臓研究」の科学者や、その被験者たちのおかげと言っていい。

●限られた地域での頻発発症の理由

「フラミンガム研究」は、これまで実施された心臓病研究の中で最もよく知られたものだが、この国で過去六〇年余りの間に行なわれてきた膨大な量の研究の一部にすぎない。

初期の研究では、「アメリカの心臓病罹患率は世界で最も高い」という憂慮すべき結論を出している。

一九五九年に発表されたある研究では、二〇の国を対象に「心臓病の国別死亡率」を比較している(*16)（二七三ページ、図22参照）。

この研究では欧米化された社会を調べている。もっと伝統的な地域を見てみると、さらに著しい格差に気づくことが多い(*17)。例えばパプア・ニューギニア高地人たちの社会では心臓病は稀なため、研究の中でかなり目立っている。

同様に中国農村部では、「心臓病の罹患率」がいかに低かったかを、思い出してほしい。アメリカの男性は心臓発作で亡くなる率が、中国の同等の人たちより、ほぼ一七倍も多いのだ(*18)。

「なぜアメリカ人は、心臓病のために六〇〜七〇代で死んでしまうのだろうか。世界の大部分の地域では、この病気で亡くなるようなことはそんなに多くあることではないのに」

これはまさに、**食べ物が原因による死亡事件**なのである。心臓病罹患率が低い国々では、飽和脂肪や動物性タンパク質を少ししかとっておらず、全穀物や果物・野菜をもっとたくさん食べている。

言い換えれば、彼らは主に植物性食品を常食としているのだが、一方、私たちアメリカ人は、主に動物性食品を食べて生きているのである。

しかし、「病気の理由は、国によって人々の遺伝子が異なることで、アメリカ人は心臓病になりやすい体

（図22）心臓病の国別死亡率（第5章＊16）

※対象:55〜59歳の男性（1955年頃）

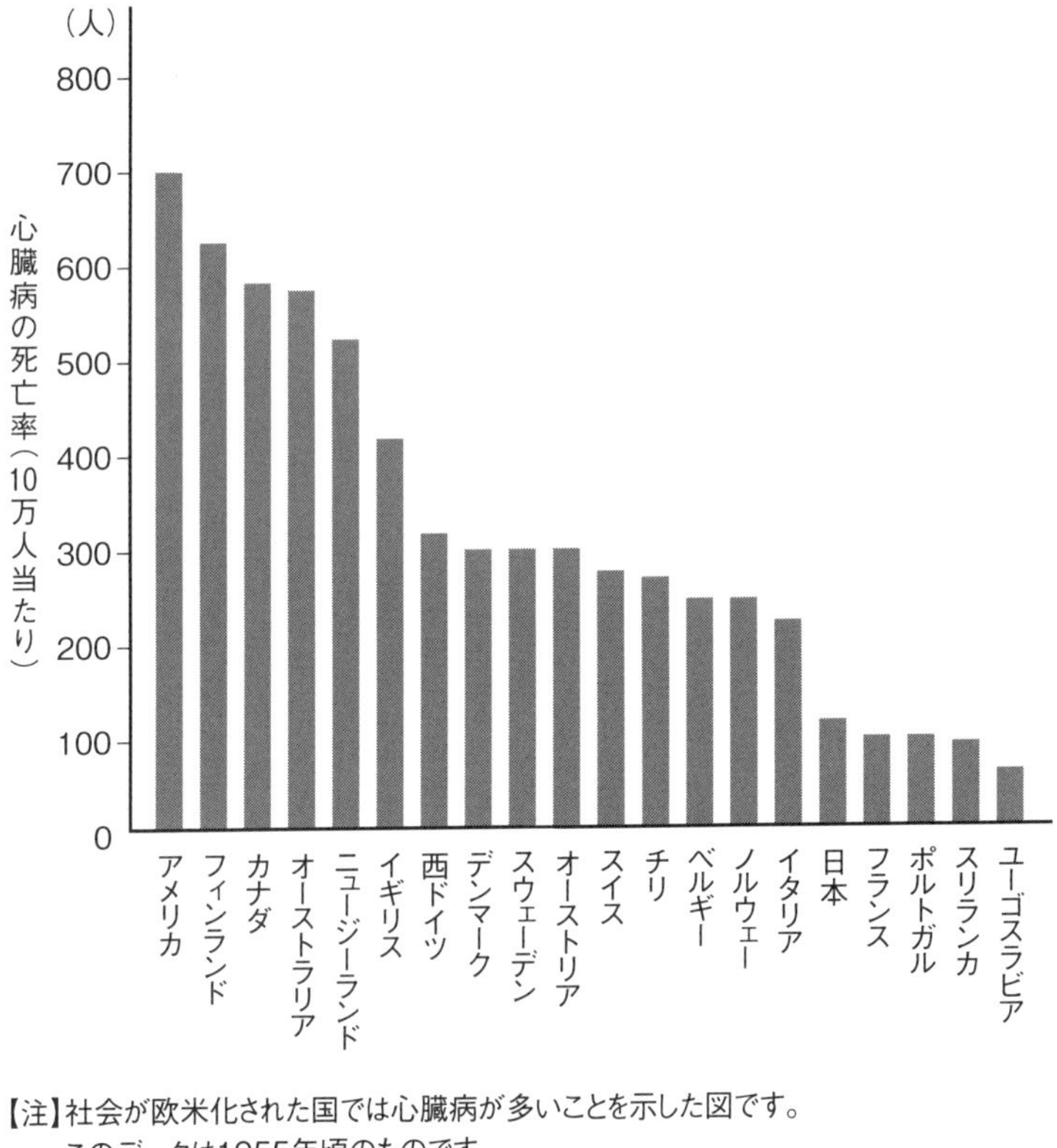

【注】社会が欧米化された国では心臓病が多いことを示した図です。
このデータは1955年頃のものです。

日本人の男性の場合、現在では90.3（2007年の統計）ですので、
このグラフよりやや低い位置にあります。
ただし、心臓病や心臓病死が1955年より減少しているわけではなく、
1955年当時は死因第4位でしたが、今日ではガンに次いで第2位になっています。
（厚生労働省「平成19年　人口動態統計月報年計（概数）の概況」より）

質だからではないだろうか」と考える人がいるかもしれない。だが、それも真実ではないことが判明している。なぜなら、一つの国の中で同じ遺伝子を持つ人たちでさえ、「食習慣と病気」の間に同じような関係が見られるからである。

例えば、ハワイやカリフォルニアに住む日本人男性は、日本在住の日本人男性よりも、コレステロール値と冠状動脈性心臓病の発生率が高いのだ。(＊19、＊20)

日本人のほとんどは、同じ遺伝子を持っているため、その原因は明らかに環境的なものにあるといえる。喫煙習慣はこの病気の原因ではない。なぜなら、タバコを吸う傾向が強い日本在住の男性は、日系アメリカ人よりも冠状動脈性心臓病が少なかったからである。(＊19)

この研究者は、**「飽和脂肪、動物性タンパク質、食事コレステロールの摂取とともに、血中コレステロール値が上昇**していた」と述べ、原因として、食習慣を指摘していた。

さらに研究者は、「血中コレステロール値は複合炭水化物の摂取とは逆の相関関係にあった」とも明らかにしていた。(＊20)

簡単に言えば、「動物性食品の摂取は高いコレステロール値と連動しており、植物性食品は低いコレステロール値と結びついていた」のである。

研究結果は、「食習慣は心臓病の考えられる原因の一つである」ことを明らかに示していた。

初期の研究結果からは、**「人々が飽和脂肪とコレステロール（動物性食品）を摂取すればするほど、心臓病になるリスクが増す」**という事実も明らかになった。

この研究者らは、ほかの国の人々が私たちアメリカ人のような食べ方をするようになるにつれ、彼らもまた、心臓病の罹患率が急上昇していくことを目撃してきたのである。

比較的最近の調査では、もはやいくつかの国において、「心臓病による死亡率」の数字はアメリカよりも高くなっている。

●モリソン博士が示した治療のヒント

これで「心臓病とは何か」、そして「心臓病のリスクを決定する要因は何か」がわかったことだろう。では、心臓病になってしまったら、どうしたらいいのだろうか。

「フラミンガム心臓研究」がスタートしたばかりのとき、単に心臓病を予防するだけではなく、その治療法を見出そうとしていた医師たちが、すでに存在していた。

こうした医師たちは、いろいろな意味で時代の先を行っていたのである。なぜなら当時最も革新的であり、かつ有効的な治療法をめざした彼らの方法とは、「ナイフとフォークを利用する」というものだった。

この医師たちは、当時進行中の研究に注目し、常識的な洞察から次のような点に気づいたのだ。(*21)

・脂肪とコレステロールの過剰摂取は、実験動物にアテローム性動脈硬化（動脈の硬化とプラークの蓄積）を引き起こした。
・食事からコレステロールを摂取すると、血中コレステロール値が上昇した。
・血中コレステロール値が高いことは、心臓病を予告、あるいは心臓病を引き起こす可能性がある。
・地球上の四分の三の人々は心臓病にはならない。そして心臓病にならない国では、脂肪やコレステロールを少ししか摂取しないという、根本的に欧米人とは異なった食生活をしている。

そこで医師らは、心臓病患者に、脂肪やコレステロールを少ししかとらないようにさせることで心臓病を改善してみよう、と試みたのである。

ロサンゼルスのレスター・モリソン博士は、最も進歩的な医師の一人だった。博士は、「食事からの脂肪摂取とアテローム性動脈硬化」との関連性を確かめるため、一九四六年（「フラミンガム研究」の二年前）に研究を開始している。(*22)

この研究で博士は、五〇人の心臓発作の生存者に普通の食事を与え、そして別の五〇人の心臓発作の生存者には実験食を与えるよう指示した。

実験食のグループ（食品制限組）では、脂肪とコレステロールの摂取量が減らされた。公表されたサンプルメニューの一つでは、ごく少量の肉が一日二回許されただけだった。

それは、昼食のミントゼリーを添えた「脂肪のないコールド・ロースト・ラム（ローストしたラム肉の冷製）」二オンス（約五七グラム）と、夕食に出る「脂肪のない赤身肉」二オンスという内容だった。(*22)たとえコールド・ロースト・ラムのミントゼリー添えが大好きであっても、それ以上食べることは許されなかった。

実験食のうち、禁じられた食品のリストはかなりあって、その中にはクリームスープ、豚肉、脂肪の多い肉、動物性脂肪、全乳、クリーム、バター、卵黄などが含まれていた。(*22)

この革新的な食事プログラムは、次のような成果をあげることができた。

・八年後、普通のアメリカ人の食事をしていた五〇人のうち、生存者は一二人（二四％）だけだったが、食品制限組では二八人（五六％）が生存していた。食品制限をしなかったグループより生存者は二・三倍も多かった。

・一二年後、普通食組では、すべての患者が亡くなったのに対し、食品制限組では、一九人がなおも生きており、その生存率は三八％だった。(＊22)

食品制限組でも多くの人が亡くなったことは残念だが、彼らは動物性食品の量を減らし、植物性食品をより多く食べることによって、自分たちの病気の進行を食い止めていたのである（二七八ページ、図23参照）。

一九四六年、この研究を開始したとき、ほとんどの科学者は、心臓病は避けることができない老化現象の一部で、私たちにできることはあまりない、と信じていた。

モリソン博士は心臓病を治すことはできなかったが、すでに心臓発作を起こしてしまうくらい病気が進行していたとしても、「食習慣のような何か単純なものが、その病状を著しく変えてくれる」ということを証明していたのである。

●希望を遠ざけた「動物性食品」擁護

ほぼ同じ頃、もう一つの研究グループも、ほとんど同様のことを証明していた。

北カリフォルニアのある医師のグループは、多数の進行した心臓病患者を集め、「低脂肪・低コレステロールの食事」をさせた。

この医師たちは、**「低脂肪・低コレステロールの食事」を続けた患者が、食品制限をしなかった患者と比べ、死亡率が四倍も低かった**ことを発見している。(＊23)

（図23）モリソン博士による治療患者の生存率

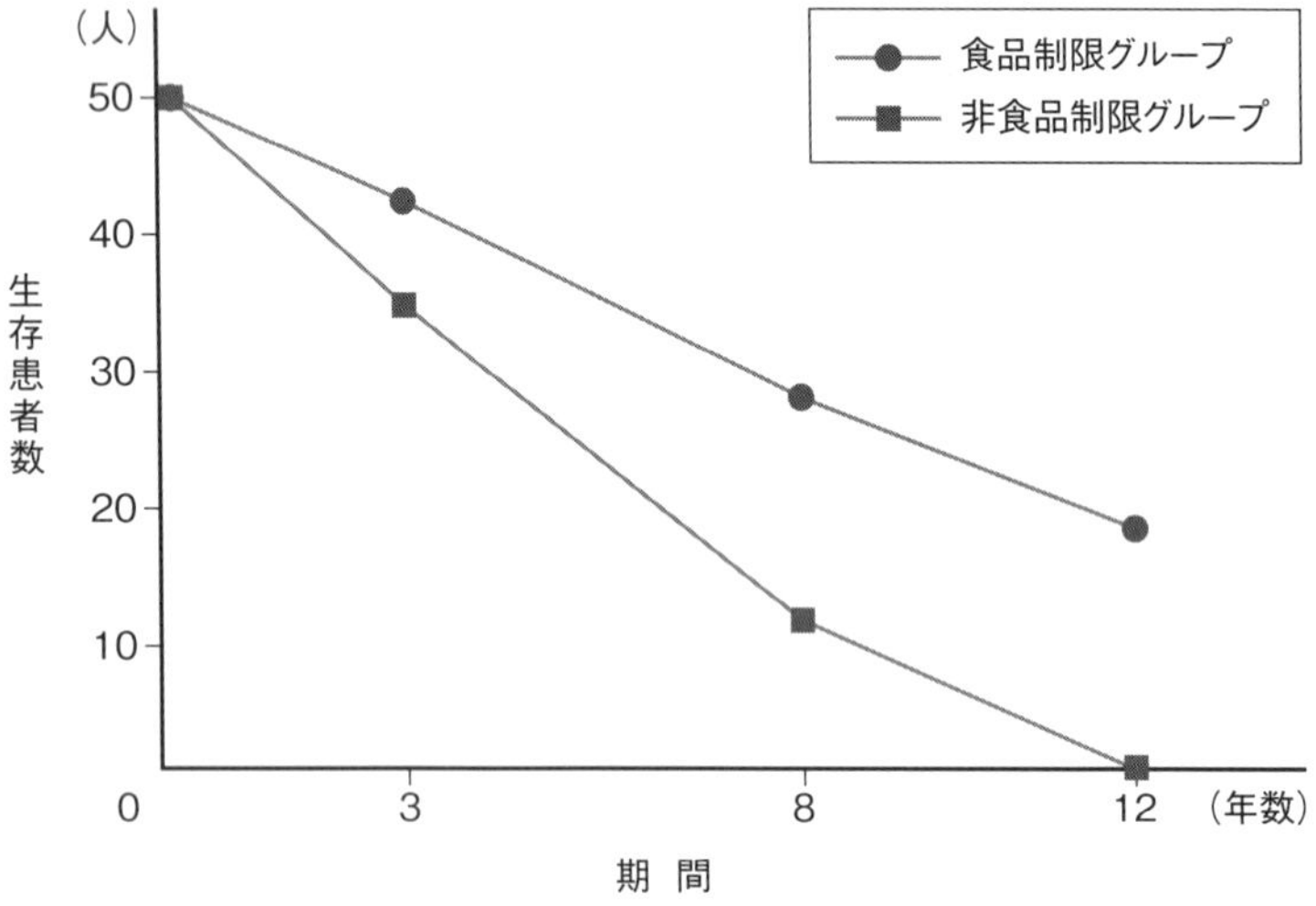

【注】この図は心臓発作を起こした患者の生存率ですが、発作後の食生活に制限を加えたグループ（平均的アメリカ人の食事よりも動物性食品の量が少ない食事）50人と制限を加えないグループ50人とに分け、
12年間にわたる各グループの生存者数を比較したものです。
1946年の開始時点から8年後の生存率は、食品制限グループが28人（56%）、非制限グループが12人（24%）となっています。
12年後では非制限グループが全員死亡してしまったのに対し、食品制限グループでは19人（38%）が生存していました。

ここに至って、「希望はある」ということがはっきりした。**心臓病は高齢になると避けられない病気などではなかった**のである。

たとえ心臓病が進行していた人でさえも、「低脂肪・低コレステロールの食事」をしていると、寿命を著しく延ばすことができた。

これは、アメリカにおけるナンバーワン・キラー（死因の第一位）に対し、私たちの考え方を大きく変えさせた。さらにこの新しい考え方のおかげで、食習慣とそのほかの環境因子が、心臓病の最重要項目となったのである。

ただし、食習慣と栄養について俎上に載せられるものは、脂肪とコレステロールに限られていた。こうして、この二つの食物成分が、そののち悪者扱いされることになったのである。

私たちは、脂肪とコレステロールに払われる注意が誤った方向に導かれてきた、ということを突き止めた。ほとんどの人は見落としているが、「脂肪とコレステロールは、単に動物性食品を摂取していることを示しているにすぎない」という点に注目しなくてはいけない。

例えば、「心臓病死亡率と『動物タンパク摂取量』との関係」について見てほしい[*16]（二八〇ページ、図24参照）。この研究は、動物性タンパク質を多くとればとるほど、心臓病になることを示している。

さらに、ネズミやウサギ、豚に動物性タンパク質（例えば、カゼインなど）を与えると、コレステロール値が劇的に上昇するが、その一方、植物性タンパク質（例えば、大豆タンパクなど）では、コレステロール値が劇的に低下することを何十もの実証研究が示している[*24]。

人を対象とした研究でも、これらの研究結果と酷似しているばかりか、植物性タンパク質を食べることは、脂肪やコレステロールの摂取量を減らすよりも、コレステロール値を下げるのに、いっそう強い効果があっ

（図24）心臓病死亡率と「動物タンパク摂取量」との関係（第5章＊16）

※対象:55～59歳の男性（「図22」記載の20か国より）

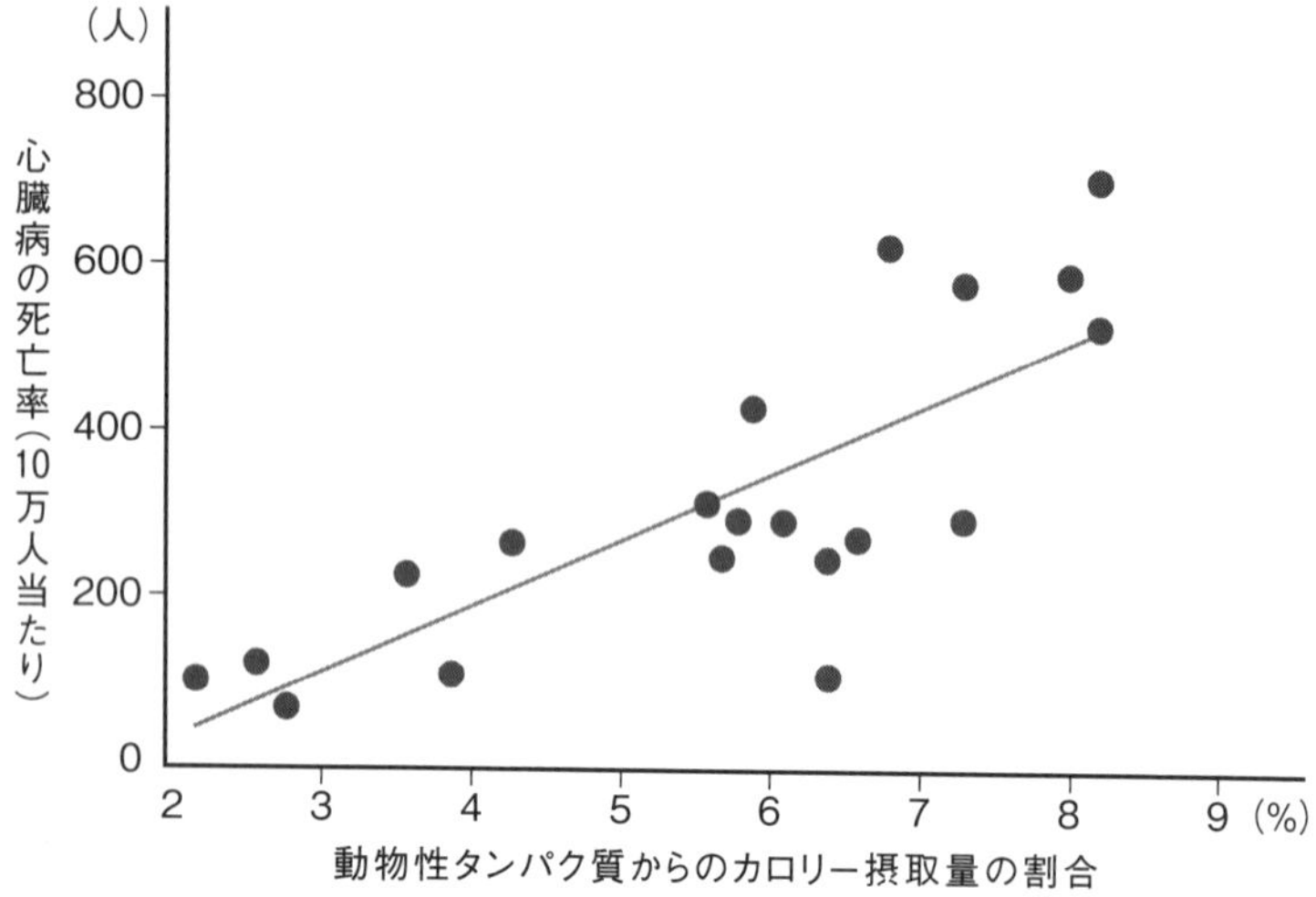

【注】動物性タンパク質からのカロリー摂取量の割合が多くなればなるほど、心臓病の死亡率が高くなっていることを示しています。

たことを証明している。(*25)

動物性タンパク質が関係しているとみなす研究のいくつかは、過去三〇年の間に行なわれたものであるが、それ以外の研究は、健康業界が「食事と心臓病」について最初に論じ始めた五〇年以上昔に発表されていた。しかし、飽和脂肪とコレステロールが非難の矢面に立っている間、なぜか動物性タンパク質の存在はずっと陰に隠れたままでいたのである。

この三つの栄養素（動物性タンパク質、脂肪、コレステロール）は、動物性食品を特徴づけるものである。したがって、単にこの三つの栄養素が個別に問題なのだというよりも、「動物性食品全体が心臓病を引き起こすのではないだろうか」と考えるほうが、明らかに理にかなっているのではなかろうか。

もちろん当時、動物性食品全体を非難する人は誰一人としていなかった。そんなことをしたら職業上四面楚歌となり、笑いものにされるからだ（詳細は第4部参照）。

当時の栄養学界は、議論の分かれる時代だった。「革命」は起こったが、多くの人々はそれが気に入らなかった。食習慣について語ることさえ、多くの科学者にとっては荷の重い仕事となった。「心臓病を食習慣で予防する」などという考えは、とんでもないことだったのである。なぜなら、この言葉は「肉たっぷりの古き良きアメリカの食事は体にとって最悪なので、私たちの心臓を滅ぼしてしまう」ということと同義語だったからだ。

現状維持派の人々にとって、こうした考え方は避けて通りたかったのである。

●男らしい男だけが心臓病になる⁉

現状維持派のある科学者は、心臓病のリスクが低そうに見える人々を物笑いの種にして楽しんでいた。一九六〇年、この学者は当時としては最新の研究結果を嘲笑うため、次のような一文を書いている。(＊26)今となっては実に滑稽というしかないが、次のような考え方がまかり通っていたのである。

＊　＊

冠状動脈性心臓疾患に最もなりにくいタイプの人を列挙すると、次のようになる。

・地方自治体勤務の男らしくない職員、あるいは、死体処理の仕事に就いていて、肉体的・知的敏捷性に欠け、活力もなければ野心も競争心もなく、締め切りに間に合わせようと努力することなどしないタイプ。

・食が細く、果物やトウモロコシやクジラの脂肪を加えた野菜を常食とし、タバコをひどく嫌い、ラジオやテレビ、あるいは車を持つことを拒む。髪はフサフサとしていて、外観はやせている。スポーツマンのようには見えないが、弱々しい筋肉を運動によって常に訓練しているタイプ。

・収入ばかりか、血圧・血糖値・尿酸値・コレステロール値も低く、ニコチン酸、ピリドキシン（ビタミンB6）を摂取し、性病予防のために去勢手術をして以来、長い間抗凝固療法を受けているタイプ。

この筆者は、「男らしい男だけが心臓病になる」と断言しているようなものである。二項目で「果物と野菜中心の食事は、心臓病に最もなりにくい人たちの常食だ」と記しているとはいえ、

「この食事がいかに貧しいものであるか」を強調しようとしている点に注目してほしい。

肉食は「身体能力」や「男らしさ」「男性である証」「経済的豊かさ」などを象徴するライフスタイルであるためか、証拠の有無にかかわらず、現状維持派の科学者が、「食べ物に関してどう考えていたか」が曖昧にされてしまっている。

彼らの考え方は、第2章で述べた初期のタンパク質崇拝のパイオニアたちから伝えられてきたものである。前ページの文章の著者は、私の友人、クリス・キャンベル（親戚ではない）に会うべきだった。クリスは、全米大学体育協会（NCAA）のレスリング部門で二回チャンピオンになり、全米上級レスリングのチャンピオンの座を三回獲得し、オリンピックにも二回出場したほどの名選手だ。

コーネル大学法学部の卒業生でもあるクリスは、現在三七歳。体重一九八ポンド（約八九・八キロ）にして、オリンピックのレスリング競技でメダルを獲得した最年長のアメリカ人になった男でもある。彼はベジタリアンであり、とても心臓病にはなりそうもない男だが、右の文章で揶揄されたようなタイプとは正反対に思える人物だ。

「現状維持派」と「食による病気予防派」との間の闘いは熾烈だった。著名な研究者だったアンセル・キースが「食事による心臓病予防」の講義をしに、コーネル大学にやって来た一九五〇年代後半、私はこの講義に出席したことがある。

講義を聞いた何人かの科学者は、「信じられない」といった様子で首を横に振り、「食事が心臓病に影響を及ぼすことなどあるわけがない」と断言していた。

心臓病研究の最初の数十年間は、こうした熱い議論が激発し、新しい考え方をとり入れようとする柔軟性のある人たちは「最初の犠牲者」となった。

●心臓病の死亡率低下のからくり

現在、食習慣の現状維持派と転換派の間では、相変わらず激しい争いが続いている。しかし「心臓病」の分野においては、考え方が著しく変化してきている。ここではどれだけ変わってきているのか、どの程度前進してきたのかを検証していくことにしよう。

実際にはまだ、現状維持派が大勢を占めている。心臓病は食習慣で予防可能であるにもかかわらず、この病気に対する関心は、ほとんど進行した心臓病患者のみに向けられてきた。

食習慣によるアプローチは脇に追いやられ、手術や薬、電子装置や診断ツールなど、最新の検査器具ばかりが世間の耳目を集めてしまっているのだ。

「冠状動脈バイパス」という手術がある。これは病気の動脈の上に健康な動脈を貼り付け、動脈上の最も危険なプラークを迂回する手術だ。

究極の手術といえば、もちろん「心臓移植」である。時には「人工心臓」を使用することさえある。

また、肋骨を割らなくてもすむ「冠状動脈血管形成術」と呼ばれる処置法もある。これは狭くなった動脈の中に小さなバルーン（風船）を入れて膨らませ、プラークを動脈壁のほうへ押しつけ、血流を増やすための通路を開けるというものである。

心臓を蘇生させるための心臓細動除去器、ペースメーカー、さらには心臓を露出させなくても動脈を観察できる画像技術まである。

この五〇年間というものは、「食習慣と予防」の啓蒙などではなく、「化学物質とテクノロジー」賞讃の日々だった。ある医師は、初期の研究を要約しつつ、近年の機械的アプローチを次のように強調していた。

第二次世界大戦後に発達した科学と機械工学の進歩が、心臓病との闘いに応用されることが期待されていた。（中略）戦争によって促進された工学技術とエレクトロニクスの大きな進歩が、ことに心臓血管系の研究にも役立ったようである。[*4]

確かに偉大な進歩が遂げられてきた。それは心臓病の死亡率が一九五〇年より五八％も低下していることの大きな要因になっているかもしれない。[*2]

死亡率の五八％もの減少は、医薬品やテクノロジーの大成果であるように見える。しかし、この大きな一歩の一因は、心臓発作を起こした患者の救急処置室における治療法の改善によってもたらされたものである。あなたが六五歳以上で、もし一九七〇年に心臓発作を起こし、幸運にも生きて病院にたどり着けたとしたら、あなたの死ぬ確率は三八％という高い数字だった。

現在、もしあなたが生きて病院にたどり着けたら、あなたの死ぬ確率はわずか一五％にしかすぎない。病院の緊急対応がずっと良くなり、その結果、膨大な数の人命が救われるようになってきたからである。[*2]さらに喫煙者の数も着実に減少している。[*27、*28]これが心臓病の死亡率を低下させている二つ目の理由である。

病院の処置・機械装置・「創薬」（注）などの進歩、喫煙率の低下、あるいは手術の選択肢が増えたことなど、喜ばしいことはたくさんあるだろう。

【注】新たな医薬品の開発から製造までの一連のプロセス。

私たちは進歩してきた。そのように見える。しかし本当に進歩してきた、と言えるだろうか。

結局のところ、心臓病は依然として死因の第一位なのである。二四時間ごとに、ほぼ二〇〇〇人のアメリカ人がこの病気で亡くなっていく。(*2) これだけ進歩したにもかかわらず、いまだに膨大な数の人々が、心臓病のために亡くなっていくのである。

事実、心臓病の発症率(*29)は一九七〇年代初期の数字(*2)とほとんど変わっていない。言い換えると、私たちは以前ほど心臓病で死ぬようなことはなくなったが、依然として高い頻度で心臓病に苦しめられているのである。

心臓病で亡くなるのを延ばすことは多少うまくなったように思われるが、**実は、心臓が病気になるのを防ぐためのことは、何もしてきていないのだ。**

●結局は期待はずれに終わるテクノロジー治療

アメリカで用いられている手術などの治療法は、人々が考えているほど効果のあるものではない。にもかかわらずバイパス手術などはかなり一般的になってきており、一九九〇年では三八万件もの手術が行なわれている(*30)(つまり、七五〇人に一人のアメリカ人が、この過激な手術を受けたことになる)。

手術の間、患者の胸はぱっくりと切り開かれ、血液の流れは止め具・ポンプ・機械によって別の経路(バイパス)に切り替えられ、脚の静脈、あるいは胸の動脈を切り取り、心臓の病気の個所の上に縫いつけられる。それによって血液が詰まりかけている動脈を迂回できるようになるのである。

手術の代価は甚大だ。そして、患者の五〇人に一人は、四万六〇〇〇ドル(約四六〇万円)もかかる処置の間に、合併症・出血性合併症・感染症・高血圧症・脳卒中などのために亡くなっていく。(*31、*32)

手術中、心臓周辺の血管が止め具で閉じられるとき、プラーク（堆積物）が内壁から剝がれ落ちる。この破片が血流によって脳へ運ばれ、そこで「ミニ脳卒中」を引き起こすことになる。

研究者らが患者の手術前と手術後の知的能力を比較したところ、手術の七日後には、七九％という驚くべき数の患者が、認識機能の面で障害を来していることを発見している。[*33]

なぜ自らの体にこのような過酷な体験を課すのだろうか。この手術の最大の効果は、狭心症や胸の痛みから解放されることにある。確かにバイパス手術を受けた患者の七〇～八〇％は、激しい胸の痛みから一年ほどの間、解放される。[*34]

しかし、この効果は長続きしない。患者の三分の一が、手術後三年以内に再び胸の痛みに苦しむことになる。[*35] そして手術を受けた患者の半分は、一〇年以内に亡くなるか、再び心臓発作を起こすか、あるいは胸の痛みが再発することになるだろう。[*36]

長期間にわたる複数の研究が、「バイパス手術のおかげで長生きできるのは、一部の心臓病患者だけである」ことを指摘している。[*12]

さらに研究は、**「バイパス手術を受ける患者は、手術を受けない患者に比べ、その後心臓発作を起こす確率が低くなることはない」**ことを実証している。[*12]

どのようなプラークが心臓発作を起こすのか、覚えているだろうか。致命的なプラークは、さほど大きくはなく不安定で破れやすいタイプだ。

ところが、バイパス手術は、大きくて最もよく見えるプラークにターゲットを絞っている。これは、胸の痛みには関与しているかもしれないが、心臓発作の要因ではないかもしれないのだ。

血管形成術も似たようなシナリオだ。治療には多くの費用がかかり、大きなリスクも伴う。冠状動脈に閉塞があることが発見されたあと、バルーンを動脈内に挿入し、膨張させる。バルーンがプラークを血管壁のほうに押しつけるので、多量の血液が流れるようになる。

この治療の間、患者の約一六人に一人は、突然の血管閉塞を経験する。その結果、死亡したり、心臓発作や緊急のバイパス手術が必要になったりする。[＊37]

このような事態にはならないと仮定しても、この治療にはなお失敗の可能性が多分にある。手術後四か月以内に、プラークを圧搾して開けた動脈の四〇％は再び塞がってしまい、せっかくの手術を無にしてしまうのである。[＊38]

とはいえ、こうした好ましくない結果さえなければ、血管形成手術は胸の痛みから一時的に解放するという恩恵は与えてくれるだろう。だが、この手術は心臓発作を引き起こす可能性の最も高い「小さな閉塞」の治療にはほとんど役立たないのだ。

こうした実状を考えてみると、一見したところ良い結果をもたらすように思えるテクノロジーを使った治療の進歩は、ひどく期待はずれだったと言えるだろう。

バイパス手術や血管形成術は、心臓病の原因を除くわけではなく、（重症の心臓病患者以外の人の）心臓発作を予防したり、寿命を延ばしたりはしないのである。

いったいどうなっているのだろうか。過去五〇年間、心臓病研究をめぐっては、積極的な広報活動が行なわれてきたにもかかわらず、「私たちはこの闘いに勝っているのだろうか」と自問しなければならない。

私たちは、この五〇年間してきたこととは別に、あらためて今「何をすべきなのか」を自らに問うべきである。

例えば、次のような点を考えてみる必要がある。

・五〇年前に学んだ「食習慣の教訓」はどうなったのだろうか。
・先に述べたレスター・モリソン博士が発見した「食事療法」はどうなったのだろうか。

右に記した教訓や発見はほとんど立ち消えになっていた。

この一九四〇年代と五〇年代の研究について、私はつい最近知ったにすぎないが、実のところ、当惑してしまったのだ。というのは、私が大学院生だったときに講義で学んだ専門家たちは、右のような研究が行なわれたことや検討されたことについて、きっぱりと否定していたからである。

米国農務省によれば、私たちは三〇年前よりもかなり多くの肉や余分な脂肪を摂取しているという。(*39) 私たちが正しい方向に進んでいないことは明らかだろう。

こうした情報がこの二〇年の間に再浮上してきたため、現状維持派との争いが再び激化してきている。

二、三人の稀少な医師たちが、「心臓病に打ち勝つための、より良い改善法がある」ことを証明しているのだ。その医師たちはすべての治療法の中で最もシンプルなものを用いて、画期的な成功を収めている。それは**「食べ物」**だ。

●エセルスティン博士の大いなる功績

アメリカ、いや世界で最も優れた心臓病ケア・センターは、どこにあるのだろうか。ニューヨークか、ロサンゼルスか、それともシカゴか。あるいは高齢者が多く住むフロリダ州の都市だろうか。

『USニューズ&ワールド・レポート』誌によれば、心臓病ケアのための最良の病院は、オハイオ州クリーブランドにある。患者は今日受けられる最も進んだ治療を受けに、世界中から飛行機でクリーブランド・クリニックにやって来る。

このクリニックに在籍する高名な医師の一人、コールドウェル・B・エセルスティン・ジュニア博士は変わった経歴の持ち主だ。エール大学の学生として、一九五六年のオリンピックでボートを漕ぎ、金メダルを獲得している。

クリーブランド・クリニックで訓練を受けたあと、軍医としてベトナム戦争に参加し、青銅星章《ブロンズスター》（戦場において英雄的な行動、顕著な任務達成のあった者に与えられる勲章）を獲得した。

その後、博士は世界でトップクラスの医療機関であるクリーブランド・クリニックで医師として大成功することになる。

同クリニックにおいて、博士は職員の代表、理事会のメンバー、乳ガン対策委員会会長、甲状腺・副甲状腺手術部長などを歴任し、一〇〇余りの科学論文を発表、一九九四〜九五年のアメリカの最も優れた医師の一人にも指名された(*40)。

私は個人的に博士のことを知っているから言えるのだが、博士はこれまでの経歴で、あらゆる面において秀でていたように思える。

仕事においても私生活においても成功を収めたが、博士は人生を謙虚に捉え、そして潔癖な態度で歩んできたのである。

だが、私が最も魅力的だと思うのは、こうした経歴や受章歴ではない。それは博士の「信念を持って真実を探求する姿」に対してなのである。

博士は権力に対して挑戦する勇気を持っていた。「冠状動脈疾患撲滅と予防における第二回『脂質』国内会議」（博士が企画し、私にも参加するよう親切に誘ってくれた会議）に寄せて、博士は次のように書いている。

外科医としての私のキャリアが一一年ほどになった頃、私はガンや心臓病に対するアメリカ医学界の治療法に対して幻滅を感じるようになった。

ガン治療に関しては、この一〇〇年、ほとんど変わっていない。そして心臓病もガンも、こと「予防」ということに関しては真剣に取り組んではこなかった。

しかし、この病気に関する疫学研究が、私に挑発的な考え方を喚起してくれた。すなわち、**地球上の四分の三の人々は心臓病にはならない、**という事実だ。そして、この事実は「食習慣」ときわめて深い関係にあったのだ。(＊41)

エセルスティン博士は従来の標準的医療の見直しを開始し、次のような考え方を深めていく。

「西洋医療や血管造影、手術などによる介入は、単に心臓病の症状を処置しているにすぎず、根本的に異なった治療法が必要である」

そして博士は、冠状動脈性心臓病患者に、「プラントベースでホールフードの食事」を与える効果について、テストすることにしたのである。(＊42)

最小限のコレステロール降下薬と、かなり低脂肪の「プラントベースの食事」を使用し、これまでに記録された心臓病治療の中で最も目を瞠るような結果を得たのである。(＊42、＊43)

一九八五年、エセルスティン博士は自分の患者のコレステロール値を一五〇mg／dℓ以下に減らすことを最優先事項にテストを開始した。博士は患者に食事日記をつけさせ、自分の食べたものをすべて記録するよう求めた。

それからの五年間、博士は二週間に一度、患者たちと会って、経過について確認し合い、血液検査を行ない、血圧や体重を記録した。

その日の晩には患者に電話をかけて血液検査の結果を報告し、さらに、食習慣がいかに功を奏しているかを伝えることによって、ミーティングをフォローした。

そして年に数回、患者全員が集まり、このプログラムについて語り合い、有益な情報を交換するため、交流を深めた。

博士の患者に対する接し方は、本当に熱意あふれるものだった。親身になって関わり、協力的であり、私的な面での思いやりある厳しさも持ち合わせていた。

博士とアン夫人、そして患者たちが習慣にしていた「食生活」とはどういうものだったか。それは、全く脂肪を加えず、あらゆる「動物性食品」をほとんど含まないものだった。

博士と同僚たちは、「（患者は）油、肉、魚、家禽類、および（スキムミルクと無脂肪ヨーグルト以外の）乳製品を避けることになった」と報告している。

このプログラムを始めてほぼ五年目に、博士は患者にスキムミルクとヨーグルトもやめるようすすめた。

患者たちのうち六人は、初めの二年間でこの研究から脱落した。残りは一八人になった。この一八人は、重い心臓病の治療のために博士のもとを訪れた人たちである。

テスト前の八年間、この一八人は、狭心症・バイパス手術・心臓発作・脳卒中、そして血管形成術を含む総計四九件の冠状動脈に関するトラブルに苦しんできた患者たちだった。

彼らの心臓は健康ではなかった。「若くして死期が近づいたときに起こるパニックのせいで、この研究に

参加する気になったのだろう」と思う人もいるかもしれない。[*42、*43]

それはともかく、この一八人の患者は驚くべき成果を残すことになった。このテストを開始した時点で、彼らの平均コレステロール値は二四六mg/dℓだったのだが、すでにテスト中に一三二mg/dℓとなり、目標値の一五〇mg/dℓをはるかに下回ったのである。[*43]

同様に、LDL（悪玉）コレステロール値も劇的に低下していた。[*42] しかし、最も衝撃的だったのは、血中コレステロールの値ではなく、テスト開始以来の冠状動脈に関するトラブルの件数だったのである。開始から一一年の間に、この食習慣を続けた一八人の患者に生じた冠状動脈関連のトラブルはたった一件だけだったのだ。

この一件でさえ、二年間この食習慣から離れていた患者に生じたものだった。博士の食事プログラムから離れたあと、この患者は胸の痛み（狭心症）を経験し、再度ヘルシーな「プラントベースの食習慣」を実践し始めたところ、狭心症はなくなり、以来胸の痛みは経験していない。[*43]

患者たちに病気が起こらなくなったばかりか、症状が改善していったのである。**患者の七〇%に、詰まっていた動脈が開いているのが見られた。**[*43] 一一人の患者が、血管造影を行なうことに同意した。これは心臓内の動脈をX線検査することのできる方法である。

一一人の患者の閉塞物の大きさは、五年余りのテストの間に平均七%減少していた。わずかな変化のように思われるかもしれないが、動脈の直径が七%広げられると、血流は少なくとも三〇%も増すのである。[*44]

さらに重要なことは、狭心症による痛みが生じなくなったことである。痛みのあるなしの相違は、それこそ「生と死」ほどの違いなのである。五年間の記録を綴った研究報告書の執筆者たちは、次のように言及している。

「この研究は、最小量の脂肪摂取に最小限のコレステロール降下薬を併用した最も長期間にわたるものであり、我々が導いた七%という動脈狭窄（閉塞）の減少は、かつて行なわれたどの研究よりも大きなものである[*42]」

●「食事改善後の患者トラブル」はゼロ

ある医師がエセルスティン博士のこの研究に注目した。その医師は自らの心臓にトラブルがあり、四四歳のときに心臓発作を起こしたが、一見したところは健康そうだった。

従来の医療がこの医師に安全に提供できるものはもう何もなかったため、彼はエセルスティン博士を訪ね、食事療法を行なうことを決心した。

そして三二か月後、コレステロール降下薬を全く使用せずに、自分の心臓を病気から回復させ、血中コレステロール値を八九mg/dℓにまで低下させたのである。

その後、エセルスティン博士の食事療法のアドバイス前とアドバイス後の、劇的な変化の画像が明らかにされた[*8]（二九五ページ、写真2参照）。

写真の明るい部分は、動脈を流れている血液である。左側の写真（A）では、重症の冠状動脈疾患が血流を減少させているのがわかる（二九六ページ、写真2の印をつけた部分）。

右側の写真（B）では同じ患者が「プラントベースでホールフードの食事」を続けたあと、狭くなっていた動脈が開き、破壊個所が修復されているのがわかる。健康な人のように血液がスムーズに流れている。

「エセルスティン博士は、ラッキーな患者に恵まれただけなのではないか」と問われたときの私の答えは「ノー」である。心臓病がこれほど悪化している患者たちでは、自然に治るというようなことはないからだ。

（写真2）心臓病患者の冠状動脈改善の様子

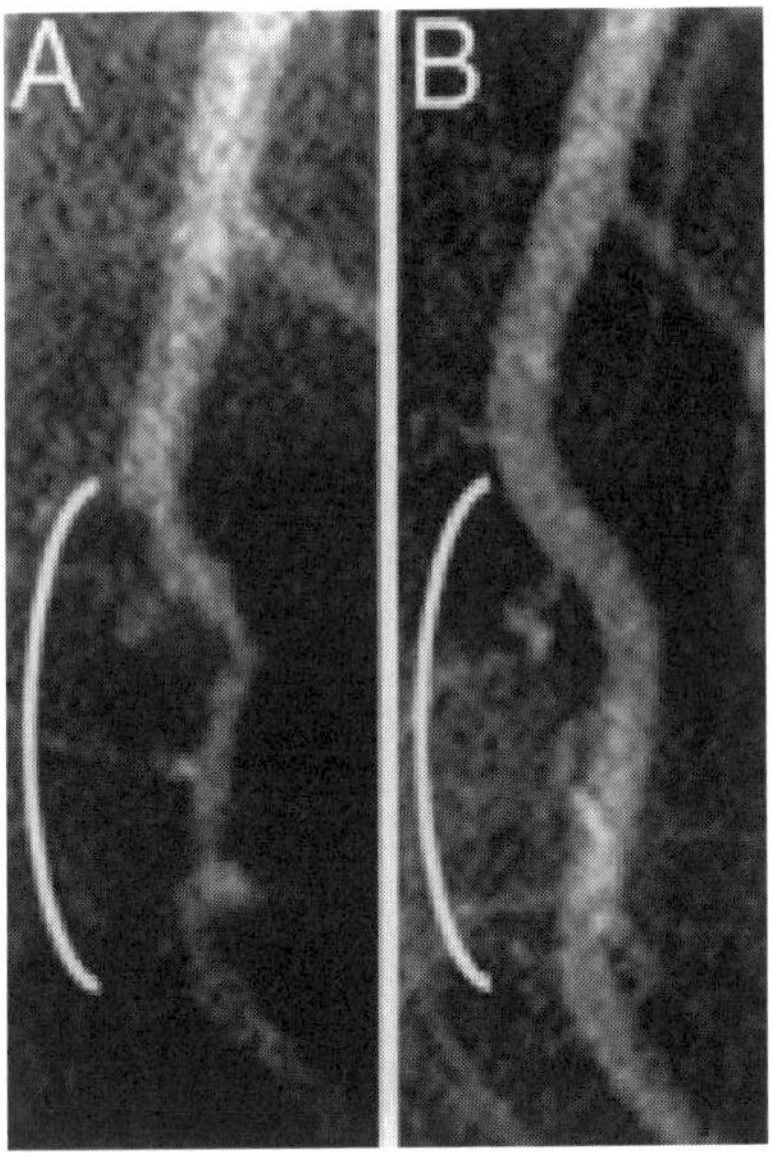

「植物性食品中心の食事」の開始前　「植物性食品中心の食事」の実践後

【注】心臓病患者の血管が食生活によって改善されたことを証明している写真です。
開始前（A）と実践後（B）の冠状動脈の血流状況を示している写真で、
（A）では白く印をつけた部分で血流が減少していますが、
（B）では、狭くなっていた動脈が開き、破壊個所が修復され、
健康な人のように血液がスムーズに流れているのがわかります。

この成果を別の方法で確認するには、食事療法のプログラムからいったん離れ標準的な心臓病のケアに戻った六人の患者を検証すればよい。

一九九五年の時点で、この六人の患者は、冠状動脈に関する一〇件の新たなトラブル（狭心症、バイパス手術、心臓発作、脳卒中、血管形成術など）に苦しんでいる(*42)。

一方、食事療法を受けた患者は、テスト開始以来一七年目になる二〇〇三年の時点で、一人を除き皆、元気いっぱいに暮らしており、七〇～八〇代に向かっているのである(*45)。

この研究結果に異議を唱えるのは難しいだろう。もしあなたがこの章に書かれていたことを何も覚えていなかったら、「四九対〇」のスコアを思い出してほしい。

「プラントベースでホールフードの食事」を始める前、四九件の冠状動脈に関するトラブルがあったものが、この食習慣を続けた結果、患者たちのトラブルは「ゼロ」になったのだ。

エセルスティン博士は、ビッグサイエンス（巨大科学）が五五年余りもの間、なそうとしてなせなかったことを実現したのである。すなわち心臓病に打ち勝ったのだ（注）。

【注】エセルスティン博士の心臓病改善プログラムについては拙訳『心臓病は食生活で治す』（角川学芸出版刊）をご覧ください。

●「ライフスタイル転換」を導入したオーニッシュ博士の成果

過去一五年の間、この分野でのもう一人の権威、ディーン・オーニッシュ博士も、食事療法を医学の第一線に持ち込むのに貢献してきた。

ハーバード大学医学部を卒業した博士は、ベストセラーを何冊か出している。有力メディアで特集されたこともあれば、「心臓病治療プロジェクト」を多くの保険会社の保険でカバーさせることにも成功している。もしあなたが「食習慣と心臓病の関係」についてどこかで耳にしたことがあるとしたら、それはおそらくオーニッシュ博士の研究が『タイム』誌や『ニューズウィーク』誌などでよく報じられているためだろう。

博士の最もよく知られた研究は「ライフスタイル心臓トライアル（ライフスタイル転換による心臓病対策）」である。この研究において、博士は二八人の心臓病患者を「ライフスタイルの転換」だけで治療した。(＊46)

博士は患者たちに新しい療法を実行し、別の二〇人の患者には従来の標準的な治療を施した。博士は二つのグループを注意深く追跡調査し、動脈の閉塞状態、コレステロール値、体重を含む健康指標を測定した。

博士の治療プロジェクトは、ハイテクを駆使した現代医学の基準とは全く異なっていた。治療の最初の一週間、博士はこの二八人の患者をホテルに宿泊させ、健康をコントロールするためには何をしなければならないかを伝えた。

博士は患者たちに、少なくとも一年間は「低脂肪でプラントベースの食事」をするよう求めたが、それは脂肪の摂取量は総摂取カロリーのわずか一〇％程度にする、といった指導だった。

博士の作成した食品リストに含まれている限り、好きなだけ食べることが許された。そのリストには果物、野菜、穀物が含まれていたが、卵白、そして一日一カップの無脂肪乳（または無脂肪ヨーグルト）を除く動物性食品は一切許されていなかった。(＊46)

食事療法に加えて患者たちは、「メディテーション（瞑想。以下同様）」「呼吸法の訓練」「ストレス緩和のためのエクササイズ」を含むさまざまな形のストレス・マネージメントを一日最低一時間実行することになっていた。

また、病気の重度に合わせたレベルで、週に三時間のエクササイズも行なうことになっていた。

こうした「ライフスタイルの転換」を患者たちが実行していくのを手助けし、相互にサポートし合うため、患者たちは週に二回（一回四時間）のミーティングを慣例化した。オーニッシュ博士と研究グループは、薬や手術はもちろん、**どのようなテクノロジーも使用しなかった。**

プロジェクトに参加した患者は、要求された指示をきわめて忠実に守り、やがて「健康と活力の改善」という褒美を手にしたのである。

患者の平均的な総コレステロール値は、二二七mg／dℓ→一七二mg／dℓに、そしてＬＤＬ（悪玉）コレステロール値は一五二mg／dℓ→九五mg／dℓに低下した。そして一年後には、胸の痛みの持続期間や激しさは激減していた。

さらにまた、このライフスタイルを厳格に守っている患者ほど、心臓病がより改善されているのが明らかになった。

一年余りの間、最も忠実に実行していた患者は、動脈の閉塞が四％縮小していた。四％は小さな数字のように見えるかもしれないが、心臓病は生涯にわたって徐々に形成されていくものだということを思い出してほしい。したがって、たった四％の変化でも、わずか一年のうちに改善されたというのは、すばらしい成果というほかない。

全体的に見て、新治療プロジェクト参加の八二％の患者が、一年のうちに心臓病が好転したのである。

一方、ライフスタイルの介入がなかった従来の治療グループは、通常のケアを受けていたにもかかわらず、うまくいってはいなかった。患者の胸の痛みは頻度・持続期間・激しさの点で悪化した。

例えば、新プロジェクト組では、胸の痛みの頻度は九一％減少したにもかかわらず、従来組では一六五％

に増加したのである。コレステロール値も、新プロジェクト組の患者よりも著しく悪化していた。そして動脈の閉塞もまた、さらにひどくなっていたのである。

従来組の中で、食事やライフスタイルにほとんど注意を払っていなかった患者たちは、一年の間に閉塞物のサイズが八％増加していた(＊46)。

オーニッシュ博士、エセルスティン博士、前述したモリソン博士、こうした医師の考え方の中に、心臓病戦略における重要なヒントがある、と私は思うのだ。

以上述べてきたような医師たちによる食事療法は、「胸痛の症状をやわらげるばかりか、心臓病の根本原因を治療し、その後も心臓病が再発しないようにできる」というものである。

クリーブランド・クリニックであろうと、ほかのどこであろうと、これらの衝撃的な結果と比肩できるような外科的手術による治療法、あるいは薬などを使用した化学的治療法を、私は知らない。

●一人当たり三万ドル（約三〇〇万円）の医療費削減

将来は希望に満ちている。すでに心臓病根絶のための十分な知識を手にしているからだ。

私たちはこの病気をいかにして予防すればいいのかがわかっただけでなく、どのように治療すればいいのか、その方法も把握した。動脈の経路を変えるため胸骨を割る必要もなければ、生涯にわたって血液中に強い薬を送り込む必要もない。

「正しい食べ物」を食べることによって、私たちは誰もが心臓を健康に保つことができるのだ。

次のステップは、この食習慣のアプローチを大規模に進めていくことだ。それはまさに、オーニッシュ博士が今、着手しているプロジェクトの推進である。

オーニッシュ博士の研究グループは、「多施設ライフスタイル・デモンストレーション・プロジェクト」を開始した。これは新しい心臓病医療のスタイルを象徴するものである。

健康に関する専門家チームが、オーニッシュ博士の「ライフスタイル転換プログラム」を活用するため、八か所に分かれて教育を受けた。

このプログラムに参加できる患者の資格とは、手術を受けなければいけないほど重症であり、その重症度がきちんと立証されていることである。患者は手術の代わりに一年間の「ライフスタイル転換プログラム」に参加することができる。

このプログラムは一九九三年に開始されたが、一九九八年までの間に患者の費用負担をカバーする保険プログラムが四〇種用意された(*32)。

一九九八年の時点で、ほぼ二〇〇人がこのプロジェクトに参加しており、その結果は驚異的なものになっている。

治療から一年経過後、六五%の患者たちは胸の痛みがなくなり、その効果も長期にわたって持続している。三年後でも六〇%以上の患者たちに胸の痛みがないことが報告されているのだ(*32)。

健康上の恩恵は経済的にもきわめて大きな恩恵となる。

毎年一〇〇万件以上の心臓病手術が行なわれており(*32)、二〇〇二年には心臓病患者のための治療費や入院費は、七八一億ドル(約七兆八一〇〇億円)かかっている(これには薬代、自宅療養費、養護施設療養費などは含まれていない(*2))。

一回の血管形成の処置だけでも三万一〇〇〇ドル(約三一〇万円)かかる。バイパス手術は四万六〇〇〇ドル（約四六〇万円）だ。[*32]

これとは対照的に、「ライフスタイル転換プログラム」は、一人当たり一年間で七〇〇〇ドル（約七〇万円）しかかからない。

このプログラムを実行した患者と、手術という従来の治療法を選択した患者とを比較することによって、オーニッシュ博士と同僚たちは、このプログラムが一人の患者につき、平均三万ドル（約三〇〇万円）の医療費を削減していたことを実証したのである。[*32]

しかし、まだ多くの仕事がやり残されたままになっている。今日の医療制度は、化学薬品や手術による治療から利益を得るように構築されている。薬や手術が優先され、「食習慣転換によるアプローチ」は二の次になっているのだ。

食事療法に対して向けられている批判の一つに、「一般的な患者がこれほどまでに食習慣を変えるようなことはないはずだ」というものがある。

医師によっては、「エセルスティン博士の患者は、エセルスティン博士の熱狂的な信念に影響されて食習慣を変えたのだ」と非難している。[*47]

この批判は筋違いであり、患者たちを侮辱するものであるばかりか、医師の自己保身以外の何ものでもない。なぜなら医師が、「患者たちは食習慣を変えるだろう」と信じていないとしたら、それは医師が患者に対し食習慣について何も話さないか、あるいは親身な態度ではなく上からの目線で患者と接しているからだろう。

「患者はライフスタイルを変えたがらない」という前提で、命を救える情報を提供しないことほど、患者にとって失礼な行為はない。

善意ある公的機関にしても、こうした偏狭性が存在する。全米心臓病協会は心臓病の患者に対し、新アプローチの成果を伝えるよりも、むしろ「ほどほどに実行する食習慣」をすすめている。「全米コレステロール教育プログラム」（注）も同じ内容で指導している。

【注】冠状動脈性心臓病のリスクを減らすための手段として、コレステロール値を減らすことによる効果について、専門家や一般人を教育することを目標に、一九八五年に「全米心臓・肺・血液協会」によって設立されたプログラム。

こうした機関では、取るに足らない変化を与えただけの「ほどほどに実行する食習慣」を、ヘルシーなライフスタイルの「ゴール」として定めているのである。

●政府の指導に従うか、自分で希望をつかむか

あなたが心臓病のリスクが高いか、あるいはすでに心臓病になっている場合、公的機関は、「総カロリーの三〇％が脂肪として含まれており（このうち総カロリーの七％は飽和脂肪）、食事コレステロールが一日二〇〇mg/dℓ以下の食事」を続けるようすすめることだろう。(＊48、＊49)

血中総コレステロールの値にしても、望ましい値とされる「二〇〇mg/dℓ以下に保つべきだ」と言っている。(＊49)

由緒あるこうした機関でさえ、アメリカ国民に最新の科学情報を提供していないのだ。私たちは総コレス

テロール値二〇〇mg/dℓを「好ましい数値」として聞かされているが、実は、心臓発作の三五％は、コレステロール値一五〇～二〇〇mg/dℓのアメリカ人を襲っていることが判明している。(*50) **本当に安全なコレステロール値とは一五〇mg/dℓ以下**なのである。

また、これまでに実証されている最も顕著な心臓病の改善例は、脂肪が総カロリー摂取量の約一〇％のときになされている、ということも判明している。

政府のすすめる「ほどほどに実行する食習慣」に従っている多くの患者たちの心臓病が進行していくことを、研究がはっきりと証明しているのである。(*51)

健康に関心の高いアメリカ人が罪もないのに犠牲になっているのだ。アメリカ国民はこうしたすすめに従い、総コレステロール値を一八〇～一九〇mg/dℓあたりに保ち、結局は早すぎる死をもたらす心臓発作の痛撃を待つことになるのだ。

「全米コレステロール教育プログラム」では、次のような狡猾な書き方をしている。

> 「ライフスタイルの転換」は、冠状動脈性心臓病のリスクを削減するのに、最も費用対効果の優れた手段である。
>
> だが、それでもなお、最大限の効果を享受するには、患者の多くがＬＤＬ（悪玉コレステロール）降下薬を必要とする。(*49)

これでは、アメリカ人の健康状態がますます悪化していくのも不思議ではない。評判の良いといわれる公的機関が、最も重症な心臓病患者に与える食習慣のアドバイスは、全く手加減されたものであり、そのうえ、「いずれにしても、生涯にわたって薬が必要になるだろう」という警告が添えられているのである。

アメリカ有数の健康機関は、「もし公的機関が〈控えめな転換〉以上のことを提唱しても、言うことを聞く人は誰もいないだろう」と懸念している。しかし公的機関がすすめる「控えめな転換」とは、エセルスティン博士やオーニッシュ博士によって推奨されている食習慣からすると、ヘルシーといえるような代物ではない。

実は、血中コレステロール値二〇〇㎎/㎗は安全な数値ではないし、三〇％脂肪の食事は低脂肪ではない。そして、コレステロールが〇《ゼロ》ミリグラム以上含まれている食品を食べることは有害なのだ。

米国の健康機関は心臓病に関して、すべて「控えめに」という名のもとに、意図的に国民を欺いている。科学者・医師・政治家は、国民が食習慣を変えるかどうかについて考えていようといまいと、「プラントベースでホールフードの食事」が健康に良いことは間違いない、ということに気づかねばならない。

オーニッシュ博士と同僚の科学者は、画期的な「ライフスタイル心臓トライアル（ライフスタイル転換による心臓病対策）」に関し、影響力のある論文の中で、次のように書いている。

「我々の研究の趣旨は、何が実用的かではなく、何が真実かを見極めることだった」(＊46)

これによって、私たちには「何が真実か」が明らかになった。つまり「プラントベースでホールフードの食事は心臓病を予防し治療することができ、毎年数十万人ものアメリカ人の命を救うことになる」という真実だ。

心臓病研究の基礎をなす「フラミンガム心臓研究」の指揮を長年務めてきたウィリアム・カステリ博士は、「プラントベースでホールフードの食事」を支持している。

医学史上最も著しい心臓病の改善を実証したエセルスティン博士も、「プラントベースでホールフードの食事」を支持している。

心臓病を薬や手術を用いずに改善させる先駆者となり、患者や保険会社のために経済的恩恵を証明したディーン・オーニッシュ博士も、「プラントベースでホールフードの食事」を支持している。

今こそ大きな希望を持ってチャレンジするときである。人々は自分の健康をコントロールできるときがやって来たのだ。私がこれまでに出会った最も優れた医師であり、思いやりあふれた人物が、そのことを次のように表現している。

「我々医師全体の良心と意志が、かつてなかったほどに試されている。今こそ我々は、伝説に残るような仕事をする勇気を持つときである」（コールドウェル・B・エセルスティン・ジュニア）

【注】日本人の脂肪摂取量について

日本人の平均脂肪摂取量は総カロリーの二五・八％ですが、男性は二〇代が二六・九％、三〇代が二六・二％、四〇代が二五・一％、五〇代は二四・五％、女性は二〇代が二九・一％、三〇代と四〇代が二七・九％、五〇代が二六・四％と、五〇代の男性を除いて平均より多くなっています。

二〇〇九年五月に厚生労働省が公表した「日本人の食事摂取基準」では、目標量を二〇～三〇％（三〇歳以上は二〇～二五％）に定めていますが、ここ一〇年余り、アメリカの予防医学の専門家がすすめているヘルシーな脂肪摂取量は、成人の場合、オーニッシュ博士のプログラム同様、総カロリーの一〇％、多くても一五％です。

（資料）厚生労働省「平成19年　国民健康・栄養調査結果の概要」

第6章

肥満の行き着く先

●自分の体格指数（BMI）を知る

アメリカは肥満大国だ、ということを聞いたことがあるだろう。アメリカ人の肥満に関する驚くような統計も、見たことがあるかもしれない。また、食料品店で見かける人々が、数年前に比べ、さらに太っているのにも気づいていることだろう。

小学校の教室や運動場、あるいは託児所などで、どれだけ多くの子供たちが、肥満のため体を自由に動かせず、二〇フィート（約六メートル）の距離さえ息切れせずには走れない、ということにも気づいているだろう。

今日、人々が肥満と苦闘しているのを見過ごすことはできない状況になっている。新聞や雑誌を広げたり、テレビやラジオのスイッチを入れると、アメリカ人の多くが肥満問題を抱えていることがわかる。

事実、成人のアメリカ人の三人に二人は過体重である。そして成人人口の三分の一は肥満だ。この数字は数が多いだけでなく、特にその増加してきたスピードには不気味なものがある（第6章＊1）（第1章六一ページ、図2「肥満人口の割合」参照）。

「過体重」とか「肥満」といった用語は何を意味しているのだろうか。体のサイズを表わすのによく用いられるのが「体格指数（BMI＝Body Mass Index）である。これは身長の二乗に対する体重の割合を表わしたものだ（注）。

【注】BMI＝現在の体重（キログラム）÷「身長（メートル）の二乗」

公式規格では、過体重とはBMIが二五以上のことで、肥満とはBMIが三〇以上のことである（注）。

（表9）体格指数（BMI）早見表

	標準						肥満					太りすぎ		
BMI (kg/m²)	19	20	21	22	23	24	25	26	27	28	29	30	35	40
身長 (cm)	体重（kg）													
140	37	39	41	43	45	47	49	51	53	55	57	59	69	78
142	38	40	42	44	46	48	50	52	54	56	58	60	71	81
144	39	41	44	46	48	50	52	54	56	58	60	62	73	83
146	41	43	45	47	49	51	53	55	58	60	62	64	75	85
148	42	44	46	48	50	53	55	57	59	61	64	66	77	88
150	43	45	47	50	52	54	56	59	61	63	65	68	79	90
152	44	46	49	51	53	55	58	60	62	65	67	69	81	92
154	45	47	50	52	55	57	59	62	64	66	69	71	83	95
156	46	49	51	54	56	58	61	63	66	68	71	73	85	97
158	47	50	52	55	57	60	62	65	67	70	72	75	87	100
160	49	51	54	56	59	61	64	67	69	72	74	77	90	102
162	50	52	55	58	60	63	66	68	71	73	76	79	92	105
164	51	54	56	59	62	65	67	70	73	75	78	81	94	108
166	52	55	58	61	63	66	69	72	74	77	80	83	96	110
168	54	56	59	62	65	68	71	73	76	79	82	85	99	113
170	55	58	61	64	66	69	72	75	78	81	84	87	101	116
172	56	59	62	65	68	71	74	77	80	83	86	89	104	118
174	58	61	64	67	70	73	76	79	82	85	88	91	106	121
176	59	62	65	68	71	74	77	81	84	87	90	93	108	124
178	60	63	67	70	73	76	79	82	86	89	92	95	111	127
180	62	65	68	71	75	78	81	84	87	91	94	97	113	130
182	63	66	70	73	76	79	83	86	89	93	96	99	116	132
184	64	68	71	74	78	81	85	88	91	95	98	102	118	135
186	66	69	73	76	80	83	86	90	93	97	100	104	121	138
188	67	71	74	78	81	85	88	92	95	99	102	106	124	141
190	69	72	76	79	83	87	90	94	97	101	105	108	126	144
192	70	74	77	81	85	88	92	96	100	103	107	111	129	147
194	72	75	79	83	87	90	94	98	102	105	109	113	132	151
196	73	77	81	85	88	92	96	100	104	108	111	115	134	154
198	74	78	82	86	90	94	98	102	106	110	114	118	137	157

※BMI（Body Mass Index）＝（体重kg）÷（身長m×身長m）

【注】この表は日本人向けに単位を変更して作成したものです。

男女ともに同じ基準が用いられている。

表9（三〇九ページ参照）を使うと、身長と体重から自分のBMIを容易に知ることができる。

【注】日本肥満学会では「肥満の判定と肥満症の判断基準について」で、BMIの「二二を標準値」、「二五以上を肥満」としています。さらに「二五以上〜三〇未満＝肥満1度」「三〇以上〜三五未満＝肥満2度」「三五以上〜四〇未満＝肥満3度」「四〇以上＝肥満4度」と分類しています。

最新の調査では、三〇代以上の男性、および六〇代の女性のおよそ三人に一人はBMIが二五以上の過体重、または肥満です。（資料）厚生労働省「平成19年　国民健康・栄養調査結果の概要」

●増え続ける子供の肥満問題

スーパーサイズだらけのアメリカ社会で最もやり切れない問題は、増え続ける肥満の子供たちのことだろう（注）。アメリカ人の若者（六〜一九歳）の約一五％は過体重なのだ。また、若者全体のほかの一五％は今後、過体重になる危険性がある。（＊2）

【注】日本の子供たちの肥満も深刻化しています。文部科学省の「平成一九年度学校保健統計調査」によると、肥満の子供は男子では九〜一七歳で一〇％を超えており、一五歳が一三・五％と最も多くなっています。女子では一五歳の九・九％が最も多くなっています。青森、秋田、山形、栃木、徳島のように、年齢によっては一五％を超えている県もあります。

過体重の子供たちはさまざまな心理的・社会的課題に直面している。ご承知のとおり、子供というものは率直にものを言う習性があるため、時には遊び場が非情な場所になることがある。

太った子供たちは友達を作るのも難しくなり、怠け者でだらしないと思われることが多い。行動障害や学習障害があることも多く、青少年期に形成された低い自己評価は、一生続くこともある。[*3]

太った青少年もまた、多くの病気に直面する可能性が非常に高い。彼らはたいていコレステロール値が高く、これは致命的な病気を予告するものとなることが多い。

また耐糖能障害の問題があったり、その結果、糖尿病になる可能性も高い。以前は大人にしか見られなかった2型糖尿病が、青少年の間に急増している（小児糖尿病については、第7章と第9章で詳しく述べる）。

さらに肥満の子供たちは、肥満ではない子供たちに比べて高血圧になる可能性が九倍も高い。神経‐認識障害を引き起こす睡眠時無呼吸症候群は、肥満児の一〇人に一人に見られる。さまざまな骨の障害も、肥満児に起こることが多い。

何よりもまず問題になるのは若いうちに肥満になると、生涯にわたって健康上の問題を抱えていく可能性を増大させつつ、そのまま肥満の大人になっていく可能性がきわめて高いことだ。[*3]

●肥満を助長している社会システム

人生をいっそう楽しいものにできるはずのことが、太っているためにできなくなってしまう場合がある。孫や子供と一緒に遊ぶことができないとか、長い距離が歩けないとか、映画館や飛行機の中で快適に座れる椅子がないとか、あるいは積極的な性生活ができない、などといったことがあるだろう。

それどころか、肥満になると背中や関節が痛むので普通に椅子に座っていることさえ苦痛になるかもしれない。多くの人にとって、立っていることは膝に負担がかかる。あまりにも重い体重を持ち運ぶことは、体の動きや仕事、精神衛生、自己認識、そして社会生活にも著しく影響する。

これでおわかりのように、太っていることは生死にかかわる問題ではないが、実際には、人生において、楽しいことの多くが制限されてしまうということなのである。(*4)

誰だって過体重になりたいなどとは思わないだろう。では、アメリカの成人の三人に二人が過体重なのは、なぜなのだろうか。そして、人口の三人に一人が肥満なのは、なぜなのだろうか。

問題はお金がないからではない。一九九九年には、過体重に関連する医療費だけでも、七〇〇億ドル(約七兆円)と推定されていた。(*5) わずか三年後の二〇〇二年、米国肥満学会は、この費用は一〇〇〇億ドル(約一〇兆円)だと記載している。(*6)

だが、これがすべてではない。まず最初に余計な体重をつけないようにするために費やされる自己負担金が、さらに三〇〇億~四〇〇億ドル(約三兆~四兆円)加算される。(*5)

今日では特別な減量ダイエットプランを続けたり、食欲を減らしたり、あるいは代謝作用を再調整するための錠剤を常用したりといったことが、国民的娯楽と化してしまっているからだ。

これは見返りを何も提供せずに私たちのお金を吸い取っていく「経済的ブラックホール」だ。例えば、漏れやすい台所の流しを修繕するのに、修理屋に四〇ドル(約四〇〇〇円)支払ったとしよう。ところが二週間後、流しのパイプが破裂して台所が水浸しになり、それを修理するのに五〇〇ドル(約五万円)かかったとすると、きっと同じ修理屋に修理を頼むようなことはしないに違いない。

では、減量のためのプランや本、飲料、エネルギーバー、それに関連する巧妙なダイエット法など額面どおりの効果があるとは信じていないのに、なぜ私たちは延々と試し続けているのだろうか。

私は、人々がヘルシーな体重になろうと努力しているのは立派なことだと思う。過体重の人の価値や尊厳について問題にしないのは、ガン患者に対しての場合と同様だ。

私が批判しているのは、この問題を許し、さらに助長している社会システムに対してである。この状態はたとえて言えば、誰かの懐を肥やすことを意図したひどい情報の渦の中で、多くの人が溺れているようなものである。

私たちにとって本当に必要なのは、個人が支払える範囲で安心して利用できる、良い情報による新しい解決策なのだ。

●ベストの減量法は長寿につながる

結論から言えば、**減量のためのベストの解決策は、「プラントベースでホールフードの食事」と「適度な運動」に尽きる。**これは一時しのぎの流行ではなく、長期間にわたるライフスタイルの転換であり、慢性病のリスクを最小限に抑えながら、持続性のある減量をもたらしてくれる。

いつも新鮮な果物や野菜、それに全穀物食品を食べていて、肉類、あるいはポテトチップスやフライドポテト、キャンディーのようなジャンクフードなどは滅多に食べない、という人をあなたは知っているだろうか。

もしこのような人をたくさん知っていたら、おそらくあなたは、彼らが皆、ヘルシーな体重を保っているということに気づいているだろう。

ここで海外の伝統的な食文化に目を向けてみよう。アジアの文化圏（中国や日本、インドなど）では、何千年もの間、二億～三〇億の人々がほとんどプラントベースの食事をしている。

こうした国の人の印象は、（少なくとも最近までは）ほっそりとした体型以外の人を想像するのが難しい（注）。

【注】キャンベル博士は日本には肥満が少ないように述べていますが、それはアメリカ人と比べると少ないほうだ、ということです。日本の現状を見てみると、最近の肥満傾向は深刻で、男性で二〇年前の一・五倍に増加しています。（資料）厚生労働省「平成19年　国民健康・栄養調査結果の概要」

野球場でホットドッグを二つとビールを二本買っている男性、あるいは近所のファストフードの店でチーズバーガーとフライドポテトを注文している女性を想像してみてほしい。

このような人のイメージは、ほかの文化圏の人々とは違って見えないだろうか。

不幸なことに、ホットドッグをムシャムシャ食べ、ビールをぐびぐび飲んでいる男性は、典型的なアメリカ人のイメージと重なる。

外国からの訪問客を迎えると、彼らはまず「太った人がやけに多いですね」と感想を述べる。

この問題を解決するのに、手品や血液型、炭水化物のGI値（グリセミック指数）の計算、あるいは自己分析などに関与する複雑な方程式は一切不要だ。ただ誰がスリムで生き生きとしていて健康か、それを見届ける観察力を養うだけでいい。

あるいは、ベジタリアンやビーガン（卵や乳製品もとらない徹底的なベジタリアン）は、肉食者たちよりもスリムであることを証明しているいくつかの研究レポートを信頼すればいい。

研究レポートに記されているベジタリアンやビーガンたちは、一般のアメリカ人よりも、五～三〇ポンド

（約二・三〜一三・六キロ）スリムなのだ。[*7〜*13]

別の研究レポートもある。過体重の被験者は、主に低脂肪・プラントベースのホールフードを好きなだけ食べるよう言われた。そして三週間のうちに平均一七ポンド（約七・七キロ）やせた、という。[*14]

同様にプリティキン・ロンジェビティ・センター（低脂肪の食事によって、減量や健康増進を指導するヘルス・スパ）でも、右記の食事プログラムを三週間経験した四五〇〇人の患者たちが同じ結果を得ている。ほとんどプラントベースの食事をさせ、エクササイズを奨励することで、三週間余りの間にセンター滞在者の体重を五・五％減らせたことが報告されているのである。[*15]

低脂肪のホールフードで、ほとんどがプラントベースの食事を採用した研究の公表結果は、このほかにもまだある。

・一二日後に二〜五ポンド（約〇・九〜二・三キロ）の減量。[*16]
・三週間におよそ一〇ポンド（約四・五キロ）の減量。[*17、*18]
・二週間余りの間に一六ポンド（約七・三キロ）の減量。[*19]
・一年後に二四ポンド（約一〇・九キロ）の減量。[*20]

これらの結果は、**プラントベースでホールフードの食事は、体重を減らすのに役立ち、しかも早く実現できる**ことを証明している。

唯一の疑問は、「どれだけやせることができるのか」ということだが、ほとんどの研究で、最も多くの体重を減らした人々は、最も余分な体重があって始めた人たちだった。[*21]

最初の減量が実現したあとは、同じ食習慣を続けることによって、長期間その体重をキープすることができる。最も重要なことだが、この方法でやせることは、長期的な健康維持に直結する。

●やせられない人には理由《わけ》がある

人によっては、プラントベースの食事をしていてもやせないことがある。それにはいくつかの道理にかなった理由がある。

まず第一に、もし食事に精製炭水化物食品が多く含まれているとしたら、プラントベースの食習慣で減量できる可能性は、非常に少ない。**お菓子やペストリー、パスタでは減量はできない**のだ。このような食べ物はすぐに消化される糖やデンプンが多く、ペストリーの場合は、たいてい脂肪も多量に含まれている。

第4章で述べたように、高度に加工された不自然な食べ物は、健康増進に役立つプラントベースの食習慣の一部とはなりえず、体重を減らしてはくれない。私がいつも最善の食習慣のことを、**「プラントベースでホールフードの食事」**と呼ぶ理由の一つである。

「厳格なベジタリアンの食事は、必ずしもプラントベースのホールフードで構成されているとは限らない」という指摘に注目してほしい。

ある人は肉を乳製品に替え、油と精製された穀物でできているパスタや菓子類、ペストリーなどを含む「単純炭水化物」食品（高度に加工精製され、食物繊維、ビタミン、ミネラルを失っている炭水化物食品。二二四ページ参照）を加えただけでベジタリアンになる。

私はこうした人々のことを「ジャンクフード・ベジタリアン」と呼んでいる。なぜなら、彼らは栄養に富んだ食事をしていないからだ。これでは減量は難しい。

なかなか減量できない二番目の理由は、その人が運動をしていない場合である。適度の量の運動を定期的に持続させることは、減量にとても役立つのだ。

三番目の理由は、人によっては家系的に肥満体になる傾向があることだ。これは減量への挑戦をいっそう困難にしてしまう可能性がある。もしあなたがこうした傾向にあったとしたら、私に言えることは、「正しい食習慣と運動を、徹底的に実行し続ける必要がある」ということだけである。

欧米諸国に住む中国系移民たちが肥満になっているにもかかわらず、「中国農村部では、肥満の人々など存在していない」ということに我々は気づいた。

だが今日では、中国の人々の食習慣やライフスタイルが私たちのものに近づいてきているため、彼らの体もまた、私たちのような体に近づいてきている。

これらの人々の中でも遺伝的素因を持つ人は、「食習慣の欧米化」の影響でそれほどたくさん有害な食べ物を食べなくても、短期間のうちに問題が発生し始めることになる。

体重を増やさないようにするには、「長期間にわたるライフスタイル」を選択することである。すばやく大幅減量を達成させるような巧妙な手法には、長期間に及ぶ効果はない。

短期間にできる減量には必ず、腎臓障害や心臓病、ガン、骨や関節の疾患ほかのトラブルといった、長期にわたる苦痛を伴う。これらの障害は、人気のある流行のダイエットによってもたらされる可能性がある。

もし体重が長い歳月をかけてゆっくり増えてきたのであれば、どうしてほんの数週間のうちに体重を減らせることが可能なのだろう。減量を競争のように扱っても効果はない。

むしろマイナス効果が働き、ダイエットをしている人をやめたいと思うようにさせ、そもそも太る元凶となった従来の食習慣に逆戻りさせるだけである。

二万一一〇五人のベジタリアンとビーガンを対象にした大規模な調査結果から、[*13]「自分の食習慣を五年か、それ以上忠実に守ってきた人々は、この食習慣が五年に満たない人々に比べ、体格指数が低かった」ことが判明している。

●肉食者より多く食べてもスリムでいられる理由

体重増加問題の解決策はある。しかし、それをいかに自らの生活の中にとり入れていけばよいのだろうか。それにはまず第一に、**カロリー計算をする考え方を捨てる**ことである。特別なことのない限り、**好きなだけ食べて、なおも体重を減らすことは可能**なことだ。ただし、体にふさわしい食べ物を食べている限りだが——（詳細は、第12章）。

次に、「好きなものを奪われてしまった」という喪失感や被害者意識、「新しい食習慣は味がない」といった思い込みを捨てることだ。そんな必要はない。

空腹感は体のどこかに異常があるサインであり、カロリー計算などによる長期にわたる空腹は、カロリーの損失を防ぐために体が総代謝率を低下させるので、体にとってマイナスだ。

口に運ぶ食べ物についていちいち考えなくても、体にはプラントベースの正しい食事で栄養を与えられるメカニズムが備わっている。これこそが安心して誰もが実践できる食べ方なのだ。「体に正しい食べ物」を与えてやれば、体は正しいことをするようになる。

いくつかの研究論文では、「プラントベースで低脂肪のホールフード」の食事に従った人は、摂取カロリー量が少なくなっている。それは彼らがひもじい思いをしているからではない。

肉食者と比べてみると、彼らは食べるのにもっと長い時間を費やし、より多くの量を食べていると考えられる。(*22) それでも摂取カロリー量が少ないのは、果物・野菜・穀物は、ホールフードの形で摂取された場合、動物性食品やバターや油などの脂肪よりもずっとカロリー密度が少ないからである。果物・野菜・穀物のカップ一杯に含まれるカロリー量は、ずっと少ないのだ。

脂肪は一グラムにつき九キロカロリーもあるが、炭水化物やタンパク質は一グラムにつきわずか四キロカロリーしかない、ということを覚えておいてほしい。

さらに丸ごとの果物や野菜、全穀物などには、大量の食物繊維が含まれている。そのため、満足感を与えてくれ(*22、*23)、それでいて食事のカロリー量を増やしてしまうようなことはほとんどないのだ。

体にふさわしいヘルシーな食事内容であるならば、たとえかなりの量を食べたとしても、摂取し、消化し、吸収するカロリー量を減らすことができるのである。

しかし、この説明だけでは、「プラントベースでホールフードの食事」の恩恵を説明するには不十分だ。

アトキンス・ダイエットや流行の「低炭水化物ダイエット」に対して私が批判した内容（二一八ページ参照）は、「短期間プラントベースの食事をしながら、より少ない量のカロリーを摂取する」という研究にも当てはめることができる。

だが、長期的に見ると、「非常に低レベルのカロリー量を維持し続けるのはきわめて困難だ」ということに被験者は気づくだろう。それゆえ、カロリー制限による減量が、長期にわたる減量をもたらすことはほとんどない。

ほかの複数の研究が、「プラントベースでホールフードの食事」による健康効果を説明するのに、重要な役割を果たしているのはそのためだ。この研究は、「減量効果は単なるカロリー制限以上のものによる」ことを明らかにしている。

この研究は、**ベジタリアンは肉食者と同量か、あるいはそれよりずっと多くのカロリーを摂取しているが、それにもかかわらずスリムである**(＊11、＊24、＊25)ことを立証しているのだ。

プラントベースの食事をしている中国農村部の人々は、アメリカ人よりも体重当たりのカロリー摂取量がはるかに多いことを「チャイナ・プロジェクト」が実証している。

そのため、たいていの人は、「中国農村部の人々は、同じ体重の肉食者よりも太っている」と頭から決めつけてしまおうとする。

しかし意外なことに、**中国農村部の人々は、肉食者よりも多く食べ**、より多くのカロリーを摂取していながら、なおも**肉食者よりもスリム**なのである。

このスリム効果の主因は、間違いなくたくさん体を動かしているためである。だが、この比較は、平均的なアメリカ人と最も体を動かしていないオフィス・ワーカーの中国人との比較である。

農業国ではないイスラエル(＊24)や英国(＊11)で行なわれた研究もまた、ベジタリアンの体重は肉食者と同じか、それより少ないことを証明している。肉食者よりもカロリー摂取がかなり多い可能性が高いにもかかわらず、である。

その秘密は何なのか。すでに述べた要因の一つは、体のエネルギー代謝における「熱発生のプロセス」である。すなわち、「体温」に関するものだ。

ベジタリアンの休息時の代謝率はやや高いことが観測されている(＊26)。それは摂取したカロリーを体脂肪として溜め込むよりも、むしろ「体の熱」としてより多く燃やしていることを意味している(＊27)。

代謝率が少し上昇するということは、二四時間の間にはたくさんのカロリーが消費されている、ということである。この現象に関する科学的根拠については、第4章で述べている（二二六〜二三一ページ参照）。

●一日わずかのエクササイズが及ぼす相乗効果

体を動かすことによる減量効果はすでに明らかである。科学的な証拠もそれを裏付けている。信頼できる研究論文に対して行なわれた最近の検討会では、「体重と運動の関連性」がとりあげられ、[*28] **より活発に体を動かしている人は体重が少ない**ことが証明されている。

そのほか一連の研究が、「定期的な運動は、運動によって減量できた体重をキープするのに役立つ」ことを証明している。これも当然のことである。

運動を始めたりやめたりするのは、良くない。運動はただカロリーを消費させるためだけでなく、以前より健康になり、その健康を維持するためにも、ライフスタイルの中にとり入れるべき要素なのである。

体重を増やさずにキープするには、どれだけの運動が必要だろうか。

概算では、一日わずか一五〜二五分の運動を毎日するだけで、運動をしなかった場合よりも、一一〜一八ポンド（約五〜八・二キロ）軽い体重を維持できることが示されている。[*28]

日常生活の中での「自然発生的な体の動き」も忘れるべきではない。これは一日に、一〇〇〜八〇〇キロカロリーにもなるからだ。[*29、*30]

いつもきびきびと体を活発に動かしている人は、座って仕事をしている人より、ずっと多くのカロリーを消費することになる。

体重をコントロールするための「食習慣と運動との相乗効果」について、私はネズミを使った単純な実験によって気づかされた。

ネズミを使い、「二〇％のカゼイン（牛乳のタンパク質）を含む食事グループ」と「五％のカゼイン食グループ」とに分けた実験のことを思い出してほしい（一四五ページ参照）。

五％のカゼイン食のネズミはきわだってガンが少なく、そして長生きした。また、やや多めのカロリーを摂取していたが、「体の熱」として消費してしまっていたのである。

何人かの研究員が実験の最中に、五％のカゼイン食ネズミは、二〇％のカゼイン食ネズミよりも活動的なことに気づいた。

このことを検証するため、メーター付きの運動用車輪を装備した檻の中で、同様の分け方でネズミを飼育してみた。

五％のカゼイン食を与えたネズミは、初日から、二〇％のカゼイン食ネズミの約二倍もの運動を記録したのである。(＊31)

二週間の研究期間を通じ、五％のカゼイン食ネズミのほうが、運動量ははるかに多かった。

ここで、体重に関する興味深い観察結果をまとめることができる。

「プラントベースの食事」は、体重をコントロールするため、次の二つの方法で作用する。

①この食事は、カロリーを体脂肪として蓄える代わりに、「体の熱」として放出する。しかも一年のうちに大きな相違を生み出すのに、それほどたくさんのカロリーを要するわけではない。

②この食事は、もっとたくさんの運動をする気にさせる。そして体重が減ると、体を動かすのがいっそう楽になる。

「正しい食習慣と運動」は、体重を減らし、全体的な健康状態を改善するため、相乗効果を発揮して機能するのである。

●肥満原因の解消は誰にも可能

欧米社会が今日直面している健康障害の中で、最も不吉な前兆が「肥満」である。国の医療システムに前例がないほどの負担を与えながら、数千万という人々が犠牲になっている。

肥満問題を少なくするため多くの人々や公共機関が取り組んでいるが、取り組みの内容は非論理的で、誤った情報による活動が多い。

その場しのぎの約束や巧妙な戦略などたくさん列挙できるが、肥満は数週間、あるいは数か月の期間でさえも、「改善が確約できる」というような問題ではない。

また、急激な減量効果はあっても、将来の健康を約束してはくれないダイエット法や薬、サプリメントなどにも気をつけるべきだ。

短期的にやせるのに役立つ食事とは、長期的に健康を作り上げ、それを維持できる食事と同じでなくてはならない。

次に、単独の症状としての「肥満」にだけ目を向ける風潮[＊32、＊33]は改めるべきである。肥満をこのように捉えてしまうと、肥満と深く関係しているほかの病気を無視することになり、私たちの関心を「特定の治療法」探しに向けてしまう。すなわち、事実の前後関係を見えなくしてしまうのだ。

また、「遺伝的根拠を知ることで、肥満をコントロールできる」というアドバイスは、無視することをおすすめする。

数年前、肥満遺伝子が発見されたことが大きく報道された(*34〜*36)。次に肥満に関連する二番目の遺伝子が発見された。それから三番目、四番目、そしてさらに次から次へと発見されていった。

肥満遺伝子探しの背景にある目的は、薬の開発にある。研究者が肥満の根本的な原因(肥満遺伝子)を壊滅させるか、不活発化できる薬を開発するためなのである。これは非生産的であるのはもちろんのこと、きわめて近視眼的である。

「特定の遺伝子(要するに家系)が肥満の理由だ」と信じることは、私たちにとってコントロールできない宿命に対してとがめ立てするようなものである。

しかし、真実は次のとおりなのだ。

私たちは肥満の原因をコントロールすることができる。なぜなら、そのすべての原因は、私たちのフォークや箸の先にあるのだから。

第7章

糖尿病追放への道

●糖尿病の持つ二つの顔

「2型糖尿病」は最も一般的な糖尿病で、肥満を伴うことが多い。アメリカ国民の体重が増化するにつれ、糖尿病率もまたどんどんと増加している。一九九〇～九八年までの八年間に、糖尿病率は三三％も増加しているのだ。(第7章＊1)

アメリカ人の成人の八％以上、そして青少年の一五万人以上が糖尿病である。すなわち一六〇〇万人のアメリカ人は糖尿病だ、ということになる（注）。

【注】日本の糖尿病事情はアメリカ以上に深刻で、予備群も合わせると、二二一〇万人にのぼり、四〇～七四歳の三・四人に一人は糖尿病とされる（調査総数二六二四人）、というのが現状です。
（資料）厚生労働省「平成19年　国民健康・栄養調査結果の概要」より訳者が算出

恐ろしいことに、糖尿病の人の三分の一は、自分が糖尿病であることを知らないのだ。(＊2)

思春期の子供が、このタイプの糖尿病になってしまうと、状況はきわめて深刻だ。

ある新聞では、一五歳で体重が三五〇ポンド（約一五八・八キログラム）もある少女が「成人発症型糖尿病」のため、一日三度、自分の体にインスリンを注射している話を紹介し、この流行病について詳しく解説していた。(＊3)

糖尿病とは何か。なぜ、この病気に気をつけなければならないのか、そして、この病気が生じないようにするには、どうしたらよいのだろうか。

糖尿病の症例は、ほとんどが「1型」か「2型」である。「1型」は子供や青少年のときになることから、「若年発症型糖尿病」と呼ばれることもある。このタイプは、糖尿病全体の五～一〇%を占めている。

全糖尿病の九〇～九五%を占める「2型糖尿病」は、以前は主に四〇歳か、それ以上の大人に生じていたことから、かつては「成人発症型糖尿病」と呼ばれていた。(*2)

しかし今日では、子供に生じる症例の四五%が「2型糖尿病」であるため、(*4) もはや特定年齢層による名称は使われなくなり、この二つの糖尿病は単に「1型」と「2型」と呼ばれるようになっている。(*4)

この病気はいずれのタイプとも、グルコース（ブドウ糖）代謝の機能不全とともに始まる。正常な代謝作用は次のように行なわれる。

・食べ物を食べる。
・食べ物が消化され、炭水化物は単糖類に分解される。そのほとんどはグルコースである。
・グルコースは血液に入り（血液中の糖は「血糖」と呼ばれる）、これを全身へ輸送・分配するために、インスリンが膵臓によって作られる。
・血糖を細胞に運ぶ役割を果たすインスリンが、さまざまな目的のために働いている各細胞のドアを開け、グルコースを中に入れる。
・グルコースの一部は、細胞が当面の間使用するための短期エネルギーに変えられ、また別の一部は、あとで使用するための長期エネルギー（脂肪）に変えられる。

糖尿病になると、右の代謝作用は崩壊する。

「1型糖尿病」では、膵臓のインスリン製造細胞が破壊されてしまっているため、十分なインスリンを作ることができない。

これは体が自分自身を攻撃した結果、自ら「1型糖尿病」という自己免疫疾患を作ってしまったのである（「1型糖尿病」と自己免疫疾患については、第9章で述べる）。

「2型糖尿病」では、インスリンを製造することはできるが、インスリンがその役目を果たすことができない。**「インスリン抵抗」**と呼ばれる症状がこれである。

すなわち、インスリンが血糖を細胞内にとり込むよう命令し始めても、細胞が言うことを聞かないということだ。インスリンの効き目がなくなり、血糖は正しく代謝されなくなる。

●なぜ糖尿病はお金がかかるのか

この状況をわかりやすく説明すると、次のようになる。

あなたの体を「広大な駐車場のある空港」、と仮定してほしい。あなたの血糖の一つ一つは旅行者たちだ。あなたが食事をしたあとには、血糖が増加する。

つまり血糖の増加は、たくさんの旅行者が飛行場に到着し始めた状況、と頭の中で想像してほしい。

人々は飛行場まで車でやって来て、駐車場に車を止め、ターミナル行きのシャトルバスの停留所まで歩いていく。あなたの血糖が増え続けるように、空港の駐車場が車でいっぱいになる。

そして全員が、シャトルバスの停留所に集まってくる。このシャトルバスがインスリンに当たる。

不幸にも「糖尿病空港」では、バス関連のさまざまな問題が起こっている。

「1型糖尿病の空港」では、シャトルバスが全く存在していない。この世で唯一のシャトルバスメーカー「膵臓株式会社」が閉鎖されているからだ。

一方、「2型糖尿病の空港」では、シャトルバスはいくつかあるものの、あまりよく機能していない。いずれの場合も、旅行者は、行きたいところへたどり着くことができない。空港のシステムが機能しておらず、混乱が起こっているからだ。

実生活では、これは血糖が危険なレベルにまで上昇していることに相当する。実際、血糖値の上昇、あるいは尿中への糖の流出が観察されることから、糖尿病と診断される。

グルコース代謝の混乱によってもたらされる疾患の要点をまとめると、表10（三三〇ページ参照）のようになる（健康上の長期的リスクに関する疾病対策センターの報告書による）。(*2)

今日、薬や手術は糖尿病の治療には何の役にも立っていない。せいぜい、そこそこのライフスタイルが維持できるようにしてくれるだけであって、薬がこの病気の原因を治療するようなことは決してない。

その結果、糖尿病患者は生涯医薬品を使用するという問題を抱え、糖尿病を莫大なお金がかかる病気にしている。

糖尿病がアメリカにもたらす経済的損害は、年間一三〇〇億ドル（約一三兆円）を超えている。(*2)

しかし、希望はある。本当は、希望以上のものがあるのだ。この病気には、私たちが食べているものが多大な影響を及ぼしている。**「正しい食習慣」は糖尿病を予防するばかりか、治すことも可能**なのだ。

では「正しい食習慣」とは何だろうか。あなたはもう私が何を言おうとしているのか想像がつくだろう。ここでは、研究報告で明らかにすることにしよう。

（表10）糖尿病による主な合併症と悪影響

- **心臓病**
（心臓病死のリスクが2〜4倍に上昇）
- **脳卒中**
（脳卒中のリスクが2〜4倍に上昇）
- **高血圧症**
（糖尿病の人の70％以上が高血圧症）
- **失明**
（糖尿病は成人の失明の主要原因）
- **腎臓病**
（糖尿病は末期腎臓病の主要原因。
1999年には、10万人以上の糖尿病患者が
人工透析または腎臓移植を受けている）
- **神経系疾患**
（糖尿病患者の60〜70％が、軽症から重症の
神経障害にかかっている）
- **手足の切断**
（下肢切断全体の60％以上が糖尿病患者に生じている）
- **歯の疾病**
（歯の損失につながる歯周病の頻度と重症度の増加）
- **妊娠合併症**
- **そのほかの病気への移行増大**
- **死亡**

●糖尿病は食生活次第で消えていく

糖尿病はたいていの慢性病同様、世界の各地域によってその発症率が大きく異なっており、このことは一〇〇年もの間、知られている情報である。

糖尿病発症率が低い社会では、高い社会と異なった食生活をしていることも十分に立証されている。これは単なる偶然なのか、それとも、何かほかの原因が作用しているのだろうか。

ほぼ七〇年前、H・P・ヒムスウォースは「六か国（アメリカ、オランダ、イングランドおよびウェールズ、スコットランド、イタリア、日本）における食習慣と糖尿病発症率」を比較するため、現存するすべての研究を集めた。彼は、ある国では高脂肪の食生活をしており、ほかの国では炭水化物の多い食事をしている、という違いを見つけた。

この「脂肪対炭水化物」の摂取パターンは、「動物性食品対植物性食品」の違いでもある。

図25（三三二ページ参照）は二〇世紀初期（一九二五年頃）における「食習慣と糖尿病死亡率の関係」を国別にグラフ化したものである。(＊5) 炭水化物食品の摂取量が増えると脂肪摂取量は低下し、糖尿病死は人口一〇万人当たり二〇・四人から二・九人に激減している。

これはどういうことなのだろうか。**「高炭水化物で低脂肪の食習慣、**すなわち**プラントベースの食事」**が糖尿病を予防するのに役立っているのかもしれない、ということだ。

三〇年後、この疑問は再調査された。南アジアおよび南アメリカの四か国が調査され、研究者は再び、「炭水化物の多い食習慣は、低い糖尿病発症率と関係している」ことを発見している。この四か国の中で糖尿病発症率が最も高い国（ウルグアイ）について、研究者は次のように言及している。

（図25）食習慣と糖尿病死亡率の関係（第7章＊4、＊5）

※1925年頃の数値

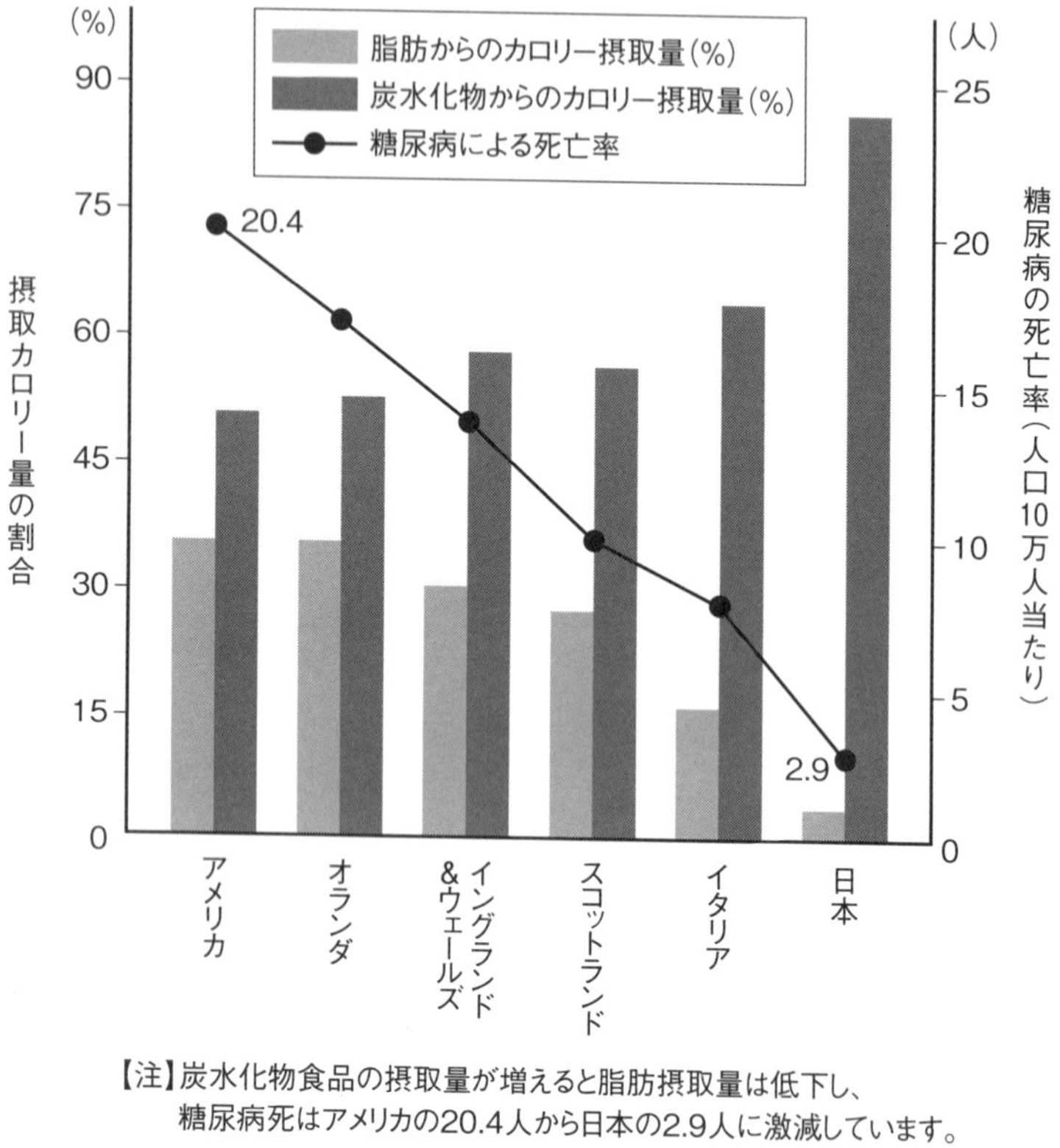

【注】炭水化物食品の摂取量が増えると脂肪摂取量は低下し、
糖尿病死はアメリカの20.4人から日本の2.9人に激減しています。

ただし今の日本人の場合、食習慣が大幅に変わったため、
糖尿病の死亡率は10万人当たり11.1人、
脂肪からのカロリー摂取量は総カロリーの25.8%、
炭水化物からのカロリー摂取量は総カロリーの59.3%ですので、
この表のスコットランドとほぼ同じあたりになります。
（厚生労働省「平成19年　人口動態統計の概況」
「平成19年　国民健康・栄養調査結果の概要」より）

「この国の食習慣の特徴は、典型的な欧米風で、カロリー、動物性タンパク質、（総）脂肪および動物性脂肪の摂取量が多かった」

糖尿病発症率の低い国々については、「タンパク質（特に動物性タンパク質）や脂肪、そして動物性脂肪が比較的少ない食事をしていた。カロリーの多くは、炭水化物食品、特に米からの割合が多い[*6]」と記している。

同じ研究者らが、同様のテーマの研究を中央アメリカ、南アメリカ、アジアの一一か国に拡大して行なったところ、「糖尿病と最も深い関係」にあったのは過体重だったことを発見した。[*7]「最も欧米風の食事」をしている国の人は、コレステロール値も、最高の数値だった。コレステロールもまた、糖尿病発症率と深く関係していたのである。[*7] こうした関係に、何か心当たりがあるように思えてこないだろうか（注）。

【注】 日本の場合も例外ではありません。この研究結果同様、一九五〇年（昭和二五年）以来、日本人の脂肪摂取量の増加と、炭水化物摂取量の減少とともに、体重やコレステロール値の過剰が増え、同時に糖尿病発症率も急増しています。脂肪摂取量はおよそ三・四倍（七・七％から二五・八％へ）に増加、一方、炭水化物摂取量はおよそ二五％減少（七九・三％から五九・三％へ）したため、糖尿病による死亡率は、一〇万人中二・四人から一一・一人（二〇〇七年）へと四・六倍に増加しています。（資料）厚生労働省「平成19年　国民健康・栄養調査結果の概要」「平成19年　人口動態統計の概況」

●研究が明かす本当の「原因と結果」

こうした古い異文化調査は大雑把になる可能性もあり、完全には信頼できない、という意見もあるだろう。前述の研究における糖尿病発症率の違いは食習慣のためではなく、遺伝のためだったかもしれないし、身体活動のようなほかの要素が関係していたかもしれない。

もっと信頼できる調査は、一集団の中の人を対象にした糖尿病研究だろう。セブンスデー・アドベンチスト教団（キリスト教プロテスタントの一派）の人々を対象にした研究は、その良い例である。

彼らは食習慣を研究するのには、とても興味深い人たちだ。彼らの宗教では肉や魚、卵、コーヒー、アルコールを口にしないようすすめている。その結果、彼らの半数はベジタリアンだ。

しかし、そのベジタリアンの九〇％は、乳製品や卵を食べている。したがって、彼らの摂取カロリーのかなりの量が動物性食品となっている。

とはいえ、たとえ肉を食べていたとしても、その人は肉を最も多く食べるタイプではないことを留意しておくべきである。彼らが牛肉を食べるのは、週に三皿、魚と鶏肉類は週に一皿以下である。(*8)

これだけの量の肉類（魚や鶏肉も含む）を二日に一度食べている人を、私はたくさん知っている。

アドベンチスト派の人が参加する複数の食事研究の中で、科学者は「ほどほどのベジタリアン」と「ほどほどの肉食者」とを比較している。

この二つのグループに大差はないのだが、それでも、ベジタリアンのアドベンチスト派の人たちは、肉食のアドベンチスト派の人たちよりもずっと健康である。(*8)

肉を食べていない人たちは、糖尿病の被害にもあっていない。肉食の人たちに比べ、ベジタリアンの人たちは、糖尿病発症率がおよそ二分の一であり、[*8、*9] 肥満率もまた、ほぼ半分だった。[*2]

ワシントン州在住の日系アメリカ人二世男性の「食習慣と糖尿病」についての研究もある。彼らは、アメリカへ移民した日本人の子孫である。[*10] 彼らの糖尿病発症率は、「日本在住の同年代男性の平均値と比べて、その四倍以上」と著しく高い。これはどういうことだろうか。

日系アメリカ人二世の場合、糖尿病の人は最も多くの動物性タンパク質、動物性脂肪、食事コレステロールを摂取していた。これらはどれも、動物性食品にのみ含まれているものだ。[*10]

総脂肪摂取量もまた、糖尿病の人のほうが多かった。これと同じ食習慣のある人は、過体重にもつながっていた。日系アメリカ人二世たちは、日本で生まれた男性たちよりも肉が多く、植物性の食べ物が少ない食事をしていたのだ。

「アメリカに住む日本人男性の食習慣は、日本人の食習慣よりも、明らかにアメリカ人のそれに似ている」と研究者は述べている。[*10]

そのほかの研究には、次のようなものがある。

・コロラド州サンルイス渓谷周辺に住む一三〇〇人の人々の脂肪摂取量の増加は、2型糖尿病発症率の増加と関係している。

この研究結果は、「高脂肪・低炭水化物の食事は、人間の非インスリン依存型（2型）糖尿病の発症と関連している」という仮説を支持するものである。[*11]

・この二五年間で2型糖尿病になった日本の子供たちの増加の割合は、三倍を超えている。過去五〇年の間に「動物性タンパク質と動物性脂肪の摂取量が劇的に増加しており（動物性タンパク質は二倍余り、脂肪は約三倍）、この糖尿病の急増は、こうした食習慣の転換に加えて運動量が少ないためである。[*12]

・食糧消費のパターンが著しく変化した第二次世界大戦中から戦後にかけて（主として一九四〇～五〇年）、イングランドとウェールズでは糖尿病発症率が際立って減少している。戦時中とその直後は、食物繊維と穀物の摂取が増加し、脂肪の摂取量が減少した。国が貧しかったため、人々は食物連鎖の低い位置にあるものを食べていたのであるが、しかし一九五〇年頃には、穀物ベースの食事をやめ、脂肪や糖分が多く、食物繊維が少ない食事に戻っていった。そのため案の定、糖尿病発症率が上昇し始めた。[*13]

・アイオワ州で三万六〇〇〇人の女性たちを六年間調査した。この研究開始時点では全員が糖尿病ではなかったのだが、六年後には一一〇〇人が糖尿病になっていた。被験者中最も糖尿病になりにくかった女性は、未精製の全穀物と食物繊維を最も多く食べていた。[*14] 彼女たちの食事には、最も多くの炭水化物食品（全穀物に含まれる複合炭水化物）が含まれていたのである。

右にあげたすべての研究結果が、**「同一集団においても、また異集団においても、食物繊維の多い、丸ごとの（未精製・未加工の）植物性食品は糖尿病を予防し、高脂肪・高タンパクの動物性食品は糖尿病を助長する」**という考えを支持している。

右の例は、すべて実際に観察された「食習慣と糖尿病の関係」である。頻繁に観察されたこの関係は偶然に生じたものかもしれないが、偶然の関係と捉えることによって、**「環境（食習慣を含む）と病気」という本当の因果関係**を見失うことになるかもしれないのだ。

それは、次の研究を見ればよくわかる。

●「糖尿病協会の推奨食とベジタリアン食」の対照研究

食習慣をコントロールする「介入研究」と呼ばれる研究がある。これはすでに1型糖尿病あるいは2型糖尿病になってしまっているか、軽い糖尿病の症状（耐糖能異常）が出ている人の「食習慣を変えること」で比較調査するものだ。

今日「食習慣と糖尿病に関する研究」では傑出した科学者の一人、ジェームズ・アンダーソン医学博士は、「食習慣の変更」だけで劇的な結果を得ている。

その一つは、「高食物繊維・高炭水化物・低脂肪の食事」が、入院中の1型患者（二五名）と2型患者（二五名）に与える影響について調査したものだ。(*15)

五〇人の患者に過体重の人は一人もなく、血糖値をコントロールするため、全員がインスリン注射を打っていた。

博士の実験食は、ほとんどが「ホールフードの植物性食品」、および一日一切れか二切れ程度の薄く切った冷肉で構成されていた。

博士は患者に、米国糖尿病協会がすすめる「控えめなアメリカ風の食事」を一週間続けさせ、次に実験用の「ベジタリアン食」を三週間続行してから、患者たちの血糖値、コレステロール値、体重、薬の必要量を測定した。その結果には目を瞠るものがあった。

1型糖尿病患者はインスリンを製造することができない。そのため、どんな食習慣の転換も、患者の苦しみを減らせないだろう、と想像しがちだ。

ところが、実験食（ベジタリアン食）開始からわずか三週間で、1型糖尿病患者は、インスリンの必要量を四〇％も減らすことができたのである。

患者の血糖値は劇的に改善されたのだ。同様にコレステロール値も三〇％低下していた。(*15)

糖尿病がもたらす脅威の一つは合併症であり、その最悪のケースが心臓病と脳卒中であることを思い出してほしい（三三〇ページ、表10参照）。

コレステロール値の改善で、この悲劇的な結末のリスクを低下させることは、血糖値の改善と同じくらい大変重要なことなのである。

1型と違い、2型は膵臓にそれほど大きなダメージを受けていないため、1型より治療はしやすい。そのため2型糖尿病患者たちが、「高食物繊維で低脂肪の食事」をしたとき、結果はよりいっそう衝撃的なものになった。

2型糖尿病の患者二五人のうち二四人は、インスリンの投薬をやめることができたのだ。繰り返すが、一人を除いてすべての人が**数週間のうちに、インスリン投薬を中止することができた**のである。(*15)

病歴二一年の男性は、インスリンを一日三五単位使っていたのだが、三週間の徹底的な食事療法のあと、使用量が一日八単位にまで激減した。さらに退院後の八週間で、インスリン注射の必要は完全になくなってしまったのである。(*15)

図26（三四〇ページ参照）は、「植物性食品中心の食事」がいかにインスリン投与量を減らせるかを示している。大変な効果があることがわかるだろう。

一四人のスリムな糖尿病患者を対象とした別の研究で、アンダーソン博士は食事療法だけで、**わずか二週間余りのうちにコレステロール値の三二％低下を実現**させている。(*16) この結果の一部が図27（三四一ページ参照）で示したものだ。

血中コレステロール値が二〇六mg／dℓから一四一mg／dℓに低下したという事実は驚くべきことだった。その改善スピードには驚嘆するしかない。

また、このコレステロール値の低下が治療食を続けている限りの一時的なものであるという証拠は何も見つからなかった。コレステロール値は四年間にわたって低かったのである。(＊17)

プリティキン・ロンジェビティ・センター（三一五ページ参照）でも別の科学者グループが、糖尿病患者のグループに「低脂肪のプラントベースの食事療法」を処方して、同じように目を瞠るような結果を収めている。

プリティキン・ロンジェビティ・センターでは、プログラム開始時点で薬を使用していた四〇人の患者のうち、三四人はわずか二六日のうちにすべての薬をやめることができたのである。(＊18)

また、「プラントベースの食事」の血糖値を下げる効果は、同じ食事を続けている限り何年にもわたって続くことも、この研究グループによって実証されている。(＊19)

以上はきわめて劇的な研究例だが、これらはこれまで行なわれてきた**「糖尿病は食習慣の転換で克服できる」**ことを支持する研究をざっと見ているにすぎない。

ある科学論文では、糖尿病の治療のために、「高炭水化物・高食物繊維の食事」を使用した九件の研究と、さらに「標準的な炭水化物・高食物繊維の食事」を使用した研究について、再検証を行なっている。(＊20)

合わせて一一の研究のすべてで、血糖値とコレステロール値が改善されていた。なお、食物繊維のサプリメントは有効ではあるものの、その効能を比べてみると、「プラントベースでホールフードの食事」に替えた場合ほど効果はなかった。(＊21)

（図26）食事内容とインスリン投与量の関係

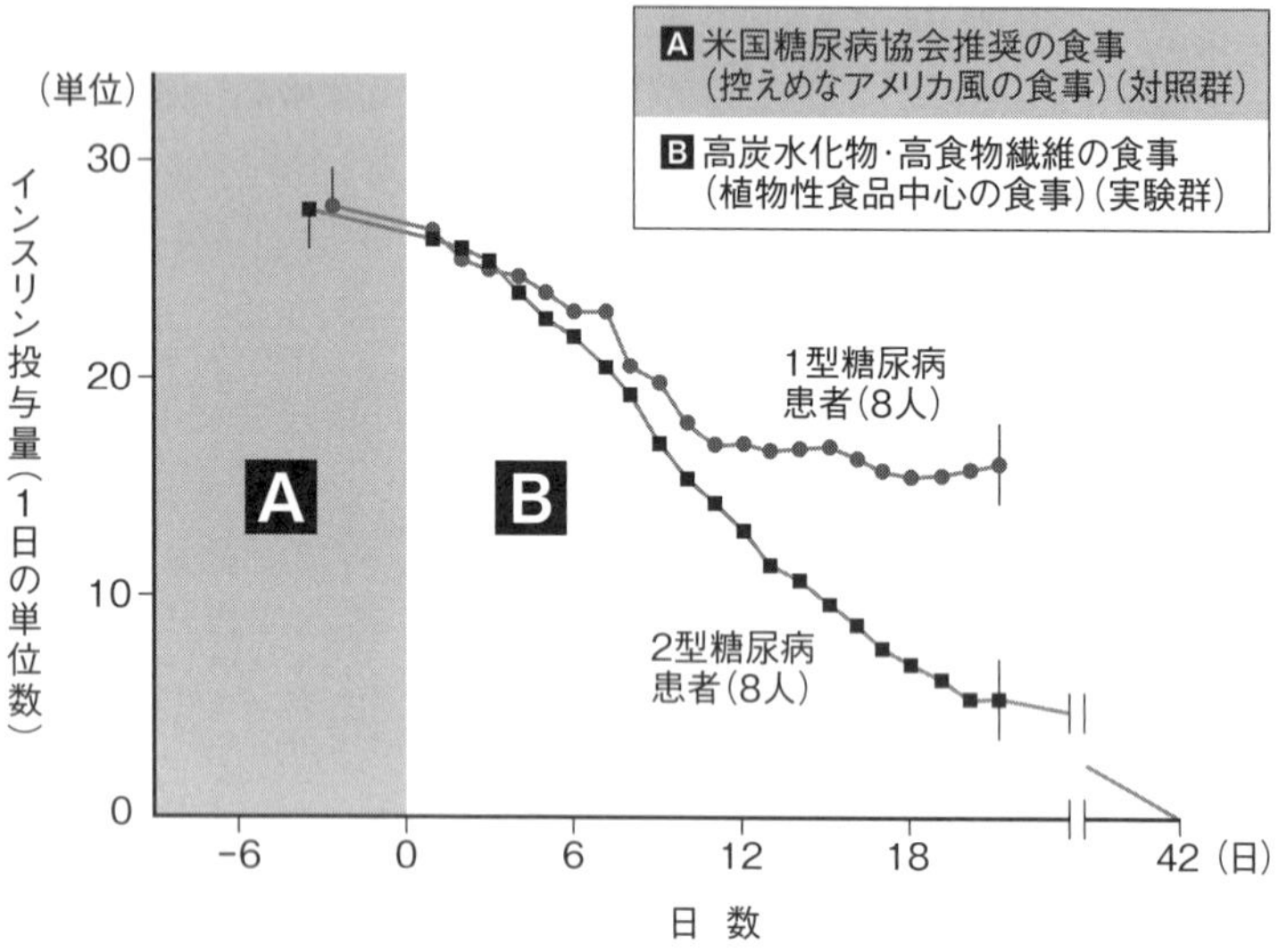

【注】食事内容を変えることによって、いかに糖尿病患者の
インスリン投与量を減らすことができるかを示す図です。
米国糖尿病協会が糖尿病患者にすすめる食事を6日間させたあと（A）、
高炭水化物・高食物繊維の食事に替えさせたところ、
1型・2型糖尿病患者ともにインスリン投与量が急激に減少しています（B）。
2型糖尿病では42日後に、インスリン投与を中止できたことがわかります。

（図27）食事内容と血中コレステロール値の関係

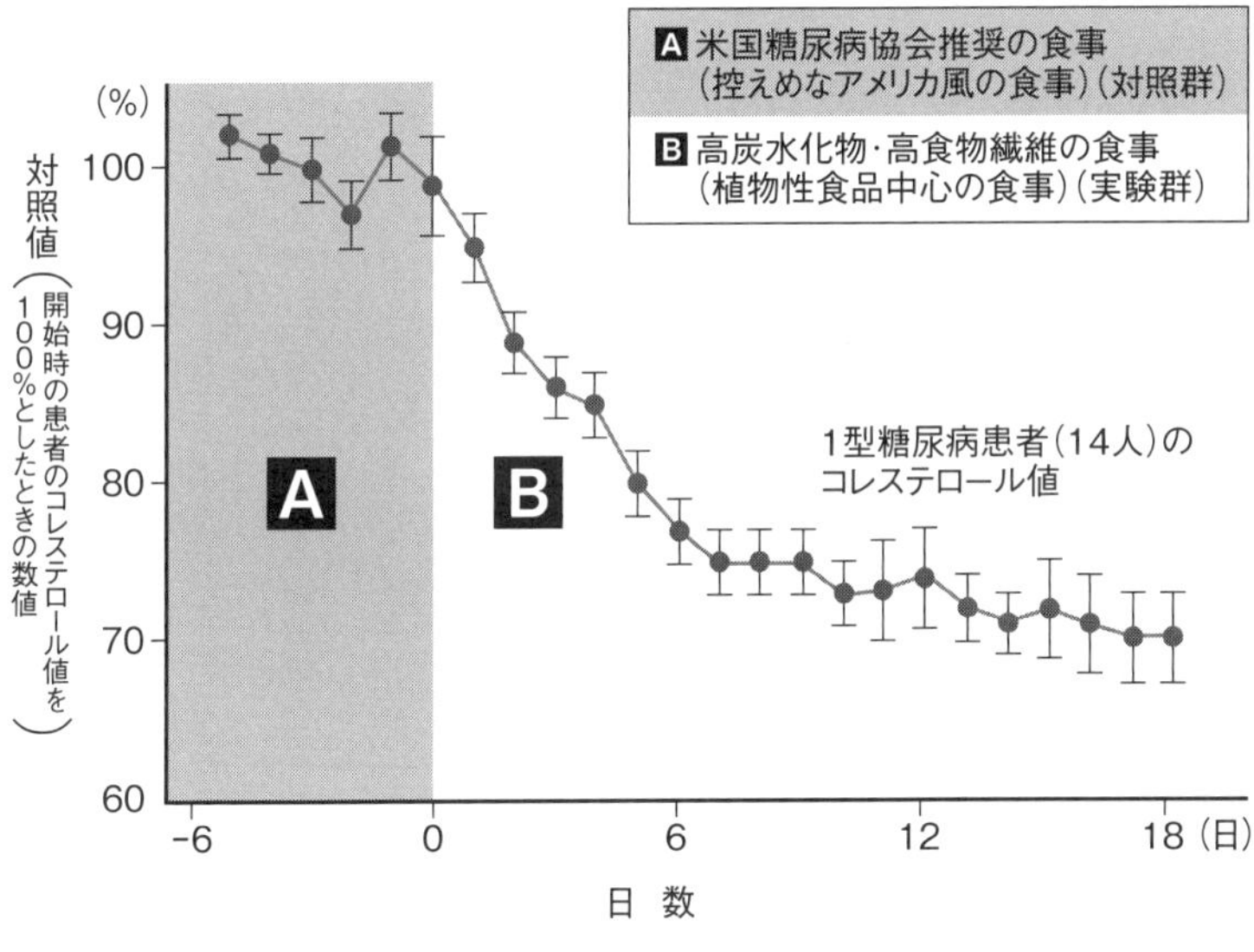

【注】1型糖尿病患者の食事内容とコレステロール値の関係を示す図です。
高炭水化物・高食物繊維の植物性食品中心の食事に替えたところ、
わずかの期間で、コレステロール値が急激に低下したことを示しています。

●食習慣を変えることは、非現実的なのか

以上の研究結果からわかるように、糖尿病は克服できる病気なのである。最近では次の二つの研究が、「食事と運動効果の組み合わせ」について調査している。(*22、*23)

一つの研究では、血糖値が高く糖尿病のリスクがある非糖尿病者（三二三四人）を三つのグループに分け、観察を行なっている。(*22)

一番目のグループ「プラシーボ（偽薬）組」には、標準的な食事療法の知識と「偽薬」を与え、二番目の「薬組」には、標準的な食事療法の知識と「メトホルミン（経口抗糖尿病薬）」を供与し、三番目の「改善組」には、少なくとも体重を七％減らすために、低脂肪の食事と運動を含む「徹底したライフスタイルの改善」を実行させた。

ほぼ三年後、改善組はプラシーボ組より糖尿病の症例が五八％少なく、薬組はプラシーボ組より三一％少なかった。

プラシーボ組と比べると、薬組も改善組も治療の効果があったわけだが、**ライフスタイルを変えることのほうが、薬を摂取するよりも、明らかに強力で安全**だ、と言えるだろう。

さらにライフスタイルの改善は、別の健康問題を解決するのにも効果的だが、薬の場合はそうはならない。

二つ目の研究でも、運動と減量と「低脂肪の食事を含む中程度のライフスタイル転換」のみで、糖尿病発症率を五八％も減らせたことが報告されている。(*23)

もし誰もが皆、「プラントベースでホールフードの食事」という最もヘルシーな食習慣に改善したらどうなるか、想像してみてほしい。きっとほとんどの2型糖尿病を追放できるのではないかと思う。

不幸なことに、私たちの健康は間違った情報や根強い習慣に毒されている。ホットドッグやハンバーガー、そしてフライドポテトを食べる習慣が、私たちを死へ追いやろうとしているのである。

ベジタリアンに近い食習慣を指導することによって、多くの患者に大きな成果をもたらしたアンダーソン博士ですら、従来の悪習慣に影響されている。

博士は次のように書いている。

「理想としてはカロリーの七〇％を炭水化物として供給し、食物繊維が一日七〇グラムまでの食事は、糖尿病の人にとって最大の健康的メリットを与えてくれる。

しかし、この食習慣では一日わずか一～二オンス（約二八・三五～五六・七グラム）の肉しか許されず、多くの人にとって家庭で実行するには現実的ではない[*20]」

アンダーソン博士のような非常に優れた研究者が、「このような食習慣は、非現実的だ」と言っている。惜しいことに、これでは博士の話を聞く患者が、はなから「実用的ではない」と偏見を抱いてしまうことだろう。

確かにライフスタイルを変えることは、非現実的に思えるかもしれない。肉や高脂肪食品の摂取をやめるのは、非現実的に感じられるかもしれない。しかし、この章の冒頭でお話しした少女のように、一五歳にして体重が三五〇ポンド（約一五八・八キログラム）もあり、糖尿病に冒されているという事実をどう見ればいいのだろうか。

薬や手術で治療できない「一生続く病気を抱えている」ということを、どう考えればいいのだろう。これは決して非現実的な話ではない。

糖尿病は心臓病、脳卒中、失明、手足の切断などの合併症を引き起こすことが多い病気だ。これから一生の間、自分の体に毎日インスリン注射を打たざるを得なくなるかもしれない、という病気である。

食習慣を根本的に変えることは、なかなか難しいことかもしれないが、しかしまた、「食の改善」はそれだけ価値のあることでもあるのだ。

第8章

ガン対策はどのように改善されるべきか

●乳ガン、大腸ガン、前立腺ガンを語ることの意義

私は今まで、「ガンの研究」に明け暮れてきた。研究室では肝臓ガン、乳ガン、膵臓ガンなどに重点を置いていたし、中国で集めためざましい各種データも皆、ガンと関連したものだった。

ありがたいことに、生涯を通して行なってきたこうした仕事によって、一九九八年、私は米国ガン研究協会から研究成果賞を授与された。

今日、多くの書物が、「栄養摂取とガンとの関連性」について、それぞれ独自の方法で明らかにした証拠をまとめている。

しかし、本章で述べる三種のガンへの「栄養が及ぼす影響」とは、「ガンがどのような原因によって形成されたか」とか、あるいは「体のどの部分に発生したか」といったことには関係なく、**栄養（食べ物）はすべてのガンにとって同じ影響を及ぼしている、**ということを示しているのだ。

この考え方を適用すれば、話を三つのガンに限定でき、その分、本書のページを、「食べ物と健康上の問題とのつながりを示す証拠」に割きながら、ガン以外のことのためにとっておくことができる。

この章では、三つのガンについて述べる。数十万ものアメリカ人に影響を及ぼし、多くの関心を集めている「乳ガン」、肺ガンに次いで死亡の多い「大腸ガン」、そして生殖器官のガンである「前立腺ガン」についてである。

●「乳ガン遺伝子発見」の報道が招いたもの

一〇年ほど前の春のことだった。私はコーネル大学のオフィスで、ベティーと名乗る女性から電話で乳ガンについての質問を受けた。

「私の家族はみんな乳ガンになったことがあるんです。私の母も祖母もこの病気で亡くなっています。四五歳になる私の姉も最近、乳ガンと宣告されました。こうした家系状況から、九歳の娘のことを心配せずにはいられません。娘はまもなく生理が始まろうとしているので、乳ガンになるリスクがとても心配なんです」

ベティーが不安でいっぱいなことはその声音からも明らかだった。彼女はさらに話し続けた。

「娘が乳ガンになることは避けられないのではないか、と心配なんです。私は、遺伝がガンの大きな要素であることを証明する研究を見てきました。ですから、私の中では、選択肢の一つとして手術で娘の両方の乳房を取り除くという考えがあるのです。そのことについて何かアドバイスをいただけないでしょうか」

彼女は、「自分の娘をみすみす死なせてしまうことと知りながら娘を育て続けるのか」、それとも「過酷な手術によって乳ガンにならない方法を選ぶのか」という、非常に難しい選択をしなければならない状況にあった。このケースは極端すぎるかもしれないが、世界中の多くの女性が抱えている同様の悩みを象徴している。

こうした悩みは、乳ガン遺伝子「BRCA1」(三五四ページ参照)が発見されたという初期レポートによって、特に増えてきた。『ニューヨーク・タイムズ』紙をはじめとする新聞・雑誌は、この発見を大きな進歩として大々的に報じた。

「BRCA1」(今日では「BRCA2」も含めて)をめぐる過熱報道は、「乳ガンは不運な遺伝子によって発症する」という考え方に拍車をかけた。その結果、乳ガン家系の人々に大きな不安を巻き起こすこととなり、科学者や製薬会社をエキサイトさせることになった。

新しい技術を活用すれば、遺伝子検査による乳ガンリスクの予測が可能なように思われ、そのため研究者や製薬会社は、乳ガンの予防・治療のためにこの新遺伝子を操作できるかもしれない、と期待したのだ。

そこで、ジャーナリストは、この情報の一部を一般市民にも理解できる言葉で言い換え始めた。「乳ガンは不運な遺伝子によって発症する」という宿命論的な考え方を、市民はすっかり信用してしまっていたのである。ベティーからの電話には、そのような社会背景があった。

私は彼女に、次のように切り出した。

「そうですね。ただし、私は医者ではないことを、初めにお断わりしてから、お話ししたいと思います。私は診断したり、治療のアドバイスによって、あなたの手助けをすることはできません。それは担当医の役割だからです。

私にできることは、今日の最新研究について、わかりやすくお話しすることですが、それでよろしいでしょうか」

「もちろんです。それが私の望んでいることです」と彼女は答えた。

それを聞いて私は、「チャイナ・プロジェクト」が導いた栄養の重要性について少し話し、次のように説明した。

「ガンは遺伝子を持っているというだけで発症するわけでなく、遺伝子が原因とされるのは、ガンのうち、ごくわずかにしかすぎません。それは、複数の著名な研究によって報告されています」

私は、ベティーが栄養のことについてほとんどわかっていないということに驚いた。彼女は、遺伝子だけがガンのリスクを決定する唯一の要素だ、と思っていたのである。食べ物も乳ガンにとって重要な要素だ、ということには全く気づいていなかった。

私たちは二、三〇分ほど話をしたが、栄養の知識について話すには短い時間だった。説明し終えても、彼女は私の話に満足していないのではないかと感じた。それは多分、私の話し方が慎重なうえに科学的であったためか、あるいはアドバイスするのをためらったためだろう。彼女が今後どう選択するのかわからなかったが、おそらく、それはすでに決められているのではないか、という気がした。

彼女は最後に礼を述べ、私は彼女に元気で過ごすよう伝えて電話を切った。

これまでに多くの人から健康のことについて質問を受けたが、今回は特に異例ともいえる内容の一つだった、と感じていたのを覚えている。

しかしベティーだけではなく、別の女性からも、娘の乳房切除の手術について相談をもちかけられている。また、すでに片方の乳房が除去された女性からは、予防手段として、もう一方の乳房をも取り除くかどうか迷っている、という相談も受けた。

乳ガンへの不安は、私たちの社会ではきわめて大きな存在であることは明らかだ。アメリカ人女性の八人に一人は、一生の間にこの病気の宣告を受ける。これは世界で最も高い発生率の一つである。

乳ガン撲滅の草の根運動は、健康関係のほかの活動に比べると広く普及していて、資金援助も比較的よく、非常に活発だ。それはおそらくこの病気が、ほかのどんな病気よりも不安と恐怖感を多くの女性に植えつけているからだろう。

ベティーとの会話を思い起こすとき、私は栄養が乳ガンにおいて果たす役割について、もっと説得力のある話し方ができたのではないか、と今では思う。臨床的アドバイスはできないだろうが、しかし私の持っていた知識は、彼女のためにもっと役立ったかもしれない。

今なら彼女に何を話してやれるだろうか。

●乳ガン発症、四つの危険因子

栄養に影響される乳ガンの重要なリスク要因は表11-①（三五一ページ参照）で示すように、少なくとも四つある。この関係については、多くの研究で裏付けされたあと、「チャイナ・プロジェクト」によって揺るがぬものとなった。

血中コレステロールを除き、これらの危険因子は、すでに述べた生活習慣病のバリエーションだ。すなわち、過剰な量のエストロゲンやプロゲステロンを含む女性ホルモンにさらされていることが、乳ガンのリスクの増加につながるのである。

「動物性食品の多い食事（すなわち、未精製・未加工の植物性食品の量が少ない食事）」を摂取している女性は、思春期が来るのが早く、閉経期を迎えるのが遅い（三五一ページ、表11-②参照）。このような女性は、生殖可能な年齢期間を引き延ばしてしまうことになり、図28（三五二ページ参照）が示すように、生涯を通じて女性ホルモン・レベルが高い。

「チャイナ・プロジェクト」のデータによると、欧米女性が生涯にわたってさらされるエストロゲン（第8章＊1）の量は、中国人女性に比べて二・五〜三倍も多い。この種の重要なホルモンにとって、この差はきわめて大きいといえる。（＊2）

（表11-①）乳ガンのリスク要因

乳ガンのリスクが増加する要因

- 月経開始（初潮）の時期が早いこと。
- 閉経の時期が遅いこと。
- 血中女性ホルモン・レベルが高いこと。
- 血中コレステロール値が高いこと。

（表11-②）栄養によるリスク増

動物性食品と精製炭水化物食品の多い食事が体に与える影響

- 月経開始年齢を低下させる。
- 閉経期を遅らせる。
- 血中女性ホルモン・レベルを高める。
- 血中コレステロール値を高める。

【注】「動物性食品と精製炭水化物食品の多い食事」が
月経開始を早め、閉経を遅らせ、
女性ホルモン・レベルやコレステロール値を高め、
それが乳ガンのリスクを高めてしまっています。

（図28）女性の体が生涯さらされるホルモン・レベル（概念図）
（食習慣によるレベルの比較）

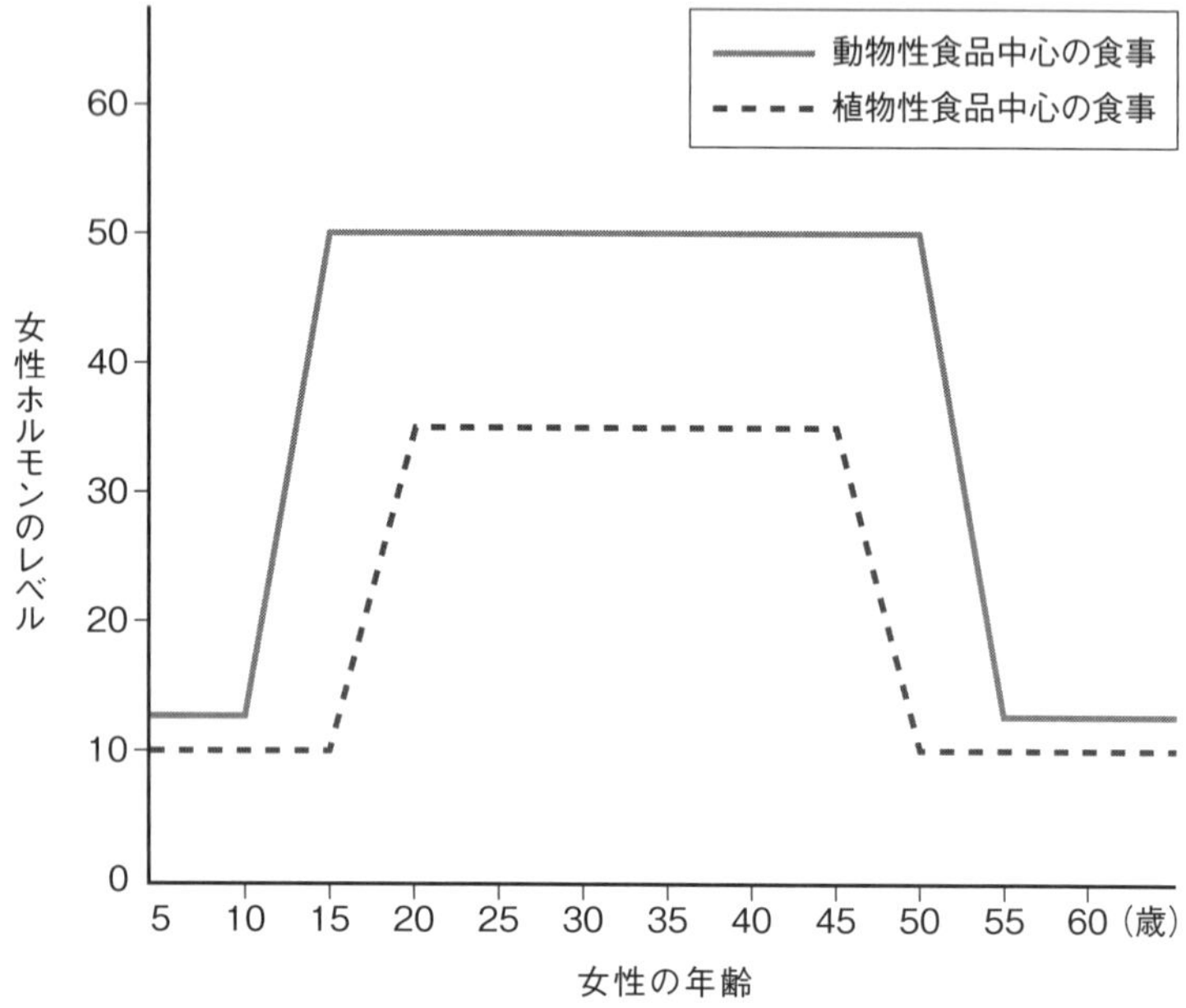

【注】食習慣が生涯にわたる女性のホルモン・レベルに
与える影響について示しています。
動物性食品中心の食事をしている女性は、
植物性食品中心の食事をしている女性に比べ、
思春期の始まりが早く、閉経期を迎えるのが遅いことがわかります。

世界でも有数の「乳ガン研究グループ[＊3]」は、「エストロゲン・レベルは乳ガンリスクの主要決定因子である、ということを示す証拠は十分すぎるほどある」と述べている[＊4、＊5]。

エストロゲンは乳ガン発生プロセスに直接関与している[＊6、＊7]。また、乳ガン発生には別の女性ホルモンが存在している可能性もある[＊8～＊12]、といわれている。

エストロゲンや関連ホルモンのレベルが高いのは、「高脂肪・高動物タンパク・低食物繊維の典型的な欧米食」を続けている結果である[＊3、＊13～＊18]。

中国農村部の女性と欧米女性のエストロゲン・レベルの相違だが[＊19]、以前ほかの国を比較したとき、「エストロゲン・レベルがわずか一七％減少しただけで乳ガン発生率に大きな差が生まれた」ことを調査報告書が指摘しているのだから[＊20]、その相違はいっそう顕著なものとなる。

したがって、「チャイナ・プロジェクト」で明らかになったように、血中エストロゲン・レベルが二六～六三％低く、エストロゲンにさらされている生殖可能期間が八～九年短いということが、何を意味しているかおわかりになるだろう。

「乳ガンは体がエストロゲンにさらされていることが発症の大きな原因である」という考え方は[＊3、＊21、＊22]、的を射ている。なぜなら、エストロゲンにさらされる環境を作り上げる重要な役どころを食生活が担っているからだ。

このことは「エストロゲン・レベルを抑えておけば、乳ガンを防ぐことができる」ということを示している。

悲しいことに、ほとんどの女性が、まだこのことに気づいていない。もしこの情報が、信頼のおける確かな健康機関によってきちんと伝えられていたら、もっと多くの若い女性が、乳ガン防止のため、より現実的で効果的な方法を選ぶはずだ、と私は思う。

●既存の「乳ガン対策」を再検証する

(1)遺伝子に対する考え方

当然のことながら、この病気を最も恐れているのは、乳ガン家系の女性たちである。家系自体が、「わが家の遺伝子が乳ガン発生の一因となっている」ということをほのめかしているからである。

しかし、あまりにも多くの人が、「すべては家系の問題」だと思い込み、乳ガン予防のためにできることをしないでいる。

運命論的なこうした態度は、健康に対する自らの責任を放棄してしまい、選択肢を大幅に狭めてしまうことになる。

確かに、もし乳ガンの家系だとすると、乳ガンになる可能性は高い。(*23、*14) しかし、たとえそうであっても、ある研究グループによれば、「家系によると思われるものは、すべての乳ガン患者の三%以下である」としている。(*24)

また、別のグループが、「乳ガンの多くは家系が原因だ」(*25)と推定していたとしても、**アメリカ人女性の乳ガンの大部分は、家系や遺伝子によるものではない**のだ。なのにアメリカ人たちは、「乳ガンは遺伝だからどうしようもない」という運命論にとらわれ続けている。

乳ガンのリスクに影響する遺伝子の中で、「BRCA1」と「BRCA2」が、一九九四年の発見以来、最も注目されてきた。(*26～*29)

この遺伝子が突然変異を起こすと、乳ガンと卵巣ガンのリスクはもっと高くなる。(*30、*31) 突然変異型遺伝子は代々伝えられていく可能性があり、すなわちこの遺伝子は「継承された遺伝子」ということになる。

しかし、この遺伝子が発見されたことにより、次のような情報が無視されてきている。それは、このような突然変異型遺伝子を持っているのは人口のわずか〇・二%（五〇〇人に一人）にすぎないということだ。(*25)

遺伝子異常は非常に稀なケースであり、突然変異型遺伝子「BRCA1」か「BRCA2」による可能性がある乳ガン患者は、わずか数パーセントにしかすぎないのだ。(*32、*33)

第二に、この遺伝子は乳ガン発生に関わる唯一の遺伝子ではない。(*32) 今後、間違いなく、もっとたくさんの遺伝子が発見されることだろう。

そして第三に、単に「BRCA1」や「BRCA2」、あるいはほかの乳ガン遺伝子を持っていたとしても、必ずしも乳ガンになるというわけではない。

環境や食習慣などの要素こそが、乳ガン遺伝子が発現するかどうかの中心的役割を果たしているのだ。最近の報告書が、「BRCA1」と「BRCA2」を持っている女性の乳ガン（および卵巣ガン）のリスクを査定した「二二の研究」を再検討している。(*31)

全体的に見て、「BRCA1」を持っている七〇歳までの女性の乳ガンのリスクは六五%、卵巣ガンでは三九%、そして「BRCA2」を持つ女性の場合、それぞれ四五%と一一%だった。

遺伝子を持つ女性は、確かに乳ガンになる高いリスクを抱えている。しかし、高いリスクを抱えた女性の中でさえ、食習慣にもっと注意を向ければ、かなりの予防効果が得られる、と確信できる理由がなおもある。

遺伝子異常というリスクを抱えている女性たちのおよそ半分は、乳ガンにはならないのだ。

要するに「BRCA1」と「BRCA2」遺伝子が発見されたことは、乳ガン情報に新たな側面を加えたとはいえ、この発見によって特別な遺伝子や遺伝的因果関係を過剰に重視してしまうことは正しい捉え方ではないのだ。

この遺伝子を持つごく少数の女性が、こうした遺伝子情報に詳しいことを軽んじているわけではない。

しかし私たちは、この遺伝子が乳ガンを形成するためには「発現」する必要があり、「栄養がこの発現に強い影響を与えるのだ」ということを認識する必要がある。

私たちはすでに第3章で、「動物性タンパク質が多い食事は、ガン細胞の遺伝子発現にどれほど深く関係しているか」ということを見てきたことを思い出してほしい。

(2) 乳ガン検診に対する考え方

「遺伝子リスク」と「家系」に関する新情報によって、たいていの女性は乳ガン検診を受けるようすすめられる。

特に「BRCA遺伝子検査」が陽性であるかもしれない女性にとって、乳ガン検診は確かに理にかなった手段ではある。

しかし、マンモグラフィー検診（乳房X線撮影）を受けたり、BRCA遺伝子を持っているかどうか知るための**遺伝子検査は、乳ガンの予防ではない**ことを念頭に置くことが大切だ。

乳ガン検診は、単に乳ガンが目に見える状態にまで進行したかどうかを見るための観察にすぎない。

確かに、頻繁にマンモグラフィーを受けている女性グループは、頻繁にマンモグラフィーを受けていない女性グループよりも、死亡率がやや低いことが判明している(＊34〜＊36)。

これは、「もし乳ガンが初期段階で発見された場合、ガンの治療が成功する可能性が高い」ということを示している。これは真実である可能性は高いが、ただし、資料の用いられ方に、いささか懸念がある。

早期発見とそれに続く治療を支持するために用いられた統計資料では、「ひとたび乳ガンであることが診断されれば、少なくとも五年生存の可能性がこれまでより高くなった」というのである。(*37)

これはどういうことか種明かしをすれば、強引な定期検診キャンペーンのため、多くの女性たちが、病気の初期段階で乳ガンを発見しているということなのである(注)。

もし乳ガンが初期段階で発見されれば、治療の有無にかかわらず、五年以内に亡くなる可能性は少ない。**ただ単に早い時期に、「自分が乳ガンであること」を知ったにすぎない。その結果として、生存率が向上したの**であり、治療法が向上したという理由からではない。(*38)

【注】マンモグラフィー検診の予防効果について

本書がアメリカで出版されたあとに行なわれた研究で、「マンモグラフィー検診を頻繁に受けていてもいなくても、乳ガンの死亡率には違いがない」ことが統計学的に証明されています(注1)。

四〇~六〇代前半の三六〇〇〇人余りの女性を、一六年にわたって追跡調査した最大規模の研究によれば、この研究期間中に乳ガンで亡くなった女性と乳ガンにならずに生きていた女性のいずれも、マンモグラフィーを受けたのは同じ六五%という比率でした。

もしもマンモグラフィー検診によって乳ガン死を防げるのであれば、乳ガンにならずに生きていた女性たちは、死亡した女性たちよりも多い回数のマンモグラフィー検診を受けてこなければならなかったはずです。しかし、そうではなかったことから、「マンモグラフィー検診は、乳ガンによる死亡を予防するのに役立っていない」と結論づけています。

これは「コクラン・コラボレーション」(注2)が、過去に行なった「マンモグラフィーと乳ガン死の関係」に関する研究の分析結果(注3)とも一致するものです。

同センターも、「信頼できる証拠は、乳ガンの集団検診が生存に役立つことを証明していない」と結論づけています。

（注1）「Journal on National Cancer Institute」（July 2005. 20：97（14）：1035-43）

（注2）コクラン・コラボレーション（Cochrane Collaboration）は、治療・予防に関する医療技術を評価する世界的なプロジェクト。一九九二年にイギリスの国民保健サービスの一環として始まり、現在では世界各地にコクラン・センターを配置しています。

（注3）「Cochrane Database System Review」（2001：（4）：CD001877）

(3) 予防薬と切除手術に対する考え方

乳ガン検診による方法以外にも、推奨されている選択肢がある。この方法も「家系」や「BRCA遺伝子」で悩んでいる女性にとっては興味を引くものだ。

この方法には、タモキシフェンのような薬の使用、乳房切除などが含まれている。

タモキシフェンは、乳ガン予防に用いられる最も一般的な薬である。[*39、*40] しかし、この薬の長期間にわたる効果は明らかではない。

アメリカのある研究では、「乳ガンのリスクが高い女性に四年間処方されたタモキシフェンは、患者数を見事に四九％も減少させた」ことを報告している。[*41] だがこの効果は、エストロゲン・レベルが非常に高い女性に限られるようだ。

それにもかかわらず、ある特定の基準を満たす女性がタモキシフェンを使用することを米国食品医薬局（FDA）に認めさせたのは、この研究報告[*42]なのである。

しかし、それとは逆に、複数の研究は「この薬の有効性に対する熱心な取り組みは支持されていない」ことを示している。

あまり有名な話ではないが、ヨーロッパの二つの研究(*43、*44)がタモキシフェンの著しい効果を証明できなかったため、この薬の有効性については疑問の声が起きている。

そのうえ、「タモキシフェンは、脳卒中や子宮ガン、白内障、深部静脈血栓症、肺塞栓症などのリスクを高める」という、さらなる懸念がある。

こうしたリスクにもかかわらず、乳ガン予防としてのタモキシフェンの効果は、依然としてそのリスクを上回るほど信じられている(*42)。

タモキシフェンに代わるものとしてほかの薬品も開発されているが、効果が限定されることやタモキシフェン同様の副作用がある、といった問題点がある(*45、*46)。

タモキシフェンや新しい類似薬は、抗エストロゲン剤と考えられている。すなわち、これらの薬は乳ガンになるリスクを高めるエストロゲンの活動を減らすことによって作用するのである(*4、*5)。

この段階に至ってなお、私には次のような実に単純な疑問が残る。

・そもそもエストロゲン・レベルがそんなに高くなっているのはなぜか、ということに人々はどうして疑問を抱かないのだろうか。
・誤った栄養摂取が乳ガン発症の原因だとわかったとき、その原因である栄養摂取についての考え方を、なぜ正そうとしないのだろうか。

すでに現在、**「動物タンパクや脂肪が少なく、未精製・未加工の植物性食品が多い食事」はエストロゲン・レベルを下げる、**ということを示す情報は十分手にしている。

それにもかかわらず私たちは、食習慣を変えることをすすめるのではなく、効果のほどはわからず、間違いなく副作用があるような薬を開発し、宣伝するために何億ドル(何百億円)ものお金を使っているのである。

女性ホルモンのレベルをコントロールする食事因子の威力は、研究団体の間では長いこと知られてきた事柄だが、最近の研究報告にはめざましいものがある。(*47)

八〜一〇歳の少女たちに、「やや低脂肪で動物性食品の少ない食事」を七年間継続させただけで、思春期の始まりとともに増加するいくつかの女性ホルモンを、二〇〜三〇%(プロゲステロンの場合は五〇%という低いレベルにまで)減少させることができたのである。(*47)

この結果は驚くべきことである。なぜなら、食習慣の転換を控えめに行なっただけで、しかも最初の乳ガンの種が蒔かれる幼い少女の大事な時期に、このような効果が得られたからだ。

少女たちは、脂肪が二八%以下、コレステロールが一日一五〇mg/dℓ以下という、適度の「プラントベースの食事」を実行したのである。

もし彼女たちが、「動物性食品を含まない食事」をし、しかもこの習慣を人生の早い時期から始めていたとしたら、きっと彼女たちは思春期の始まりを遅らせることや、乳ガンになるリスクを低めることなど、大きな恩恵を受けていたに違いないだろう。

現在、乳ガンのリスクが高い女性には、次の三つの選択肢が与えられている。

①じっと成り行きを見守る。

②生涯にわたって、タモキシフェンを摂取する。

③乳房の切除手術を受ける。

しかし、四つ目の道があるべきだ。それは、乳ガンのリスクの高い女性に向けて**「動物性食品を含まず精製炭水化物の少ない食事をすすめ、定期的に観察して支援する」**というものである。

すでに乳房切除手術をしている女性に対してでさえも、私はこの選択をすすめている。

すでに診断が下されている病気の治療法として食事療法を用いることは、「進行した心臓病」(＊48、＊49)「臨床的に立証されている2型糖尿病」「進行メラノーマ（致命的な皮膚ガン）」などの人々を対象にした研究(＊50)、および動物を対象とした「肝臓ガンの実験研究(＊51)」などにおいて、十分に裏付けられているからだ。

(4)環境化学物質に対する考え方

ここ数年、乳ガンに関してもう一つ話題になっていることがある。それは「環境化学物質」に関することだ。

環境化学物質は、どのホルモンかはわかっていないが、ヒトのホルモンを混乱させることが証明されている。また、この有毒化学物質は「生殖異常」「奇形」、そして「2型糖尿病」などを引き起こす可能性もある。

たくさんの異なるタイプの化学物質が存在するが、そのほとんどは産業公害と関連している。ダイオキシンやPCB類を含む環境化学物質は、摂取されたときに代謝されないため、体内にしつこく留まり、排泄されない。代謝が行なわれないため、これらの化学物質は、体脂肪や授乳中の母親の母乳の中に蓄積していく。

肉・牛乳・魚を過剰に摂取しない限り重大な危険性は伴わないが、化学物質を含んだこうした食品は、ガン細胞の成長を促進することが知られている。

はっきり言えば、体が化学物質にさらされる原因の九〇～九五％は、動物性食品を摂取することからきているのである。このことは、動物性食品摂取にはガンへの危険を伴う可能性があることのもう一つの理由になる。

さらに環境化学物質の第二陣もある。これらもまた、乳ガンやほかのガンの重要な因子とされている。[＊52] PAH類（多環芳香族炭化水素類）と呼ばれるもので、車の排ガス、工場の煙突から出る煙、石油タール製品、タバコの煙、そのほか工業先進国に多い産業廃棄物などから検出される。

PCB類やダイオキシン類と違い、（食品や水の中に含まれる）PAH類を摂取したとき、私たちはこれらを代謝し、排泄することができる。しかし思わぬ障害がある。PAH類が体内で代謝されるとき、中間物質を作り出してしまうことだ。

この物質は遺伝子（DNA）と反応し、しっかり結合した化合物「DNA付加体」（一二三ページ、図5解説参照）を形成する。これがガン細胞形成の第一歩となるのである。

実は、こうした化学物質は、研究室で生育させた乳ガン細胞の「BRCA1」と「BRCA2」遺伝子に悪影響を与えることが証明されている。[＊53]

第3章で、「強力な発ガン物質が体内にとり込まれたとき、問題を引き起こすかどうかは栄養によってほぼ左右される」ということを述べた。

つまりPAH類が遺伝子と結びつく物質に変えられるかどうかは、私たちが口にする食べ物が大いに影響を与えるのである。

簡単に言えば、**欧米風の食事をすると、PAH類のような化学発ガン物質が遺伝子と結びつき、ガンを引き起こす物質を形成する割合を高めてしまう**のだ。

最近の研究から、ニューヨーク州ロングアイランドの乳ガン女性は、「PAH-DNA付加体」のレベルがやや高いことが明らかになったが、[*54] それはおそらく女性たちが肉の多い食事をしていたためだろう。なぜなら、このような食事はＰＡＨ類と遺伝子の結合を増加させてしまうからだ。

一方、体内にとり込まれたＰＡＨ類は乳ガンリスクの上昇と無関係だったことが十分考えられる。

事実この研究結果では、女性たちの「ＰＡＨ-ＤＮＡ付加体」の数と、体がＰＡＨにさらされることとは無関係のようである。[*54]

なぜなら、ロングアイランドの女性全員が、相対的に同一で低レベルのＰＡＨ類をとり込んでいたであろうが、脂肪や動物性食品の多い食事をしていた女性たちだけがのちに乳ガンになっていたからである。

脂肪や動物性食品の多い食事をしていた女性は、とり込んだＰＡＨ類の多くを体内の遺伝子と結びつけてしまったのである。

同じロングアイランド研究では、乳ガンは、体が代謝することのできないＰＣＢ類やダイオキシン類とは関連していなかった。[*55] その結果、「環境化学物質と乳ガンとの関係」に関する大げさな報道は、いくらか控えめになった。

この研究をはじめ複数の研究結果が、「乳ガンにとって環境化学物質が及ぼす影響は、私たちが選択している食べ物（すなわち動物性食品）よりはるかに少ない」ということを示している。

(5) ホルモン補充療法（ＨＲＴ）に対する考え方

乳ガンについて、もう一つお話ししておかねばならないことがある。それは乳ガンになるリスクを増加させる「ホルモン補充療法（ＨＲＴ）」を利用するかどうかという問題だ。

ホルモン補充療法は、「更年期の不快感を緩和させる」「骨の健康を守る」「冠状動脈性心臓病を予防する」[*56]

などの目的で多くの女性たちに利用されている。

しかし今日、ホルモン補充療法はかつて思われていたほど有益ではないことが広く認められるようになってきている。ここで、その真相について検証していくことにしよう。

検証のタイミングとしてはちょうどいい時期といえる。なぜならホルモン療法利用に関するいくつかの大きな研究の結果が二〇〇四年に発表されたからだ。(*56)

そのうち特に興味深いのは、「ウィミンズ・ヘルス・イニシアティブ（WHI）」(*57)と「心臓とエストロゲン／プロゲスチン補充研究（HERS）」(*58)という二つの大規模無作為研究である。

ホルモン療法を行なっている女性たちの調査では、治療の五・二年後に乳ガン患者数が二六％増加（WHI研究）しており、もう一方のHERS研究ではさらに多い三〇％の増加が報告されている。(*59)

この研究からは、**ホルモン療法によって女性ホルモンに多くさらされていると、乳ガンになる可能性が高まる、**という一貫した数値が導き出されている。

さらにホルモン療法は心臓疾患の罹患率低下に貢献すると思われていたのだが、(*56)これは必ずしも真実ではない。

大規模なWHI研究では、ホルモン療法を受けた閉経後の一万人の健康な女性のうち、心臓病になった人は七人、脳卒中は八人、肺塞栓症も八人、それぞれホルモン療法を受けなかった女性たちより多かった。(*57)これは予測されていたこととは逆の結果であり、結局のところ、**ホルモン補充療法は心臓血管疾患のリスクを高めてしまう可能性がある、**ということだ。

一方、大腸ガンと骨折発生率に関しては、確かにホルモン療法には有益な効果が認められる。一万人の女性のうち、大腸ガンは六人、骨折は五人、それぞれ少なかった。(*57)

では、こうした情報から、あなたはどう決断を下すだろうか。

差し引きしてみると、ホルモン療法は効果があるというより、むしろ害があるかもしれないのだ。多くの医師が女性一人一人に、説明するように、私たちもどの病気やどういう痛みを最も恐れているかによって、治療法を自分で決めるよう女性たちに伝えることはできる。しかし、更年期で難しい状況にある女性にとって、これは厳しい選択だろう。

更年期の女性は、次のいずれかを選ばなければならないのである。
①乳ガンのリスクを低く保つため、心理的にも身体的にも不快な更年期症状をホルモン療法に頼らずに切り抜ける。
②乳ガンや心臓血管疾患のリスクを高めることを承知で、更年期症状をうまく処理するためにホルモン療法を利用する。
「選択は難しい」と言って片づけてしまうのでは不十分だ。すでに私たちはホルモン療法調合薬剤の研究開発のため、優に一〇億ドル（約一〇〇〇億円）を超えるお金を費やしてきた。

その結果得たものは、ホルモン療法のメリットと、メリット以上のデメリットだった。これは、「難しい」といったレベルの言葉で表現できるものではない。

●現状の「乳ガン治療」に対する結論

私はホルモン補充療法に頼るのではなく、「食べ物を利用する」というもっとすばらしい考え方を提言する。

その理由は次のとおりだ。

・生殖可能期間中、女性のホルモン・レベルは上昇するが、「プラントベースの食事」をしている女性の場合は、肉食の女性ほど上昇しない。

・生殖可能終了期において、すべての女性の生殖ホルモンは低い基準レベルに下がるが、それはきわめて自然な現象である。

・生殖可能終了期において、「プラントベースの食事」をしている女性は肉食の女性ほどホルモン・レベルが急降下することはない。

・たとえていえば、肉食の女性の急降下が六〇から一五だとすると、「プラントベースの食事」をしている女性は四〇から一五への急降下となる。

・体内に突然生じるホルモン変化が、更年期障害を引き起こしている。

・「プラントベースの食事」をしていると、ホルモン・レベルの降下はそれほど激しくなく、更年期障害もずっと軽くなる。

さらなる研究結果が出るともっと役立つと思われるが、それでも右にあげた論拠は、私たちがすでに知っていることに基づいていることであり、大いに理にかなっていることでもある。

しかし、たとえ将来の研究が論拠の詳細を裏付けることができなかったとしても、なお別の理由から、「プラントベースの食事」が乳ガンと心臓病双方に与えるリスクは最も低いといえる。

あらゆるものの中で、「プラントベースの食事」こそベストのものであり、その効果はどんな薬でも及ぶ

ことがないだろう。

これが乳ガンに関するさまざまな問題（タモキシフェンの使用、予防のための乳房切除手術、環境化学物質の影響、ホルモン補充療法の利用など）に対する結論だが、乳ガンのリスクに関するこうした情報は、私たちがより安全で、はるかに有益な「栄養による予防法」について考えないように気をそらすものでしかない、と私は確信している。

私たちが乳ガンに対する考え方を変え、この情報を必要としている女性にきちんと伝えられるかどうかが、重要なポイントになってくる。

●大腸ガン罹患率の地域格差

二〇〇二年の末、ジョージ・W・ブッシュは結腸内視鏡検査を受けている間のおよそ二時間、大統領職をディック・チェイニー副大統領に引き渡した。

大統領のこの検査が国際政治に与えた影響により、検査のことが全国的なニュースとなり、結腸と直腸の検診が急に注目を浴びることになった。

コメディアンがジョークを飛ばしたり、ニュース番組がとりあげたり、一時的に誰もが結腸内視鏡検査について話題にしていた。

多くの人を死に追いやる病気の一つである「結腸ガンと直腸ガン」に国が光を当てた、珍しい瞬間でもあった。

「結腸ガン」と「直腸ガン」は両方とも大腸のガンで、ほかにも類似点があるため、「大腸ガン」あるいは「結腸・直腸ガン」という言葉でひとまとめにされることが多い。

大腸ガンは全死亡率の点から見ると、世界で四番目に多いガンである。[*60] アメリカでは二番目に頻度の高いガンで、生涯にアメリカ人の六%がこのガンに冒される。

欧米諸国の人々の半数は七〇歳までに大腸に腫瘍を形成し、患者の一〇%は悪性腫瘍からガンに進行する、と主張する人さえある。[*61]

北米、ヨーロッパ、オーストラリア、そしてアジアの豊かな国々(日本、シンガポール)などは、大腸ガンの罹患率がきわめて高い。

一方、アフリカやアジア、それに中央アメリカのほとんどや、南アメリカなどでは、大腸ガンの罹患率が非常に低い。

具体的な例をあげれば、チェコ共和国では大腸ガン死亡率が人口一〇万人当たり三四・一九人だが、バングラデシュでは一〇万人当たり〇・六三人でしかない。[*62、*63]

図29(三六九ページ参照)は、先進国と開発途上国との平均死亡率の比較を示している。これらはすべて年齢調整死亡率(年齢構成による影響を考慮して補正した死亡率)である。

大腸ガンの罹患率が国によって大きく異なることは、何十年も前から広く知られており、その理由について長く検討されてきた。この違いは遺伝子によるものなのか、それとも環境によるものなのだろうか。

食習慣を含む環境因子は、大腸ガンに最も大きく影響しているようだ。人々がガンリスクの低い地域から高い地域に引っ越すと、彼らは二世代のうちに増加したリスクを身につけてしまうことを、移住者研究が証明している。[*64]

(図29) 先進国と開発途上国の「大腸ガン死亡率」の比較

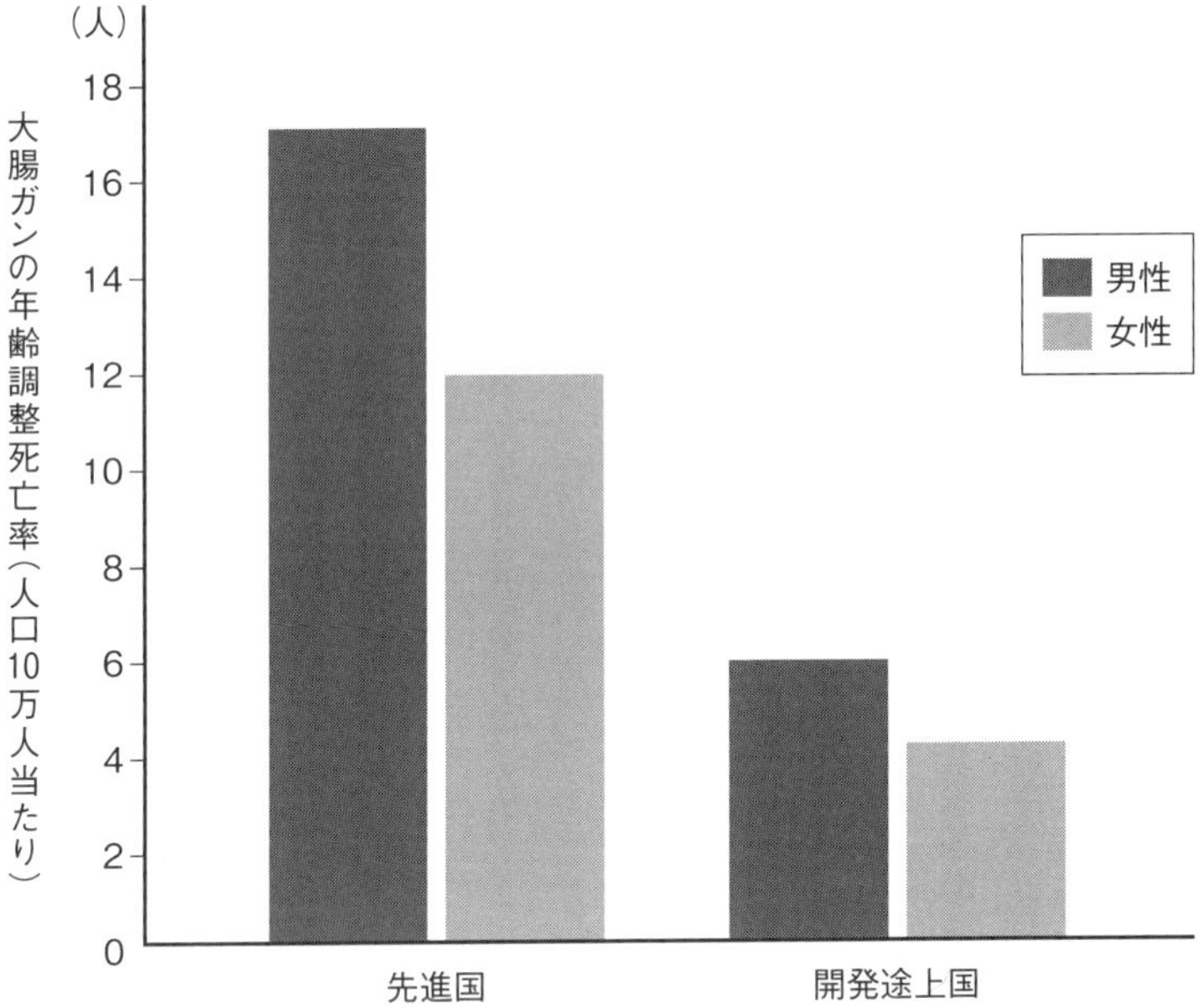

【注】大腸ガンは開発途上国に比べ、
先進国ではるかに多く発症していることを示した図です。

なお、日本人の場合、大腸ガンの年齢調整死亡率は、
男性13.9、女性7.5となっています。
(国立がんセンター　がん情報サービス
「部位別75歳未満年齢調整死亡率」〈1995年－2008年〉より)

これは、「食習慣とライフスタイル」が大腸ガンの重要な原因となることを物語っている。ほかの複数の研究からもまた、大腸ガンの罹患率は、人々の食習慣とライフスタイルが変わることによって急激に変化することがわかった(*64)。

一国民全体におけるガン罹患率の急変は、「継承された遺伝子の変化によって」という理由ではとても説明できない。人間社会という背景の中では、一つの世代から次の世代へと伝えられていく継承遺伝子が広範に及び、永久的に変化するには何千年もかかるのだ。

●「結腸ガンと肉の摂取」の関係

明らかに環境またはライフスタイルに関する「何か」が大腸ガンに大きな影響を与えているのである。

一九七五年に発表された画期的な調査報告書の中に、世界三二か国の環境因子とガンの罹患率を比較しているものがある(*65)。

それによると、ガンの種類や食習慣すべての中で、最も関係の深かったものの一つが、「結腸ガンと肉の摂取」の関係だった。図30(三七一ページ参照)は二三か国の女性における、この関係を示したものである。

この報告書によると、肉・動物タンパク・砂糖を多く摂取し、穀物の摂取量が少ない国では、結腸ガンの罹患率がずっと高かった(*65)。

第4章で紹介したデニス・バーキット博士は、「一般的には、消化器官の健康にとって食物繊維の摂取がきわめて重要だ」という仮説を立てている。

博士はアフリカとヨーロッパの間の糞便サンプルと食物繊維の摂取量とを比較し、「大腸ガンは主として

（図30）肉の摂取量と結腸ガン罹患率（女性）

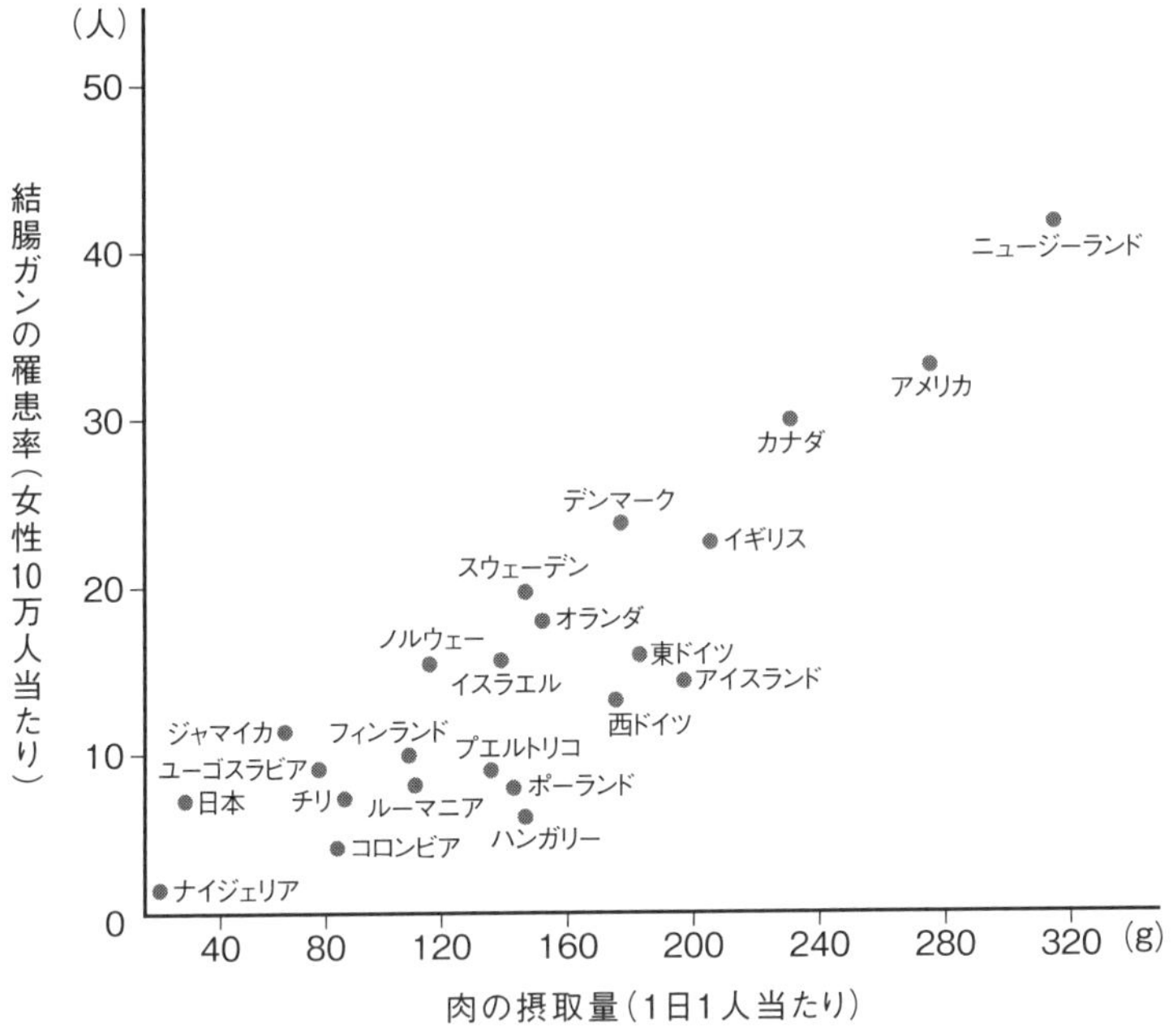

【注】23か国における、女性の結腸ガンと肉の摂取量の関係を示しています。
肉類の摂取量が多い国では、結腸ガンの罹患率がかなり高くなっています。
この図は1975年に発表されたもので、
日本人女性の位置はかなり低いところにありますが、
今日では、これよりかなり高い位置に変わってきています。

食物繊維の摂取量が少ないことの結果である」と発表した。(*66)

食物繊維は唯一植物性食品にしか含まれていないことを思い出してほしい。食物繊維は植物の一部で、私たちの体が消化することのできないものだ。

七か国の食習慣を比較した有名な別の研究データによれば、一日に一〇グラム余分の食物繊維を摂取すると、結腸ガンの長期間にわたるリスクを三三％減らしたことが報告されている。(*67)

一カップの赤いラズベリー（約一一〇グラム）、あるいは洋ナシ一個、または一カップのエンドウマメ（約一一〇グラム）には一〇グラム以上の食物繊維が含まれている。どんな種類の豆でも一カップとると、一〇グラムを優に超える量の食物繊維を供給してくれる（アメリカの一カップは二四〇ミリリットル）。

これらの研究から、「大腸ガンにおける食習慣の重要性」についてはっきり見えてきたようだ。

はたして、結腸と直腸のガンをピタリと止めるものは何なのだろうか。食物繊維だろうか、果物や野菜だろうか、それとも炭水化物食品だろうか、あるいは牛乳だろうか。

食べ物や栄養が大腸ガンに関与しているということは示されてきており、激しく論争が行なわれているが、まだその問いに対する確かな解答への合意には至っていない。

●食物繊維の効能は、どこまで明かされているのか

「食物繊維と大腸ガンの関係」についての二五年以上にわたる論争は、ほとんどがアフリカにおけるバーキット博士の研究に端を発している。博士が著名であることもあって、食物繊維は大腸の健康の源だ、と多くの人が信じている。

おそらくあなたもすでに、「食物繊維は結腸ガンの予防に良い」と耳にしたことがあるだろう。少なくとも「食物繊維は腸の動きを活発にしてくれる」ということは聞いているだろう。プルーンはそのためによく知られている果物なのではないだろうか。

しかしながら、食物繊維が大腸ガンの特効薬であることを証明できた人は、誰もいないのである。食物繊維に対する決定的な結論を下すのが困難である理由はいくつかある。[*68]

それは、「食物繊維は単一の効果をもたらす、ただ一つの物質ではない」という事実と関連している。食物繊維は何百もの物質を代表しているのだ。そして、その効果は、非常に複雑な生化学的・生理的事象を通して発揮される。

研究者らは食物繊維の摂取量を量り、「何百もの食物繊維の破片のどれを測定し、どの方法を用いるか」を毎回決めなければならない。

食物繊維の断片が体内でどのように作用しているかははかりしることができないため、標準的な分析法を設定することは、ほぼ不可能である。

標準的な分析法が定まらないため、「チャイナ・プロジェクト」では、我々は一二以上もの方法で食物繊維を測定することにした。

第4章でお話ししたように、食物繊維類の摂取量が増加するにつれ、結腸と直腸のガン罹患率は低下していた。[*69] しかし我々は、「どの種類の食物繊維が特に重要なのか」ということについてのはっきりとした解答は得られなかった。[*70]

このように不確かな点はあるものの、「食物繊維を含む食生活は、大腸ガンを予防する」というバーキット博士の初期の仮説[*66]は正しく、このことはすべての食物繊維類の総合効果によるものだ、と私は信じ続けている。

事実、「食物繊維は大腸のガンを予防する」という仮説は、いっそう説得力のあるものとなってきている。

一九九〇年、ある研究者グループが、「食物繊維と結腸ガンの関係」について行なわれた六〇の研究を再検討した結果、ほとんどの研究が「食物繊維は結腸ガンを予防する」という考え方を支持していることがわかった。(*71)

総合結果として、「最も多く食物繊維を摂取している人は、最も少量しか摂取しなかった人より、結腸ガンになるリスクが四三%少なかった。そして、野菜の摂取量が最も多かった人は、最も少なかった人に比べ、リスクは五二%低かった」ことが報告されている。(*71)

しかし、この大規模な再検討を終えた段階でも、研究者は、「このデータだけでは食物繊維による効果なのか、野菜の別の効果なのか、それを見分けることはできない」としている。(*71)

はたして、食物繊維は私たちの探し求めている特効薬なのだろうか。

一九九〇年の段階では、私たちにはまだそれがわかっていなかった。

二年後の一九九二年、別の研究グループが、大腸ガンの人とそうでない人を比較した「一三の研究（患者対照研究方式）」を再検討した。(*72)

その結果、食物繊維の摂取量が最も多かった人は、最も少なかった人より、大腸ガンになるリスクが四七%低かったことがわかった。(*72)

研究グループは、「もしアメリカ人が、一日にあと一三グラム余分の食物繊維を（サプリメントからではなく）食品源から摂取すれば、アメリカの大腸ガンのおよそ三分の一は避けられるだろう」と結論づけたのである。(*72)

すでに述べたように、一三グラムの食物繊維とは、どんな種類の豆でも一カップあればそれに含まれる量である。

つい最近では、EPIC研究（ヨーロッパのガンと栄養に関する前向き研究）と呼ばれる大規模な研究が、ヨーロッパ八か国の五一万九〇〇〇人の「食物繊維の摂取と大腸ガン」に関するデータを集めている。(*73)

その研究では、食事から最も多く（一日約三一・九グラム）の食物繊維を摂取していた全体の二〇％の人は、最も少なく（一日一二・六グラム）摂取していた二〇％の人より、大腸ガンのリスクが四二％低かった、と報告されている。(*73)

なお、これらすべての「食習慣と大腸ガンの研究」から明らかなように、食物繊維は食品から摂取したものであって、サプリメントから摂取したものではないことを、今一度強調しておかなくてはならない。

したがって、言えることは、「食物繊維を含む食習慣が、大腸ガンのリスクを著しく減らすようだ」ということだけである。

●今わかっていることだけで、大腸ガンは防げる

私たちはまだ、食品から「単離された繊維」そのものについて決定的なことを言うことはできない。すなわち、「単離された繊維」を食べ物に加えても効果がないかもしれない、ということである。

しかし、繊維を多く含む植物性食品（野菜、果物、そして未精製の穀物や豆類など）を摂取することは、明らかに有益だ。

実際のところ、大腸ガンに対して、食物繊維を含む食べ物にどれほどの予防効果があるのかは、はっきり

とはわからない。なぜなら、食物繊維を含む食べ物をたくさん食べるとき、たいてい動物性食品は少ししか食べないからである。

言い換えると、「果物・野菜・未精製穀類のパワーが私たちをガンから守ってくれるのか、それとも肉を食べないことによって予防されるのか、あるいはその両方なのか」という疑問が生まれる。

南アフリカ（南ア。以下同様）で行なわれた最近の研究が、この疑問に答えるのに役立つだろう。白人系南ア人は、黒人系南ア人よりも大腸のガンが一七倍も多い。これは当初、「黒人系南ア人は未精製のトウモロコシから食物繊維をたくさんとっているからだ」と考えられていた。(*74)

しかし最近では、黒人系南ア人は、以前より多くの精製されたコーンミール（トウモロコシから食物繊維を除いたもの）を食べるようになってきている。

現在の黒人系南ア人は、白人系よりさらに少ない量しか食物繊維をとっていないのだ。それにもかかわらず、黒人系南ア人の結腸ガン率は低いままなのである。(*75)

このことから、「食物繊維だけによるガン予防効果とは、どれだけ効果のあるものなのか」ということが問題になってくる。

さらに最近の研究(*76)によると、白人系南ア人が結腸ガンのリスクが高いのは、図31（三七七ページ参照）が示すように、動物性タンパク質の摂取量の多さ（七七グラム対一二五グラム／日）、総脂肪摂取量の多さ（一一五グラム対七一グラム／日）、そしてコレステロール摂取量の多さ（四〇八ミリグラム対二一一ミリグラム／日）が原因である可能性が十分にある、という。

「白人系南ア人の結腸ガン罹患率が高いのは、彼らの食事に食物繊維が少ないことよりも、食事中の動物性タンパク質や脂肪の量と、より深く関係している可能性がある」ことをこの研究は示している。(*76)

（図31）南アフリカにおける人種別栄養摂取の比較

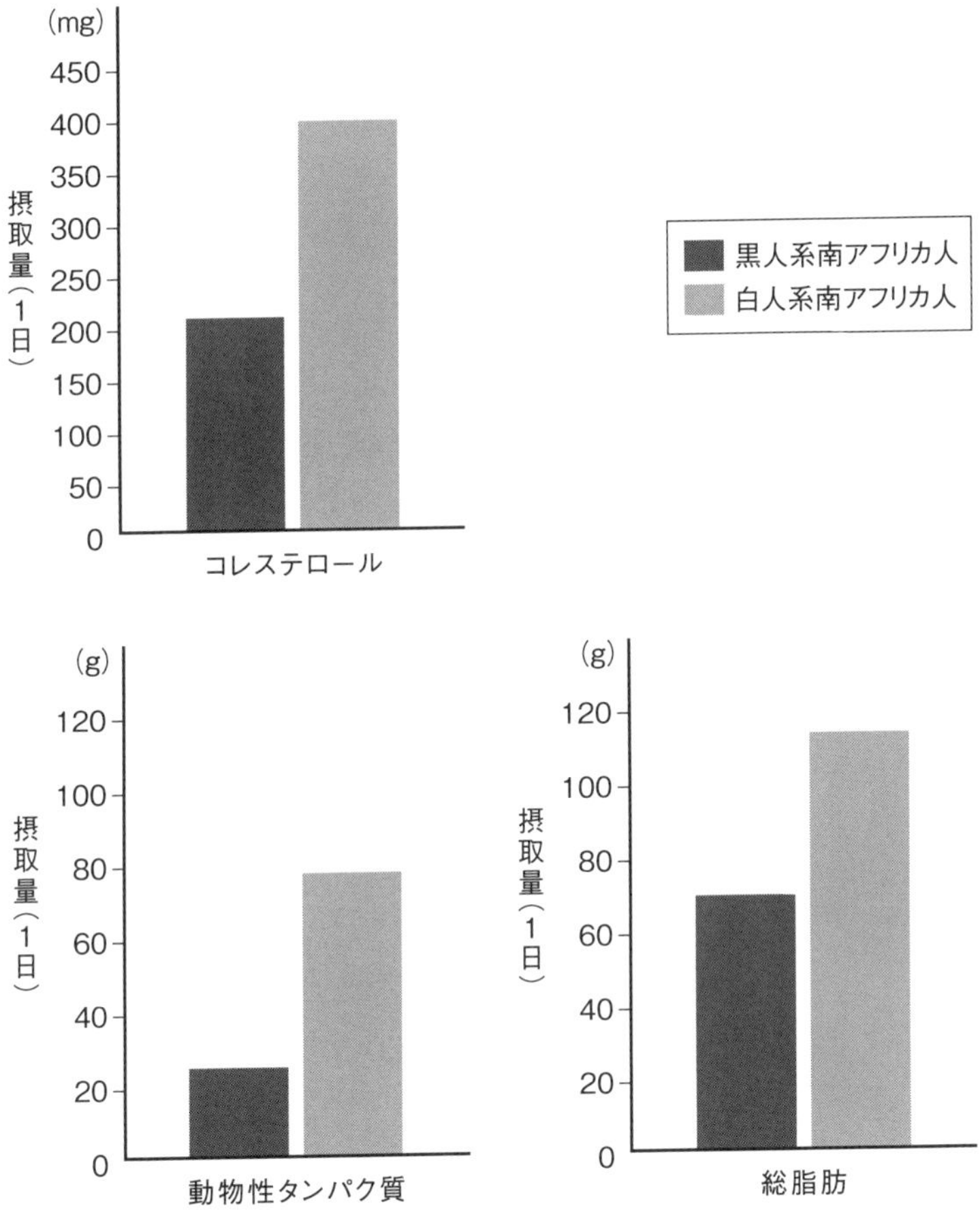

【注】白人系南アフリカ人は黒人系南アフリカ人よりもずっと多くのコレステロール、動物性タンパク質、総脂肪を摂取しています。
このことから、「白人系南アフリカ人は黒人系南アフリカ人より、結腸ガンのリスクが高い」理由の一因としての可能性が高い、とされています。

はっきりしているのは、「もともと食物繊維を多く含んでいて動物性食品の少ない食事は、大腸ガンを防ぐことができる」ということだ。

たとえ、疑問が残っていたとしても、私たちは次のような「重要なアドバイス」を送ることができる。すなわち、

・**「プラントベースでホールフードの食事」は、劇的に大腸ガンの罹患率を低下させることができる。**そのことは、データが歴然と明らかにしている。

・「どの食物繊維が予防を可能にしているのか」「どのメカニズムが予防に関与しているのか」「食物繊維による単独の効果はどの程度のものなのか」という疑問が残ったとしても、私たちが大腸ガンを予防するうえで、そうした詳細を知る必要などないのである。

●カルシウムに富む食事はガンと闘えるのか

最近になって「大腸ガンを進行させるのと同じ危険因子（果物・野菜の摂取量が少なく、動物性食品・精製穀類の摂取量が多い食習慣）がインスリン抵抗症候群も進行させることがある」という報告がなされている。(＊77〜＊79)

科学者は、そこから「インスリン抵抗が結腸ガンの原因かもしれない」という仮説を立てている。(＊77〜＊82)

「インスリン抵抗」については、第7章の糖尿病の項でお話ししたが、「インスリン抵抗」抑制に良い食べ物は、結腸ガンにもまた良い食べ物である。すなわちそれは、「プラントベースでホールフードの食事」のことだ。

この食事には、炭水化物が多く含まれている。炭水化物は最近のダイエット業界では目の敵にされているものだが、結腸ガンに良い食べ物には人々が敬遠する炭水化物がたまたま多く含まれているのだ。炭水化物

に関する誤解は相変わらず根強いものがあるが、炭水化物には二種類あることを忘れてはならない。それは精製された「単純炭水化物」と未精製の「複合炭水化物」だ。

精製された「単純炭水化物」は植物のビタミン、ミネラル、タンパク質、そして食物繊維のほとんどが含まれている外層を取り除くことで得られるデンプン質や糖類のことである。

このタイプの「食べ物」（普通の砂糖や白米、白い小麦粉など）には、ごくわずかの栄養価値しか残されていない。したがって、**精製されて砂糖を加えた白米、白い小麦粉で作られたパスタや白いパン、砂糖をまぶしたシリアル、キャンディー、そして清涼飲料などはできる限り避けるべきである。**

ぜひとも未加工の新鮮な果物や野菜、そして、玄米やオートミールといった全穀物製品のような加工・精製されていない「複合炭水化物」を含む食品を食べるべきである。

果物や野菜はもちろんのこと、未加工の炭水化物を含む食べ物は、健康促進にきわめて役立つ。

また、「カルシウムは結腸ガンと闘うのに役立つ」という話を聞いたことがあるかもしれない。当然ながらこの主張は「牛乳は結腸ガンと闘う」という話にまで拡大されている。

「カルシウムを多く含む食事は、次の二つの理由から結腸ガンを予防する」という仮説が打ち立てられている。

①結腸の中の危険な細胞の増殖を妨げる。(＊83、＊84)
②腸内の胆汁酸と結びつく。

胆汁酸は肝臓内で発生し、腸内に移動し、大腸に入って結腸ガンの発生を促進すると考えられている。カルシウムはこの胆汁酸と結びつき、不溶性の無害な物質として糞便中に排泄させることによって、結腸ガンを予防するといわれる。

ある研究グループは、カルシウムに富む食事（一般には乳製品を多く含む食事を意味する）が結腸内の特定細胞の増殖を妨げることを実証している。(*84)

しかし、この効果は、細胞のさまざまな増殖ケースにおいて一貫性がない。さらに、この生化学作用が、本当にガン細胞の増殖を減少させているのかも明らかではない。(*83、*85)

別の研究グループは、カルシウムが胆汁酸を減らすことを実証しているが、小麦の多い食事のほうがもっと胆汁酸を減らすことも観察している。(*86)

しかし奇妙なことに、豊富なカルシウムと豊富な小麦の組み合わせの食事をしたときには、それぞれ単独でとったときに比べ、胆汁酸の拘束効果は弱かった。(*86)

このことは、「個別に観察された栄養効果は、食事の中で組み合わされたとき、期待されていたほどの効果が期待できないかもしれない」ということの証明になる。

カルシウム・サプリメント、あるいはカルシウムを多く含む牛乳から得られるカルシウムたっぷりの食事は、結腸ガンに優れた効果を発揮するとは思えない。

カルシウム摂取量はわずかで、乳製品をほとんどとっていない中国農村部では、結腸ガンの罹患率はアメリカよりも、ずっと低いのだ。(*87)

ヨーロッパや北米のような、カルシウムを最も多く摂取している地域では、大腸ガンの罹患率が最も高い。

●運動の効能と検査に対する姿勢

大腸ガンの予防にとってもう一つ重要な要素が「運動」である。運動することによる効果は、なるほどと思わせるほど高く、大腸ガンの減少と直結している。

世界ガン研究基金と米国ガン研究協会からの「ガン・レポート」(注)によれば、二〇の研究中一七の研究で、「運動は結腸ガンを予防する」ことが明らかになったという。(*64)

しかし、なぜ、どのようにして、予防効果が生じているのかに関しては、説得力ある説明はなされていないようだ。

【注】一九九七年に発表された『食物・栄養とガン予防に関する世界的展望』のこと。日本では、その一部が「ガン15か条」として報道されています。
また、その一〇年後の二〇〇七年に出版された改訂版では、運動がガン予防にとってきわめて重要であることが、以前にも増して明らかになってきたことから、レポートのタイトルにも「運動」の文字が加えられ、『食物・栄養・運動とガン予防に関する世界的展望』と改題されています。

「運動」の効果で思い出したが、前出のブッシュ大統領は日課のジョギングによって、健康維持の楽しみを知っている。言うまでもなく、彼が結腸内視鏡検査で健康であることのお墨付きをもらった理由の一つがこのジョギングである。

それはともかくとして、結腸内視鏡検査とは何なのだろうか。そして、これは受ける価値があるものなのだろうか。

医師に結腸内視鏡検査をしてもらうとき、医師は結腸プローブ（探査器具）を用いて大腸を調べ、異常な組織の増殖を探す。通常、発見される異状はポリープだ。

腫瘍とポリープとの関係について正確には不明だが、ほとんどの科学者は、「腫瘍とポリープは同じ食習慣や遺伝子的特徴を共有している」という点には同感だろう。[*88,*89]

大腸に「ポリープのような非ガン性疾患」がある人は、のちに「ガン性の腫瘍」を形成する人と同じであることが多い。

ポリープやほかの疾患をチェックするために検査を受けることは、将来大腸のガンになる可能性を確認するためには妥当な方法であろう。

ただし、次のようなケースではどのように考えればいいのだろうか。

・もしポリープがあったら、どうするだろう。どうするのがいちばんいいだろうか。

・手術でポリープを取り除くことは、結腸ガンのリスクを減らすだろうか。

全米調査ではポリープが取り除かれたとき、予測される結腸ガンの症例は七六〜九〇％減少することを明らかにしている。[*89,*90] これは定期検診の考え方を支持するのにふさわしい数字だ。[*89,*91]

五〇歳になったら、一〇年に一度は結腸内視鏡検査を実施することがすすめられている。大腸ガンのリスクが高い場合は、四〇歳から定期検診を始め、さらに頻繁に実施することをすすめられる。

では、大腸ガンのリスクが高いかどうかは、どうやって知ることができるのだろうか。

遺伝によるリスクはさまざまな方法で大まかに判定することが可能だ。すでに結腸ガンになっている肉親からガンになる可能性を推し量ることもできるし、ポリープの存在を検査することもできる。そして現在では、疑わしい遺伝子の存在を臨床的に検査することも可能である。[*92]

これは、遺伝子研究のおかげで、複雑な病気が理解しやすくなった好例だ。しかし、ガンの遺伝的根拠を研究する際に、次の二点がしばしば見過ごされている。

まず一つは、既知の継承遺伝子による結腸ガン発症の割合はわずか一〜三%にすぎず[*89]、家族によっては発症例の一〇〜三〇%はほかの家族に比べてガンになりやすい傾向があることだ[*89]（家族集積性と呼ばれるもので、おそらく著しい遺伝的関与が反映されたもの）。

しかし、この数字は「遺伝子によるガン」だけを強調するものである。

二つ目は、結腸ガンのリスクが主に遺伝子により決定されているごく少数の人（一〜三%）を除き、家系に関連する結腸ガンの症例（一〇〜三〇%）は、環境や食習慣因子によって決定されるという点である。なぜなら、家族はたいてい一緒に暮らし、同じ食生活を続けているからである。

したがって、たとえガンのリスクが遺伝的に高かったとしても、ヘルシーな「プラントベースの食事」をしていれば、遺伝子の発現を抑制し、すべてとは言えないまでも、リスクのほとんどをなくすことができるのだ。

「食物繊維に富む食事」は結腸ガンを予防してくれるし、食物繊維の量を増やしても、結腸ガンを進行させるようなことは絶対にないのだから、遺伝的リスクの有無とは関係なく、食物繊維に関するアドバイスは皆、同じにすべきである。

●前立腺ガンの発症パターン

近年、「前立腺ガン」のことがしばしば話題にのぼるようになったが、たいていの人は「前立腺」について正確な情報を持っていないのではないかと思う。

前立腺は、膀胱と直腸の間に位置する「クルミ大の男性生殖器官」である。精子が卵子に受精するのを助ける液体の製造に関与している器官だ。

小さなものだが、実は多くの問題を引き起こす器官でもある。私の友人の中にも、現在、前立腺ガンか、それに近い状態の者がいるが、しかしそれは、私の友人に限ったことではない。

最近発表された報告書の指摘のように、前立腺ガンはアメリカ男性の間で、最も頻繁に見られるガンで、腫瘍全体の約二五％に相当している。(*93)

七〇歳以上の男性の半分が、潜伏前立腺ガン、すなわち、まだ不快な症状を起こしていない無症候型のガンになっている。(*94)

前立腺ガンは一般的な病気のうえ、成長が遅い。前立腺ガンを宣告された人のうち、五年以内に亡くなるのは、わずか七％にすぎない。(*95)

このことが「どのようにこのガンを治療すべきか」、そして「治療すべきかどうか」の判断を難しいものにしている。

患者や医師にとって重要なのは、「前立腺ガンがほかの病気よりも先に命を脅かすものなのかどうか」ということである。

前立腺ガンが命に関わるかどうか調べるために用いられる指標の一つが、「前立腺特異抗原（ＰＳＡ）」である。この検査で「PSA値が4ng/mℓ以上」の男性は、「前立腺に問題がある」と診断される。しかし、この検査だけでは、正しい診断は下せない。特にPSAレベルが辛うじて「4ng/mℓ」を上回る場合には気をつけなくてはならない。検査のあいまいさゆえに、難しい選択を迫られるケースがあるからだ。

時々友人から、次のような質問に対して意見を求められることがある。

・前立腺ガンの手術を早めに受けるべきか、あるいは進行するまでもう少し様子を見てからにすべきなのか。

・「PSA値が6ng/mℓ」というのは深刻な状況なのか、まだ警鐘の段階なのか。

・警鐘だった場合、6ng/mℓという数字を減らしていくためには、何をすべきなのか。

個人個人の臨床症状について述べるわけにはいかないが、前立腺ガンにとって、食習慣が重要な影響を与えていることは確実だ、という意見なら述べられる。

「食習慣とガンの関係」について、研究グループなどで長い間受け入れられている動かしがたい仮説から見ていくことにしよう。

・前立腺ガンの罹患率は、乳ガン同様、国によって大きく異なっている。

・前立腺ガンは、「欧米風の食習慣やライフスタイル」を実行している地域での罹患率が高い。

・開発途上国においては、「欧米風の食習慣」をとり入れている男性か、欧米諸国に引っ越した男性がより多く前立腺ガンになっている。

この病気のパターンは、「豊かさが招く病気」のケースと似ている。すなわち、こうした状況は「前立腺ガンは遺伝的要素を持つ病気だとはいえ、環境因子が支配的な役割を果たしている病気である」ことを物語っている。

では、どんな環境因子が重要なのだろうか。

すでに読者のみなさんは、私が「すすめるのは植物性の食品であり、動物性の食品はすすめられない」と言おうとしていることを察知したことと思う。さらに具体的な情報を提供しよう。

●文献が証明する「乳製品と前立腺ガンの関係」

ここでも驚いたことに、「食習慣と前立腺ガン」の間で最も深く関係しているのが「乳製品の摂取」だったのである。

二〇〇一年度にハーバード大学が行なった再検証の結果は次のとおりだが、これ以上ないといえるほど説得力がある。(＊96)

「患者対照研究（注1）」（全一四研究）のうちの一二の研究と、「コホート研究（注2）」（全九研究）のうちの七つの研究が、「ある程度の乳製品の摂取」と前立腺ガンとの明らかな関係を観察している。

公表されている文献の中では、乳製品が前立腺ガンにとって最も関係の深い食事因子の一つである、と予測される。

この研究の中で、乳製品の摂取が最大量だった男性は、最小量の男性と比べ、前立腺ガンの総合リスクは約二倍、転移性あるいは致命的な前立腺ガンのリスクは四倍まで増加していた。[*96]

【注1】患者対照研究（別名　症例対照研究・ケースコントロール研究）

すでに病気にかかっている患者を最初に「症例（ケース）組」として選び、次にこの「症例組」と性別や年齢などの要因が似た健康な人を「対照（コントロール）組」として選びます。「症例組」と「対照組」の双方に対して、病気の原因と考えられる要因（食習慣、喫煙、飲酒、運動など）を、過去にさかのぼって調査し、双方を比較する研究で、一般に「後ろ向き研究」と呼ばれることもあります。

【注2】コホート研究（別名　要因対照研究）

大きな集団を対象とし、特定の疾病の発症率と生活習慣（食事、喫煙、飲酒、運動など）との関連を観察する研究。「コホート」とは「統計上同一の性質を持つ集団」という意味です。このうち、今現在健康な人の生活習慣を調査しておき、その集団をその後一定期間追跡調査して疾病発症を明らかにする方法を、「前向きコホート研究」、または単に「前向き研究」と呼びます。また、過去の食生活を調査して、現在発症している疾病との関連を明らかにする場合を「後ろ向きコホート研究」といいます。

「乳製品の摂取」と前立腺ガンの深いつながり、そして乳製品を大量に摂取している人の前立腺ガンのリスク倍増について、もう一度考えてみることにしよう。

一九九八年に行なわれた公表済み文献に関する別の再検証も、同様の結論に達している。

・生態学データにおいて、人口当たりの肉の摂取量や乳製品の摂取量と、「前立腺ガンの死亡率」との間には相関関係がある（一件の研究が言及）。

・「患者対照研究」と「コホート研究」において、主要因子である動物性タンパク質、肉類、乳製品、そして卵が前立腺ガンの高いリスクと関係していることが多かった（二三件の研究が言及）。

・注目すべきなのは、非常に多くの研究が、年配の男性における「前立腺ガンと肉・乳製品との関係」を発見していることである（六件の研究が言及。このうちの一つには、「すべての研究がその関係を発見しているわけではないが」というただし書きがついている）。

乳製品との関係はどの調査でもほぼ一貫しており、前立腺ガンの原因の一つとして、カルシウムとリンの含有量に起因している可能性がある。[*97]

言い換えれば、膨大な数の調査が、「動物性食品は前立腺ガンと関連している」ことを証明していることになる。乳製品の場合、カルシウムとリンの摂取量の増加が原因の一端となっている可能性がある、といえる。

この研究は反対意見の余地をほとんど残していない。なぜなら右に述べてきた研究は、一二件以上もの研究結果を示すもので、量的にも十分な説得力のある文献だからだ。

●前立腺ガン形成のメカニズム

ほかのガンの項目ですでに見てきたように、大規模研究から、「前立腺ガンと動物性食品に基づく食習慣（特に乳製品が多い食事）との関連性」が明らかになってきた。

前立腺ガンと乳製品との関係を理解するには、その背景にある次の二つのメカニズムを知ることが決め手となる。

(1)成長ホルモンに関するメカニズム

最初のメカニズムは、ガン細胞を増殖させるホルモン、すなわち体が必要に応じて作るホルモンに関するものである。

この成長ホルモン「インスリン様成長因子1（IGF-1）」は、ちょうどコレステロールが心臓病の予測因子であるのと同様、ガンの予測因子であることが判明した。

体が正常なときには、このホルモンは細胞の増殖速度をうまく管理している。この「増殖」とは、健康状態時に、細胞が自ら再生し古い細胞を捨てていく作業のことだ。

しかし、不健康状態のときには、「IGF-1」がより活発になり、新しい細胞の誕生と成長が促進され、古い細胞の除去が妨げられてしまう。いずれもガンの発生にとっては有利な条件となる(*98)(七件の研究が言及)。

では、この状態は、あなたが食べているものとどう関係しているのだろうか。

動物性食品を摂取していると、血液中の成長ホルモンである「IGF-1」のレベルがアップしてしまうことがわかった(*99〜*101)。

・血液中の「IGF-1」レベルが正常値より高い男性は、進行した前立腺ガンのリスクが五・一倍も高い(*98)。

・IGF-1を拘束し、不活発にするタンパク質の血中レベルが低い男性は(*102)、進行した前立腺ガンのリス

クが九・五倍にもなる。(＊98)

こうした数字は大いに強調すべきだろう。正常な人との違いがあまりにも大きく、驚くべき数字だからだ。

この研究の結論において最も基本的なことは、肉（魚介類も含む。以下同様）や乳製品のような動物性食品を摂取すると、より多くの「ＩＧＦ‐１」を製造するという点にある。(＊99〜＊101)

(2)「ビタミンDの代謝」に関するメカニズム

二番目のメカニズムは「ビタミンＤの代謝」に関連している。ビタミンＤは私たちがあえて摂取する必要のある栄養素ではない。体は一日おきに一五分から三〇分、ただ日光に当たるだけで、必要な量をすべて作っている。日光の作用による製造に加え、ビタミンＤは私たちが食べるものによっても影響される。

「活性型ビタミンＤ」の生成は、体によってきびしくコントロールされている機能であり、前立腺ガンばかりか、乳ガン、結腸ガン、骨粗鬆症、１型糖尿病のような「自己免疫疾患」などにも影響を与える、体に備わった均衡作用の代表である。

多くの病気にとってこのビタミンＤが重要であることや、そしてこのビタミンＤの機能に関する説明が複雑になることから、また、私の主張を過不足なく説明するために、簡略な図式を付記しておいた（四七一ページ、図Ⅰ参照）

「食べ物がいかに体の健康状態をコントロールしているか」を示す反応システムを、ビタミンＤを取り巻く複雑なネットワークが解き明かしている。

このプロセスの主要素は、食べ物や日光から得られるビタミンＤによって作られる「活性型ビタミンＤ（別称、過給型ビタミンD)」である。
「活性型ビタミンD」は、ガンや自己免疫疾患、骨粗鬆症などの予防を含む多大な効果を体に与えてくれる。このきわめて重要な「活性型ビタミンD」は、食べ物や薬から摂取するようなものではない。「活性型ビタミンD」から作られた薬は強すぎて、医療用としてはあまりにも危険だ。体は入念にコントロールされたセンサーを用いて、それぞれの作業にとって、適切なときに適切な量の「活性型ビタミンD」を製造するのである。

結局のところ、私たちが口にする食べ物が、この「活性型ビタミンD」の生産量と生産後の働きを決定する可能性がある、ということだ。

私たちが摂取する動物性タンパク質は、「活性型ビタミンD」の生産を妨げてしまう傾向があり、このビタミンの血中レベルを低下させてしまう。もしこの低レベルが続くと、前立腺ガンが生じる。また、カルシウムをとりすぎていると「活性型ビタミンD」の働きが低下する環境を作ってしまい、問題を増大させてしまうことになる。

では、動物性タンパク質と大量のカルシウムの両方を含んでいる食べ物とは、どんなものなのだろう。それは**牛乳や乳製品**だ。これこそ、前立腺ガンとの関係を明らかにする証拠と一致する食品だ。

この情報は、我々が「生物学的妥当性」と呼ぶものを提供してくれており、観察データがこの情報と完璧に一致していることを示している。このメカニズムをまとめてみると、次のようになる。

・動物性タンパク質は、体により多くの「IGF-1」を作らせる。これは次のプロセスで細胞の増殖機能と除去作用を崩壊させてしまい、ガンの発生を促すことになる。
・動物性タンパク質は、「活性型ビタミンD」の生産を止めてしまう。

・牛乳の中に見られる「過剰のカルシウム」もまた、「活性型ビタミンD」の生産を止めてしまう。
・「活性型ビタミンD」は、体内でさまざまな健康効果を作り出すことに貢献している。
・「活性型ビタミンD」のレベルが低い状態が続くと、さまざまなガンや自己免疫疾患、骨粗鬆症ほかの病気を引き起こす環境を作り出すことになる。

重要なことは、「前立腺ガンのような病気は、良いものにしろ悪いものにしろ食べ物の及ぼす影響がいかに大きいか」ということを自覚することである。

ビタミンDを取り巻く複雑なネットワークの存在を発見したことから、私たちは「どの機能が最初に働き、どれが次の機能に続くのか」とすぐに推測したがるが、ネットワークの中の反応だけを独立して考えることは大きな誤りである。

病気予防のため、体の中できわめて複雑な方法で連係し作用し合っているという「膨大な反応数」は実に感動的だ。

ガンのような病気を引き起こす原因を完全に説明する唯一のメカニズムなど存在しない。このようなことを考えるだけでも馬鹿げたことだろう。しかし、私にわかっていることは、次のようなことだ。

ここで見てきたように、ガンはきわめて組織的なネットワークを背景にして形成されていく。そして、完璧な証拠によって**「乳製品や肉を摂取することは前立腺ガンの重大な危険因子となる」**という結論に導かれた、ということである。

●現代医療への挑戦

今年も五〇万人ほどのアメリカ人が医者のもとを訪れ、乳ガン、または前立腺ガン、あるいは大腸ガンだと告げられることだろう。これらのガンになった人は、新たなガン患者全体の四〇％に相当する。

この三つのガンは、患者自身ばかりか、家族や友人の人生をもボロボロにしてしまう。

私の義母が五一歳のとき結腸ガンで亡くなった当時、「栄養が健康にとって意味するもの」について、誰一人として知らなかった。

それは私たちが愛する人の健康を気にかけていなかったからではない。もちろん関心を持っていたはずだ。しかし、私たちがこうした知識を持ち合わせていなかっただけなのである。

あれから三〇年余り経過した現在でも、状況はたいして変わっていない。

あなたの知っているガン患者や、あるいはガンになるリスクがある人のうち、「回復の確率を高めるため、プラントベースでホールフードの食事をとり入れてみよう」と考える人はどれくらいいるだろうか。ほとんどいないのではないかと思う。おそらく彼らにもまた、このような知識がないのだろう。

健康関連機関や情報提供に関わっているマスコミは、私たちの役に立っていない。ガンの関連機関でさえ（全国組織と地方組織の双方とも）、こうした知識や研究結果について話し合うことに消極的だったり、なかなか信じることさえしたがらないのだ。

「健康の秘訣」として食べ物を重視することは、見方を変えると、「薬と手術に基づく現代医療」への真っ向からの挑戦を意味している（第4部参照）。

栄養の専門家、研究者、医師らによって組織されている団体は、総じてこの「ガンの証拠」に気づいていないのか、あるいは知っていたとしても、この情報をなかなか分かち合おうとはしない。

こうした状況が背景にあるため、アメリカ人は、命を救えるかもしれない情報を与えられないまま、「知らされない」という方法でだまされているのである。

「ガン予防と治療のための手段として、食習慣の転換をめざす選択肢について医師たちは話し合わなくてはいけない」と言える証拠を、私たちは今すでに十分持ち合わせている。

また、「私たちの食習慣がもたらすマイナス要因が、ガンの最大原因であるという見解について米国政府は話し合わなくてはいけない」と言える証拠も十二分に揃っている。

さらには、「すべてのアメリカ人に対して、プラントベースでホールフードの食事は信じられないほどの抗ガン作用を発揮するかもしれない」という情報を、地元の乳ガン機関や前立腺ガン、結腸ガンなどの公共機関が提供できるのかどうか。そのことについて話し合わなくてはいけない、と言える証拠も揃っている。

もし、話し合いが行なわれ、プラントベースでホールフードの食事をとることが実行されたなら、翌年には乳ガン、前立腺ガン、大腸ガンなどと診断される人は、五〇万人よりずっと減ることだろう。

その翌年には、この恐ろしい病気の宣告を受ける友人・同僚・家族の数は、さらに少なくなっていくだろう。さらにその翌年には、もっともっと少なくなることだろう。

このような未来が現実のものとなる可能性は、確実にある。このような期待が私たちの未来にある限り、すべての人々の健康のため、努力する価値はあるはずだ。

第9章

自己免疫疾患根絶のために

●自己免疫疾患は一つの壮大な「病」である

「自己免疫疾患」ほど潜行性のものはない。一般的な症状として、次第に身体・精神機能が失われていくので治療も大変だ。

心臓病、ガン、肥満、2型糖尿病などと異なり、自己免疫疾患は、体が自らの細胞や組織を攻撃してしまう。その結果、一度病魔に冒された患者は、ほぼ間違いなく体の正常な機能を失うことになる。

毎年アメリカでは二五万人が、自己免疫疾患と診断され、その病名は四〇にも及ぶ。(第9章＊1、＊2) 現在、アメリカ人の約三％（三一人に一人）が自己免疫疾患に冒されている。

数字にすると八五〇万人という驚くべき数だが、患者数は一二〇〇万～一三〇〇万人にものぼるという人もいる。(＊3) また、女性はこの病気になりやすく、男性の二・七倍も多い。

この病気の中で一般的に知られているものを表12（三九七ページ参照）に記した。(＊2) 九つ目の全身性エリテマトーデス（全身性紅斑性狼瘡《ろうそう》）までで症例全体の九七％が占められている。(＊2)

また、今までにいちばん多く研究されてきているのが、「多発性硬化症（MS＝Multiple Sclerosis）」「関節リウマチ」「全身性エリテマトーデス」「1型糖尿病」であり、これらは食習慣との関係についても研究されてきた疾患である。

表12には記されていないが、「炎症性腸疾患」(＊4)「クローン病」(＊4)「リウマチ（性）心疾患」(＊3)も含まれ、おそらく「パーキンソン病」(＊5)なども該当すると思われる。

こうした病気は臨床的によく似た背景を示し、(＊3、＊6、＊7) 時には同じ人に生じたり、また同じ集団の人に見られることが多い(＊2)ことから、これらの疾患は一つのグループとして捉えてみることが重要だ、と最新の報告書が指摘

（表12）主な自己免疫疾患（一般的なものから順に列挙）

1. グレーブス病
   （別名バセドウ病。甲状腺機能亢進症の一種）
2. 関節リウマチ
3. 甲状腺炎（甲状腺機能低下症）
4. 白斑
5. 悪性貧血
6. 糸球体腎炎
7. 多発性硬化症
8. 1型糖尿病
9. 全身性エリテマトーデス（紅斑性狼瘡）
10. シェーグレン症候群
11. 重症筋無力症
12. 多発（性）筋炎（皮膚筋炎）
13. アジソン病
14. 強皮症
15. 原発性胆汁性肝硬変（症）
16. ぶどう膜炎
17. 慢性活動性肝炎

している。[＊2]

例えば「多発性硬化症」や「1型糖尿病」には、ほぼ同一の民族的・地理的分布が見られる。[＊8] 具体的には、赤道から遠くなるほど多く見られるのだ。一九二二年以来知られていることだが、[＊9] 多発性硬化症を例にとると、はるか北方の地域では赤道周辺地域より一〇〇倍以上も多く発症している。[＊10]

こうした特徴から、「発症する場所によって病名は異なるが、**自己免疫疾患は一つの壮大な病気**である」と考えてもおかしくない。

私たちが「ガン」を捉えるときも同じように考えているわけで、ガンが体のどの部分に存在しているかによって発症部位名による病名をつけて呼んでいる。

自己免疫疾患はすべて、一つのメカニズムがうまく機能しなくなった結果生じる病気で、その点もガンとよく似ている。自己免疫疾患の場合、病気の原因は免疫システムの異状で、これが誤って自分自身の体の細胞を攻撃してしまうのだ。

「1型糖尿病」なら膵臓、「多発性硬化症」ならミエリン鞘《しょう》（注）、「関節炎」なら関節組織というように、自己免疫疾患は、体への反乱（異状）を起こしている個所の「免疫システム」が関与している。体内における最悪ともいえる反乱は、私たちの体を敵とみなしてしまっていることである。

【注】「ミエリン鞘」とは、中枢神経の外側を覆っている鞘《さや》状のもの（電気線の絶縁ビニールテープのようなもの）。脂肪質の物質で、絶縁的役割を果たしています。

●侵入物に対する驚くべき免疫力

体の「免疫システム」は驚くほど複雑だ。このシステムを、例えば「肺」などという一つの器官のように話しているのを耳にすることがあるが、それは全く正しくない。「免疫システム」とは「組織」（注）であって「器官」ではないのだ。

【注】ここでいう「組織」とは生物体を構成する一単位で、ほぼ同じ形や働きを持った細胞の集まりのことです。生体の中ではこれらの細胞が集まって全体としての結合を保ち、系統だった一定の機能を果たしています。

人間の「免疫システム」は、異質な侵入者を防ぐために備えられた防衛軍のようなものである。防衛軍の兵士に該当するのが「白血球」で、それぞれの名前を持つ小グループに属する。この小グループは専門的な仕事を担う特殊部隊で、各分野別に海軍、陸軍、空軍、そして海兵隊に属しているようなものだ。

この組織の「新兵募集センター」は、骨の中の骨髄にある。骨髄は幹細胞と呼ばれる特殊な細胞を作り出すことに関係しており、この細胞のいくらかは、体のほかの部分で用いられるために血液の中へ放出される。これらが「Bリンパ球」と呼ばれるものだ（「B」は、Bone marrow-derived cell＝骨髄由来性細胞の頭文字）。

骨髄で作られるそのほかの細胞は、胸腺（心臓の真上にある胸腔の中の器官）に移動するまで、未完成状態のままでいる。この細胞は胸腺で専門化した細胞となり、「T細胞」と呼ばれる（「T」は、Thymus-dependent cell＝胸腺依存性細胞の頭文字）。

この兵士細胞たちは、特殊化した細胞とともに、共同で複雑な防衛計画を作り上げ、脾臓（胃の左後ろにある臓器）やリンパ節を含む体の主要交差点に集合する。

この交差点は司令本部に当たるところで、ここで兵士細胞は、侵入者を攻撃するためのチーム再編を行なう。

この兵士細胞は、きわめて順応性が高く、異なった環境や異物（異質の細胞）など、たとえこれまで見たことのなかったものに対してでさえも対応できる。

外から入ってくる侵入者への免疫反応は、実にすばらしい機能だといえる。まさに、それは自然の驚異の一つなのだ。

この侵入者は「抗原」（注）と呼ばれるタンパク質の分子だ。侵入者＝異質の細胞とは正常な体の崩壊をねらっているバクテリアかウイルスの可能性がある。そこで免疫システムが異質の細胞に気づくと、これを破壊することになる。

【注】生体内に侵入して抗体を作らせ、その抗体とだけ結合して反応する物資。

「抗原」は、それぞれ別々のアイデンティティーを持っている。アイデンティティーは、タンパク質を構成しているアミノ酸の配列によって決定される。これは人間がそれぞれ異なった顔立ちをしているのと似ている。

膨大な量のアミノ酸がタンパク質製造に利用できるため、無限といっていいほど多種多様の「顔」ができることになる。

そうした多様な侵入者に対し、それぞれの防衛策を覚えておくことが、「免疫ができる」ということだ。

例えば「水疱瘡《みずぼうそう》」に初めてかかったとき、防衛軍の闘いは困難を極めるが、二度目の闘いの際には、このウイルスの扱い方を心得ているため、闘いは前よりも短くてすみ、ずっとうまく対処できる。痛みも少ないし、病気にならない可能性もある。

●免疫システムについてわかっていること

体を異種タンパクから守っている状態のときの「免疫システム」は、自然の驚異といえるが、組織を保護する目的で作られたこのシステムが、同じ仲間の組織を攻撃してしまうこともありうる。

この自己破壊プロセスは、すべての自己免疫疾患に共通したもので、あたかも体自身が自殺行為を行なっているようなものである。この自己破壊行動のメカニズムの一つは、「分子擬態」(タンパク質の分子構造が似ていること)と呼ばれる。

それはたまたま、兵士細胞の探している侵入者が、私たち自身の細胞と同じように見えてしまうからである。この侵入者用の防衛策(異物である「抗原」だけを識別するため、免疫システムが異物に似せて作った「鋳型」)が、正常な体の細胞にも適合してしまうのだ。

そこで免疫システムは、ある環境下では、その防衛策の「鋳型」にはまるものを、体内細胞も含めてすべて破壊してしまうことになる。

これは免疫システム軍の行なう防衛策の複雑かつ悩める自己破壊的プロセスである。この防衛策には、「敵である侵入タンパクと味方の体内タンパクとを区別できない」という致命的な欠陥があるのだ。

では、いったい何が、食べ物と関係しているのだろうか。

体をだまして体内細胞を攻撃させてしまう「抗原」が、食べ物の中にあるのかもしれない。

例えば、タンパク質の中には、アミノ酸にまで分解されずにそのまま腸から血液中に入り込んでしまうものがある。

未消化のタンパク質の断片は、免疫システムによって「異物」として扱われる。そこで免疫システムは異物を処理するため、防衛用の「鋳型」作りにとりかかり、この侵入者と同じように見える自分の細胞をも攻撃してしまうという「自己破壊活動」を開始することになる。

「異物」の一種（体内タンパクとよく似た異質のタンパク質）を供給する食品の一つが「牛乳」だ。

だが、人間の免疫システムは実にうまくできている。味方の誤爆に対して防衛策を講じる軍隊同様、この免疫システムには、体自身が本来守らねばならない味方への誤爆を食い止める保護手段が備わっている。

したがって、侵入してきた異物（抗原）が、たとえ自分自身の細胞の一つと同じように見えたとしても、自らの細胞と敵の「抗原」とを見分けることができるようになっている。

現に免疫システムは、自分自身の細胞を破壊するようなことはなく、侵入してくる「抗原」に対抗する「鋳型」を作る練習のために、この細胞を利用する可能性がある。

これは戦争のための訓練基地に似ている。体の免疫システムが正常に機能しているとき、体は侵入してくる異物（抗原）の撃退を兵士細胞に準備させるため、「抗原」のように見える自らの細胞を破壊せずに、味方細胞であることの識別訓練に利用することができるのだ。これは体を維持するために自然が与えてくれたすばらしい一面である。[*1]

免疫システムはどのタンパク質を攻撃すべきかを決定するのに精巧なシステムを使う。[*11] 自己免疫疾患の場合、信じがたいほど複雑なこのシステムが、どのようにして正常機能を失っていくのかについてはまだわかっていない。

私たちにわかっていることは、「免疫システムが、体内細胞と、侵入してくる敵（抗原）とを識別する能力を失ってしまうこと」と、「自分の体の細胞を練習として利用せずに、侵入者（異物）と同様に攻撃してしまう」ということだけである。

●1型糖尿病発症のプロセス

「1型糖尿病」の場合、免疫システムは膵臓の細胞（インスリンの製造に関与）を攻撃してしまう。この不治ともいえる病は子供たちを襲い、家族につらい経験をさせることになる。

しかし、ほとんどの人が知らないことだが、**「1型糖尿病」は食事、特に乳製品と深く関わっている病気である、**という明確な証拠があるのだ。

「1型糖尿病」を発症させる「牛乳のタンパク質」の悪影響については、十分な資料の裏付けがある。(*12〜*14) この病気は次のようにして始まる、と考えられる。

・赤ちゃんが生後十分に母乳を与えられず、特殊調製粉乳（乳児用粉ミルク）という形で、「牛乳のタンパク質」が与えられる。
・「乳児用粉ミルク」が小腸に達し、そこで消化されてアミノ酸に分解される。
・乳児によっては、「乳児用粉ミルク」が完全に消化されず、小さなアミノ酸の鎖、すなわち、もともとのタンパク質の断片が腸内に留まる。
・この完全に消化されなかったタンパク質の断片が、血液中に吸収されることがある（注）。

・この断片の中に、インスリン製造に関与している膵臓の細胞と全く同じに見えるものがある。
・免疫システムがこの断片を「異物」として認識し、破壊作業にとりかかる。
・免疫システムは、「乳児用粉ミルクのタンパク質の断片」と「膵臓の細胞」とを見分ける能力を失い、両方の細胞を破壊してしまう。その結果、子供はインスリン製造能力をなくしてしまう。
・やがてこの幼児は「1型糖尿病」になり、生涯苦しみが続くことになる。

【注】完全に消化されなかったタンパク質の断片が腸壁から血液中に吸収されてしまうのは、大人の腸と違い、乳幼児の腸が緻密性の低い構造になっているためだ、と予防医学を重視するアメリカの医師たちは見ています。
乳幼児の腸は、母乳を通して母親から免疫を受け取るため、浸透性が良くなっているのです。この時期に母乳ではなく乳児用粉ミルクで育てられた乳幼児は、「完全に消化されていない牛乳のタンパク質」を、血液中に吸収させてしまう可能性が高いのです。

以上記したこの病気の成り立ちは、驚くべきこと、というしかない。すなわち、**牛乳（乳児用粉ミルク）は子供にとって最も破壊的な病気の一つである「1型糖尿病」を発症させる可能性がある、**ということだ。

牛乳について明白な根拠が出てきたため、牛乳原因説は今日の栄養学の中で最も論議を呼んでいる問題の一つとなっている。

牛乳の影響に関して注目すべき報告書が、すでに一九九二年、『ニュー・イングランド・ジャーナル・オブ・メディスン（ニューイングランド医学情報誌）』に発表されている。[*12]

フィンランドの研究者が、四歳から一二歳の「1型糖尿病」の子供の血液を採取し、ウシ血清アルブミン（BSA）と呼ばれる「牛乳の完全に消化されなかったタンパク質」に対して血液中に形成された「抗体」レベルを測定した（抗体とは、異物〈抗原〉の疑似物、すなわち「鋳型」であることを思い出してほしい）。同じ測定を非糖尿病の子供にも行ない、二つのグループを比較した。

「牛乳」のタンパク質に対して「抗体」がある子供は、以前「牛乳」を摂取していたに違いない、と思われる。このことは、そもそも「抗体」を形成させるためには、「牛乳」の未消化のタンパク質の断片が、その子供の血液に入っていなければならない、ということを意味している。

この研究者らは、目を瞠るような発見をしている。一四二人の糖尿病の子供の「抗体」を測定したところ、全員のレベルが三・五五よりも高かったのだ。一方、二九人の正常な子供では、どの子供も三・五五以下だった。

健康な子供と糖尿病の子供の間で、「抗体」レベルが重なり合うことは全くなかった。糖尿病の子供は全員、「牛乳に対する抗体」のレベルが非糖尿病の子供全員の数値よりも高かったのである。この事実は、次のことを意味している。

・「抗体」の数値が高かった子供は、牛乳をより多く摂取していた。
・「抗体」の増加は「1型糖尿病」を発症させる可能性がある。

この結果は学界に衝撃を与えた。この研究を画期的なものにしたのは、糖尿病の子供と非糖尿病の子供の抗体反応が完全に異なっていた点にある。

この研究(＊12)やそれ以前に始められた研究(＊15～＊17)が、その後急増する付随研究の口火を切り、この傾向は今日もなお

続いている。[＊13、＊18、＊19]

一卵性双生児が「二人とも1型糖尿病になる」確率

さまざまな研究が、「BSA（ウシ血清アルブミン）抗体」レベルに与える牛乳の影響について詳しく調べている。その結果は、一つを除いたすべての研究で、牛乳が1型糖尿病の子供の「BSA抗体」を増加させることを明らかにしている。[＊18]

過去一〇年余りの間、科学者が調べてきたのは、「BSA抗体」のことばかりではなかった。研究の結果、さらなる実態が見えてきた。簡潔に言えば、次のようになる。[＊13、＊19]

遺伝的背景のある乳幼児は、あまりにも早い時期に母乳から「牛乳」（乳児用粉ミルク）に切り替えられたり、[＊20、＊21][＊22] あるいは腸の免疫システムを崩壊させてしまう可能性のあるウイルスに感染したりすると、[＊19]「1型糖尿病」になるリスクが高まりやすい。

チリのある研究が、[＊23]「牛乳」と「遺伝子」という二つの因子について検証している。

あまりにも早い時期に母乳をやめさせて、「牛乳」ベースの乳児用粉ミルクで育てた遺伝的に影響を受けやすい子供は、この遺伝子がなく、少なくとも三か月は母乳で育てられたため、牛乳にさらされる期間が最小限に抑えられた子供に比べ、「1型糖尿病」になるリスクが、一三・一倍高かった。

アメリカで行なわれた別の研究では、乳幼児のときに「牛乳」で育てられた遺伝的に過敏な子供は、この遺伝子がなく最低三か月間は母乳で育てられた子供よりも、「1型糖尿病」になるリスクが、一一・三倍高いことを示していた。[＊24]

この一一～一三倍も高いというリスクは、信じがたいほど大きな数字だ。どんなケースでも三～四倍以上の数字で、たいていが「かなり重要」と判断される。

これをほかの病気の場合と比較してみると、よくわかる。喫煙者は肺ガンになるリスクが非喫煙者に比べ一〇倍高く（それでも牛乳の一一～一三倍よりはまだ低い）、血圧やコレステロール値が高い人は正常値の人に比べ心臓病になるリスクが二・五～三倍高い（＊18）（四〇八ページ、図32参照）。

では、「1型糖尿病」のリスクの一一～一三倍のうち、牛乳による割合と遺伝子による割合は、どれくらいなのだろうか。

最近「1型糖尿病は遺伝によるものだ」という世論があり、医師の間にも同意見が多く見られる。しかし遺伝的特徴だけでは、この病気の症例のごく一部しか説明することはできない。

なぜならば遺伝子は、単独で行動することはできないからだ。遺伝子がその影響を引き起こすには、誘因が必要である。

一卵性双生児が同じ遺伝子を持っているにもかかわらず、その片方が「1型糖尿病」になったとしても、もう一方も「1型糖尿病」になる確率は、わずか一三～三三％であることも観察されている（＊13、＊20、＊21、＊25、＊26）。

もし「1型糖尿病」がすべて遺伝子によるものであったら、一卵性双生児の一〇〇％近くが二人ともこの病気になるだろう。

一卵性双生児の一方が続いてこの病気になる一三～三三％のリスクは、この双生児が共有している環境や食習慣が及ぼす影響によるものなのだ。

例えば図33（四〇九ページ参照）が示す観察結果について考えてみるといい。これは社会生活の一面ともいえる「牛乳の摂取量」と、この病気との関係を浮き彫りにしている。

（図32）危険因子が及ぼす生活習慣病へのリスク度

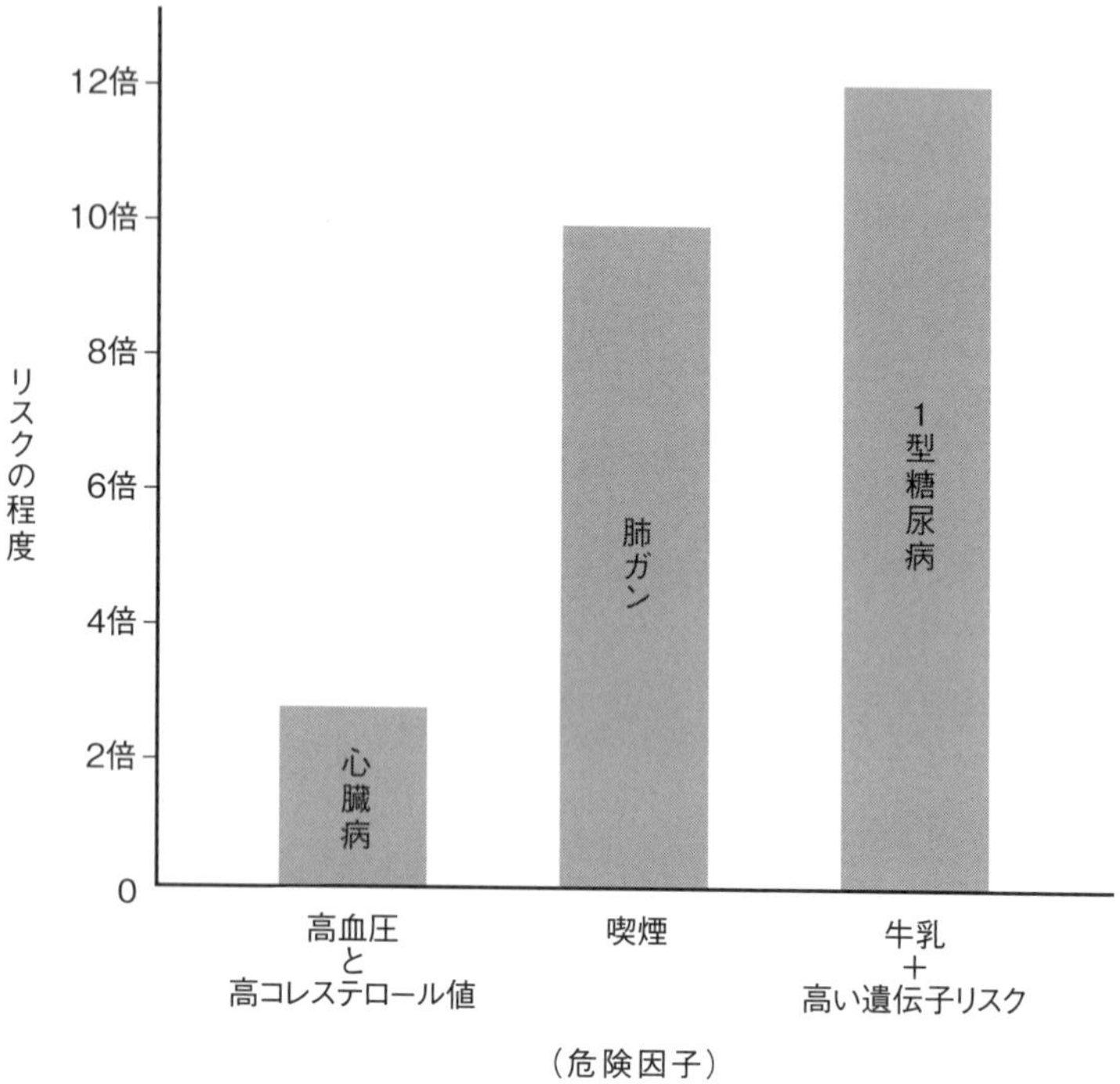

【注】血圧やコレステロール値が高い人は、正常値の人に比べ心臓病になるリスクが2.5～3倍高く、喫煙者は非喫煙者に比べ肺ガンになるリスクが10倍高いことがわかります。さらに、乳児期に牛乳で育てられ遺伝的に「1型糖尿病」になりやすい子供は、この病気の遺伝子がなく最低3か月は母乳で育てられた子供よりも、「1型糖尿病」になるリスクが11～13倍（平均12倍）高いことを示しています。

（図33）牛乳の摂取量（※）と1型糖尿病罹患率

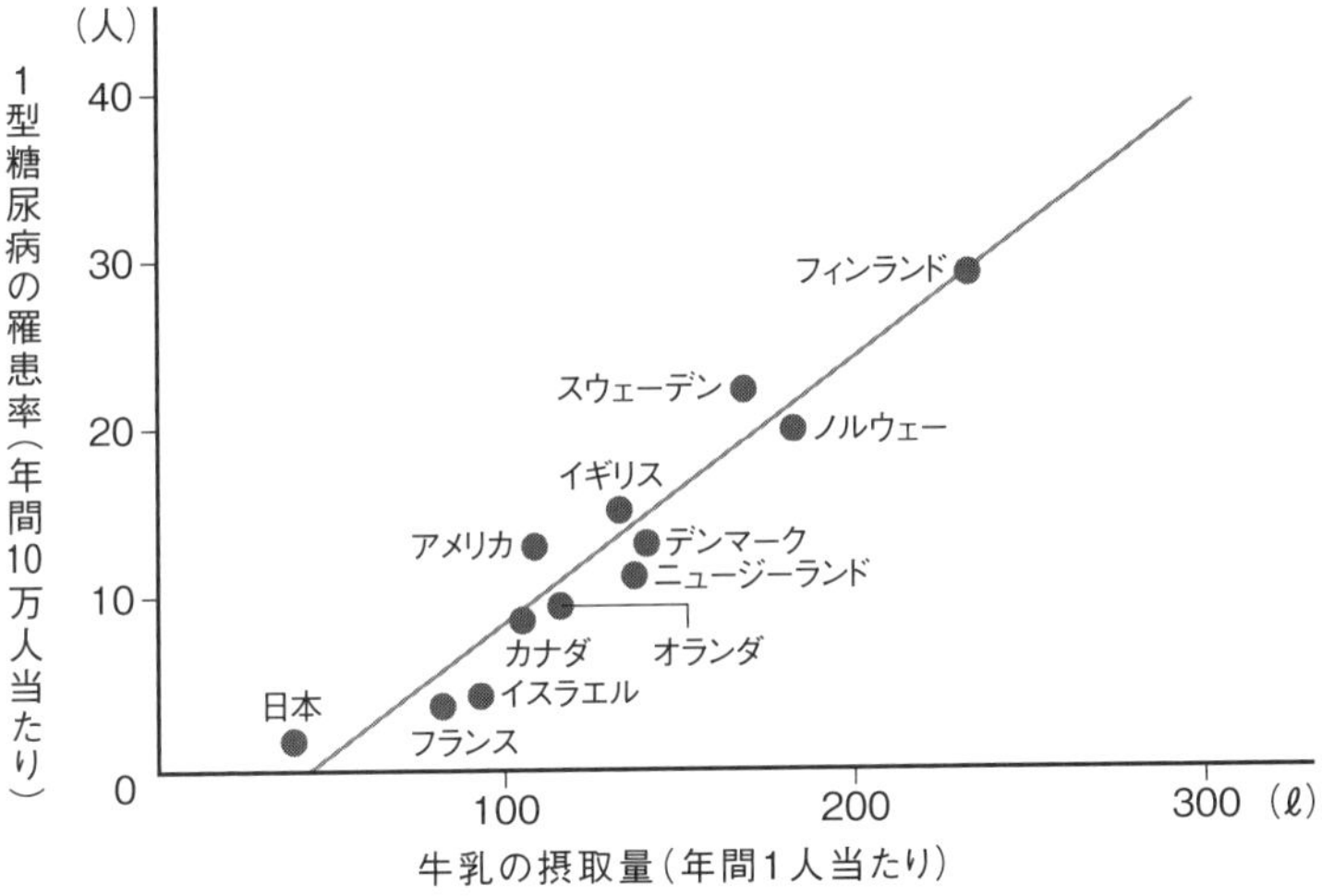

※0〜14歳までの子供の摂取量。

【注】12か国における「牛乳摂取量と1型糖尿病」との間の相関関係を示しています。牛乳の摂取量が増えれば増えるほど、この病気も増加しているのがわかります（この図が発表されたのは1991年です）。


なお、日本における1型糖尿病の罹患率は、IDF（国際糖尿病連合）が2003年に発表した調査結果によると、およそ10万人中1.7人です。

ただし、日本の糖尿病患者の95%以上は2型糖尿病です。

（厚生労働省「生活習慣病を知ろう」より）

一二か国における〇～一四歳までの子供の「牛乳の摂取量」[*27]は、「1型糖尿病」とほとんど完璧な相関関係を示している。[*28]「牛乳の摂取量」が多くなればなるほど「1型糖尿病」の罹患率も増加する。

フィンランドの場合、「1型糖尿病」は日本の二六倍も多い。[*29]フィンランドでは大量の乳製品が摂取されているが、日本ではごくわずかだ。[*27]

すでにガンや心臓病などの「豊かさが招く病気」で見てきたように、病気の発生率が低い地域から高い地域に移住すると、食習慣とライフスタイルが変わるにつれて、にわかに発症率が高くなってしまう。[*30～*32]

このことは、たとえ個人が病気発生に必要な遺伝子を持っていたとしても、その病気は特定の食習慣や環境状況に反応したときに限って発症することを証明している。

●「牛乳は危険な食品」を裏付ける研究

病気の傾向は長年変わっていない。世界中の「1型糖尿病」の罹患率は年に三％という驚くべき率で増加中だ。[*33]国によって罹患率にかなりの違いがあるにしても、この増加は異なった集団で生じている、というのがポイントだ。

この急激な増加は遺伝子によるものであるはずがない。病気の傾向同様、集団における遺伝子発現頻度も、他集団よりうまく複製できるような環境変化が起きない限り、長年の間、比較的安定している。

仮に、血縁者に「1型糖尿病」の人がいる一族にたくさんの子孫が残っていて、血縁者に「1型糖尿病」の人がいない一族が死に絶えたとしよう。「1型糖尿病」の（要因ではないかと考えられる）遺伝子の存在は、前者の糖尿病の一族においてもっとありきたりなものになっているはずだ。

もちろん、このようなことが起こっているわけではないから、「1型糖尿病」の罹患率が毎年三%ずつ増加しているという事実は、遺伝子がこの病気の単独要因ではないことの明らかな証拠である。「遺伝子より牛乳が1型糖尿病の主たる原因のようだ」と判断するに十分な証拠がある、と私は思っている。

こうした研究の結果がすべて集められたとき(遺伝子のある子もない子も)、非常に早く母乳をやめ、牛乳(乳児用粉ミルク)を与えた子供は、1型糖尿病になるリスクが平均五〇~六〇%高いことがわかるだろう[*34](母乳育児に比べ、一・五~一・六倍のリスクの増加)。

食習慣と「1型糖尿病」に関する初期の情報はすばらしいもので、次の二点において大きな一歩を踏み出した。

・一九九四年、「糖尿病が多く見られる家系では、生まれて二年間は幼児に粉ミルクを与えないように」と米国小児科学会が強く要請した。

・食習慣とライフスタイルの観察で、「1型糖尿病」の発病を明らかにすることができるかどうかを見るため、「前向き研究」(特定の人々を将来にわたって追跡する種類の研究)を展開させた[*19]。

こうした研究のうち、よく知られているものが、フィンランドで進行中だ。一九八〇年代後半[*15]と一九九〇年代半ば[*35]に開始された二つの研究だ。

最初の研究は、「牛乳の摂取は1型糖尿病のリスクを五~六倍増加させる」ことを示していた[*36]。

一方、二つ目の研究からは、「牛乳は以前存在していたものに加えて、少なくとも三~四個の抗体を増加させる」ということがわかった[*35]。

別の研究からは、母乳で育った赤ちゃんに比べ、「乳児用粉ミルク」で育った赤ちゃんはもう一つの牛乳タンパクである「βカゼイン」に対する「抗体」がかなり高くなっていることが判明した。(*37)また、「1型糖尿病」の子供もまた、この「抗体」のレベルが高かったことをこの研究は明らかにしている。

要するに、これらの研究結果は、**「特に遺伝的に過敏な子供にとって、牛乳は危険な食品である」**ことをはっきりと裏付けているのである。

●「牛乳否定」すりかえのための論争

ある朝、新聞の一面の見出しに大きく、「牛乳は1型糖尿病の致命的な原因である可能性が高い」と書かれていたとしたら、いったいどうなるか想像できるだろうか。

反響はあまりにも大きく、経済的ショックも大きすぎるため、証拠云々にかかわらず、このようなことが現実化することは当分ありえないだろう。

こうした見出しが登場しない理由は、「論争」という厚い壁を越えられないためである。牛乳には多くの問題や利権がからんでおり、また、わずかな人にしか理解されない情報があまりにも多いため、長期間にわたる「論争」の対象にしやすいテーマなのだ。

科学の世界では「論争」は当たり前のことだ。しかし気をつけなくてはいけないのは、「論争」が正当な「科学的討論」とはならず、むしろ研究結果をゆがめたり、研究を遅らせる目的のために利用されていることがあまりにも多いことだ。

例えば、もし私が「タバコは体に悪い」と主張し、その主張を裏付けるための膨大な証拠を並べたとしよう。するとタバコ会社の人間がやって来て、些細な未解決個所をとりあげ、「タバコは不健康だ、という考え方全体が間違っている」と反論し、その結果、私の主張全体をことごとく否定するだろう。

　こうした論法は容易に可能だ。なぜなら、どの研究にも解決されていない未知の部分は常に存在するからだ。これは科学の特性である。

　新しい考えを抑えつけ、建設的な研究を妨げ、人々を混乱させ、公の見解をたわごとに変えてしまうために「論争」を利用するグループも存在する。

　経済的あるいは社会的不安を引き起こすことになるような研究結果が公表された場合、その信憑性を失わせる手段として、「論争」を利用することは、むしろ科学にとって罪悪といえよう。

「牛乳と1型糖尿病」のようにきわめて専門的な「論争」について、その正当性を判断することは、一般の人にとって、難しいだろう。

「牛乳と1型糖尿病の関係」に関するある科学評論誌を見てみると、(＊38)「論争」の対象となる一〇件を対象とした研究（すべてが「患者対照研究」）が掲載されている。(＊38)ここでは一〇件の研究中五件が、「牛乳と1型糖尿病とは明らかな相関関係がある」ということを示し、残りの五件は「関係性はない」ということを主張していた。

　一〇件中の五件ということは、不確定さを立証しているように思われ、この仮説をあまり信頼できないものにするのには好都合かもしれない。

　しかし「関係性はない」としている五つの研究は、「牛乳が1型糖尿病を減らした」とは証明していないのだ。この五つの研究は、統計的に牛乳のメリットについては、何も証明していない。

　それにひきかえ前者の五つの研究では、統計的に「牛乳の弊害」をすべてが示している。

　すなわち、幼いうちから牛乳を摂取することは「1型糖尿病のリスクの増大」と関連しているということだ。結果がいい加減だったり偶然だったりしたのは、六四例のうちたった一例だけなのだ。

相関関係が明らかに存在しているときでさえ、実験で統計をとると明確な有意性を表わす数字が出てこないのはなぜだろう。

それには目に見えるもの、見えないものも含めて、たくさんの理由がある。

一つには、その研究対象の人数が十分でなかったため、統計的な確実性が得られなかったせいなのかもしれない。

あるいは、被験者が全員似たような食習慣をしていたため、食習慣による違いが制限されてしまったのかもしれない。

また、測定しようとした乳幼児の数年前からの食習慣が不正確だったため、本当は相関関係があったにもかかわらず、それが隠されてしまっていたのかもしれないし、誤った期間に研究していたのかもしれない。

だが、大事なことは、次の点だ。

一〇の研究中五つが統計的に確かな有意性を提示しており、しかも、その五つのすべてで、牛乳の摂取が「1型糖尿病」の増大との関係を証明していて、どれ一つとして、牛乳が「1型糖尿病」の減少と関係していることを証明していない。にもかかわらず、この科学評論誌の論者らは、「文献中に数々の矛盾があるため、この仮説は断定できないとする主張は正しい」と述べているのだ。[*38]

こうした論法を使うことは、私にはとてもできない。

同じ評論誌の中でこの論者らは、牛乳摂取と母乳育児による違いを比較した研究について、論評している。[*38]

五二件の比較対照調査のうち二〇件は統計的に有意な水準に達しているものだった。

この二〇の研究結果のうち、一九件は牛乳と「1型糖尿病」との関係を支持しており、支持していないのは一件だけだった。

しかし、このケースもまた、統計的には十分「牛乳と1型糖尿病は相関関係がある」ことを示しているにもかかわらず、論者はこれについては言及していないのだ。

私は、「1型糖尿病」への牛乳が及ぼす影響を支持するだけのために述べているのではない。反論の余地がないとき、その状態を「賛否両論ありうる結論」にすりかえてしまうためによく用いられる論法を紹介するために、この例をあげているのだ。

こうした例はよくあることで、混乱を招く一因となっている。たとえ無意識だったとしても、研究者がこうした言及をするときには、仮説に対してすでに初めから偏見を持っていることが多い。

私はこれを書いた直後、「ナショナル・パブリック・ラジオ(公共ラジオ放送局、アメリカの民間非営利組織)」が右の論評(*38)を書いた執筆者に「1型糖尿病」についてインタビューしているのを聞いた。

インタビューの内容だが、「牛乳と1型糖尿病との関係」に関する証拠を認めていなかった、と言えば十分だろう。

この問題は、アメリカの農業にとって経済的にも多大な影響を与えるため、そしてまた、多くの人が牛乳否定論にくみしないという考え方を抱いているため、近い将来も、糖尿病研究の結論がアメリカのメディアで大きくとりあげられるようなことはないだろう。

しかし、複雑なメカニズムについてまだ完全に解明されていないにしても、現在、「牛乳は1型糖尿病の原因として関与している」とみなす証拠の量と質には圧倒的なものがある。

「牛乳が危険な食品である」ことを示す証拠だけでなく、「糖尿病と牛乳との相関関係は生物学的に納得できる」ことを示す証拠はかなりある。

ヒトの母乳は乳幼児にとって、完璧な食べ物だ。したがって、母親にとって最もあるまじき行為の一つが、母乳の代わりに、「牛のお乳」（牛乳、乳児用粉ミルク）を利用することである。

●多発性硬化症患者に起こっていること

「多発性硬化症」は、本人だけでなく、患者をケアしている人の双方にとって、大変な自己免疫疾患だ。予測が難しく、深刻な身体障害を伴うため、生涯にわたる闘いとなる。

「多発性硬化症」患者は、次第に歩行能力や視力を失っていくにつれ、急性の発作を繰り返す。一〇～一五年後、患者はたいてい車椅子の生活を余儀なくされ、やがてベッドで余生を送ることになる。

全米多発性硬化症協会によると、アメリカ国内だけでも約四〇万人がこの病気にかかっているという(＊39)(注)。この病気を宣告されるのは二〇～四〇歳の間の人々で、女性患者は男性の約三倍も多い。

【注】多発性硬化症は日本でも増加中で、その有病率は現在、一〇万人当たり八～九人（推計一万二〇〇〇人）と報告されています（二〇〇六年神経免疫班会議）。厚生労働省が特定疾患に指定している難病です。

医学界・科学界にもこの病気への関心は広がってはいるものの、専門家は、「原因と治療法について、ほとんどわかっていない」と公言している。

また、多発性硬化症に関するサイトでも、すべてのホームページが「原因は不明」としている。

一般的なホームページでは、発病の原因として、遺伝子・ウイルス・環境因子などを記載しているが、「食習慣による可能性」について言及しているものは、ほとんどない。

信頼できる研究報告には「食べ物が及ぼす影響」として興味深い情報が豊富に記載されていることを考えると、これは奇妙なことである。[＊40〜＊42] ここでもまた、「牛乳」が重要な役割を果たしているのだ。

この病気は、神経システムがうまく機能しなくなっていることが原因で発症する。

中枢神経システム（脳と脊髄）への伝達機能、および中枢神経システムから末梢神経システムを通して体のほかの部分へ送られる電気信号が十分にコントロールされていないのである。

これは神経線維の絶縁カバーである「ミエリン鞘《しょう》」（三九八ページ参照）が、自己免疫反応によって破壊されてしまっているからだ。

家庭の配線の電気絶縁部分が薄くなっていたり、はぎ取られていてむき出しになっていたら、おそらくショートしてしまうことだろう。これが「多発性硬化症」患者にも起こっていることなのである。

すなわち正しい経路を外れた電気信号が細胞を破壊し、近接組織の所々を焦がし、組織に傷を与えたり、硬化させたりしてしまう可能性があるのだ。

「食習慣が及ぼす多発性硬化症への影響」を証明している研究は、半世紀余り前のロイ・スワンク博士の研究にまでさかのぼる。

博士はノルウェーで研究を始め、一九四〇年代にはモントリオール神経学研究所に所属し、その後、オレゴン大学医学部神経学部長を務めている。[＊43]

「多発性硬化症は北方気候の地域でより多く見られるようだ」ということがわかったとき、スワンク博士は、食習慣との関連に興味を持つようになった。[＊43]

多発性硬化症の罹患率は、赤道から離れるにつれて急増する傾向がある。すなわち、はるか北方では赤道周辺地域よりも一〇〇倍も多く見られ、(＊10) 南オーストラリア（南極により近い地域）では、北オーストラリアの七倍も多い。(＊44)

この分布は「1型糖尿病」や「関節リウマチ」など、ほかの自己免疫疾患と非常によく似ている。(＊45、＊46)

ある科学者は、「磁場がこの病気の原因である」と推測していたが、スワンク博士は、「原因は食習慣、特に飽和脂肪を多く含む動物性食品にある」と考えていた。(＊43)

そして博士は、乳製品を摂取しているノルウェー内陸部は、魚を摂取している沿岸地域よりもこの病気の罹患率が高いことを突き止めたのである。

●スワンク博士の追跡調査

スワンク博士の研究で最もよく知られた追跡調査は、モントリオール神経学研究所がリクルートした一四四人を対象にしたものだ。博士はこの一四四人の多発性硬化症患者を三四年間追跡し続けた。(＊47)

調査の中で博士は、患者に「飽和脂肪の少ない食事」をするようにすすめたが、「実行した」という回答があっても、実際にはほとんど実行に移されていなかった。

そこで博士は、飽和脂肪の摂取量が一日二〇グラム未満か、それとも二〇グラムを超えているかによって、「良い食習慣の患者」と「悪い食習慣の患者」とに分類した（ちなみに飽和脂肪二〇グラムという分量だが、薬味入りベーコンチーズバーガーは約一六グラム、そして小さめの冷凍チキン・グラタンは約一〇グラムの飽和脂肪を含んでいることから推測してほしい）。

研究を続けていくにつれ、博士は「飽和脂肪の少ない食事」をしていると、病気の進行が次第に鈍化していくことを発見した。この食事は、重症だった患者に対しても効果があった。

博士は一九九〇年に自分の研究をまとめ、次のように結論づけた。[*47]

病気の初期段階で低飽和脂肪の食事を始めたグループは、およそ九五％の患者が（中略）、約三〇年間「やや障害が認められる」という状態に留まっていた。

死亡したのは、患者のわずか五％だけだったのだ。

それに対して**悪い食習慣（高飽和脂肪食）を続けていたグループの患者は、その八〇％がこの病気で亡くなった。**

病気の後期になってから「食習慣の改善」に取り組んだ患者を含む、一四四人全体の結果は図34（四二〇ページ参照）に示されている。

この研究は注目に値する。人々を三四年間追跡することは、ことに研究者である博士の忍耐力と献身ぶりを立証したものだ。もしこれが薬のテストが目的であったら、研究の成果は、製薬業者に莫大な利益をもたらしたことだろう。

スワンク博士の研究結果が最初に発表されたのは半世紀余りも前のことだが[*48]、それから四〇年にわたって研究報告はたびたび行なわれている。[*47、*49、*50]

つい最近では、複数の付随研究がスワンク博士の観察結果を裏付けたり、さらに研究を拡大したりして、次第に「牛乳の問題」を重視し始めている。[*42、*51、*52]

新しい付随研究では、異なった国同士を比較した際[*52]と、アメリカ各州と対比させた際[*51]の両方のケースで、「牛乳の摂取と多発性硬化症とは強力な相関関係がある」ことを証明している。

フランスの研究者によって公表された図35（四二一ページ参照）は、二四か国（二六集団）における

（図34）食事療法による多発性硬化症患者の死亡率

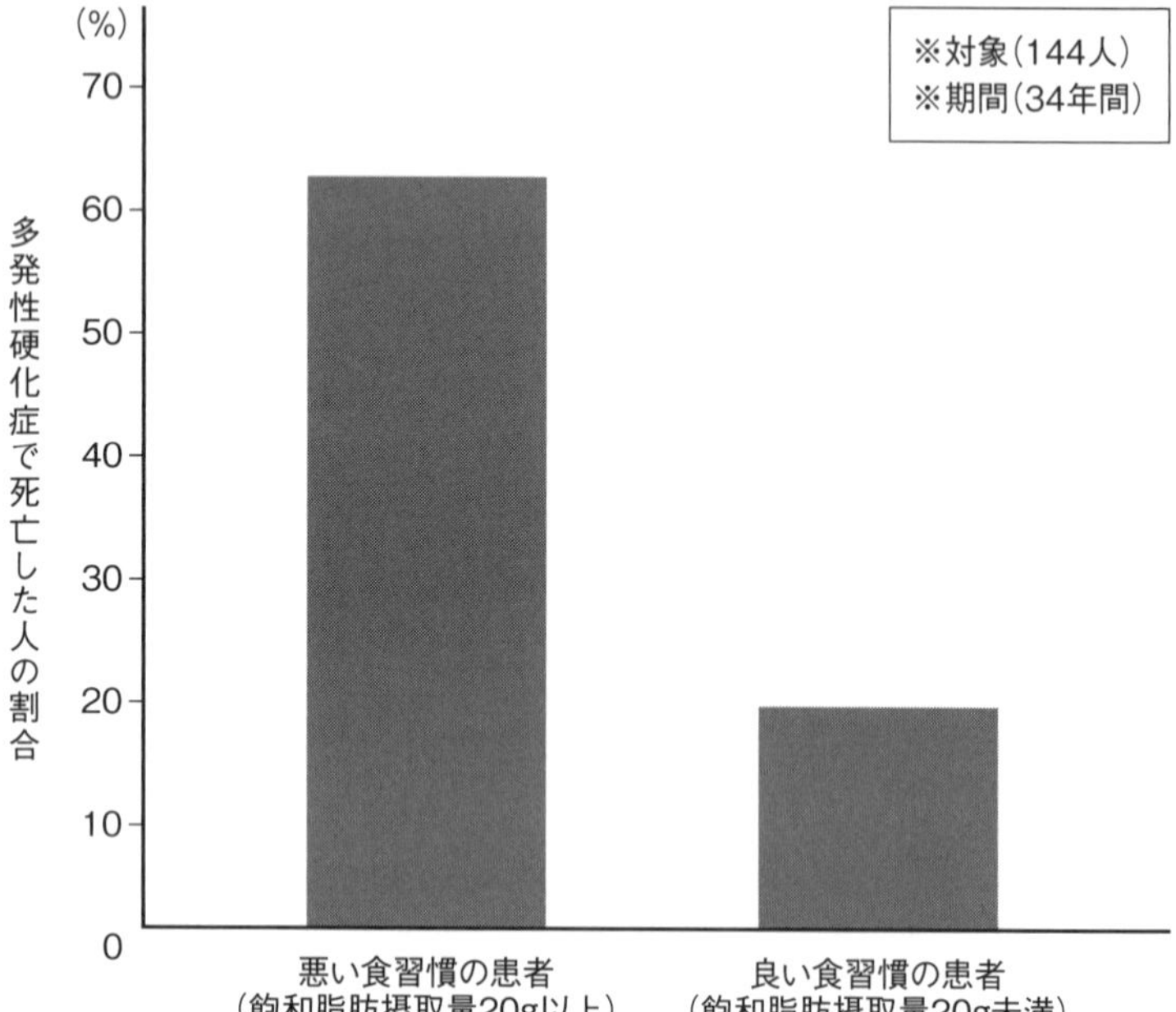

【注】多発性硬化症の患者144人を34年間追跡調査した結果、
飽和脂肪の摂取量が多かった患者は、少なかった患者に比べ、
多発性硬化症による死亡率が
3倍余りも多くなっていることが示されています。
なお、このデータには、病気の後期になってから
飽和脂肪の摂取量を減らした患者も含まれています。

（図35）牛乳摂取と多発性硬化症の関係

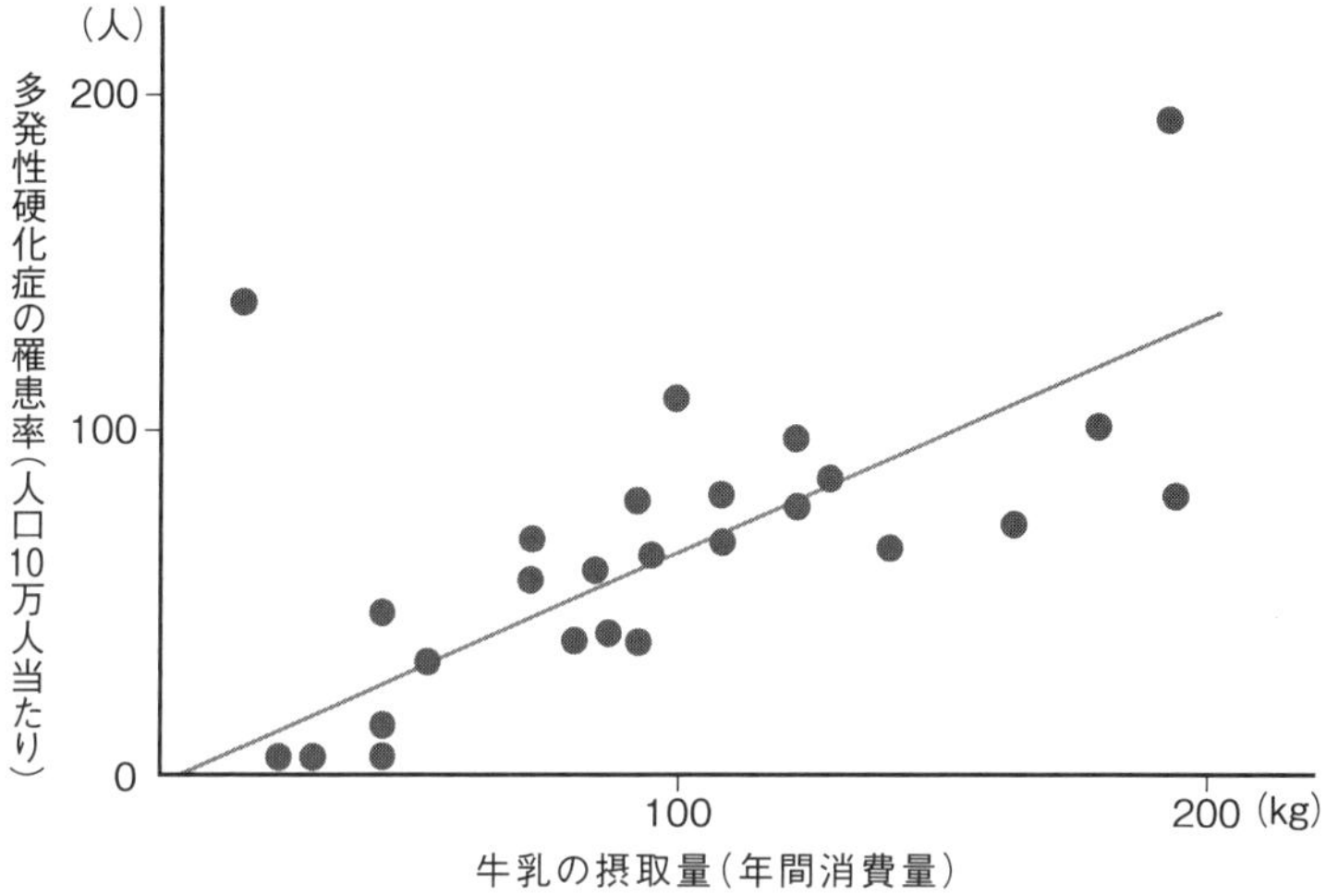

【注】24か国（26集団）の「牛乳摂取量と多発性硬化症の罹患率」との相関関係を示したものです。

「牛乳摂取と多発性硬化症の関係」を比較したものだ。[＊52]
「1型糖尿病」の場合と一致するこの相関関係は、注目すべきものだ。しかも、これは医療制度の整備とか、地理的緯度の問題といった不定の要素によるものではない。[＊51]
いくつかの研究において、[＊52、＊53] 研究者は、「新鮮な牛乳と多発性硬化症との間に見られる明らかな相関関係は、牛乳に含まれるウイルスの存在のためかもしれない」と示唆している。
さらに、ごく最近の研究では、「スワンク博士の研究結果は、おそらく飽和脂肪の問題だけが原因ではないだろう」ということも示されている。
多国間を比較検討した研究では、飽和脂肪が多い肉の摂取は、牛乳同様、多発性硬化症と関係していた。[＊54] 一方、オメガ3脂肪酸を多く含む魚の摂取は、この病気の罹患率が低いことと関係していた。[＊55]
図35で示した「牛乳摂取と多発性硬化症の関係」は、衝撃的ではあるかもしれないが、まだ明確な証拠を積み上げるまでには至っていない。
遺伝子やウイルスの問題も含め、多くの原因が重なり合って、この病気の地理的分布が異常なものとなっているのかもしれない。
現在のところ、ウイルスの作用について決定的な結論が出る可能性は少ない。タイプの異なったウイルスが示されてきており、免疫システムへのさまざまな影響の可能性がある。しかし、説得力のある説明は、まだ何もなされていない。
「多発性硬化症」患者のウイルス抗体は患者でないグループの抗体より多かった、という証拠があるから影響の可能性がある、という説明もあれば、孤立した地域社会でも「多発性硬化症」が散発的に発生しているから、という説明もある。さらには、ウイルス様遺伝子が患者の間に発見されたという証拠が確認されたから、という説明もあるが、(＊13、＊19、＊56) 証明にはほど遠い。

●遺伝の心配よりも食習慣の見直し

遺伝子については、どの程度関係しているのかが、次第にわかり始めてきている。ある集団から別の集団へ移住した人々が、同じ遺伝子を持ちながら、食習慣と環境だけが変わったらどうなるか。答えは、ガンや心臓病、そして「2型糖尿病」の場合と同じだ。

人々は移住先の集団のリスクを身につけることになる。特に成人する以前に移住している場合の確率は高くなる。(＊57、＊58) このことは、「多発性硬化症は遺伝子よりも環境因子と深く関連している」ことを物語っている。(＊59)

ある遺伝子は「多発性硬化症」を引き起こす可能性があるとされてきたが、最近の調査報告(＊3)によると、関与している遺伝子は二五もあるという。

したがって、どの遺伝子が問題なのか、またどの遺伝子の組み合わせが病気になりやすくしているのかを見つけ出すのは容易ではなく、おそらく結論はずっと先のことになるだろう。

「多発性硬化症」に冒されるかどうかは、遺伝子的素因の影響が及ぶかもしれないが、たとえそうであっても、遺伝子的素因はせいぜい病気のリスク全体の四分の一を占める程度にすぎないのだ。(＊60)

「多発性硬化症」と「1型糖尿病」には、ウイルスと遺伝子、そして免疫システムの作用に関して、まだいくつかの疑問が残っているとはいえ、この病気もまた、「食習慣に関する憂慮すべき証拠」を共有しているのである。

いずれの病気にとっても、「欧米風の食習慣」が病気の発生と深く関係している。

これらの研究結果を無視しようといまだ「論争」を重ねたり、あるいは否定しようと思っている人たちの後ろ向きの努力にもかかわらず、こうした研究報告は、真実の実態を詳細に表わしているのである。すでにこの病気にかかっている人を対象にした介入研究は、観察結果の説得力をより強化するものばかりである。

スワンク博士の研究成果は本当にすばらしいものだった。読者は、第7章のジェームズ・アンダーソン博士が「1型糖尿病」患者のインスリンの必要量を見事に減らした記述を思い出したかもしれない。だが、こうした医師たちの食事療法は、「完全にプラントベースでホールフードの食事」よりも、もっとずっと穏やかな内容だったことに注目しなくてはならない。

もしこうした病気の患者が、より理想に近い食習慣に従っていたら、どんな結果になっただろうか。きっと、さらに大きな成功を収めていたことだろう、と私は確信している。

●自己免疫疾患すべてに共通すること

自己免疫疾患のほかの病気についても検証してみたい。多数の自己免疫疾患の中で、私は最も顕著なもの二つのみについて述べてきた。

自己免疫疾患について、総括的に語ることができるだろうか。

この質問に答えるため、まずこれらの病気の共通点を確認する必要がある。共通点があればあるほど、共通する原因を発見できる可能性も広がるはずだ。

これは同じような体型で、髪の色、目の色、顔立ち、体や声の特徴、年齢などが似ている二人の人物を見たとき、二人の両親は同じかもしれない、と結論づけるようなものである。

ガンや心臓病といった「豊かさが招く病気」には、地理学的に同じ特徴や同様の生化学的バイオマーカー（生物指標）を共有しているため、「共通点がある」という仮説を立てたのと同じように、多発性硬化症、1型糖尿病、関節リウマチ、全身性エリテマトーデス、そのほかの自己免疫疾患もまた、似たような特徴を有していたら、「同様の原因を共有している可能性がある」と仮説を立てることができる。

まず、それぞれの病気には免疫システムが関与しており、このシステムが異質タンパクと同じに見える自らのタンパク質を攻撃してしまうような形でうまく機能しなくなってしまっている、という特徴は共通している。

二番目の特徴として、これまでの研究で自己免疫疾患は皆、日が当たっていることの少ない緯度の高い地域で多く見られてきた。[＊9、＊10、＊61]

三番目として、これらの病気は同じ人が発病する傾向がある。

例えば、「多発性硬化症」と「1型糖尿病」は、同じ人の中に共存することが明らかにされている。[＊62〜＊65]

自己免疫疾患の特徴を持つ非自己免疫疾患の「パーキンソン病」は、「多発性硬化症」と併発することがよく見られる。[＊5] いずれも同じ地理的領域にあり、[＊66] 同じ人物の中に見られる。

また、「多発性硬化症」は地理的傾向や、同じ人物の中に生じるという点で、「全身性エリテマトーデス、シェーグレン症候群、グレーブス病、好酸球性炎症」などの自己免疫疾患とも関連している。[＊63]

別の自己免疫疾患である「若年性関節リウマチ」は「橋本甲状腺炎」ときわめて深い関係にあることが明らかにされている。[＊67]

四番目として、栄養との関連性についてだが、動物性食品、特に牛乳の摂取が、これらの病気のリスク増と関連している。

五番目として、ウイルスが、病気発症の一因となっている可能性がある、という証拠がある。

六番目として、最も重要な特徴でもある「発症のしくみに共通点が多い」という証拠がある。「発症のしくみ」とは、「どのように病気が形成されるのか」ということだ。

「発症のしくみ」の共通点について考えるとき、「日光との関係」という観点がまず問題となってくる。なぜなら、どういうわけか、これが自己免疫疾患と関係していると思われるからだ。

「日光に当たる」ことは、重要なポイントだ。「日光との関係」は緯度の上昇とともに減少する。だが、日光以外の要因もある。

動物性食品、特に「牛乳の摂取量」もまた、赤道からの距離が遠くなるとともに増加する傾向がある。事実、ある研究では、緯度（すなわち日光）と同様に、牛乳が多発性硬化症の立派な予測因子であることが発見されているのだ。(*51)

前出のスワンク博士の研究では、魚をよく摂取している沿岸地域では、多発性硬化症はあまり見られなかった。このことから、「魚に共通してあるオメガ3脂肪酸に予防効果があるのかもしれない」という考えが生まれる。

しかし、ほとんど述べられていないのは、「魚を食べる地域では、乳製品（および飽和脂肪）の摂取量がずっと少ない」という乳製品に関する視点である。

牛乳と日光不足は、同様のメカニズムを通して作用するため、多発性硬化症およびほかの自己免疫疾患に同じ影響を及ぼす可能性があるのだろうか。

もしあるとすれば、非常に興味深いことになる。

●「タブーの打破」から始まる根絶への道

今にしてみると、この憶測はそれほど常識を逸脱したものではない。このメカニズムはまたしても「ビタミンD」に関与しているからだ。

全身性エリテマトーデス、多発性硬化症、関節リウマチ、炎症性腸疾患（例えば、クローン病や潰瘍性大腸炎）などの自己免疫疾患を引き起こすための実験動物に関する報告があるのだが、いずれの病気の場合でも、同様のメカニズムを通して作用する「ビタミンD」は、それぞれの病気を引き起こすのを妨げるという。(*6、*7、*68)

食べ物が「ビタミンD」に与える作用について考えたとき、この事実はなおいっそう興味をそそることになる。

「ビタミンD」製造の第一歩は、晴れた日に戸外に出たときから始まる。日光が皮膚の露出部に当たったとき、皮膚は「ビタミンD」を製造する。

次に自己免疫疾患の発生を抑えるため、「ビタミンD」は腎臓で活性化されねばならない。すでに見てきたように、この重要な活性化の段階では、「カルシウムを多く含む食べ物」と「牛乳のような酸を形成する動物性タンパク質」によって、活性化を妨げられる可能性があるのだ（ある種の穀物もまた過剰の酸を形成する）。

実験条件下では、「活性型ビタミンD」は、次の二つの方法で、自己免疫疾患を抑える働きをしている。

・自己免疫反応の開始行動（特定のT細胞の発達や、「サイトカイン」と呼ばれる活発な物質の製造）を妨げることによって抑制。(*69、*70)

・この自己免疫反応の開始行動に対抗する別のT細胞の製造を助長することによって抑制（この抑制機能で

ある「ビタミンDのネットワーク」については、四六九ページ参照）。

この作用は、これまでに研究されてきた自己免疫疾患すべてにおいて、共有度のきわめて高いメカニズムのようである。

「多発性硬化症」と「1型糖尿病」の双方にとって、動物性食品、特に乳製品が不利となる証拠が明白になっているため、そして、すべての自己免疫疾患の共通点もわかっているため、「食べ物と自己免疫疾患」、および「さらに広い視点での自己免疫疾患との関係」について考えることから始めるのが妥当だろう。

当然、慎重さが求められ、自己免疫疾患共通の類似性に関して決定的な声明を出す前に、さらなる追究が必要だ。しかし現在、私たちが手にしている証拠は、十分注目に値するものである。

それにもかかわらず、今日、「食習慣と病気との関係」を明らかにする情報は、国民にはほとんど知らされていない。

例えば、「多発性硬化症国際連盟」のホームページでは、「多発性硬化症の原因が好ましくない食習慣や食事性欠乏症である、という確かな証拠はない」と掲載されている。

ホームページは「食事療法はお金がかかるうえ、正常な栄養バランスを変えてしまう危険性がある」といった警告さえしている。(*71)

食習慣を変えることがお金のかかることなら、寝たきりになったり、再起不能になることが廉価なことだというのだろうか。私には全く理解できない。

「正常な栄養バランスを変えてしまう」という点に関してだが、「正常」とは何だろう。私たちが毎日続けている食習慣（主として毎年何百万人ものアメリカ人に障害をもたらしたり、死に追いやったり、不幸に陥れてしまう病気の原因となっている食習慣）が「正常」である、ということを意味しているのだろうか。心臓病、ガン、自己免疫疾患、肥満、糖尿病などにおけるきわめて高い罹患率が「正常」とでもいうのだろうか。もしこれが「正常」なら、私たちは「正常」ではないことを真剣に考え始めるべきだろう。

多発性硬化症の患者はアメリカだけで四〇万人いる。そして、ほかの自己免疫疾患の患者も何百万人といる。

「食習慣と病気の相関関係」を考えるにあたって、複数の統計・研究結果・臨床記録などが、私の論拠の基礎となっているが、この情報がいかに重要かということは、結局**「自分が、どんな人生を送りたいか」**ということと大きく関わってくるからだ。

なぜなら、本章で述べた深刻な病気のどれもが、あらゆる人（家族、友人、隣人、職場の同僚、そして、あなた自身）の人生をも永久に変えてしまう可能性があるからだ。

神聖視され、批判はタブーとされてきた「動物性食品に対する考え」は、もう捨て去るときである。理性が優先されねばならない。今日生まれてくる子供たちが、予防可能な悲劇に直面しなくてもすむように、医師・各種団体・政府機関は今こそ立ち上がり、その任務を子供たちのために果たす必要がある。

第10章

食が改善する「骨、腎臓、目、脳の病気」

●食習慣が左右する「老化現象」

「プラントベースの食事」のすばらしさを最もアピールするには、「一つの病気に限らず、広範にわたる症状を改善できる」という事実を伝えることだ。

私が「心臓病に対する果物と野菜の予防効果」を証明する研究について話をしたとすると、相手はその場で「それは実に結構なことだ」と興味を示したとしても、おそらく家に帰ると相変わらず、グレイビー（肉汁でつくったソース）のかかったミートローフを食べることだろう。

その研究がどんなに大規模なものであろうと、その結果がどんなに説得力あるものであろうと、研究者がどんなに立派であろうと、問題ではないのだ。たいていの人は、「孤立した一つの研究」に対して偏見を持った見方をしてしまう。これは仕方のないことだろう。

しかし、もしも私が「心臓病の罹患率が低い国は、動物性食品の摂取量が少ない」ということを証明している多くの研究について話したとしよう。あるいは、「プラントベースのホールフードで構成された食事をしている人には、心臓病が少ない」ことや「動物性食品が少なく、加工処理されていない食品が多い食習慣は、心臓病を予防・改善する」といった研究の数々を列挙すると、いくらか注意して聴く傾向にある。

もし私が、心臓病だけでなく、肥満、2型糖尿病、乳ガン、大腸ガン、前立腺ガン、そして多発性硬化症ほかの自己免疫疾患に関しても、同じようにこの手順を踏んで話し続けたならば、グレイビーをかけたミートローフを食べるようなことがなくなる可能性は十分にある。

「食習慣の健康に与える影響」が、これほど説得力のあるものになったのは、証拠としてあげられた病名の幅の広さのためである。

世の中には、たとえ奇妙な考え方があったとしても、それを支持する研究の一つくらいは見つかるだろう。しかし、何百、何千という研究が、非常に広い範囲の異なった病気に対し、「プラントベースの食事の予防効果」と「動物性食品の有害な影響」について証明しているという可能性はどのくらいの確率になるだろうか。

それは、偶然だとか、データがおかしいからだとか、研究が偏っている、統計の解釈が誤っている、あるいは、数字を操作しているからだ、などというレベルではない。

ここまで私は「プラントベースの食事」の効果を証明するさまざまな実例を、ほんの少し紹介してきたにすぎない。この証拠がいかに広範にわたるものかを示すため、この章では、一見「食習慣」とは無関係のように思われる五つの病気についてお話ししておくことにする。

五つの病気とは、「骨粗鬆症、腎臓結石、失明、認知機能障害、アルツハイマー病」だ。この障害はすぐに命に関わるというものではないが、「老化による避けられない症状」だと診断されることが多い。

そのため私たちの祖父の視力がぼやけてきたり、友人たちの名前を思い出すことができなかったり、あるいは人口股関節置換手術が必要になっても、ごく当たり前のことだと思ってしまう。しかし、このあとの検証でおわかりになると思うが、実はこれらの病気もまた、「食習慣」と関連しているのである。

●骨粗鬆症発症のメカニズム

「骨がなかったら、人間はふにゃふにゃした形のない物体です」と小学校の先生が話してくれなかっただろうか。あるいは人の骨をテーマに「……足首の骨は脛骨《けいこつ》につながっていて、脛骨は膝蓋骨《しつがいこつ》につながっていて……」と歌われる「ドライボーンズ(Dry Bones)」というポピュラーソングを耳にしたことがあるかもしれない。

また、おそらく同じ頃に、「丈夫な骨や歯を作るために、牛乳を飲みましょう」とも言われたことだろう。

誰だって形のないふにゃふにゃの物体になどなりたくないし、また有名人が牛乳の効果についてさかんに宣伝するのにあおられるせいもあって、私たちは牛乳を飲んでいる。ハチがハチミツを作るのと同じように、牛乳は私たちの骨を健康にすると信じて――。

アメリカ人は、一人当たり、世界中のどの国の人よりもたくさんの牛乳や乳製品を摂取している。だとしたら、アメリカ人は皆、すばらしく丈夫な骨を持っていてもおかしくない。

しかし、残念ながらそうではない。股関節の骨折発生率が世界でも最悪の一つとされるのが「五〇歳以上のアメリカ人女性」であることを、最近の研究が証明している(第10章＊1)。

骨粗鬆症の罹患率が特に高い地域は、アメリカ以上に牛乳の摂取量が多いヨーロッパと南太平洋にあるオーストラリアとニュージーランドだ(＊1)。

いったいこれは、どういうことだろうか。

股関節の骨折発生率は、閉経後の女性が冒されやすい骨粗鬆症発症のバロメーターとして用いられることが多い。そのため、たいていが「これはカルシウム不足が原因だ」と判断される。

したがって、健康指導に関わっている人は皆、「カルシウムを多く摂取すること」をすすめている。乳製品は特にカルシウムを多く含んでいる。そのため乳業界は、カルシウムの摂取量を増やす取り組みを支援している。

この取り組みは、「強い骨作りのために牛乳を飲むように指示されるのはなぜか」ということと関係している。これに関する政策については、第4部でお話しすることにする。

実は最も多く牛乳や乳製品を摂取している国の骨折率が最も高く、骨の健康状態が最悪なのだから、何かがおかしい。なぜこうした矛盾が起こるのだろうか。

考えられる一つの理由が、ある報告書に載っている。それは、国別に調べた「動物性タンパク質の摂取」と「女性の骨折率」の間には、きわめて密接な相関関係があることを証明している。(＊2)

一九九二年にエール大学医学部の研究者によって書かれたこの報告書は、「タンパク質の摂取」と「骨折率」に関するデータについてまとめている。これは二九の研究出版物に掲載された、一六か国における三四の異なった調査から抜粋したものだ。

この調査の中の被験者は、全員が五〇歳以上の女性だった。そしてこの報告書によると、七〇％という驚くほど高い骨折率が、「動物性タンパク質の摂取」によるものだという。

研究者は、「動物性タンパク質は植物性タンパク質と異なり、体にもたらされる酸の量を増やしてしまうため」と説明している。(＊3)酸の量が増加するということは、血液や組織の酸性度が増すということを意味する。

体は酸性の環境が嫌いだ。そこでこれを抑えようとする。この酸を中和するために、体はカルシウムを使う。カルシウムは非常に効果的な塩基（酸を中和する物質）として作用するからだ。しかしこのカルシウムはどこからか調達しなければならない。

そして、結局は骨から引き出されるのである。このカルシウムの損失は、骨を弱め、さらに大きな骨折の危険にさらすことになる。

動物性タンパク質が骨の健康を低下させることを示す証拠は、一〇〇年以上も前からある。

例えば、動物性タンパク質が酸性の代謝産物を過剰に形成することについての説明は、最初一八八〇年代に示唆され、(＊4)一九二〇年にはすでに立証されている。(＊5)

また、体内での代謝による酸の量を増やす点において植物性タンパク質よりも動物性タンパク質のほうが

効果的であることもわかっていた。[＊6〜＊8]

動物性タンパク質が代謝による酸を増やし、カルシウムを骨から引き出すとき、尿中のカルシウム量が増加する。この作用については八〇年余りもの間立証されてきており、[＊5]一九七〇年以来、詳しく研究されてきている。

この研究の概要は、一九七四年、[＊9]一九八一年、[＊10]そして一九九〇年[＊11]に出版されている。それぞれの内容は、私たちが日常的に摂取している動物性タンパク質の量は、尿中のカルシウム量を大幅に増加しかねないことをはっきりと示しているのである。

図36（四三七ページ参照）は一九八一年の出版物から引用したものだ。[＊10]タンパク質（主に動物性食品）の摂取量を、一日三五〜七八グラムから倍に増やすと、尿中に失われるカルシウム量は驚くべきことに五〇％近く（三五〜五八％）も増加してしまう。[＊10]

アメリカ人の平均的なタンパク質摂取量は、一日およそ七〇〜一〇〇グラムなので、この影響は私たちにも十分及ぶことになる。

ついでだが、第4章で述べたアトキンス・センターの資金援助によって行なわれた六か月の研究で、アトキンス・ダイエットを採用した人は、ダイエット開始の六か月後、カルシウムを五〇％余計に尿中に排泄していたことが確認されている。[＊12]

「動物性タンパク質の摂取」と「骨折の発生率」との相関関係がまだ明らかでなかった観察当初の頃、その調査結果は実に衝撃的なものだったが、この両者がいかに深く作用し合っているか、今ではそのメカニズムについて納得できる説明が可能だ。

（図36）カルシウム（尿中排泄量）とタンパク質摂取の関係

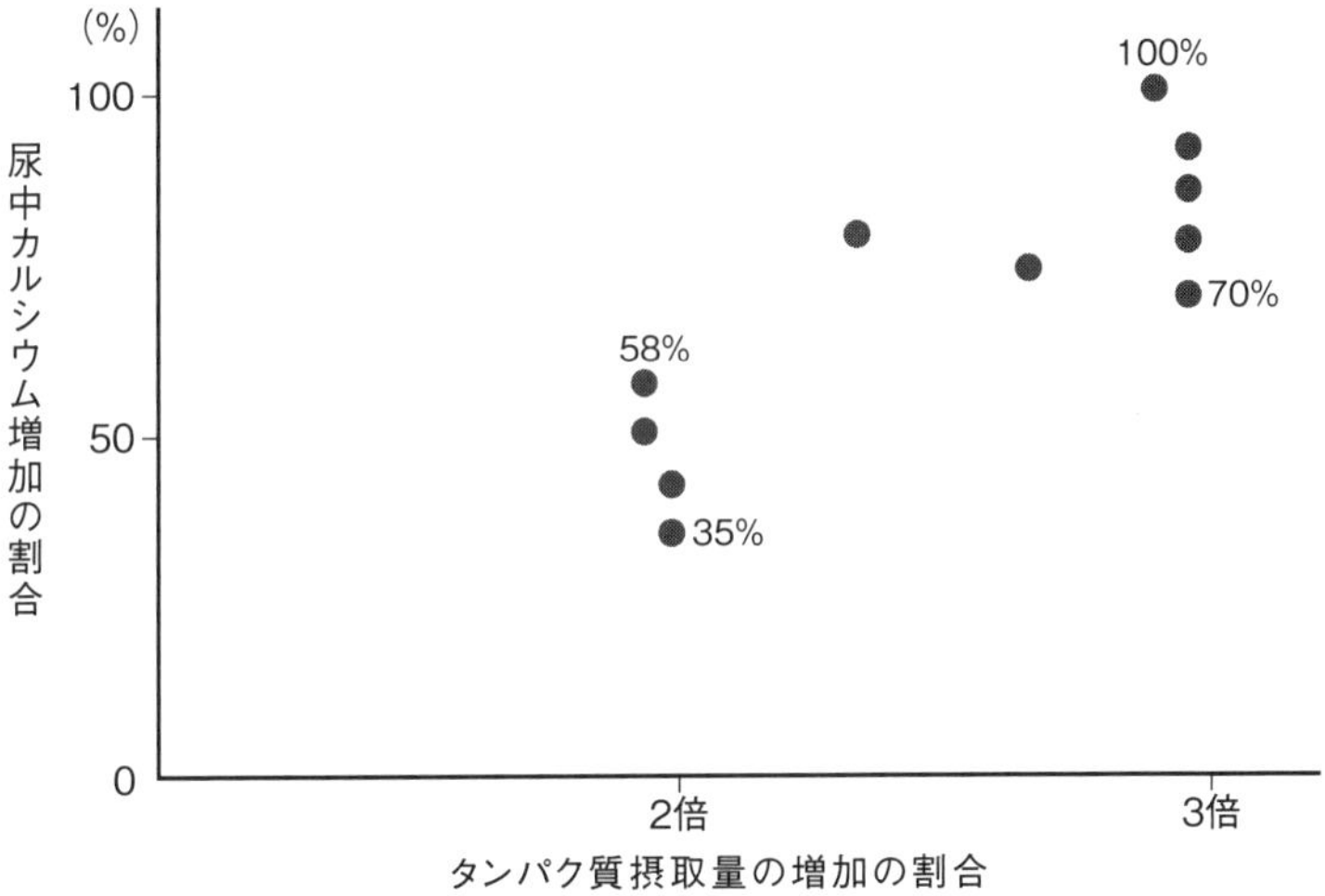

【注】タンパク質摂取量（主に動物性タンパク質）が増加すると、
尿中に失われるカルシウム量も増加することを示したものです。
1日のタンパク質摂取量（35〜78グラム）を2倍に増やしたとき、
尿中のカルシウム量は約35〜58%増加、
タンパク質摂取量をさらに3倍に増やすと、尿中のカルシウム量は
約70〜100%増加していることがわかります。

●骨折率と食べ物の相関関係

病気は、一つのメカニズムによって発症していくというほど単純なことはめったにないが、多くの研究によって「動物性タンパク質の摂取」と「骨折の発生率」との関係が明確に立証されてきている。

二〇〇〇年にはカリフォルニア大学医学部サンフランシスコ校による研究が報告された。

この研究は三三か国、八七件の調査によって、「植物タンパク対動物タンパクの摂取量比較」と「骨折の割合」との関係を分析している(*1)(四三九ページ、図37参照)。

この調査によって、植物性タンパク質の摂取量が動物性タンパク質の摂取量に比べて高くなれば、それだけ骨折率が低くなる、という見事なほどの相関関係があることがわかった。

こうした研究は、次のような点で説得力がある。

・一流の研究雑誌に掲載されている。

・筆者が分析やデータの解釈を慎重に行ない、研究報告を多数盛り込んでいる。

・「動物性タンパク質と骨折率との関係」に関する「統計的有意性」(第2章、一〇八ページ参照)があることから、その可能性・信頼度はきわめて高いものがある。

この研究結果を月並みなものとして片づけてしまうことはできない。なぜなら、八七件もの調査結果を代弁しているからだ。

またカリフォルニア大学サンフランシスコ校「骨粗鬆症性・骨折研究会」による別の研究は、六五歳以上の一〇〇〇人余りの女性を対象にしたものだ(*13)。

（図37）「植物タンパク対動物タンパクの摂取量比較」と「骨折の割合」

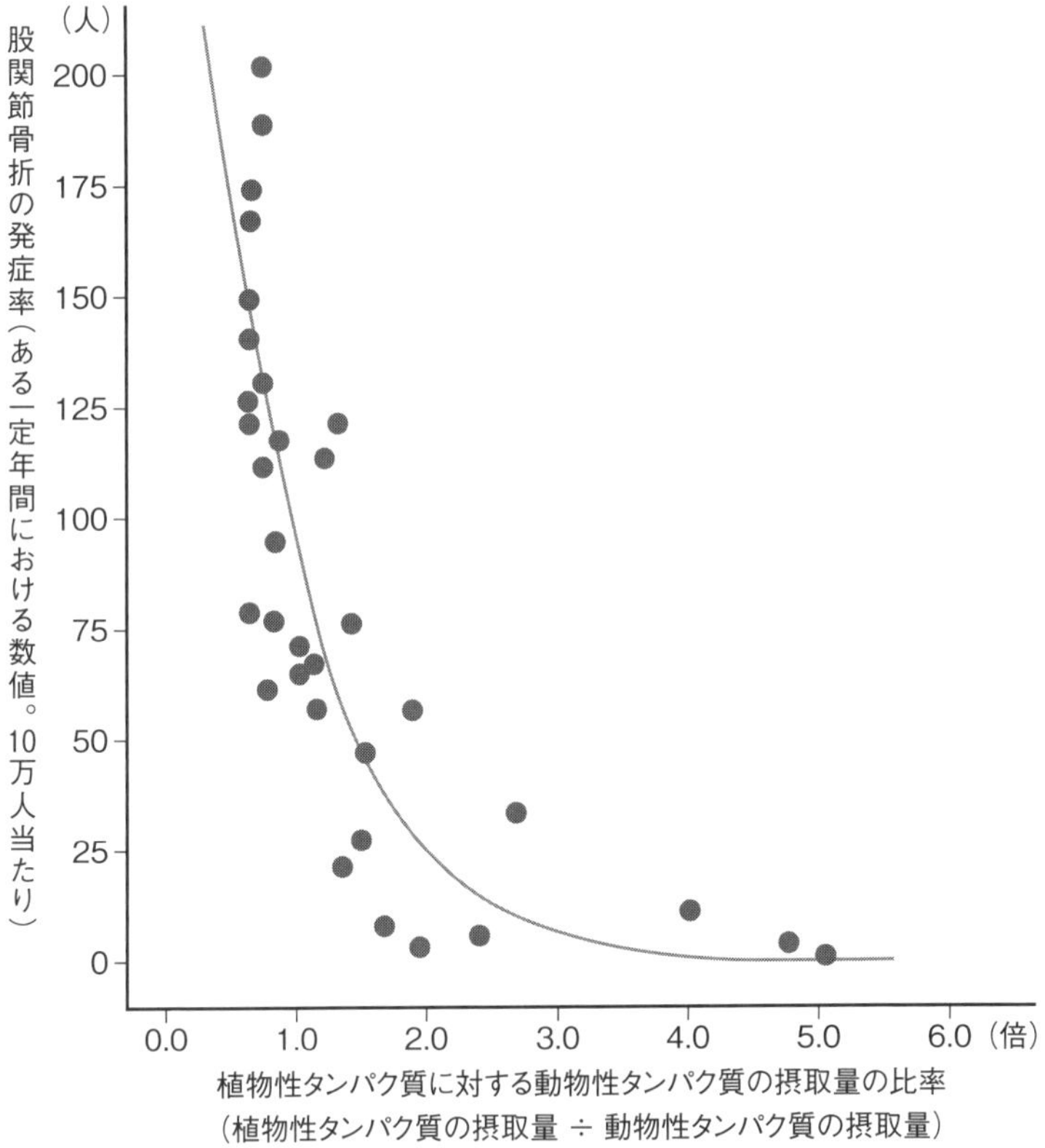

【注】33か国における股関節骨折の発症率を示す図です。
植物性タンパク質の摂取量が動物性タンパク質に比べて
高くなればなるほど、骨折率が低くなることが示されています。

研究者は、多国間研究のものと同様、女性の食生活を、動物タンパクと植物タンパクの摂取量を比較することによって特徴づけようとした。

七年間にわたる調査のあと、「植物タンパクに対する動物タンパクの割合」が最も高かった女性は、最も低かった女性に比べ、骨折が三・七倍も多かった。

さらにこの研究期間中に、動物タンパクの比率が高かった女性は、最も低かった女性に比べ、ほぼ四倍も早く骨を失っていたのである。

実験の内容を見ても、この研究は質が高いと言えるだろう。同じ被験者の「タンパク質摂取量」「骨の損失量」「骨折率」を比較しているからである。

この三・七倍という違いはかなり重要だ。なぜなら、骨折率が最低だった女性でさえ、平均して「総タンパク質摂取量」のおよそ半分を動物性食品からとっていたからである。

もし動物性食品からのタンパク質摂取量が、総タンパク質摂取量の半分ではなく、〇～一〇％だったとしたら、どれだけ大きな相違になっていただろうか、と思わざるを得ない。

「植物タンパク対動物タンパクの比率」がおよそ一〇対一だった中国農村部では、骨折率はアメリカのわずか五分の一にすぎなかった。

ナイジェリアでは「植物タンパク対動物タンパクの比率」が、ドイツの一〇％でしかなく、股関節の骨折発生率は九九％余りも低いのだ[*1]（注）。

【注】日本人の動物性タンパク質の摂取量は、今日、総タンパク質中の五二・五％。一九五九年（二五％）と比較して二倍余りも増加し、それと比例して、骨折の発生率も増加しています。（資料）厚生労働省「平成19年　国民健康・栄養調査結果の概要」

●乳製品は強い骨を作れるのか

以上述べたような調査結果は、「カルシウムの豊富な乳製品は私たちの骨を守ってくれる」という大々的な宣伝に対して、大きな疑問を投げかけている。

それにもかかわらず私たちは、「強い骨作りのためのカルシウム補給に乳製品が必要である」と、ほとんど毎日のように警告を受けているのである。

なだれのごとく押し寄せるカルシウム関連情報が、「私たちのほとんど、特に妊婦や授乳中の女性は、カルシウム必須量を満たしていない」と警鐘を鳴らし続けている。

しかし、このカルシウムを売り物にして大儲けしている業界のPRは、真実に基づくものであることが証明されていないのだ。

一〇か国で行なわれたある研究では、「カルシウムの摂取量が多いと骨折のリスクがより高くなる」(より低くなるのではない)ことと関連していた(*14)(四四二ページ、図38参照)。

図38に示されているカルシウムの多くは、特にカルシウム摂取量の多い国の場合、カルシウムのサプリメントや非乳製品のカルシウム食品よりも、むしろ乳製品から摂取されているのである。

この図38を作成したマーク・ヘッグステッドは、長いことハーバード大学の教授をしていた人物だ。教授は一九五〇年代前半から始まった「カルシウム問題」に取り組み、一九八〇年には、米国最初の「ダイエタリー・ガイドライン(食事指針)」の主要立案者として働き、一九八六年にこのグラフを発表している。

ヘッグステッド教授は「長年にわたるカルシウムの極端な過剰摂取は、体内カルシウムをコントロールする能力を低下させてしまう」と明言している。

（図38）カルシウム摂取量と股関節骨折の関係

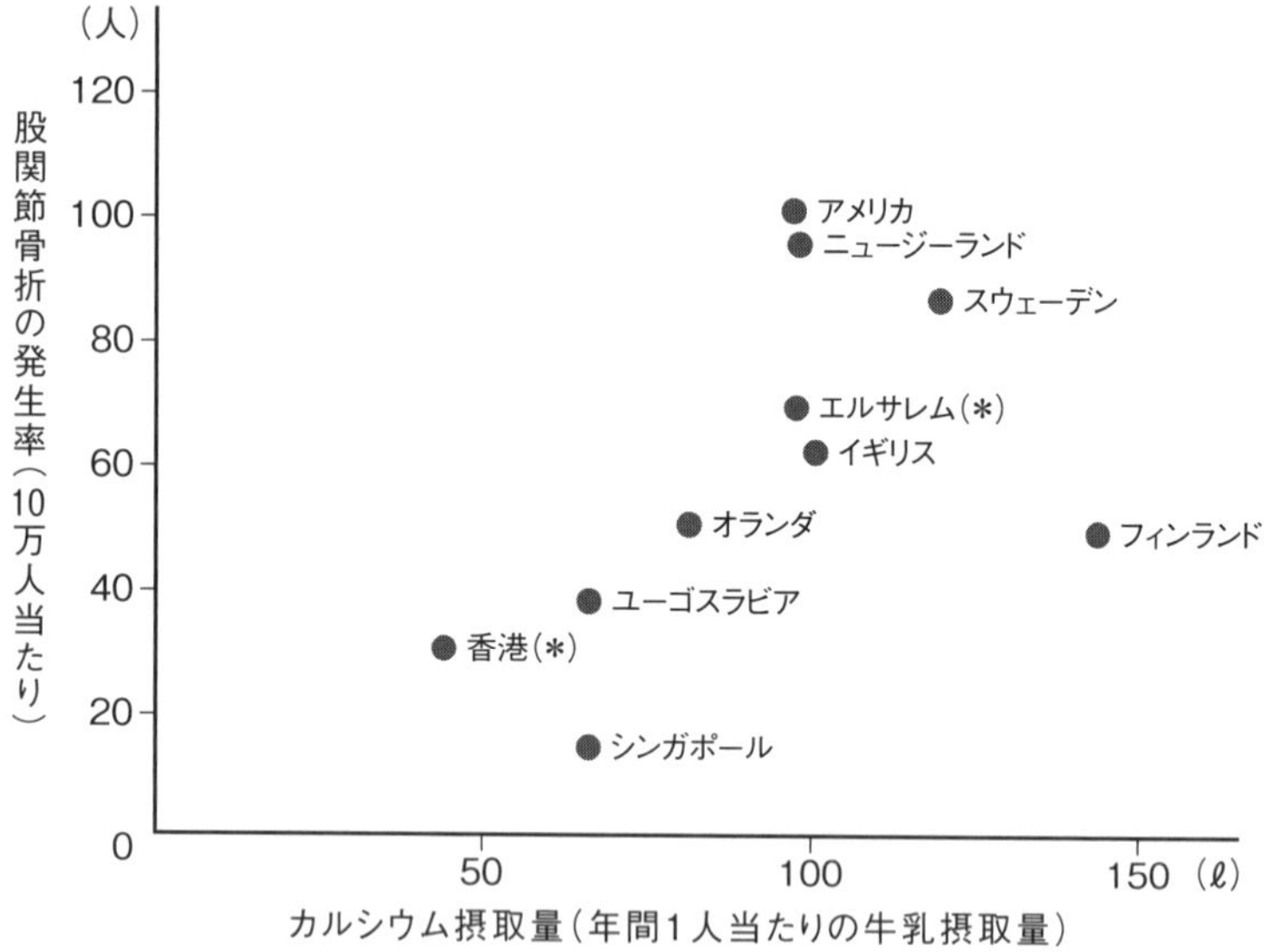

【注】10か国における研究結果で、カルシウム摂取量が多いと、
股関節の骨折リスクが高くなることを示しています。
特に摂取量の多い国はカルシウムを乳類から摂取しているため、
ここではカルシウム摂取量を牛乳摂取量によって表わしています。
(＊)都市名。

健康なコンディションにあれば、体は「血液中からどれだけのカルシウムを吸収するか」、そして「どれだけ排泄し、どれだけ骨の中に分配するか」を自動調整するため、活性型ビタミンD３「カルシトリオール」を用いる。

この「カルシトリオール」は一種のホルモンと考えられている。体がもっとカルシウムを求めているときは、カルシウムの吸収を強化し、カルシウムの排泄を制限する働きをしている。

だが、長期にわたってカルシウムの過剰摂取が続くと、永久に、または一時的に、カルシウムの吸収と排泄のコントロールが乱れ、体は「カルシトリオール」の制御能力を失う可能性がある。

このようにして調節機構を崩壊させてしまうと、更年期および更年期後の女性の骨粗鬆症発症の元凶になる。

この時期に該当する女性は、カルシウムを良いタイミングで利用しなければならない。特に動物タンパクが多い食習慣を続けている女性の場合は、気をつけなくてはいけない。

「綿密に調整されたこのメカニズムが混乱し続けると、体はこのメカニズムの制御能力を失う」という現象は、生物学の分野ではゆるぎのない事実である。

この現象をよく考えてみると、動物タンパク、そしてカルシウムであってさえ過剰に摂取していると骨粗鬆症のリスクを高めかねない、という結論こそ、実に理にかなっているように思われる。残念ながら、乳製品は、動物タンパクとカルシウムの両方の栄養を豊富に備えた唯一の食品だ。

カルシウム研究において優れた実績を持つヘッグステッド教授は、一九八六年の論文で次のように述べている。

「股関節の骨折は、乳製品がよく普及していて、カルシウム摂取量が比較的多い集団で、より頻繁に起こっている」

それから何年もたっているのに、乳業界は相変わらず、「私たちは強い骨や歯を作るために、乳製品をもっととるべきである」とすすめている。

●骨粗鬆症予防のためのアドバイス

乳製品に関する分野では混乱・矛盾・論争が横行しているため、誰もがさまざまな意見を言えるような状況になってしまった。もちろんそこには利権や、巨大なお金もからんでいる。

乳業界から資金援助を受けているある著名な骨粗鬆症の専門家は、腹立たしげに、次のように書いている。

「植物タンパクの比率が高い食習慣を支持する研究（前述の研究。著者補足）の結果は、大きな団体の思惑に影響された可能性がある」

これはよく引き合いに出される有名な科学誌の論説(*15)の中に書かれているものだが、この専門家が言う「団体」とは、乳製品の使用に反対している動物愛護運動団体のことである。

骨粗鬆症に関する「論争」だが、論争が誠実に行なわれようと行なわれまいと、その詳細部分に問題がある。主に「骨ミネラル濃度（BMD）」に関する詳細部には多くの問題が潜んでいるのだ。

「骨ミネラル濃度」とは「骨密度」の目安で、骨の健康を診断するのによく使われており、多くの科学者が「食習慣とライフスタイルがいかに骨ミネラル濃度に影響するか」を調べている。

「骨密度」があるレベル以下まで下がると、「骨粗鬆症」の危険信号が灯っているのかもしれないということだ。わかりやすく言えば、「骨ミネラル濃度が低いと、骨折の危険性が高い」という意味になる(*16〜*18)。

しかし、この骨粗鬆症に関する研究の中には、非常に矛盾した点やわかりにくい点がある。そのいくつかをあげてみると、次のようになる。

・「骨ミネラル濃度」が高いと変形性関節症（骨関節炎）のリスクが高くなる、という主張がある。[*19]
・「骨ミネラル濃度」が高いと乳ガンのリスクが高くなる、という主張がある。[*20、*21]
・「骨ミネラル濃度」が高いことは、「骨粗鬆症のリスク低下」と「乳ガンのリスク増加」の双方に関連しているにもかかわらず、乳ガンと骨粗鬆症は、世界各地の同じ地域で発生しており、さらに同一人が両方患っているという矛盾がある。[*22]
・骨の損失率は、「総ミネラル濃度」と全く同様に重要である。[*23]
・「総骨量」「骨ミネラル濃度」（すなわち、骨ミネラル量）の測定結果が欧米諸国より低いにもかかわらず、骨折率が低い、という一般に認められている理論に反する地域がある。[*24～*26] これは「大きく強い骨」の定義に矛盾している。
・世界で肥満率が高い地域は「骨粗鬆症」の罹患率が高いにもかかわらず、太っている人は「骨ミネラル濃度」が高いことと関係している。[*24、*27]

「骨ミネラル濃度が低いことは、すでに骨粗鬆症になっていることを意味している」といった考え方や、「骨ミネラル濃度が高いことは、乳製品が骨折の割合を低下させていることを示している」といった考え方は、どこかおかしい。

一方、これに代わる考え方が、「植物タンパク対動物タンパクの比率」だ。[*1、*13] 動物性の比率が高ければ高いほど、骨粗鬆症の病気のリスクが上昇する。

そして驚くかもしれないが、実は「骨ミネラル濃度」と骨粗鬆症発症の割合はあまり関連性がないのである。(*13)

乳業界によって発信され、宣伝されている動物性食品と乳製品、そして骨ミネラル濃度に関する一般向けアドバイスには、重大な疑惑が殺到している。

「骨粗鬆症」のリスクを最小限にするための、私からのアドバイスは次のとおりである。これは研究に基づくものだ。

・いつも体をよく動かすこと。
エレベーターの代わりに階段を使うこと。散歩をすること。ジョギングをしたり、自転車に乗ること。水泳やヨガ、あるいはエアロビクスなどを一日おきに行なうこと。時々使うために、ぜひダンベルやバーベルを買うこと。スポーツをするか、あるいはエクササイズをとり入れている社交グループに入ること。こうすることによって健康への可能性は無限に広がり、楽しくなってくる。実行すると気分が良くなり、あなたの骨は努力に報いて、もっと健康になるだろう。

・いろいろな未加工・未精製の「植物性食品」を食べ、乳製品を含む「動物性食品」を避けること。
豊富なカルシウムは、豆や緑葉野菜を含むさまざまな植物性食品から摂取できる。砂糖をまぶしたシリアルやキャンディー、白米、精白小麦のパスタや白いパンなどといった、精製された炭水化物をとらないようにしている限り、カルシウム不足の問題は起こらないはずだ。

・塩の摂取量を最小限に保つこと。

高度に加工された食品は避けること。こうした食品は塩を過剰に含んでいる。塩の過剰摂取が問題を起こす証拠がいくつかある。

●腎臓結石を患う人の特徴

カリフォルニア大学ロサンゼルス校の「腎臓結石治療センター」のホームページには、腎臓結石は次のような症状を引き起こすことが記されている。(*28)

・吐き気、嘔吐。
・落ち着きのなさ（痛みを緩和するために快適な姿勢を見出そうとするため）。
・鈍痛（腰、腹部へのはっきりしない間欠的疼痛《とうつう》）。
・切迫感（膀胱を空にするために排尿がせきたてる）。
・頻尿。
・痛みを伴う血尿（肉眼的血尿＝目で見て尿に明らかに血が混じっている状態）。
・発熱（感染を伴う場合）。
・急性腎疝痛《せんつう》（股間、陰嚢、陰唇などに放散する激しい疝痛性側腹痛）。

「急性腎疝痛」については、いくらか説明が必要だろう。激しい苦痛は、結晶化した石が腎臓から膀胱へ尿を運ぶ細い尿管の中を通過しようとしている結果である。

このホームページでは、この痛みを説明するのに、次のように述べている。
「おそらく人類が経験する最悪の痛みの一つだろう。この苦痛を経験した人は決して忘れることはないだろう。(中略)腎疝痛の激しい痛みは、強力な鎮痛剤で抑える必要がある。アスピリンの効果を期待するのではなく、医者か救急治療室へ行くことである(*28)」

このような激痛を考えるだけでもぞっとする。不幸なことに、アメリカ人の一五%は生きている間に「腎臓結石がある」と診断される(*29)。これは女性よりも男性のほうが多い。

「腎臓結石」には何種類かある。遺伝的に珍しいタイプと「尿路感染」によるものを除いて、ほとんどのものは、「カルシウムとシュウ酸塩から作られる石」の関与が原因だ(*30)。

この「シュウ酸カルシウム結石」は先進国にはよく見られるが、開発途上国では稀である(*31)。ここでもまた、欧米風のほかの病気と同様、世界的に同じパターンとなっている。

私は最初、トロント大学医学部で、「腎臓結石と食習慣の関係」に気づいた。

それは、私が「チャイナ・プロジェクト」の研究結果に関するセミナーを行なうため、同大学に招かれ、そこで英国リーズの医学研究審議会から来たW・G・ロバートソン博士と出会ったときのことである。

この偶然の出会いは、意義深いものだった。

あとでわかったのだが、ロバートソン博士は、「食習慣と腎臓結石」についての世界的権威だったのだ。博士の研究グループは、「食べ物と腎臓結石との関係」について、問題点を理論と実践の両面から、深く広く、実に細かく調査していた。

この研究は三〇年余り前から始まり、現在もなお続いている。博士単独か、もしくは博士との共著によって著された論文は、一九六〇年代以降一〇〇に及ぶ件数が出版されている。

（図39）動物タンパク摂取と尿路結石の関係

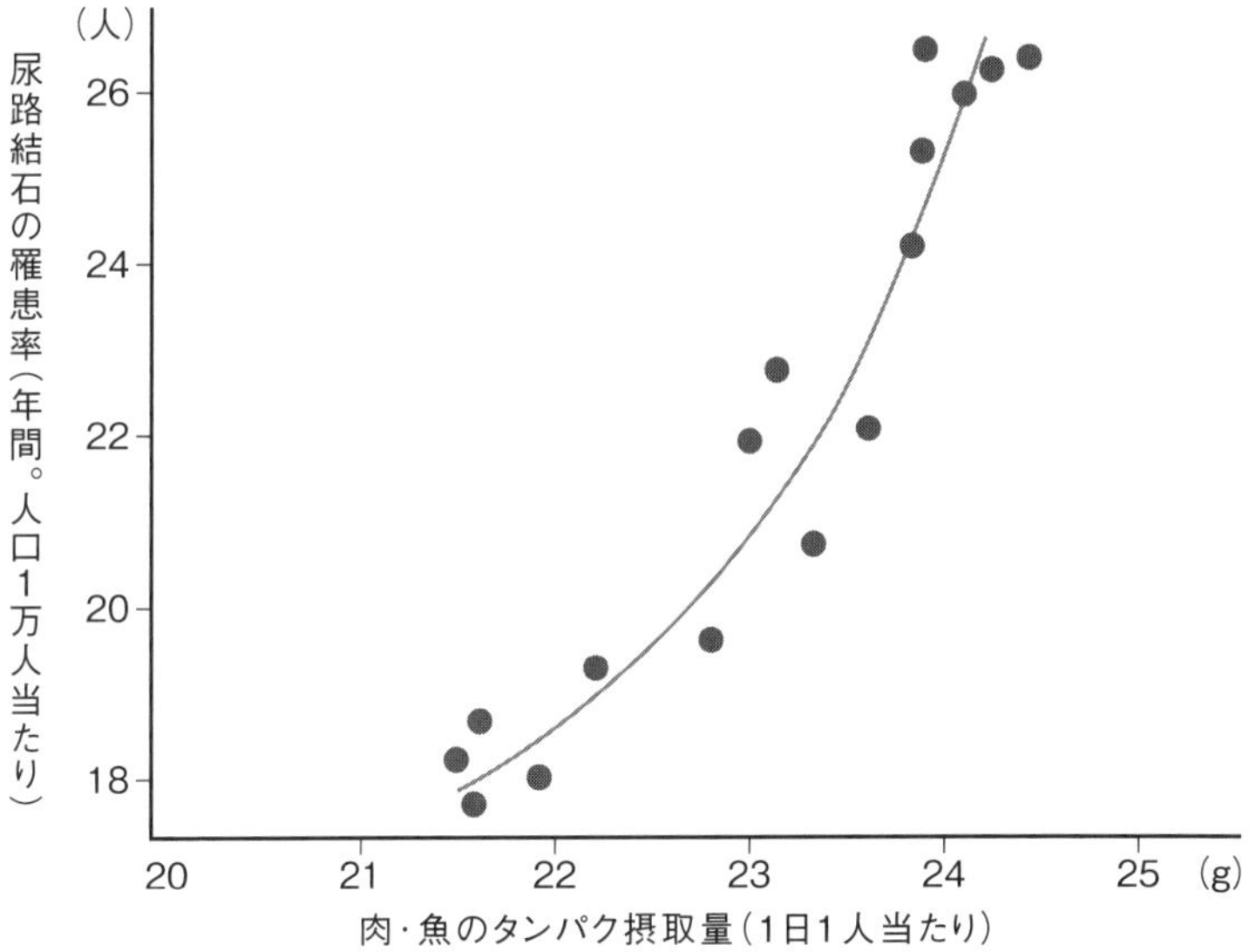

【注】図は1958年から73年までのイギリスにおける研究結果で、
動物性タンパク質を1日21グラム以上摂取すると、

「尿路結石」の罹患率が急上昇することを示しています。

なお尿路結石は、「腎臓結石」「尿管結石」「膀胱結石」「尿道結石」の総称です。

腎臓、尿管、膀胱、尿道など、尿路のどこに結石があるかによって病名がつけられます。

ロバートソン博士が発表した図表は、「動物タンパクの摂取」と「腎臓結石（尿路結石の一種）の形成」との驚くべき相関関係を示している(*32)（四四九ページ、図39参照）。

この図を見れば、一九五八年から七三年の間のイギリスで、動物性タンパク質を一人一日二一グラム以上摂取すると、「腎臓結石」を患う人が多くなるという実態がわかる。

この結果への疑問点を究明するため、博士とその研究グループ以上に徹底的な詳細研究を行なった者はほとんどいない。博士たちは腎臓結石を予防する明確な方法を示したのだ(*33)。

博士たちは腎臓結石の六つの危険因子を特定しているが(*34、*35)、「動物タンパクの摂取」が主たる原因となっていた。

豊かな国に見られる動物タンパク摂取量が、六つのうちの四つの危険因子をもたらしているのである(*34、*35)。

●ロバートソン博士の結論

動物タンパクは腎臓における石の形成と関係しているばかりか、腎臓結石の再発にも悪影響を与えている。博士は再発性の腎臓結石患者の間でそのことを証明し、研究結果を発表している。「動物タンパクをとらない食生活」に変えただけで、この問題の解決に成功したのである(*36)。

どうしてこれほどの効果があるのか、検証してみよう。

「動物タンパクをたっぷり含む食べ物を摂取すると、尿中のカルシウムとシュウ酸の濃度が、通常、数時間のうちに急増する」というロバートソン博士とそのグループによって発表された報告（四五一ページ、図40参照）は濃度の劇的な変化を示している(*35)。

（図40）動物性タンパク質の摂取が尿に与える影響

●尿中のカルシウム濃度

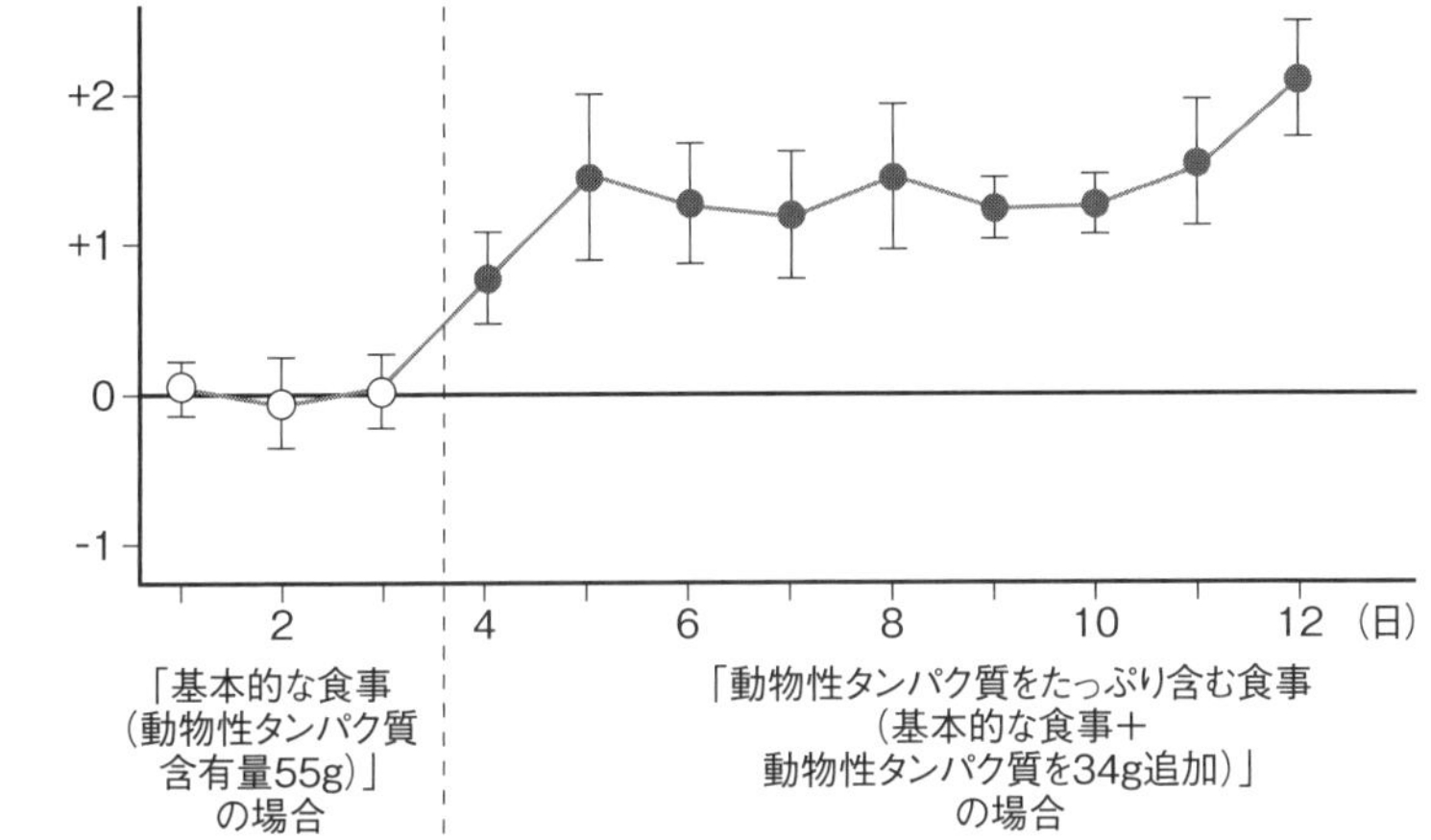

●尿中のシュウ酸濃度

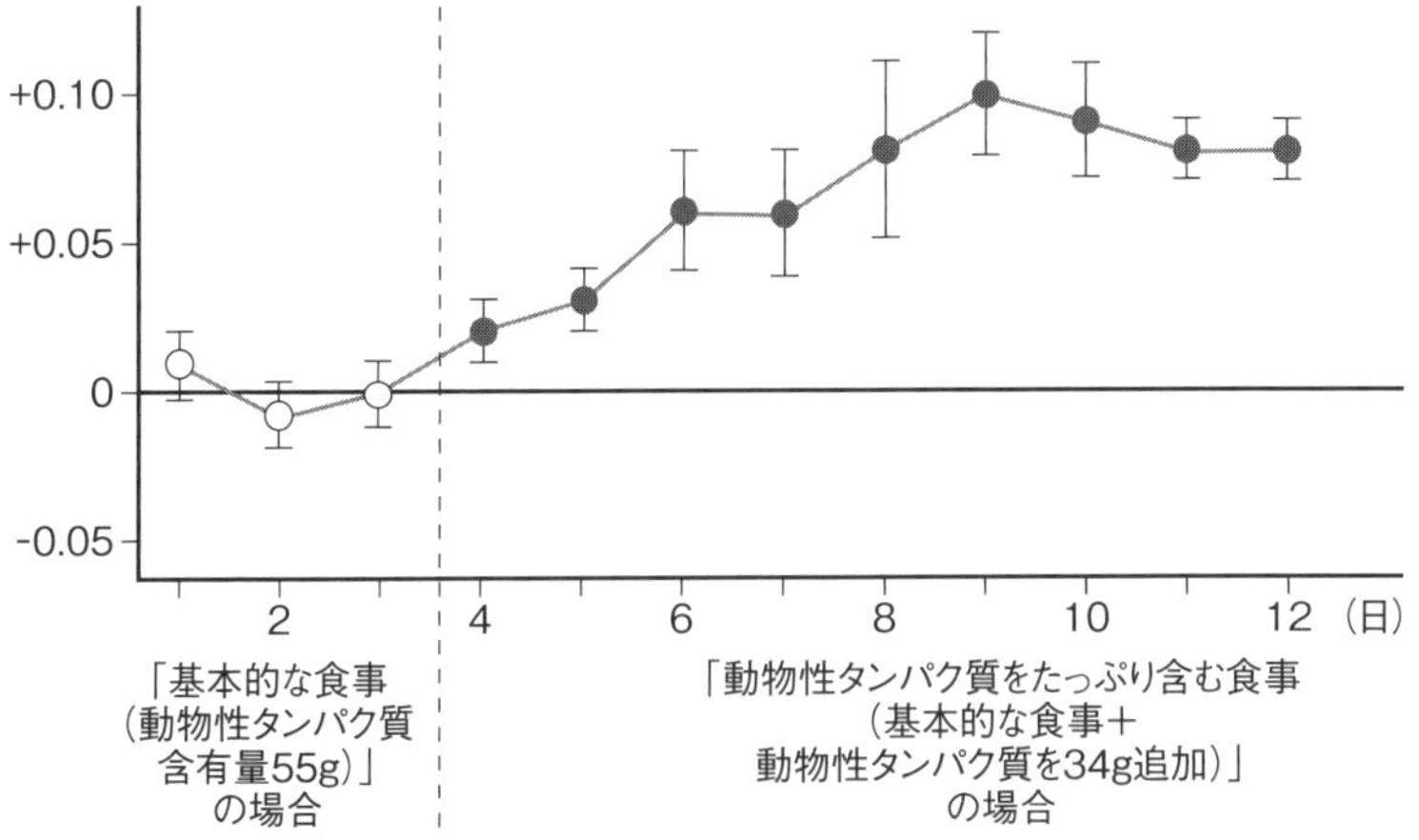

【注】動物性タンパク質をたっぷり含む食事をすると、
尿中のカルシウムとシュウ酸の濃度が急激に変化することを示しています。

被験者は、一日わずか五五グラムの動物タンパクしか摂取していなかったが、実験では、これに一日三四グラムの動物タンパクをマグロの形で加えた。

動物タンパクのこの摂取量は、一般的なアメリカ人が日頃食べている量の範囲内だ。男性は一日当たり約九〇～一〇〇グラムのタンパク質を摂取しているが、その大半が動物性食品によるものだ。一方、女性は約七〇～九〇グラムを摂取している（注）。

【注】日本の男性のタンパク質摂取量は一日七〇～九〇グラム、女性は六〇～七〇グラム。うち動物タンパクは男女ともに五〇～六〇％。（資料）厚生労働省「平成19年　国民健康・栄養調査結果の概要」

腎臓が長期にわたりカルシウムとシュウ酸の攻撃を受け続けていると、腎臓結石になる可能性が高まる。(＊35)

ロバートソン博士が一九八七年に発表した次の論文（抜粋）では、「食習慣による影響」、特に「動物性タンパク質を含む食べ物」の悪影響が強調されている。(＊37)

尿路結石症（腎臓結石の形成）は世界的な問題となっているが、これは先進工業国で定着している乳製品の多い食事、すなわちきわめて高カロリーで低食物繊維の食事によって悪化するようである。（中略）

研究の結果が、**「高動物性タンパク質の摂取」こそが主たる元凶としての証拠を示している。**（中略）

こうした疫学的・生化学的研究に基づいて、高カロリー食品の少ない食事、よりベジタリアンに近い食事に転換すると、結石の形成リスクを減らすことが予測される。

この研究から、「動物性食品は、腎臓結石形成に桁外れともいえるような影響を及ぼす」ことが実証された。最近の研究では、**「腎臓結石の形成は、フリーラジカルの活動によって開始される可能性があり、**[*38]**抗酸化物質を含む植物性食品の摂取によって防ぐことができる」**ことも証明されている。

別の臓器や病気についてはまだ確認されていないが、我々はここで、「腎臓結石の形成」における動物性食品と植物性食品の「拮抗作用」（注）を確認したわけである。

【注】ある現象に対して反対の作用を持つ要因が、対抗して互いに均衡に働くこと。この場合、石の形成に対する作用。

●眼疾患の改善

目が健康な人は、物が見えることを当たり前のように思っていることだろう。

私たちは目を体の一器官として考えるよりも、「ちょっとしたテクノロジー」として扱っており、「健康な視力を維持するには、レーザー治療が最善の方法だ」と、すぐに信じようとしてしまう。

しかし、ここ二、三〇年に及ぶ研究は、この「ちょっとしたテクノロジー」は、実は私たちが食べているものに大きく影響を受けていることを証明してきている。

私たちの食事が、目に関する二つの病気、「黄斑《おうはん》変性症（何百万人もの高齢者を苦しめている、視界がゆがんだり欠けて見える病気）」と「白内障」に影響を与えているのである。

そう、もうおわかりだろう。私はまさに、**「植物性食品ではなく動物性食品ばかり食べているなら、もしかすると失明する可能性が出てくる」**ということを言おうとしているのだ。

(1) 黄斑変性症予防の切り札は濃い緑葉野菜

「黄斑変性症」は、六五歳以上の人を回復不能な失明に導くやっかいな病気である。一六〇万人余りのアメリカ人が、この病気に苦しんでおり、その多くが失明する。(＊39)

病名が示すように、この症状は「黄斑」の破壊を伴う。「黄斑」は目の中の生化学的な交差点で、入ってくる光のエネルギーがここで神経信号に変えられる。

言ってみれば「黄斑」は、「見えるということ」の中心的な位置を占めている。物を見るには、この「黄斑」の機能が正常でなければならない。

「黄斑」の周辺には脂肪酸があるが、この脂肪酸は入ってくる光と反応することがあり、低レベルで反応しやすい「フリーラジカル」を形成する。(＊40) このフリーラジカルは、「黄斑」を含む隣接組織を破壊、あるいは退化させてしまう可能性がある。

だが、幸いなことに、「フリーラジカル」によるダメージは、野菜や果物に含まれる「抗酸化物質」のおかげで抑えることが可能なのだ。

一流機関所属の経験豊かな研究チームによる二つの研究が、食べ物で「黄斑変性」を予防できる有力な証拠を提供している。

二つとも十数年前に発表されたもので、一つは「食習慣」を調べ、(＊41) もう一つは「血液中の栄養」を研究している。(＊42)

二つの研究結果は、「黄斑変性」によって生じた失明患者の七〇〜八八％は、正しい食事の継続によって防げた可能性があることを示している。

一つ目の研究は、進行性の「黄斑変性」と診断された五五〜八〇歳の患者三五六人（症例群）と、目の病気の患者五二〇人（対照群）とを比較したものだ。(*41)この研究には五つの眼科医療センターが協力している。

研究の結果、カロテノイド類摂取の総量が多ければ、「黄斑変性」に冒される頻度が少なくなることが発見された。

「カロテノイド類」は果物や野菜の色素の部分に発見される「抗酸化物質」の仲間だ。「カロテノイド類」の摂取量をランク付けしてみると、最も多く摂取していたグループは、最少摂取量のグループに比べ、この病気が四三％少なかった。

予想どおりではあるが、測定された六つの野菜（ブロッコリー、ニンジン、ホウレンソウまたはコラードグリーン（注）、冬カボチャ、サツマイモ、キャベツ類）のうち、キャベツ以外の野菜もまた「黄斑変性」の低い罹患率と関連していた。

【注】コラードグリーンは日本にはありませんが、小松菜やナバナ、タアサイなどは、コラードグリーンと同様、アブラナ科に属する緑の濃い野菜です。

ホウレンソウあるいはコラードグリーンは、最も良い予防効果が現われた。こうした緑葉野菜を週に五回以上食べていた人は、月に一度以下しか食べない人に比べ、「黄斑変性」の発症が八八％少なかったのである。

この病気予防に効果のないことを示していた食べ物は、「キャベツ類（キャベツ、カリフラワー、芽キャベツ）」だけだった。いずれも前出の測定された六つの食品群中、最も色の薄い野菜だ。(*43)

この研究では、食品群から五つの「カロテノイド類」を摂取し、その結果生じる病気への予防力についても観察している。

一群を除き五つの食品群すべてで予防効果が高かった。濃い緑葉野菜の場合、効果の現われが特に顕著だった。

それに対し、レチノール（ビタミンAの一種）、ビタミンC、ビタミンEを含む「サプリメント」では、有益な効果はなかった。

今回もまた私たちは、「サプリメント」はメーカーに巨大な富をもたらすが、あなたや私にすばらしい健康など与えてくれないことを確認したのである。

結局、この研究は、「黄斑変性は、正しい食べ物を食べるだけで、そのリスクを八八％も減らせる」ということを発見しているのだ。(*41)

あなたは今、「このカロテノイドは、どこからとれるものなのだろう」と思っているに違いない。緑葉野菜、ニンジン、柑橘類は皆、カロテノイド類の良い供給源だ。

しかし、ここに一つ問題がある。これらの食品に含まれる何百（おそらく何千）という抗酸化物質である「カロテノイド類」の中で、まだわずか一〇ほどの物質しか研究されていないということだ。「フリーラジカル」を除去したり、そのダメージを減らしたりする能力については、十分に認められているが、「カロテノイド類」の働きは、食習慣やライフスタイルによって、多様を極める。

この多様なバリエーションのため、カロテノイドの活動がその時々で良いものか悪いものかを予測するのは事実上困難な状況だ。

それゆえ、「カロテノイドをサプリメントとして利用する」という考え方は、現在発見されている一部のカロテノイドしか摂取できないため、あまりにも安直であり、うわべだけのものだといえる。これは自然の力を無視した考え方で、自然界にある色とりどりの果物や野菜を食べることによってカロテノイドを摂取するほうがずっと安全だ。

二つ目の研究は、黄斑変性の患者四二一人と、黄斑変性ではない六一五人の対照群とを比較したものである。[*42] この研究にも、目の病気を専門とする五つの主要医療センターが協力した。

研究者は抗酸化物質の摂取量より、むしろ血液中の抗酸化物質のレベルを測定した。カロテノイド類、ビタミンC、セレニウム、ビタミンEの四種類の抗酸化物質が測定された。

その中で「カロテノイド類」だけは統計的に有意な結果を示していたものの、セレニウムを除く各栄養群は、少数の黄斑変性患者としか関連していなかった。

血液中の「カロテノイド・レベル」が最も高いグループと最も低いグループを比べてみると、黄斑変性のリスクは高いグループのほうが約六五～七〇％低下していた。

「六五～七〇％の低下」という数値は、一つ目の研究の「八八％の減少」と状況が似ている。この二つの研究が、食べ物として摂取したときの抗酸化物質（カロテノイド類）のすばらしい効果を、見事に実証しているのだ。

ただし、実験上の限界を考えると、私たちは「悪い食習慣」によって引き起こされる「黄斑変性の割合」を予測することはできるが、「どの抗酸化物質が黄斑変性のリスクを下げることに関与しているのか」を解明することはできない。

しかし間違いなく言えることは、抗酸化物質を含む食べ物、特にカロテノイド類を含むものが、「黄斑変性による失明」のほとんどを予防してくれる、ということだ。これだけでも注目すべきアドバイスとなる。

(2) 白内障の手術を回避するために

「白内障」はやはり失明の危険性のある眼病だが、失明回避には手術という選択肢があるため、「黄斑変性」ほど深刻な病気ではない。

しかし、患者の数を知れば、私たちの社会にとってこの病気が大きな負担となっているのがわかるだろう。アメリカ人の半数が八〇歳までに「白内障」になる。現在四〇歳以上のアメリカ人のうち、二〇〇〇万人がこの病気になっているのだ(*39)(注)。

【注】日本人の場合、白内障の罹患率は五〇代で三〇～四〇%、六〇代で七〇～八〇%、七〇代で八〇～九〇%、八〇代で九〇～九七%、九〇代では一〇〇%といわれています。(資料)『介護用語大辞典』(老人性白内障)(http://www.kkymt5.com/kaigo/n567.html)

白内障の発症には、目のレンズの曇りが関係している。矯正外科手術ではこの曇ったレンズを除去し、人工レンズと交換する。レンズに発生する濁りは、「黄斑」の変性や病気のさまざまな症状と同様、反応しやすい「フリーラジカル」の過剰によって引き起こされるダメージと深く関係している(*44)。ここでもまた、「抗酸化物質」を含む食品を食べることが役立つ、と仮定することは理にかなっているのだ。

一九八八年、ウィスコンシンの研究者が、一三〇〇人余りを対象に「目の健康と食事摂取」に関する調査を始めた。一〇年後、研究者はその調査報告を発表したが(*45)、ある種の抗酸化物質「ルテイン」を最も多く摂取していたグループは、白内障の罹患率が、最少摂取グループの半分だった。

「ルテイン」はなかなか興味深い化学物質(ファイトケミカル)である。というのは、ホウレンソウや濃い緑葉野菜から容易に摂取できるのに加えて、目のレンズにとって不可欠な要素でもあるからだ(*46、*47)。同様に、ホウレンソウを最も多く食べていたグループは、「白内障」の罹患率が四〇％少なかった。

「黄斑変性」と「白内障」という二つの眼病は、緑の濃い野菜や緑葉野菜を十分に食べていないときに生じる。

いずれの病気も、「動物性食品の摂取量の増加」と「植物性食品の摂取量の低下」によって生じる「過剰のフリーラジカル」が原因である可能性が高い。

●認知症、アルツハイマー病も改善

本書がアメリカの書店に並ぶ頃（二〇〇五年一月）、私は七〇歳になっている。つい最近、ハイスクールの五〇回目のクラス会に出席したが、そこで同級生の多くがすでに亡くなっていることを知った。

今では全米退職者協会の雑誌が送られてくるし、年をとっているということで、いろいろな製品を割引価格で買うこともできる。社会保障小切手も毎月もらっている。

私のことを「老人」と呼ぶ人もいるが、ここではただ「年をとった」と表現することにする。では、「年をとる」とはどういうことなのだろうか。私は毎朝ジョギングを続けている。時には一日に六マイル（約九・七キロ）か、それ以上走ることもある。また、仕事も相変わらず続けている。おそらく今のほうが以前よりずっと元気に働いているように思える。

孫たちを訪問したり、友人と食事に出かけたり、旅行やゴルフ、講演活動、かつて農場でやっていたような庭のフェンス作り、あれやこれやの修繕など、若いとき同様、余暇のひとときを満喫している。

とはいえ、七〇歳の私と二〇歳のときの私との間には、明らかに違いがある。二〇歳の頃より動きが鈍くなっているし、力も強くはない。毎日の労働時間も少なくなっているし、昼寝も頻繁にしがちである。

若い頃に比べ、年をとると能力が減退するのは、みんなが知っていることだ。しかし、かなりの年になっても、「あきらめる必要がない」ことを証明するすばらしい科学がある。物忘れ、見当識障害、頭の混乱などは、避けられない老化現象だが、この現象も、実はライフスタイルの重要要素、すなわち「食習慣」と深く関係しているのである。

「精神的退化」に関する二つの状況について、すばらしい食事情報がある。まず、次の「二つの状況」から見ていくことにしよう。

一つは「精神的退化」の軽度のもので、「認識機能障害」、あるいは「認知機能障害」と呼ばれる症状がある。この症状は以前に比べ、記憶力や思考能力が低下するものだ。

能力が低下したことを窺わせる軽い症状から、さらに症状が進み、容易に「認知機能障害」と診断されるものまでの一連の状況を指したものである。

もう一つの状況は、より深刻で生死に関わることさえある「精神機能障害」という症状だ。これは「認知症」と呼ばれるもので、主に「脳血管性認知症」と「アルツハイマー型認知症」の二つのタイプがある。

「脳血管性認知症」は、主に脳の血管破損が何か所にも及ぶことが原因で生じる「ミニ脳卒中」によって引き起こされる。

高齢者は、無症状性の「ミニ脳卒中」を起こすことがよくある。脳卒中に気づかず、診断が下されないと「無症状性」とみなされるが、「ミニ脳卒中」は次第に、脳の能力を奪っていくことになる。

もう一方の「アルツハイマー型認知症」は、「βアミロイド」と呼ばれるタンパク質の一部分が、脳の重要な部分にプラークとして堆積したときに生じる。これは、コレステロールを満載したプラークが心臓の血管に堆積して心臓病を発症するプロセスと似ている。

「アルツハイマー病」はごく一般的な病気になってきた。六五歳以上の人の一％は「アルツハイマー病」の兆候があり、この数字は五歳増えるごとに倍になっている。(*48) そのため私たちは、「認知症」を老化現象の一部だとして、皆が当然のことのように受け入れてしまっているのが現状のようだ。

●植物に含まれる抗酸化物質が脳を守る

軽度の「認識機能障害のある人」の一〇～一二％は、さらに深刻なタイプの「認知症」に進行していくが、一方、「認識機能障害のない人」では、一～二％しかこの病気にならないことが立証されている。(*49、*50) すなわち、「認識機能障害のある人」は「アルツハイマー病」になるリスクが約一〇倍になることを意味している。

「認識機能障害」は、「認知症」に至るケースが多いばかりか、「心臓血管疾患」(*51～*53)「脳卒中」(*54)「2型糖尿病」(*55、*56)なども関連している。

これらの病気はすべて、同じ地域の集団に固まって存在しており、しかも、しばしば同じ人に発症する。症状の集団化は、これらの病気が同じ危険因子を共有していることを意味している。

その危険因子の一つが「高血圧」(*51、*57、*58)であり、「血中コレステロール値が高いこと」も、また別の危険因子である。(*53) もちろん、両方とも食習慣の改善によって、自らコントロールできることだ。

三つ目の危険因子は、晩年、私たちの脳機能に大混乱を巻き起こす「フリーラジカル」だ。フリーラジカルによるダメージは、「認知機能障害」や「認知症」の発症に深く関わっているため、研究者は「食事から抗酸化物質を摂取すると、ほかの病気同様、脳をフリーラジカルによるダメージから保護できる」と考えている。

動物性食品は脳を守る抗酸化物質に欠けるため、フリーラジカルの製造を活性化させ、細胞にダメージを与える傾向がある。一方、植物性食品は抗酸化物質を豊富に含んでいるので、ダメージを防ぐ傾向がある。これは「黄斑変性」で検証してきたのと同じ食習慣による「原因とその結果」である。

もちろん遺伝的な影響もあるだろう。記憶力減退に関わる可能性のある遺伝子も確認されている(*52)。しかし、環境的要因もまた、大きな影響を及ぼしており、これこそが最も支配的な要因だと思われる。

最近の研究で、ハワイ在住の日系アメリカ人男性は、日本在住の日本人より「アルツハイマー病」の罹患率が高いことが報告された(*59)。

別の研究からは、アフリカの現地の人たちは「脳血管性認知症」や「アルツハイマー型認知症」の罹患率が、インディアナ州在住のアフリカ系アメリカ人よりも、著しく低いことが報告されている(*60)。

この両方の研究結果は、「認識障害」において「環境が大きな影響を及ぼしている」ことを明らかに裏付けるものだ。

世界各地における「認識障害」の罹患率パターンは、ほかの欧米風の病気と類似しているように思われる。「アルツハイマー病」の罹患率は、開発途上国では低いのだ(*61)。

最近の研究が、「アルツハイマー病」の罹患率を一一か国の食習慣と比較し、脂肪摂取量が多く穀類の摂取量が少ない集団では、この病気の罹患率が高いことを発見している(*62、*63)。

こうした報告や発見は好ましい指摘だと思う。高齢になってからの知的能力を決定するうえで、食習慣が大きく影響しているのは明らかだ。しかし、私たちにとって、具体的にどのような食べ物がふさわしいものなのだろうか。

軽度の「認識機能障害」なら「血中のビタミンEレベルが高いと、記憶力の低下が少ない」ことを、最近

の研究が証明している。(*64)

「記憶力の低下が少ない」ということは、ビタミンCやセレニウムなど、フリーラジカルの活動を抑える「抗酸化物質」の血中レベルが高いこととも関係している。(*65)

ビタミンEとビタミンCは、ほぼ植物性食品にのみ含まれる「抗酸化物質」である。一方、セレニウムは動物性食品と植物性食品の両方に含まれている。

六五〜九〇歳までの高齢者二六〇人を対象にした研究では、次のように報告されている。

「脂肪や飽和脂肪、コレステロール量が少なく、炭水化物や食物繊維、ビタミン（特に、葉酸、ビタミンC、ビタミンE、βカロテン）やミネラル（鉄、亜鉛）などを多くとり入れた食習慣が、高齢者の健康状態を改善してくれるだろう。そればかりか、認知機能を改善するためにも望ましいかもしれない」(*66)

この結論は、最適な状態で脳を機能させるため、植物性食品を推奨し、動物性食品を好ましくないとしている。

さらに、数百人の高齢者を対象にした別の研究からは、知能テストの結果、「ビタミンC」と「βカロテン」を最も多く摂取していた人たちが、最も高得点だったこともわかった。(*67)

ほかの研究からも、血中の「ビタミンCレベルが低いこと」と、高齢者の「認識能力の低下」との関係が判明したし、さらに別の研究からは、「ビタミンB群」(*69)および「βカロテン」(*70)の摂取が、「認知機能」をよく保つことと関連していることが明らかになった。

右に述べた七つの研究すべてが、植物の中にのみ見られる栄養の摂取と、高齢者の認識力衰退リスクの低さとの関連性を示しているのである。

●果物と野菜でリスクを除く

実験動物による複数の研究が、「植物性食品の摂取は脳に良い」ことを立証しているばかりか、「食べ物が作用するメカニズム」についても明らかにしている(＊71、＊72)。

この研究結果には、いくつかのバリエーションがある。

例えば、ある研究では、「ビタミンCとの関連性」だけが報告されており、別の研究では「βカロテンとの関連性」だけが報告され、「ビタミンCとの関連性」は未発見としている。

とはいえ、私たちは、一本、二本の木ばかり見て、森を見忘れるべきではない。

肝心なのは、「抗酸化物質」を食事からたっぷりと摂取することが記憶力を低下させるとする研究結果など、一つも報告されていないことを見るべきだ。逆の見方をすることによって、関連性が発見される。

つまり、どの程度の「認識機能障害」が食習慣によるものであるかが正確にわかるまでには、さらなる実証的研究が求められるが、「食習慣との関連性」は重大なもののように思える。

では、もっと深刻なタイプの精神機能障害である「認知症」(脳卒中により引き起こされる「脳血管性認知症」と「アルツハイマー型認知症」)の場合はどうだろうか。そして、この病気に対し、食習慣はどのように影響しているのだろうか。

脳卒中をもたらすのと同じ血管障害によって引き起こされる「認知症」も、明らかに食習慣の影響を受けている。

有名な「フラミンガム研究」に基づく刊行物の中で研究者は、「果物と野菜を毎日三サービング(皿)余計にとると、脳卒中のリスクは二二%減少する」と断定している(＊73)。

「三サービング」の果物と野菜の量は、あなたが想像している量より少ないだろう。この研究では、次のような例を「一サービング」として数えている。

モモなら二分の一カップ、トマトソースなら四分の一カップ、ブロッコリーなら二分の一カップ、ジャガイモなら一個。(*73)

二分の一カップはそれほど多い量とはいえない。実のところ、この研究で最も多くの果物と野菜を摂取していた男性は、「一日一九サービング」もとっていたのである。

三サービングごとに、リスクを二二%減らすのであれば、その効果は著しく増加することだろう（これはリスクを減らすアプローチだが、一〇〇%を超えることはできない）。

この研究結果は、血液を脳に運び、また脳から運び出す働きをしている動脈や血管の健康は、「いかに正しく食べるかにかかっている」ことを証明しているのだ。

ひいては、果物と野菜を食べることが、悪い状態の血管によって引き起こされる「認知症」の予防につながる、と考えることはごく自然なことだろう。

研究者はさらにまた、重要なことを立証しているようである。

五〇〇〇人余りの高齢者を対象に、知能テスト、食習慣、健康状態について二年余りにわたって観察したものがある。

その結果、「総脂肪・飽和脂肪摂取量が最も多かったグループは、血管にトラブルを生じていて、認知症のリスクが最も高かった」ことを発見したのだ。(*74)

●最良の食習慣が「最良の健康」へと導く

「アルツハイマー病」もまた、「食習慣」と関係しており、しばしば心臓病と同時に発見される[＊53]。このことは、二つの病気が同じ原因を共有していることを示している。

私たちは何が心臓病を引き起こすか、すでに理解している。そして心臓病を回復させるのに、何が最良の希望を与えてくれるのかもわかっている。その希望とは「食習慣」だ。

コレステロールを多く含む食事は、「アルツハイマー病」に共通している「βアミロイド」の製造を促進するのだ。このことは実験動物による複数の研究が、納得できるように明らかにしている[＊53]。

こうした実験動物による研究結果を確認するため、五〇〇〇人余りを対象にした研究もある。その研究では、脂肪やコレステロールの摂取量が多いと、特に「アルツハイマー病」におけるリスク[＊75]、そしてすべての「認知症」のリスク[＊74]を増大させることが発見されている。

「アルツハイマー病」に関する別の研究では、「血中の葉酸値」が最下部の三分の一の範囲内にあるグループでは、発症リスクが三・三倍高く、「血中ホモシステイン値」が最高部の三分の一の範囲内にあるグループでは、四・五倍も高くなっていた[＊76]。

「葉酸」は緑野菜や葉物野菜のような、植物性食品からのみ得られる化合物であり、「ホモシステイン」は、主に動物性タンパク質から得られるアミノ酸の一種である[＊77]。

この研究から、「血中ホモシステイン値」を低く、そして「血中葉酸値」を高く保つことが望ましいという結論が導かれた。

これを言い換えれば、**「動物性食品が多く、植物性食品の少ない食事」の組み合わせは、「アルツハイマー**

病」のリスクを高めてしまう、(＊78)ということになる。

冗談で片づけられる軽度の「認識機能障害」の場合は、まだ人に頼らずに普通の生活を送っていくことが可能だ。しかし、「脳血管性認知症」や「アルツハイマー型認知症」の場合は自分自身や愛する家族、友人に重い負担を課すため悲惨なことになる。

あなたが食べるものは、軽度なものから深刻な状態に至るまで、精神的な退化現象に強烈に影響する可能性が高いのだ。

この章で私がお話ししてきた病気は、たとえ致命的なものではないにしても、高齢になったとき、私たちにかなりの負担を強いる病気でもある。むしろ致命的ではないため、この病気に冒されている人の多くが一人で暮らしている。

しかし、彼らのクオリティー・オブ・ライフ（生活の質）は、この病気のため、誰かに頼らざるを得なくなり、やがて自分ではどうすることもできない状態にまで、着実に低下していくのだ。

「僕は健康オタクの君ほど長生きすることはないかもしれないが、食べたいときはいつでもステーキを食べ、吸いたければタバコを吸い、したいことは何でもしながら、自分に与えられた人生をできる限りエンジョイしていこうと思うんだ」

このように話す人は実に多い。こうした人と何度、言葉を交わしただろうか。

私はこういう人たちと一緒に育ち、一緒に学校へ行き、すばらしい友情を築いた。

やがて私たちは年をとり、私の親友の一人はガンのために難しい手術を受け、人生の最後の数年を麻痺した体のまま老人ホームで過ごすことになった。

何度もこの老人ホームを訪問したが、訪れるたびに、年をとってもなお自分が健康に恵まれていることを実感し、そのことに感謝の念を抱かないことは一度もなかった。

友人を老人ホームに訪ねたとき、そのホームへ新しく入所してきた患者の一人もまた友人で、「若い頃から知っている人だった」という話を聞くことも珍しくはない。

たいてい彼らは「アルツハイマー病」になっていて、その施設の特別な場所に収容されている。もし見ることができなかったり、考えることができなかったり、腎臓が機能していなかったり、骨折していたり、また骨が脆くなっていたりしたら、人生、特に人生後半の喜びは、すっかり損なわれてしまうことになるだろう。

少なくとも私は、現在ばかりか将来もすばらしく健康で、人の世話にならずに残りの人生を満喫できたら、と願っている。

（補項）「ビタミンDの働き」について

◎「体内ネットワーク」が教えてくれるもの

私がプラントベースの食事を支持する理由として最もふさわしい例証は、人間の健康状態を最大限に高めるため、食べ物の膨大な栄養因子や生物学的事象が一体となって作用する「すばらしい自然のプロセス」にある。

生物学的なプロセスは実に複雑であるものの、そのプロセスに関わるものは皆、自動調整ネットワークの中で互いが見事に機能しており、このネットワークの連係とコントロールは驚異というほかない。

このようなプロセスを説明するには、おそらく二、三のたとえ話が役立つだろう。飛んでいる鳥の群れ、あるいはスイスイ泳ぎ回っている魚の群れは、互いにぶつかり合うこともなく一瞬のうちに方向を変えることができる。彼らには、自分たちがどこへ向かっているのか、いつ休むのかを知る不思議な知覚があるようだ。

アリやハチの群れもまた、さまざまな仕事を巧みに統合している。こうした動物の活動は驚くべきものだが、その行動がいかに手際よく調整されているか、そうしたことを考えたことがあるだろうか。

アリやハチの行動に驚いているだけではいけない。実は彼らと同じ特性、さらにはそれ以上の能力が、私たち人間の体には潜んでいる。臓器の中、細胞の間、酵素の中、細胞内の粒子など、体中のあらゆるところに存在しているのだ。プラントベースの食べ物に含まれる膨大な要素それぞれが、健康を保つための「魔法のような働き」をして、それを手伝ってくれているのだろう、と私は考えている。

生化学研究所に来たこともない人のために言うのだが、研究所の壁は、たいてい私たちの体内で作用している何千もの生化学反応を記した大きな用紙やポスターがベタベタと貼られている。

ここに記されている反応はすでに解明されたものなのだが、未発見のもののほうが、はるかにたくさん存在している。この相互依存に基づく反応は特に有益で、その関わり合いは畏敬の念を抱かせるほどすばらしい。

この反応を支えている完璧なネットワークのごく一例が、本書でお話ししてきた「ビタミンD」とその代謝物の病気への作用である。

「細胞内部のメカニズム」と「食べ物や環境」とが互いに複雑に関係し合っている、ということをこのネットワークは教えてくれている（四七一ページ、図I参照）。

体内に存在するビタミンDのいくらかは、食べ物によって摂取できるものかもしれないが、私たちは必要とするビタミンDのほとんどすべてを、毎週数時間、日光を浴びることによって得ている。

ビタミンDの製造というのは、実は本来、私たちの体に備わっている能力なのである。こうした経緯から、「ビタミンDはビタミンではない」という考え方が生まれる。

すなわち、ビタミンDとは「ホルモン」なのだという考え方である（体の一部分で作られるが、作られるところとは別の部分で機能する）。

◎二つのビタミンDの活躍

体は紫外線に当たると、皮膚の中にある前駆化学物質からビタミンDを製造する。たっぷり日光に当たっ

（図Ⅰ）ビタミンDと体内ネットワーク

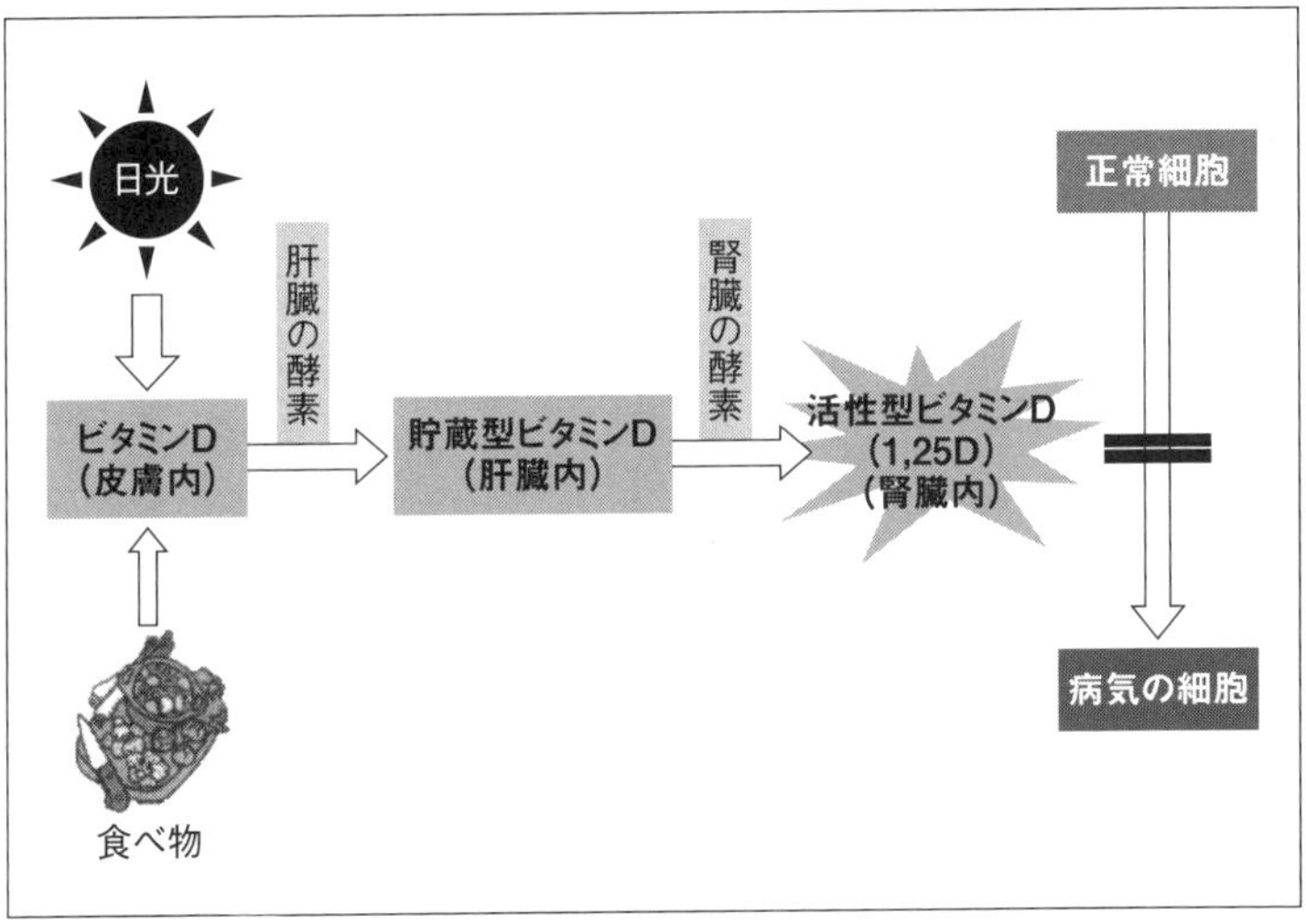

【注】太陽の紫外線によって作られたビタミンDや、食べ物から摂取したビタミンDは、
肝臓に運ばれ、肝臓の酵素によって「貯蔵型ビタミンD」に変えられます。
このビタミンDは必要に応じて腎臓に運ばれ、腎臓の酵素によって
「活性型ビタミンD」（1,25D）に変えられます。
こうして製造された「活性型ビタミンD」は、体の細胞機能が正常に行なわれるのを助け、
細胞が病気にならないよう健康に保つ働きをしています。

ていれば、必要なビタミンD確保のためにはそれだけで十分だ。[補項＊1]

もちろん私たちは、ビタミンD強化牛乳、特定の魚油、ある種のビタミン・サプリメント、干し椎茸などからも摂取することができる。

ビタミンDは私たちの皮膚の中で作られ、肝臓へ運ばれ、そこで酵素によって「ビタミンD代謝物」に変えられる。

この「代謝物」の主な機能は、体内での「貯蔵型ビタミンD」となることである。このビタミンDは主に肝臓内に留まってはいるものの、体脂肪の中にも存在する。

そこで次のステップが重要となる。ビタミンDが必要になると、肝臓内の「貯蔵型ビタミンD」が腎臓に運ばれ、そこで別の酵素がエネルギーを付加して「1,25D」と呼ばれる「活性型ビタミンD」代謝物に変えるのだ。

「貯蔵型ビタミンD」が「活性型ビタミンD」に変化する速度は、このネットワーク内反応の重要性を物語っている。私たちの体内では、この「活性型ビタミンD」が、ビタミンDの重要機能をほとんど一手に引き受けている。

この「活性型ビタミンD」は、「貯蔵型ビタミンD」のおよそ一〇〇〇倍も活発なのだが、「活性型」は一度作られると六〜八時間しか存続しない。それに対して「貯蔵型ビタミンD」は、二〇日以上存続する。[＊2、＊3]

これは、ネットワーク内における重要な原則を明らかにしている。つまり、活動が活発になればなるほど、寿命は短くなるという原則だ。

「活性型ビタミンD」の量が初めよりかなり少なくなってくると、すぐに対応するシステムになっており、「活性型」は、引き出し可能な「貯蔵型ビタミンD」が十分残っている限り、その活動を一分ごと一秒ごとに調節できるのだ。こうして大きな相違を作る小さな変化をすばやく引き起こすことができるのだ。

「貯蔵型ビタミンD」と「活性型ビタミンD」の関係をガスにたとえると、ガスを使って火をつけるとき大きな貯蔵タンクから直接使うのではなく、ガスコンロを使ってごく少量しか使わないよう制御されているようなものだ。

ガスコンロに流れてくるガスの量とタイミングは、貯蔵タンクのガス量には関係なく、注意深く調節されていることが重要である。ただし、貯蔵タンクには常に適量のガス供給量を確保しておくこともまた大切だ。

同様に、このときに用いられる「腎臓の酵素」についても、緻密に対応しなくてはならない。なぜなら、「活性型ビタミンD」に与えられた重要な仕事を遂行させるために、正しい量を適切なタイミングで製造しなくてはならないからだ。

ビタミンDが行なう重要任務の一つは、多岐にわたる「深刻な病気の発生」を抑えることである。

図Iは、これを単純に説明するために健康な組織が病気の組織に変えられてしまうことを「活性型ビタミンD」によって妨げられることを表わしたものだ(*4〜*12)。

◎日光浴がベストの「ビタミンD摂取法」

ここまでの説明で、いかに「貯蔵型ビタミンD」が細胞組織を病気から守ってくれているか、そして適度の日光浴がいかに体にとって役立つか、ということがおわかりになるだろう。

このことは、「病気によっては、北極や南極に近い日光が少ない地域のほうが発症率が高い」ということを示している。

次のような例証もある。具体的に言うと、北半球の極北部地域では、1型糖尿病、多発性硬化症、関節リウマチ、骨粗鬆症、乳ガン、前立腺ガン、大腸ガンなどの病気が、他地域より多い傾向が見られるのだ。

例えば、多発性硬化症（ＭＳ）の発病が緯度の増加と関連していることについて、八〇年以上も前から研究者は知っていた。[*13]

図Ⅱ（四七五ページ参照）を見ればわかるように、多発性硬化症は赤道から離れるにつれて増えていて、はるか北方地域と赤道周辺地域では一〇〇倍もの大きな相違がある。[*14] 同様にオーストラリアでは、さらに南下するにつれ日光が少なくなり、多発性硬化症が多く見られるようになる[*15]（相関係数＝九一％）。同じオーストラリアでも南部（南緯四三度）と北部（南緯一九度）ではおよそ七倍の違いがある。[*16]

しかし、「日光不足」は病気と関連する唯一の要因ではない。さまざまな背景があるだろうが、まず注意すべきことは、これらビタミンＤ関連の反応のコントロールとの連係である。

このネットワーク内での制御作用は広範に行なわれるが、特に重要なのが前述の、腎臓における「貯蔵型ビタミンＤから活性型ビタミンＤへの転換」である。

この機能の大半は、複雑な反応ネットワークによって行なわれている（四七六ページ、図Ⅲ参照）。これに関与しているのが甲状腺の後ろ外側にある副甲状腺によって製造される「マネージャー型のホルモン」である。

例えば、体がよりいっそう「活性型ビタミンＤ」を必要としているとき、副甲状腺はもっと製造量を増やすため、「腎臓の酵素」の活動を誘発する。

逆に「活性型ビタミンＤ」が十分あるときは、副甲状腺は「腎臓の酵素」の活動を低下させる。副甲状腺は、体内の状態に応じて「活性型ビタミンＤ」がどれだけ必要とされているかを数秒のうちに把握し、しっかりと管理しているのだ。

（図Ⅱ）多発性硬化症の緯度別分布（対象：120か国）

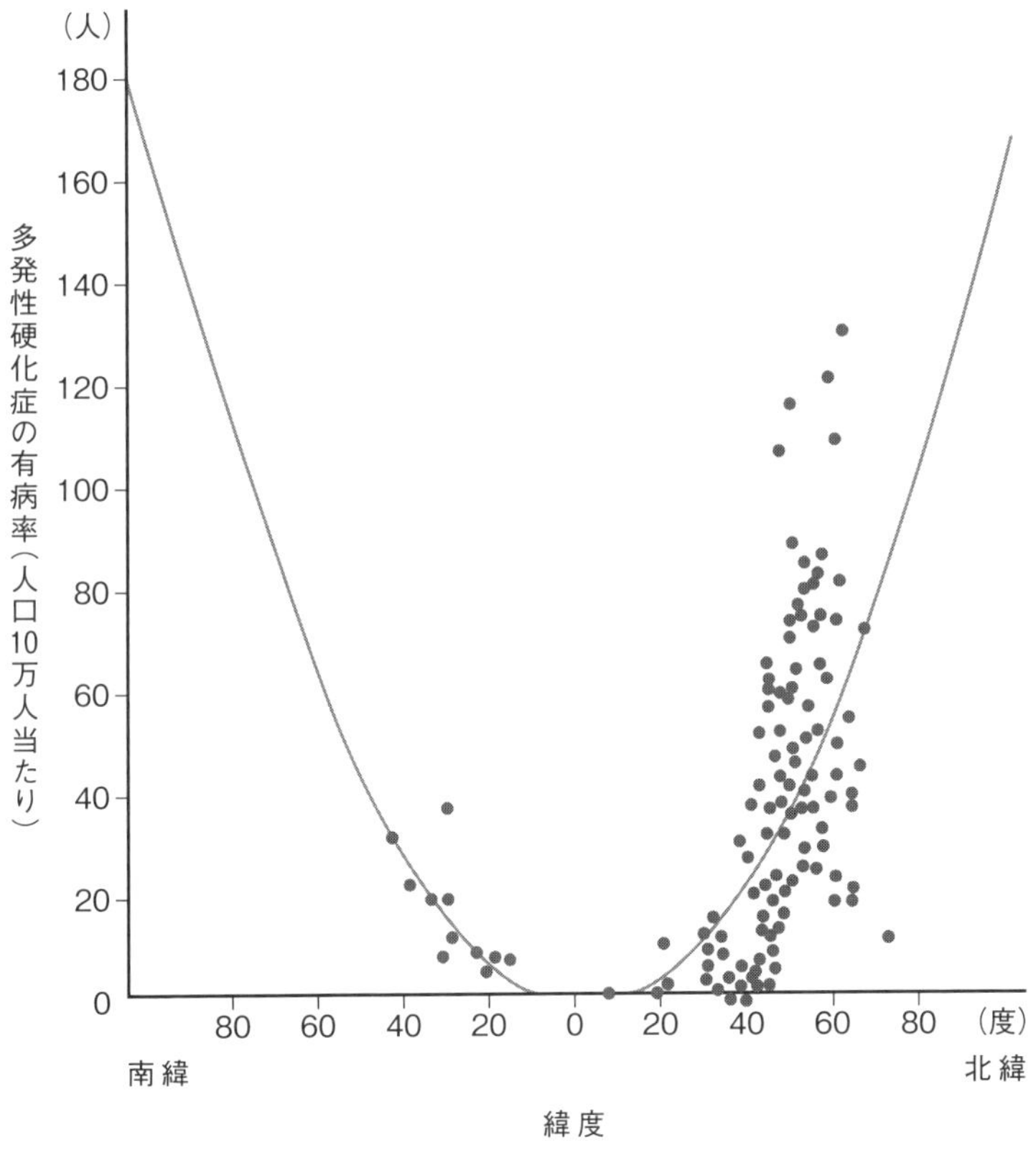

【注】「多発性硬化症と緯度（すなわち日光）」との関係を示す図です。
多発性硬化症は、赤道から離れるにつれて増えていることがわかります。
極北部地域は赤道地域に比べ、100倍もの相違があり、
また、極南部地域でも赤道地域に比べ、数倍の開きがあります。

（図Ⅲ）「活性型ビタミンD」と副甲状腺ホルモンの働き

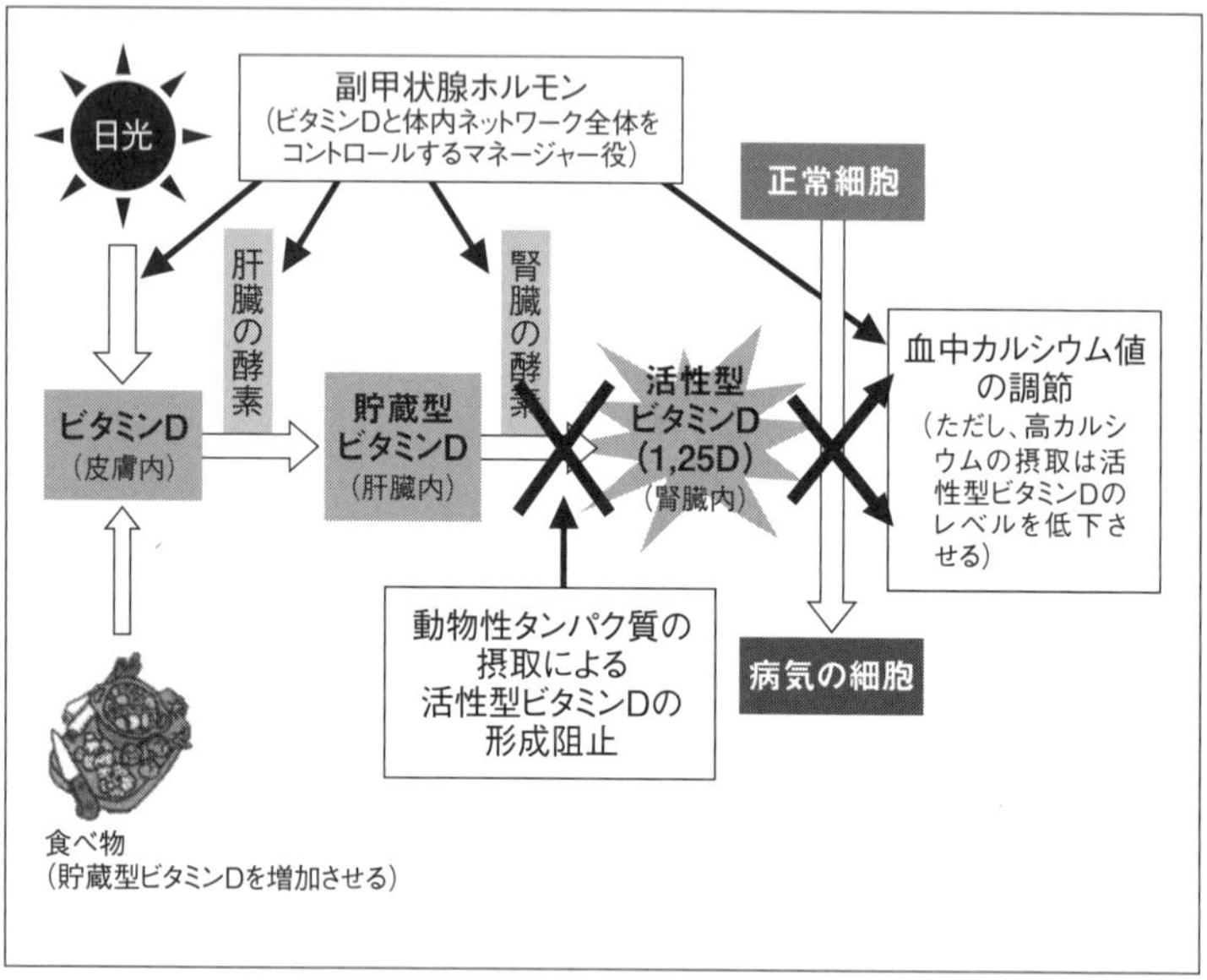

【注】ビタミンDの製造から貯蔵、活性化、そして利用まで、ビタミンD関連の反応と作用は、すべて副甲状腺ホルモンによってコントロールされているのを示した図です。
副甲状腺ホルモンは体内の「活性型ビタミンD」レベルを把握するマネージャー役として、必要に応じて腎臓での酵素活動を調節しています。
ただし、動物性タンパク質を摂取することで「活性型ビタミンD」の形成が阻止されてしまいます。
「活性型ビタミンD」は血中カルシウム・レベルを一定に保っているのですが、カルシウム量が必要以上に多い食事は、「活性型ビタミンD」のレベルを低下させてしまい、正常細胞を病気の細胞に変えてしまうのです。

図Ⅲの矢印が示すように、副甲状腺はこのネットワークのほかにもさまざまな場所で「指揮者」として働いている。

副甲状腺は、この「オーケストラ」内での演奏者の役割を認識することによって、指揮者としての役割を果たしている。それぞれの反応を一つにまとめ、見事に調和させているのである。

私たちは最適なコンディションのもとでは、日光に当たるだけで重要な「活性型ビタミンＤ」製造に必要なビタミンＤをすべて供給することができる。

若い人ほど日光からビタミンＤが作れない高齢者でも、日光に十分当たっている限り、心配することはない。

では、どれだけの日光量が必要なのだろうか。日光に当たり続けると皮膚がいくらか赤くなるが、そうなるまでの時間をもし知っていたなら、その時間の四分の一だけ週に三〜四回当たればいい。そうすれば必要なビタミンＤの量は満たされ、肝臓や体脂肪の中にもいくらか蓄えることができる(*17)。

日光におよそ三〇分当たったあと、皮膚がやや赤くなるような場合は、一〇分ずつに分けて週三回当たることが、必要な量のビタミンＤを得るための適切な日光浴といえる。

十分な日光が得られない場合は、食事からビタミンＤをとり入れることだ。私たちの食べ物に含まれるビタミンＤは、ほとんどすべてが、ビタミンＤを強化した牛乳や朝食用シリアルのように、人工的な方法で食品に加えられたものである（注・干し椎茸、特に木耳《きくらげ》にはビタミンＤが豊富に含まれています）。

これらの食品に添加されている量のビタミンＤは、ビタミンＤのサプリメントと同様、非常に重要となり得る。「多発性硬化症や関節リウマチのような特定の状況下では、こうした方法は有益である」といういくつかの証拠(*18〜*21)がある。

日光と副甲状腺ホルモンは、この仕組みをスムーズに作動させ続けるため、「ビタミンD貯蔵タンクを満たし、その瞬間ごとに必要とする正確な量の活性型ビタミンDの製造を助ける」という、見事に調和されたネットワークの中で互いに作用し合っているのである。

十分な日光に当たるか、あるいは食べ物からビタミンDを摂取するかに関しては、太陽から光をとり入れることのほうが、はるかに理にかなっている。

◎カルシウムのとりすぎが招くもの

もし「活性型ビタミンD」レベルが低いままだと、いくつかの病気のリスクが増えることを、現在では何件かの研究が明らかにしている。

そこで「活性型ビタミンD」のレベル低下の原因が問題となってくるのだが、動物性タンパク質を含む食べ物が「活性型ビタミンD」を著しく低下させてしまうのだ(*22)。

動物性タンパク質は血液中に酸性の環境を引き起こし、その結果、「腎臓の酵素」の重要な役割である「活性型ビタミンD」への転換を阻止してしまうのだ(*23)。

次に問題となるのは、「カルシウム」だ。血液中のカルシウムは筋肉と神経機能のために非常に重要な役割を担っていて、これにはかなり狭い範囲内でのカルシウム・レベルが常に要求される。

「活性型ビタミンD」は、カルシウムに対し、次のような監視をしている。

・腸で消化された食べ物からどれだけのカルシウムが吸収されているか。
・尿や便からどれだけのカルシウムが排泄されているか。
・体のカルシウム供給タンクである骨に、どれだけのカルシウムが蓄えられているか。

こうした監視をしつつ、血中カルシウム・レベルがこの狭い範囲内で機能し続けるように保っているのである。

つまり、血液中にカルシウムがありすぎる場合は「活性型ビタミンD」の活動は低下する。すると、カルシウムは少ししか吸収されなくなり、多くのカルシウムが排泄される。これは私たちの体が行なっている繊細で実にすばらしい均衡作用である。

血液中のカルシウム量が増加すると「活性型ビタミンD」の活動が低下し、カルシウム量が低下すると、「活性型ビタミンD」の活動が増加する、という仕組みだ。(*10、*24)

だが、ここに困った問題がある。もしカルシウム摂取量が必要以上に多かった場合、「腎臓の酵素」の活動が低下し、その結果「活性型ビタミンD」のレベルも低下してしまうのだ。(*1、*25) つまり、いつも「高カルシウムの食事」をすることは、私たちにとって得策ではないのである。

したがって、「活性型ビタミンD」レベルは、「動物性タンパク質とカルシウムの両方のとりすぎ」によって低下してしまう。つまり、動物性食品に含まれるタンパク質が「活性型ビタミンD」を低下させてしまうことになるのだ。なかでも「牛乳」には、「タンパク質とカルシウムの両方」が多く含まれている。

◎ガンを増殖させるもの

実のところ「活性型ビタミンD」レベルの低さと関連する多発性硬化症についての研究の中で、すでに見てきた「緯度」と同様、「牛乳」は多発性硬化症の重要な要因であることがわかっている。(*26)

例えば図Ⅱで示した多発性硬化症の「緯度および日光との関係」は、図Ⅳ（四八一ページ参照）で示すように、「動物性食品との関係」においても見られる。(*14)

すなわち、多発性硬化症のような病気は、原因の一つとして少なくとも「日光の不足」と「ビタミンDレベルの低い状態」が考えられる、という仮説が立てられるだろう。

これは、「ビタミンDに富む魚をたくさん摂取している北方の海岸線に沿った地域（例えばノルウェー）や日本などに住む人々は、北方の内陸部に住む人々よりも多発性硬化症が少ない[*26]」という観測結果によって支持されている。

この病気の罹患率が少なく、魚を多く食べているような地域では、「牛乳」の摂取量がずっと少ないのだ。「牛乳」の摂取は、魚の摂取とは関係なく、多発性硬化症や1型糖尿病と関連していることが証明されている[*26、*27]。

「動物性タンパク質摂取量の増加」はまた、このネットワークと関連するほかの反応において、「インスリン様成長因子」（IGF-1、第8章、三八九ページ参照）の製造を高め、これがガン細胞の増殖を活発にさせることになる[*5]。

実際「動物性タンパク質の多い食事」をしていると、病気の原因となるような組織的な体内反応が数多く出てくる。

「活性型ビタミンD」のレベルが低下すると同時に、「IGF-1」が活発になる。そうするとこの二つは一緒になって、古い細胞の除去を妨害しつつ、新しい細胞の誕生を促進する。

これはガンの発生にとって好ましいものである（二〇〇二年の『ジャーナル・オブ・ザ・ナショナル・キャンサー・インスティテュート』で引用されている七つの研究が示している[*28]）。

例えば、血中「IGF-1」レベルが正常より高い人は、「進行前立腺ガン」のリスクが五・一倍高いことが証明されている[*28]。

もしこれに、「IGF-1」を不活発にするタンパク質の血中レベルの低さ（「IGF-1」の活動が活発に

（図Ⅳ）「動物性食品によるカロリー摂取量」の緯度別分布（対象：120か国）（補項＊14）

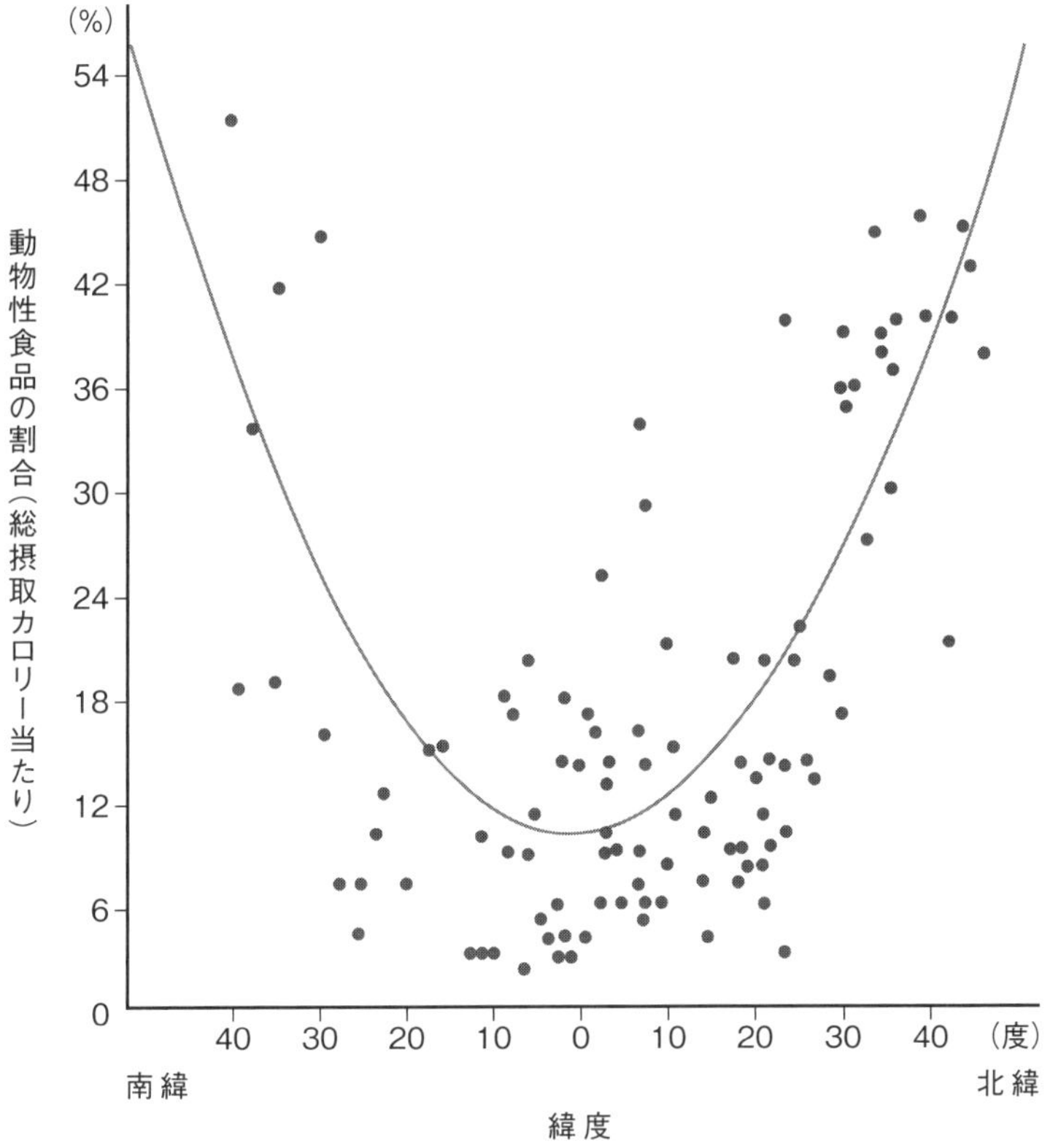

【注】高緯度地域では、総摂取カロリー当たりの動物性食品の
摂取量が多いことがわかります。
この相関関係は、図Ⅱ（475ページ）の相関関係と類似しています。

なること）が組み合わされると、「進行前立腺ガン」のリスクは九・五倍にも上昇するのだ。[＊28]

この疾病リスクのレベルは憂慮すべきものである。忘れてはいけないことは、肉や乳製品のような動物性食品は「ＩＧＦ-１の増加」と「活性型ビタミンＤの低下」を引き起こすという事実である。[＊30〜＊32]この現象はいずれもガンのリスクを増加させてしまうのだ。[＊29]

これらは、「ビタミンＤネットワーク」と関連する二、三の要素や事象にすぎない。「正しい食べ物（プラントベースでホールフードの食事）と環境」があれば、こうした反応や要因は、健康効果を生み出すため、一体となって協力してくれる。

それとは反対に、「間違った食べ物」を摂取した場合には、このネットワーク内の反応ではなく、多くの別の反応によって、有害な影響が生じることになる。

また、このような食べ物の中の多くの要素は、ここでお話ししたタンパク質やカルシウム以外のものでさえ、有害な影響を引き起こすことになる。そうなるとやがて病気が発症するが、たいてい一つの病気で終わらずに、数多くの病気が生じる可能性が高いのだ。

◎「生命のネットワーク」の驚異

こうしたネットワークを研究していて衝撃を受けたのは、「病気を引き起こす要因は実にさまざまだが、それが一つに集約される」という点である。

これらの要因は、異なった反応を通してそれぞれが作用し、「病気」というありふれた結果に導くのである。

このありふれた結果がいくつもの「病気」だった場合、衝撃は増すばかりだ。さらに、このさまざまな要因が、ある種の食べ物の中に発見され、この食べ物が疫学的に１型糖尿病や多発性硬化症、前立腺ガンなど、いくつもの「病気」と関連していることが明らかにされてきている今、このネットワークの働きにはただただ驚かされる。

乳製品が一連の「病気」のリスクを増加させていることを、こうした実例が明らかにし始めているのである。

「病気」という同じ結果を生み出すために、これほどまでに同調して機能している複雑なメカニズムが、単なるでたらめで、取るに足らない偶然であるわけがない。

人間にとって全く役に立たない「健康維持に反する反応が生じるような体内ネットワーク」をこんなに緻密に作りあげるほど、自然は悪質ではなかったはずだ。

こうしたネットワークは私たちの体中に張り巡らされ、細胞の中にまで機能している。

そして、最も重要なことは、これらは「生命」と呼ばれる、人智を超えた大きな力の中で、完璧に統合されているということなのだ。

第3部

科学が導き出した「究極の栄養摂取」

●真実を覆い隠す最悪情報の洪水

最近のことだが、レストランでメニューを見ていたとき、「ローカーボ（low carbo＝低炭水化物）」という奇妙な表示があることに気づいた。それは「パスタ・プリマベーラ」として知られているものだが、野菜が上にのっている巨大なパスタで、カロリーの大部分は炭水化物だ。

これがどうして「低炭水化物（ローカーボ）」なのだろう。印刷の間違いなのだろうか。そうとは思えなかった。

別の店でも私は、サラダとパン、それにシナモンロールでさえも、「ローカーボ」と表示されていることに何度となく気づいている。

その成分が明示されていても、「ローカーボ」と記されていたのである。実際、カロリーの大半は炭水化物から供給されている。いったいどうなっているのだろう。

この「ローカーボ」熱は、主にアトキンス博士と彼の食に関するアドバイスが原因となっている。

しかし、最近ではアトキンス博士の『Dr. Atkins' New Diet Revolution』（邦訳『アトキンス式炭水化物ダイエット』河出書房新社刊）の人気は急落し、ダイエット本の王者として『The South Beach Diet』（邦訳『サウスビーチ・ダイエット』アスコム刊）にとって代わられた。

このサウスビーチ・ダイエットはアトキンス・ダイエットほど極端に走らず、実行しやすく、安全であるとして売り込まれたが、私の見たところ、この減量法を売り込む「狼」は、ただ違った羊の衣を身につけているにすぎない。

これらのダイエット法は両方とも三つのステップに分けられている。

両方とも最初のステップでは炭水化物を大幅に制限し、かなりの量の肉と乳製品、そして卵が中心になっている。

例えばサウスビーチ・ダイエットでは、パンや米、イモ類、パスタ、焼いた食品（ビスケットやクッキー、ケーキなど）、砂糖、そして果物までが、初めの二週間は禁止されている。

だが、それに続くステップで、サウスビーチ・ダイエットはアトキンス・ダイエットと違い、典型的なアメリカの食事と思われる量にまで、炭水化物食品を戻すことが許されるのだ。

サウスビーチ・ダイエットが飛ぶように売れている理由はおそらくこの点にあるのだろう。

サウスビーチ・ダイエットのホームページには、『ニューズウィーク』誌の評価記事が転載されている。

この本の真価は、栄養に関しての適切なアドバイスにある。アトキンス・ダイエットの最も良い部分（肉類摂取）に関するアドバイスを踏襲しつつ、「炭水化物食品（カーボ）はすべて避けるべきである」というルールを除外しているのだ。（第3部＊1）

はたしてこれが栄養的に正しいアドバイスかどうかを確認するため、文献を再検証したのは『ニューズウィーク』誌のいったい誰なのだろうか。

もし、あなたがアトキンス・ダイエットにいくらかの炭水化物を加えるというダイエット法を実践している場合、それは一般的な「アメリカの食習慣」とどれだけ違うのだろうか。

この一般的な「アメリカの食習慣」こそが、私たちを太らせ、心臓病にさせ、腎臓に壊滅的な打撃を与え、失明させ、アルツハイマー病やガンなどの多くの病気に至らしめているのは、すでに証明されていることなのだ。

これはちょうど、現在のアメリカ人が栄養摂取についてどれだけ理解しているかを示している一例にすぎない。私は毎日のように、「アメリカ国民は最悪の栄養情報という洪水の中で溺れている」と気づかされている。

数十年前の「人々はくだらないものが大好きだ」という格言が思い出される。また、「人というものは自分たちの悪習慣について、良い情報だけを聞きたがる」という格言もある。

二つの格言は事実のようにも思えるが、はたして本当だろうか。

一般的な市民に対して、私はもう少し敬意を持っている。「人々はくだらないものが大好きだ」というのは真実ではない。

それは、くだらないものが好きなのではなく、好むと好まざるとにかかわらず、「くだらないもの」が社会に氾濫しているだけなのだ。

一部の人々は「真実」を求めているが、それは「くだらないもの」によって追いやられてしまっているため、真実を見つけられずにいるからだ。

●「食べるべきもの」を判断するのは、あなた自身

一般市民に伝えられる栄養情報のうち、「科学に基づくもの」と確実に言えるものは、ごくわずかにしかすぎない。そのため、私たちは大きな代価を支払っているのだ。

例えば、ある日「オリーブオイルはとても心臓に悪い」と聞き、翌日には「心臓に良い」と聞かされる。また、ある日には「卵は動脈を詰まらせる」と聞き、次の日には「良質なタンパク源だ」と聞かされる。別の日には「ジャガイモや米は体重の悩みを持つ人にとって、最大の脅威だ」とも聞かされる。

私は本書の冒頭で、**「栄養と健康についての状況を変えていきたい」**と書いた（三八ページ参照）。すなわち、健康法をシンプルにして混乱を取り除き、「論文審査のある専門雑誌」に掲載される**栄養学研究によって導き出された証拠に基づいて、私の主張を述べる**ことが目的なのだ。

私はここまで本書を通して、多岐にわたる実証例を紹介してきた（ほんの一例にしかすぎないのだが）。そして、簡単で最良といえる「プラントベースでホールフード（未精製・未加工）の食事」には、十分すぎるほどの科学的裏付けがあることも述べてきた。

私は、この多岐にわたる証拠と過去四十数年に及ぶ経験から学んだ教訓を、「良い栄養摂取法」として簡単なガイドラインにまとめたいと思った。

そこで、自分の知識を煮詰めて、いくつかの「基本原則」にまとめた。それは「栄養と健康がいかに深く結びついているか」を証明する「原則」だ。

さらに私は、科学で証明されたことを、「生活に容易にとり入れられる食習慣へのアドバイス」という具体的な方法に言い換えてみた。

これらの「原則」について学べば、「栄養と健康」について、新しい知識が得られるばかりか、「どの食べ物を食べるべきで、どの食べ物を避けるべきか」の判断力も身につくようになるだろう。

この情報をどう行動に移すのかを決めるのはあなた次第だが、少なくともあなたは一読者として、また一個人として、「くだらないもの以外の何かを教えられた」ということだけは自覚することになるだろう。

第11章

私たちの健康と食べ物に関する「八大原則」

●食習慣が与えてくれる恩恵

ヘルシーなライフスタイルが与えてくれる恩恵ははかりしれない。健康な生き方をすれば、誰もが次のようなことを実現できるのだ。

・長生きできる。
・見た目も雰囲気も若くなる。
・エネルギーレベルがいっそう高くなる。
・やせることができる。
・血中コレステロール値を下げることができる。
・心臓病を予防し、回復させることができる。
・前立腺ガン、乳ガンほかのガンのリスクを減らすことができる。
・晩年に視力を失わないようにすることができる。
・糖尿病を予防したり、治すことができる。
・多くの場合、手術を避けることができる。
・薬剤の必要性を大幅に軽減することができる。
・骨を強く保つことができる。
・ＥＤ（男性の性機能障害の一種）を避けることができる。
・脳卒中を避けることができる。

・腎臓結石を避けることができる。
・赤ちゃんが1型糖尿病にならないようにすることができる。
・便秘を軽くすることができる。
・血圧を下げることができる。
・アルツハイマー病を避けることができる。
・関節炎を克服することができる。
などである。

これらはその恩恵の一部にすぎない。そして、この項目すべてを手にすることができるのである。そのために要求されること、それはただ**食習慣を変えるだけ**だ。

これほどの恩恵を手に入れることがこんなにも簡単で、比較的苦労せずに可能だということを、人々は知らずにいる。

私は本書の第1部と第2部で、その証拠として数々の実例を紹介してきたし、私がこの結論に至るまでの道のりについても述べてきた。

この章では、私が学んできた「食べ物」「健康」「病気」に関する八大原則についてお話ししたいと思う。この「原則」は、「科学的なものの見方」「病人の扱い方」「食事の仕方」「健康についての考え方」、そして「世の中の仕組みについての捉え方」などの知識を与えてくれるはずだ。

●【第1の原則】栄養の正しい定義とホールフードの価値を知る

栄養とは、食べ物の中に含まれている無数の物質の複合作用を意味する。ホールフード（未精製・未加工の食べ物）は、その中に含まれる栄養素の寄せ集めよりもずっとすばらしい効果がある。

この原則を説明するには、食事を生物学的な観点から眺める必要がある。

例えば、ショウガ入りのホウレンソウ炒めと、カボチャとスパイスを詰めた全粒穀粉のラビオリにクルミ入りのトマトソースをかけたものを用意するとしよう。

その中のホウレンソウ一つとってみても、さまざまな栄養成分が無数に含まれている。表13（四九五ページ参照）はホウレンソウを一口食べたあと、あなたの口の中に発見されるであろう成分のほんの一部を列挙したものである。

あなたは今、ホウレンソウという名の一包みの栄養素の束を口の中に入れたところだとしよう。このきわめて複雑な混合物に加えて、次にカボチャのフィリングを詰めてトマトソースをかけたラビオリを一口食べたとき、体は無数の化学物質（まさに生化学物質の宝の山）をとり込むことになる。

この食べ物が唾液と混ざるやいなや、体は魔法の力を発揮し始める。消化のプロセスが始まるのだ。食べ物の中の化学物質が、ほかの食べ物や体内の化学物質（消化液や消化酵素など）とそれぞれ非常に特殊な方法で作用し合うことになる。

そのプロセスはあまりに複雑すぎるため、それぞれの化学物質がほかの化学物質とどのように関係し合っ

（表13）ホウレンソウに含まれる栄養成分

主要栄養素

水分	脂肪（多種類）
カロリー	炭水化物
タンパク質（多種類）	食物繊維

ミネラル類

カルシウム	ナトリウム
鉄	亜鉛
マグネシウム	銅
リン	マンガン
カリウム	セレニウム

ビタミン類

C（アスコルビン酸）	B6（ピリドキシン）
B1（チアミン）	葉酸
B2（リボフラビン）	A（カロテノイド類として）
B3（ナイアシン）	E（トコフェロール類）
パントテン酸	

植物ステロール

（多種類）

脂肪酸

14:0（ミリスチン酸）＊
16:0（パルミチン酸）＊
18:0（ステアリン酸）＊
16:1（パルミトレイン酸）＊
18:1（オレイン酸）＊
20:1（エイコセン酸）＊
18:2（リノール酸）＊
18:3（リノレン酸）＊

アミノ酸

トリプトファン
スレオニン
イソロイシン
ロイシン
リジン
メチオニン
シスチン
フェニルアラニン
チロシン
バリン
アルギニン
ヒスチジン
アラニン
アスパラギン酸
グルタミン酸
グリシン
プロリン
セリン

＊数字は各脂肪酸の化学構造上の違いを示す情報で、炭素分子の数と、炭素と炭素のつながりが二重になっている個所（二重結合）の数を示しています。

【注】ここに記されているのは、ホウレンソウに含まれる栄養成分のほんの一部です。ほかにもまだ、ファイトケミカルなどが含まれています。

ているかを正確に理解することなど、とても不可能だ。

これらの化学物質すべてがいったいどのようにしてひとまとまりになるかなど、その詳細は私たちには決してわからないだろう。

ここで理解してほしいことは、次の点だ。

良い健康状態を作り出すため、体の全組織が協力し合っている反応には、食べ物から得られる化学物質が関わっている。

食べ物に含まれる化学物質は、細胞の中や人体の複雑な管理機能によって、入念に調整される。この管理機能が、「どの栄養素がどこへいくのか」「栄養素はそれぞれどれだけ必要で、その反応はいつ起こせばいいのか」などを決定する。

人間の体は、自然の中のホールフードから最大限の恩恵を引き出すため、このきわめて複雑な「体内のネットワーク」を進化させてきた。

したがって、見当違いをしている人たちが、一つの栄養素、すなわちある化学物質を特定し、その効力を大声で宣伝したとしても、それはまことに短絡的な考え方と言わざるを得ない。

食べ物に含まれる化学物質がホウレンソウやトマトという一つの食べ物の中にとり込まれているとき、体は「その食べ物のどの部分を捨て、どの部分を必要に応じて利用し、食べ物に含まれる化学物質の恩恵をいかに受ければいいのか」という能力を身につけてきているのである。

このことは、いくら強調しても、強調し足りないだろう。なぜなら、この原理を知ることが「良い栄養摂取とは何か」を理解するための基本となるからだ。

●【第2の原則】サプリメントへの警鐘を知る

―サプリメントは健康の万能薬ではない。

栄養とは、無数の化学物質が無数の状況下で反応するきわめて複雑な生化学システムの中で、あらゆる反応が作用し合って初めて機能するものである。

したがって、「サプリメント（栄養補助食品）として摂取された単独の栄養素が、ホールフードの代わりになれる」といった考え方は、全く理にかなっていない。

サプリメントは長期間にわたる健康をもたらしてはくれないし、予期せぬ副作用を引き起こす可能性もある。

また、サプリメントに頼っていると、有益で長続きする習慣への改善が先送りされてしまうことにもなる。欧米風の食習慣がもたらす悪影響を、栄養剤によって一掃するなど不可能なのである。

ただ、ここ二〇年から三〇年の間、サプリメントへの関心が爆発的に高まってきたのを私は目の当たりにしてきているので、なぜこのような巨大なサプリメント市場が出現したのか、その理由はよく理解できる。

この業界にとって、莫大な利益を生むものは実に魅力的だし、新たな政府の規制緩和もまた、サプリメントの市場拡大に貢献した。

さらに加えて、人間というものはいつも食べているものを食べ続けたいと思う習性があるから、数錠のサプリメントを常用することで、自分の好ましくない食習慣が体に悪影響を与えたとしても「大丈夫だ」と気持ちを楽にすることができる。

人々のサプリメント信奉は、メディアにとっては「食習慣を改めなくても、サプリメントで栄養を補えば万全だ」という消費者が喜びそうな情報伝達を可能にし、医者にとっては「薬のほかにすすめられるものがある」と患者に告げやすくなることを意味している。

その結果、今日では数十億ドル（数千億円）規模のサプリメント業界が栄養分野の一部となっており、ほとんどの消費者はこの業界の宣伝にだまされて、「健康は買えるものだ」と信じ込んでしまうことになる。

以上のような図式が晩年のアトキンス博士のやり方だった。

アトキンス博士は目先の利益のため、人々の長期的な健康を犠牲にして、高タンパク・高脂肪の食事をすすめ、さらにアトキンス・ブランドのサプリメント摂取を推奨していた。

博士はサプリメントをすすめる理由として、便秘、甘いものへの欲求、空腹、体液の鬱滞《うったい》（注）、疲労、神経質、不眠など、ダイエット中の人によく出る症状を解決するためだ、と言っていた。（第11章＊1）

【注】血液、リンパ液、組織液などの体液が正常に循環したり流れたりすることができず、一定の場所に滞留してしまう状態。

しかし、「サプリメントで健康を手にし、これを維持しよう」という業界の戦略は、一九九四年から一九九六年にかけて破綻し始めた。

それは、βカロテン（ビタミンAの前駆体）の肺ガンなどへの効果に関する大規模な研究から、サプリメントを四年から八年服用すると、肺ガンの発症率は期待どおりに減少するどころか、かえって増加してしまったことが明らかになってきたからである。（＊2、＊3）

心臓病の予防にも、ビタミンCやビタミンEの効果は発見されなかった。

それ以来、ビタミンAやビタミンC、ビタミンEが心臓病やガンを予防するかどうかを判断するため、何億ものお金をかけ、さらなる研究が数多く行なわれてきた。

近年これらに関する主要な論評が二つ発表されており[*4、*5]、研究者は次のように述べている。

「ガンおよび心臓血管疾患の予防として、ビタミンA、ビタミンC、あるいはビタミンEのサプリメントや葉酸入りの総合ビタミン剤、あるいは抗酸化物質のいくつかを組み合わせたものなどを毎日服用することによる有益性と有害性を判断することはできなかった[*4]」

実際、この研究者らは「βカロテンのサプリメントは使わないように」とさえ進言していた。

しかし、この栄養素は重要ではない、ということを意味しているわけではない。**栄養素は、サプリメントとしてではなく、食べ物として摂取されたときにのみ重要となる、**と言っているのだ。

栄養素を個別に取り出し、そこからホールフードが与えてくれるのと同等の恩恵を得ようとすることは、栄養が体の中でどれほど複雑に絡み合っているかということに無知であることをさらけ出しているようなものだ。

最近の『ニューヨーク・タイムズ』紙の特集では、「立証されている栄養素の健康効果を得るために、サプリメントを利用しても役立たない」という実証記事を掲載している[*6]。

従来どおりの欧米風の食事をとりながら、健康を維持するために単一のサプリメントに頼るのは、お金の無駄であるばかりか、体にとっても危険なことがあるということを、私たちは確認し続けていくことだろう。

歳月を経るにつれ、私はこの思いをますます強くしている。

●【第3の原則】植物性食品の意義は甚大である

―動物性食品の中に含まれている栄養素で、植物からは十分に得られないような栄養素は何もない。

栄養成分という点からは、どのような植物性食品であっても、動物性食品と比べた場合、ほかの植物性食品とのほうがずっと多くの類似点がある、といえる。

その逆の場合も同じことがいえる。すなわち、すべての動物性食品は、どんな植物性食品よりも、別のあらゆる動物性食品のほうに近いのだ。

例えば、魚と牛肉では形や味などの点でかなり違うが、米と比べると、魚は牛肉とのほうがはるかに多くの類似点がある。

つまり、木の実や種子類（いずれも高脂肪食品）、あるいは加工された低脂肪の動物性食品のように、「植物性食品は低脂肪」「動物性食品は高脂肪」という一般的な概念に当てはまらない食品であったとしても、それぞれは「植物性食品」「動物性食品」というくくりの「栄養グループ」に所属する食品となる。

「動物性食品を食べる」ということは、体にとって「植物性食品を食べる」ことと根本的に異なった栄養を摂取することなのである。

表14（五〇一ページ参照）は植物性食品と動物性食品に含まれる栄養成分について比較したものである。(*7〜*9)

表14が示すように、**植物性食品は動物性食品よりもはるかに多くの抗酸化物質や食物繊維、ミネラルを含んでいる。**

実のところ、動物性食品にはこうした栄養素のいくつかはほとんどないか、全く含まれていないのだ。

(表14) 植物性食品と動物性食品の栄養成分の比較
(500キロカロリー当たり)

栄養成分	植物性食品(*1)	動物性食品(*2)
コレステロール(mg)	—	137
脂肪(g)	4	36
タンパク質(g)	33	34
βカロテン(mcg)	29,919	17
食物繊維(g)	31	—
ビタミンC(mg)	293	4
葉酸(mcg)	1,168	19
ビタミンE(mg α-TE)	11	0.5
鉄(mg)	20	2
マグネシウム(mg)	548	51
カルシウム(mg)	545	252

(*1) 同カロリー量中のトマト、ホウレンソウ、ライマメ、エンドウマメ、ジャガイモに含まれる量。

(*2) 同カロリー量中の牛肉、豚肉、鶏肉、牛乳(ここでは脱脂乳でなく全乳)に含まれる量。


【注】植物性食品と動物性食品の各500キロカロリー中に含まれる栄養成分とその量を示しています。植物性食品と動物性食品では、その栄養成分に格段の相違があることがわかります。

動物性食品と比べ、植物性食品にははるかに多くの抗酸化物質(βカロテン、ビタミンC、ビタミンEなど)、食物繊維、葉酸、ミネラルなどが含まれています。

一方、動物性食品には、植物性食品には全く含まれていないコレステロールが非常に多く含まれ、脂肪も9倍も多く含まれています。

その反面、動物性食品には、植物性食品にはないコレステロールが含まれ、脂肪もずっと多い。表には記されていないが、植物性食品には通常含まれていないビタミンB12やビタミンDも多く含まれている。ただし牛乳の中のビタミンDは、主に人工的に添加されたためである。

もちろんいくつかの例外がある。何種類かの木の実や種子類（ピーナツやゴマなど）は、脂肪やタンパク質を多く含み、また動物性食品は通常、人工的に加工することによって、その脂肪を取り除いてしまうため、脂肪が少ないものもある（例えばスキムミルクなど）。

しかし、さらに詳しく見てみると、次の点で異なっていることがわかる。

すなわち、**木の実や種子類に含まれる脂肪やタンパク質は動物性食品のものよりも「健康に良い」**のだ。そしてまた、人々の関心を引く抗酸化物質もいくらか含んでいる。

一方、加工された低脂肪の動物性食品は、ほかの動物性食品と同様、コレステロールやたくさんのタンパク質を含み、抗酸化物質や食物繊維はほとんど含んでいないか、あるいは全く含んでいない。

栄養素は主として食べ物によって摂取される。また動物性食品と植物性食品とでは栄養成分に大きな相違があるため、「どの種類の食べ物をとるかによって、体はそれぞれ別の影響を受けるはずだ」と考えるのが妥当だろう。

栄養学の定義によれば、必須栄養であるための「化学物質」は、次の二つの要求を満たしていなければならない。

①人間の健康な身体機能のために不可欠であること。

②人間の体自身では作ることができない。そのため、体の外から摂取すべきものであること。

必須ではない「化学物質」の一例が、コレステロールである。これは動物性食品の構成要素の一つで、植物性食品の中には存在していない。

コレステロールは健康にとって不可欠ではあるものの、**私たちの体は、必要とされるコレステロールをすべて作ることができる。**

したがって私たちは、食品からコレステロールを摂取する必要は全くない。すなわち、**コレステロールは必須栄養素ではない**のである。

動物性食品に含まれていて、一般的な植物性食品には通常含まれていない栄養素が四つある。それは「コレステロール」、そしてビタミン「A」「D」「B12」である。これらのうちの三つは体内で作ることができる。

コレステロールは右に述べたように、私たちの体によって自然に作られる。

ビタミンAはβカロテンから体の中で容易に作ることができる。

ビタミンDも、一日おきにおよそ一五分、皮膚を日光に当てるだけで容易に作ることができる。

そして、ビタミンAとビタミンDは二つとも、食品やサプリメントから大量に摂取すると有毒になることを忘れてはならない。

つまりビタミンAとDの必要量は、体自身がタイミングや量を容易にコントロールできるように、ビタミンAの前駆体であるβカロテンや日光に頼るほうがよい、ということなのだ。

したがって私の考えでは、コレステロールばかりかビタミンAとDも必須栄養素ではないのである（注）。

【注】一般に栄養学理論では、ビタミンAとDは必須栄養素とされていますが、キャンベル博士はそのように捉えていません。

その理由として、体が必要とする量を全く合成できないものの場合は「必須栄養素」とされますが、ビタミンAの場合は、体が必要な量を必要に応じてβカロテン（別称、プロビタミンA）から十分に合成できること、またビタミンDの場合も、日光に当たることによって必要な量を必要に応じて皮膚表面下で十分に合成できることが挙げられます（四六九ページ以降参照）。そして、これらの栄養素を体外から大量に摂取すると有毒になるということは、「体は自然の供給源（βカロテンや日光）に頼るように作られている」ということを証明しており、必須栄養素として扱う必要はない、という考え方だからです。

一方、ビタミンB12は少々厄介だ。このビタミンは土の中、あるいは人間を含む動物の腸の中に生息している微生物（腸内細菌）によって作られる。

私たちの腸の中で作られる分は十分に吸収されない。したがって私たちは、食べ物に含まれるビタミンB12を摂取することがすすめられる。

ビタミンB12をたっぷり含んだ栄養豊かな土の中で育った植物は、この栄養素を容易に吸収することを、研究者が納得できるように証明している。(*10)

しかし、「活力のない土」（非オーガニックの土）で育てられたような野菜や果物は、ビタミンB12不足の可能性がある。

アメリカの場合、長年にわたって殺虫剤や除草剤を使用し続けてきた影響で土地の疲弊が広がり、農業のほとんどは、オーガニック農法の土と比べると活力のない土で行なわれている。

さらに私たちは、何事も清潔第一の社会で暮らしているため、ビタミンB12を製造する土壌介在性の微生物と直接接触することはめったにない。

かつて私たちは、土が十分洗い落とされていないような野菜を食べ、そこからビタミンB12を吸収していた。

したがって、浄化された野菜や果物を食べ動物性食品はとらないという現代人は、十分にビタミンB12をとっていない可能性がある、と考えても不思議ではない。

サプリメントにこだわりすぎる現代社会では、もっと重要な「栄養情報」を聞きそびれてしまっている。といっても、「サプリメントは常に避けるべきだ」と断定しているわけではない。

私たちは体の中にビタミンB12を三年分蓄えている。だが、もし動物性食品を三年以上食べない場合、または妊娠中か授乳中の女性の場合は、時々ビタミンB12のサプリメントをとることを考えるか、あるいは血液中のビタミンB類とホモシステインのレベルを、毎年医者にチェックしてもらうといいだろう（ビタミンB12が不足すると、血中ホモシステインのレベルが上昇する）。

同様に、日光に当たらない人は、特に冬の季節にはビタミンDのサプリメントをとったほうがいいだろう。ただし、ビタミンDの過剰摂取は有害なので、最小量の摂取をおすすめする（五二八ページ参照）。

私はサプリメントの摂取を、「自然が与えてくれる栄養剤からの離脱」と呼んでいる。

なぜなら、肥沃な土地で育った新鮮なオーガニックという「健康に良い食事」と、定期的に戸外に出る「ライフスタイル」こそ、ビタミンB12やDを十分に摂取できる最善の方法であるにもかかわらず、サプリメントによる栄養補給はこの自然からの栄養剤を利用せずに代用品に頼る、ということになるからだ。

簡素な方法で自然な生き方に戻ることは、ほかにも数え切れないほどの恩恵を与えてくれる。

●【第4の原則】遺伝子の働きは栄養次第である

遺伝子はそれ自体、病気を決定するようなことはない。
遺伝子は、活性化されるか、あるいは発現化されることによってのみ働く。
そして、良きにつけ悪しきにつけ、どの遺伝子が発現されるのかは「栄養」が決定権を握っている。

すべての病気は遺伝子から始まるといっても過言ではない。良きにつけ悪しきにつけ、遺伝子とは体の中のすべてに対するコード（暗号）なのである。

遺伝子なしにはガンはありえない。遺伝子なしには、肥満も糖尿病も心臓病もありえない。そして、遺伝子なしには生命も存在しえないだろう。

遺伝子コードの複雑さは、「どの遺伝子がどの病気を引き起こすのか」「どうしたら危険な遺伝子を沈黙させられるのか」の解明に、莫大な経費を投入し続けている理由を説明しているように思える。

そしてまた、「どこも悪いところがない健康な若い女性が、乳ガンと関連する遺伝子を持っていることがわかったというだけの理由で、乳房摘出手術を受けるのはなぜか」ということも説明している。

さらに「過去一〇年間、科学や健康分野における資金の大部分が、なぜ遺伝子研究に充てられるようになったのか」も説明している。

「ライフサイエンス・イニシアティブ」（生命科学計画）を作成するため、コーネル大学だけでも五億ドル（約五〇〇〇億円）の資金を調達している。

この「計画」はコーネル大学で行なわれている「生命科学」の研究法と教授法をこの先ずっと大幅に革新していくためのものだ。(*11)

「計画」の主目的の一つは、科学の各専門分野を「遺伝子研究」という学問の傘下に統合することにある。これはコーネル大学史上最大の科学的取り組みだ。(*11)

しかしながら、計画の多くが「遺伝子」に焦点を合わせていて、「決定的な点」を見すごしている。すなわち、「すべての遺伝子がいつも完全に発現（注）されるわけではない」というシンプルな問題だ。

【注】発現とは、遺伝子情報が細胞の構造と機能に変換される過程のこと。

活性化されなければ、遺伝子は生物学的に休止状態のままでいる。休止中の遺伝子は、健康にどんな影響も及ぼすことはない。

この事実は科学者のほとんどが、そして一般人の多くの人が知っていることである。しかし、この考え方がどれだけ重要かという点については、ほとんど理解されていない。

ある遺伝子を休止状態のままにさせ、ほかの遺伝子が発現されるように仕向けるものとは、いったい何なのだろうか。

それは「環境」であり、「食習慣」なのだ。

第3章でお話ししたたとえ話を使い、遺伝子を「種」として考えるとわかりやすい。

「種」は栄養分に富んだ土壌、水、そして日光がなければ生長しない。それは腕のいい庭師なら誰でも知っていることだ。

適切な環境がなければ、どの遺伝子も発現されないだろう。人間の体内では、**栄養は遺伝子の活動を決定**

する環境因子となる。

第3章で見てきたように、ガンを引き起こす遺伝子はタンパク質の摂取と深く関係している。私の研究グループでは、**動物性タンパク質の摂取量を調節するだけで、悪い遺伝子の活動を「ON」にしたり、あるいは「OFF」にしたりできる**ことを突き止めた。

さらに我々の中国での研究が、民族的背景が同じような人でも、病気の罹患率はさまざまであることを証明している。

たとえ同様の遺伝子を持つといわれている人であっても、環境次第で異なった病気にかかるのである。「人々は移住すると、移住した国の病気のリスクを身につけることになる」ということも多数の研究が立証している。

移住した人たちは自分の遺伝子を変えたわけではない。それなのに彼らは自分の国では珍しいとされる病気の犠牲になってしまうのだ。

罹患率は時代の経過とともに大きく変化することも検証済みなので、病気を遺伝子のせいにすることは生物学的に無理である。

この二五年間にアメリカの肥満人口の割合は、一五%から三〇%へと二倍に増えてしまった。また、糖尿病や心臓病など「豊かさが招く病気」の多くは、近年までめったに見られなかったものだ。

私たち人間の遺伝子コードが、過去二五年、一〇〇年、五〇〇年の間に、大きく変わってしまったとは全く考えられない。

したがって、遺伝子はすべての生体内作用にとってきわめて重要であると断言できるが、遺伝子の発現はもっとずっと重要である。私たちにはそのことを示す説得力のある証拠がある。**遺伝子の発現は、環境、特**

に栄養によってコントロールされるからだ。このことはすでに第3章でお話しした（一五〇ページ参照）。

遺伝子研究のさらに愚かな点は、「遺伝子について理解することは単純なことだ」と決め込むことにある。遺伝子はそんな単純なものではないのだ。

最近、ミミズ類の遺伝子による体重調節機能に関する研究が行なわれた(＊12)。

この研究に関わった科学者らは一万六七五七個の遺伝子を調べ、それぞれ一つずつの遺伝子機能を「ＯＦＦ」にして、体重への影響について観察した。そして、彼らは四一七個の遺伝子が体重に影響することを発見したのである。

しかし、この何百もの遺伝子が「どのようにして長期にわたって作用し合ったのか」「絶え間なく変わる遺伝子の環境が、どのようにして体重を増やしたり減らしたりというように変化させたのか」については、とても複雑すぎて謎のままなのである。

かつてゲーテは次のように述べていた。

「我々は少ししかわかっていないときに限って、正しい知識を持っている。しかし、知識を得るにつれ、疑問は増してくる(＊13)」

「遺伝子コードの発現」は、きわめて複雑な生体内の相互作用によってなされ、「生化学的作用」の無限ともいえる領域を象徴するものである。

この生化学的な領域、なかでも栄養摂取の作用は、複雑な「生化学反応システム」全体の雛形といえる。さまざまな系統と絡み合い、相互に作用し合っている。

したがって、研究を深めていけば、研究を始めたときよりも生体の作用はさらにわからなくなることだろう。ところが私たちは、これを手っ取り早く解明するため、遺伝子研究による大規模な探究に着手したのではないかと思う。

もちろん、だからといって私は、「遺伝子は問題ではない」と考えているわけではない。

それゆえ例えば、研究のために同じ環境下にある二人のアメリカ人に毎日全く同じ肉食をさせた結果、一人は四四歳で心臓発作のために亡くなり、もう一人は八〇歳でガンで亡くなったとしても、私は驚かないだろう。

「この相違は何か」というと、遺伝子なのだ。

遺伝子は私たちに「体質」を与えるのである。私たちは誰しも、体に備わる異なった遺伝子によって、それぞれ異なった病気のリスクを抱えている。

どういうリスクから病気が生じる「体質」なのか、正確にはわからないとしても、リスクをどのようにコントロールしたらいいかは、わかっている。

私たちは皆、どんな遺伝子を持っているかにかかわらず、正しい遺伝子が発現されるよう、そのチャンスを最大限に高めることが可能なのだ。

それには、私たちの体に「最良の環境」、すなわち「最良の栄養」を与えてやることである。

前述の二人のアメリカ人のたとえだが、異なった年齢のときに異なった病に倒れたとしても、もし彼らが「最良の食生活」をしていたら、二人とも、もっとクオリティーの高い人生を送り、もっと長く生きられたことだろう。

●【第5の原則】有害な化学物質以上に有害なものがある

― 有害な化学物質の悪影響は栄養のとり方次第でかなり抑えることができる。

ガンを引き起こす化学物質についての話題は、新聞紙上をたびたびにぎわす。実証研究では、アクリルアミド（五一二ページ参照）、人工甘味料、ニトロソアミン、エイラー、複素環アミン（注）、アフラトキシンなどは、すべてガンと関連していた（一一三～一一五ページ参照）。

【注】肉や魚を焼いたり（直火、ローストとも）、揚げるなどすると発生する、強力な発ガン物質。

「ガンは、私たちの体内に巧みに入り込んでくる有害な化学物質によって引き起こされる」というのが、広く支持されている考え方だ。

例えば、抗生物質やホルモンを家畜に与えないようにするため、健康上の弊害を挙げることがよくある。ただしこれは、「もしこのような不自然な化学物質が含まれてさえいなければ、肉は安全だ」という考え方を前提としたものだ。

しかしながら、肉の本当の脅威は、有害な化学物質が含まれていようといまいと、そのようなことと関係なく、栄養的なアンバランスにあるのだ。

今日開発されているような化学物質が、私たちの食べ物にとり入れられるようになるはるか以前の時代でも、人々が動物性食品を多く食べ始めるようになったとき、やはりガンや心臓病になる人が増えていたのである。

化学物質をスケープゴートにする「健康上の懸念」についての好例が、第8章（三六二ページ参照）で述べたニューヨーク州ロングアイランドの研究調査だ。

この調査は三〇〇〇万ドル（約三〇億円）をかけ長期間にわたって行なわれたもので、地域の「乳ガン罹患率」がほんの少し高い原因をつきとめようとしたものだ。

この地域では、「ある工場からの環境化学物質が、その近隣に住む女性たちに乳ガンを引き起こしているようだ」と思われていた。

しかし、発想が未熟なこの研究は、乳ガンの予防や改善にとって何のメリットもなかったことが後日判明したのである。

もう一つの化学物質に関する懸念は「アクリルアミド」をめぐるものだ。「アクリルアミド」は主にポテトチップスのような加工食品、あるいは揚げ物に含まれる。

もしポテトチップスからこのアクリルアミドを効果的に除去できたら、ポテトチップスは安全な食品となるだろう、ということのようだ。油と塩まみれに加工した食品である限り、依然としてきわめて不健康な食べ物であることには変わらないにもかかわらずだ。

このように私たちの多くはスケープゴートが必要らしい。人は自分たちのお気に入りの食べ物が、「その栄養内容のために問題なのだ」という話は聞きたくないのである。

第3章で私たちは「非常に発ガン性が高い、と言われている化学物質アフラトキシンの潜在的影響は、栄養如何（すなわち食事次第）でほぼ完全にコントロールできる」ということを確認してきた。

ネズミは低タンパクの食事を与えられていれば、たとえ大量のアフラトキシンを与えても、健康で、活動的で、ガンにはならずにいられる。

また、私たちはガンについて語られるたびに、小さな発見がいかに大きなニュースになるかという現象も見てきた。

例えば、もし実験動物が膨大な量の発ガン物質にさらされたあと、ガンの発症率が増加すると、NSAR（N-ニトロソサルコシン）や亜硝酸塩の場合のように、その化学物質はガンの原因として吹聴される（一一四ページ参照）。

しかし、発ガン物質の活動は、遺伝子同様、私たちが摂取した栄養素によってコントロールされるのである。

こうした例は、次のような教訓を与えてくれる。

「大量の化学物質が溜め込まれている従来の牛肉の代わりに、オーガニックの牛肉を食べたとしても、体に良いことをしていることにはならない」

オーガニックの牛肉は辛うじてヘルシーかもしれないが、私は決して「安全な選択だ」とは思わない。両方のタイプの牛肉はともに、「栄養的特徴」がよく似ているからである。

「第5の原則」は、次のように考えるとよくわかる。

・ガンのような慢性病は発症するまでに何年もかかる。

・ガンを発症させるさまざまな化学物質の情報は、たいていトップ記事になる。

・「ガンの進行は形成開始期のあとも長く続き、促進期の段階では**栄養によって加速することも、あるいは抑えることもできる**」という事実は、トップ記事にはならない。

・要は、ガンなどの慢性病が体にダメージを与えるかどうかは、摂取する栄養が主に決定するのである。

●【第6の原則】正しい栄養摂取が回復をもたらす

——ある栄養素は、診断前の初期段階で病気を予防するばかりでなく、病気を宣告されたあとでも、その進行を停止させたり、症状を回復させたりすることができる。

「慢性の病気は発症するまでに何年もかかる」ということは、繰り返し言うべき価値がある。例えば、「乳ガンは思春期に始まり、更年期のあとまで発見されない」というのが一般的な見方だ。

したがって、**十代のうちに発症した乳ガンが閉経後まで発見されないまま、その乳ガンを抱えて動き回っている中年女性が多数いる可能性が高い**(*14)。

そのため多くの人は、「年をとって乳ガンになったら、治る確率は低い」というように悲観的に考えてしまう。

こうした考えは、どうせ乳ガンになる運命なのだから、タバコを吸い、チキンフライドステーキ（フライドチキンのような衣をつけて揚げた薄切り牛肉）をたくさん食べよう、という女性の行動の裏付けになっているのだろうか。

「体内に隠れている慢性病がすでに進行を開始していて、二〇〜三〇年後に爆発するのを多くの人が待っている」という状況下で、私たちにできることはないだろうか。

第3章でお話ししたように、実験動物の体内で発症し成長中のガンであっても、正しい栄養の摂取によって、成長をスローダウンさせたり、進行を停止させたり、あるいは回復させることさえ可能だ。

幸運なことに、人間の場合でも、同じ**「正しい栄養」の摂取が、最大限の症状改善をもたらしてくれる**のだ。それは**病気のあらゆる段階において可能**なのである。

「プラントベースでホールフードの食事は、進行した心臓病の改善、肥満の人の減量、糖尿病患者が薬をやめ、病気以前の生活に戻ることに役立つ」ということなどは、人間の場合でも研究結果が証明していることを私たちは検証してきた（第5〜10章）。

また、致命的な皮膚ガンである進行メラノーマ（進行性悪性黒色腫）は、ライフスタイルを変えることによって軽減、あるいは回復が可能なことも、いくつかの研究が証明している。[*15]

もちろん回復できないような病気もある。

例えば、自己免疫疾患は恐ろしい病気で、ひとたび体が自らに敵対するようになると、止めようがなくなってしまう可能性がある。しかし、驚くべきことに、自己免疫疾患のうちのいくつかは、「食習慣」によって進行がスローダウンしたり、症状が軽減する可能性があるのだ。

1型糖尿病も、「正しい食事」をすれば、薬を減らせることを研究が証明している（第7章）。

関節リウマチもまた、多発性硬化症の場合と同様、[*17、*18]「正しい食習慣」によって進行を遅らせることができる。[*16]

「一オンスの予防は、一ポンドの治療に匹敵する」（注・備えあれば憂いなし、の意）と私は信じている。体に良い食習慣を人生の早いうちから続けていると、その人の健康状態はずっとすばらしいものになるだろう。

また、すでに病気の苦しみに直面している人も、「正しい栄養摂取が、重大な任務を全うしてくれる」ということを忘れてはならない。

●【第7の原則】正しい栄養は体全体に貢献する

――ある生活習慣病に対し有益なことが確実な「正しい栄養」は、一つの病気のみに効果があるだけでなく、体全体の健康に貢献してくれる。

本書を出版するため大手出版社の女性編集者と会ったとき、私は病名別の章を設け、特定の病気や病気のグループと食習慣を関連づけるという意図を説明した。

すると彼女は、「どの章も同じアドバイスにならないように、それぞれの病気に対して効果の高い特定の食事プランを掲載できないでしょうか」と訊いてきた。

つまり、心臓病の人にはAプラン、糖尿病の人にはBプランというように、別々の食事を読者に提示できないだろうか、というアイデアだ。

彼女の真意は、「どの病気に対しても同じ食事プログラムでは、読者の心を捉えるには物足りず、売れる本にはならない」ということだ。

彼女の提案は、確かに「正しい販売戦略」ではあるが、「正しい科学」ではない。

私はさまざまな病気のプロセスについて、生化学的により深く理解するようになるにつれ、「病気には共通点がいかに多いか」ということもわかってきた。

共通点が多ければ、病気改善に共通する「正しい栄養」が普遍的な健康を生み出し、すべての病気を予防する、という考えは理にかなうことだろう。

たとえ「プラントベースでホールフードの食事」が、脳のガンに対してよりも心臓病を治療するのに効果的であったとしても、この食事は一つの病気を食い止めながら、一方で別の病気を促進させるようなことはない、と思って間違いない。

この食事は体にとって悪い側面などないのだ。この**「正しい食習慣」は、すべてにわたって役立つ**のである。残念ながら、人々に受け入れられやすい**「病気別の異なった食事療法」などというものはない**のである。私が提示できる処方は、一つの食事療法しかない。たとえ著書の売り上げが期待できなくても、「健康とシンプルな食習慣との真実の関係」を読者に伝えられるという喜びに、胸を躍らせていたいと思うのだ。それは一般の方が抱いている数々の困惑を一掃できるチャンスだからだ。

簡単に言えば、**一つのシンプルな食習慣で、あらゆる病気が改善され、健康状態を最大限に高めることが可能なのである。**

●【第8の原則】体はすべてつながっている

──良い栄養は、人間のあらゆる分野での健康に貢献する。人体は、あらゆる分野において相互に関連し合っている。

近年「ホリスティック・ヘルス」(全体的健康法)についての情報が流布されているが、「ホリスティック・ヘルス」に対する捉え方はさまざまだ。

多くは代替医療の活動をすべて含んだものとして捉えている。

したがって「ホリスティック・ヘルス」は、指圧、鍼、漢方薬、メディテーション(瞑想)、ビタミン・

サプリメント、カイロプラクティック治療、ヨガ、アロマセラピー、風水、マッサージ、さらに超音波療法までを含み、西洋医療以外の医療を広く意味するようになってきている。

概念的には、私は「ホリスティック・ヘルス」の考え方に賛成だが、証明されていない療法すべてに対して賛成しているわけではない。

私の考える「ホリスティック・ヘルス」とは、次のようなものである。

まず、「食べ物と栄養」が私たちの健康にとって何よりも重要だ、ということを知ることだ。「食べることと」で私たちは自分の体と食べ物の濃密な関係を経験することになる。すなわち、「食べたものが体の一部になるプロセス」なのである。

しかし、「運動」「情緒面や精神面での健康」「快適な環境」といった食べ物以外の要素に配慮することも大切だ。こうしたさまざまな面を「健康」という範疇に組み入れることが大事である。

なぜならこれらは皆、すべてが互いに関連し合っているからだ。こうした考え方が「ホリスティック・ヘルス」なのである。

これらは相互に連結して広がっていくということが、動物実験を通して明らかになってきた。

低タンパク食のネズミは肝臓ガンを免れたばかりか、高タンパク食のネズミより血中コレステロール値が低い。その反面、エネルギーレベルは著しく高く、そして自発的に二倍も多く運動していた。

エネルギーレベルの増加は、長年にわたって私が検証してきた膨大な証拠が裏付けている。

すなわち人は正しい食事をすると、活力が増す。栄養と身体活動の間のこの相乗効果はきわめて重要で、「食事と活力」という二つの生活要素は、互いに孤立していない証拠である。

「正しい栄養摂取」に「定期的な運動」が加わると、別々に一つだけ実践したときより、相乗効果によって

もっと健康レベルが高くなるのだ。

また、運動は情緒面や精神面での健康にも効果がある、ということもわかっている。運動が体内のさまざまな物質に与える影響については、多く語られている。この体内物質は、私たちの気分や集中力に作用するのである。

以前より情緒的に安定し、ずっと積極的になったという効果を実感すると、自分自身に「正しい栄養」を与えようという確信と意欲が湧いてくる。

こうした心構えは、この相乗効果を強化することになる。そのため「自分自身に満足している人」は、良い栄養をとり続けることによって、常に自分の健康に気をつけている傾向が強い。

人は時に、効果とリスクのバランスをとろうとすることがある。例えば、「体に悪い食事をしていてもマラソン・ランナーになってたくさん運動すれば、食事のリスクを帳消しにできるだろうか」と思ったりするのだ。

残念ながら、その答えは「ノー」である。悪い食習慣がもたらすリスクはかなり大きな影響を及ぼすので、ほかの良い活動がもたらす効果よりマイナスの影響ははかりしれない。

「正しい食習慣」と「運動」は、相乗効果によってすばらしい成果が得られるのだから、運動の「効果」と悪い食習慣がもたらす「リスク」の両方を試し、あえて効果とリスクのバランスをとろうとする必要などない。

人はまた、「実感できる健康効果は、運動のためだろうか、それとも良い食習慣のためだろうか」と思ったりする。

だが、これは単に学問的な疑問にすぎない。実は、この生活上の二つの領域は、相互に密接につながっている。

ポイントは、**「健康を促進するため（あるいは健康を妨げるため）、すべてが一体になって作用し合っている」**ということである。

そして、もし私たち人間が、自分自身のために健康状態をベストに持っていけるような食生活を送れば、この地球にとっても、健康状態をベストに持っていけることがわかってきた。「プラントベースでホールフードの食事」をすることによって、私たちは水や土、資源や製品を少ししか使わなくてすむようになる。公害も減り、家畜に与えている苦しみも減ることだろう。

この問題を人々に気づかせるために、ジョン・ロビンズはほかの誰よりも尽力してきた。彼の著書である『食糧革命（The Food Revolution）』を一読されることを強くおすすめする。

食事の選択は、体の代謝にばかりではなく、病気の発症、進行、さらには回復に対してさえ大きく影響し、エネルギーや運動、情緒面や精神面での健康、そして地球環境に対してまで、信じられないほどの影響を与える。

今まで述べてきた領域は、一見したところ別々のように思えるが、すべてが相互に密接に関連し合っているのである。

私は本書の随所で「自然の知恵」について述べてきた。それは「自然界の営みの中にある力」が私にもわかってきたからだ。

「自然の力」とは、分子から人類に留まらず、ほかの動物や森、海、そして私たちの呼吸している空気までが織り成す、健康のための驚くべきネットワークだ。顕微鏡でしか見えない微小なものから、肉眼で見えるものに至るまで、すべて自然が作用しているのである。

●自分の問題から、地球への貢献へ

「正しい食習慣」を学ぶことは、個人的な問題に留まらない。

この章でお話ししてきた「八大原則」は、ネズミの「食習慣とガン」についての疑問から始まり、私たち人間の健康、さらには地球の健康に至り、疑問の領域はますます大きくなっていった。すなわち、「八大原則」とは、ほとんど私自身が疑問を抱かずにはいられなかった事柄への回答なのである。「原則」は有効に利用してほしい。まずは、食べ物と健康に関する国民の困惑を減らすのに役立つだろう。最新の流行やスクープ、研究発表なども効果的に関連づけ、筋道を通してこの「八大原則」の中にまとめたつもりだ。

ある化学物質が「発ガン物質だ」と報道されるたびに反応したり、新しいダイエット本が書店に並ぶたびに手にとったり、あるいは新聞の見出しが「遺伝子研究によって病気が解明された」と派手に報じるたびに、一喜一憂する必要など、もうない。

私たちはいつもリラックスしていればいい。体が必要としている深い呼吸をし、気持ちを楽にしていればいいのだ。

私たちは、賢い見方で物事の本質を捉えることができるし、報道に対しもっと的を射た質問をすることもできるのだから。

この章でお話ししてきた「八大原則」から明らかなように、私たちの頭には栄養と健康とを関連づける、明確な「科学的な枠組み」が構築されているのだ。

したがって私たちはすでに、新しい研究結果に対し今までより幅広い視野で解釈できるようになっているはずだ。

新しい解釈によって研究結果を活用すれば、構築済みの「枠組み」をもっと充実させたり、あるいは修正したりすることも可能だろう。

そうすれば、地域社会の健康を高めるため、私たちのお金や資源を重要なところへ投資することもできるようになるだろう。

あなたはきっと、この章の「八大原則」を理解することで幾多の恩恵を手にすることだろう。それは個人にとっても、社会にとっても、また私たちの仲間である動物にとっても、そして地球にとっても、実に意味深いものがあるのだ。

第12章

「食べ方の基本」を学ぶ

●良いものはシンプルである

私の一番下の息子で本書の共著者でもあるトーマスが一三歳のとき、わが家は、少しずつベジタリアンへと移行していく過程の最後の時期にあった。

ある日曜の朝、トーマスが友達の家に泊まって帰って来たときの会話は、今でも忘れられない。

前夜、彼は友人宅で、食習慣についてざっくばらんに尋ねられたという。友達の姉が疑わしげに、「君はお肉を食べないの?」と訊いてきたのだ。

トーマスは、それまで自分の食習慣について人に説明したことなどなかった。食卓に並んでいるものを食べることに慣れていただけで、このような質問に答える訓練などしたことがなかったのだ。

彼は何の説明もせず、あっさりと「食べないよ」と答えると、その女の子は「じゃあ何を食べるの?」とさらに質問を重ねた。

息子はちょっと肩をすくめて、「ただ……植物じゃないかな」と答えると、女の子は「そうなの」と言い、それで会話は終わった。

私がこの話を好きなのは、「植物」という息子の答えが、とてもシンプルだったからである。これは正直な答えなのだが、一般的には変わった言い方だろう。

テーブル越しに、グレーズド・ハム（ハムを丸ごとゼリー液などにマリネしたもの）を取ってくれるように頼むとき、「豚の切れ端を取ってくれますか?」とは言わないし、自分の子供に皿の上の豆やニンジンを全部食べるように命じるとき、「お皿の植物を食べてしまいなさい」とは言わないだろう。

しかし、家族全員が食習慣を変えたとき、私は食べ物を「植物」、または「動物」としてイメージするのを楽しむようになった。

これは「食べ物と健康」に関する情報をできるだけシンプルに保つ、という私の哲学に即していたからだ。「食べ物と健康」は、わが国では決してシンプルではない。私はいろいろなダイエット法や減量プランの複雑さに驚嘆してしまうことがたびたびある。

ダイエット法の著者は常に、自分たちの減量プランの簡便さを宣伝しているが、実際はシンプルといえるものではない。

こうしたダイエット法の信奉者は、カロリーや点数、一回の分量、あるいは栄養などを計算しなければならなかったり、あるいは特定の食べ物を決められた量だけ、定められたとおりの正確な比率に基づいて食べなければならなかったりする。

また使用する道具や摂取するサプリメント、記入するワークシートがあったりもする。こうした面倒を考えてみれば、ダイエット法がめったに成功しないのも不思議ではない。

「食べること」は楽しくあるべきで、食事は何の心配もせずにとるべきである。そして、「食べたいものが食べられない」と思い込まず、食事をエンジョイしようと思ったら、自分の食べるものをシンプルにしておくことが肝心だ。

私がこれまで検証してきた山のような栄養研究から発見した結論で、最もすばらしいといえるものの一つは、**「良い食べ物と良い健康法はシンプルである」**ということだ。

食べ物と健康の関係に関する生物学は非常に複雑だが、それが伝えようとしていることはシンプルなことである。

これまでに発表された文献からのアドバイスは、非常にシンプルなので、私はひとことですますことがで

最小限に抑えるべき食品	
精製炭水化物	パスタ（全粒粉のものを除く）、白いパン、クラッカー、砂糖、ほとんどのケーキやペストリー ※白米、クッキーなどの洋菓子類、和菓子
植物油を加えること	コーン油、ピーナツ油、オリーブ油 ※エゴマ油、キャノーラ油、ゴマ油、亜麻仁油〈フラックスオイル〉、ベニバナ油
魚介類	サケ、マグロ、タラ ※アジ、アユ、アンコウ、イワシ、ウナギ、カツオ、カマス、カレイ、キンメダイ、サバ、サヨリ、サワラ、サンマ、シシャモ、タイ、トビウオ、ニシン、ハマチ、ヒラメ、フグ、ブリ、ホッケ、マス、メバチ、メバル、ワカサギ、白魚ほか　イカ、エビ、カニ、タコ、アサリ、カキ、サザエ、シジミ、ハマグリ、ホタテガイ、ミルガイ、ホッキガイほか
※調味料	※塩、味噌、醬油

避けるべき食品	
肉類	ステーキ、ハンバーガー、ラード
家禽類	鶏肉、七面鳥
乳製品	チーズ、牛乳、ヨーグルト
卵	卵や卵を大量に含む製品（マヨネーズなど）

※日本特有の食材や日本人が特に好む食品を訳者が追加したものです。

【注】キャンベル博士は、「プラントベースのホールフード（未精製・未加工）」の食べ物の中から、いろいろな種類のものを選びながら好きなだけ食べ、その一方で、精製食品・魚介類の摂取と塩・脂肪（植物油）を加えることは最小限にすることをすすめています。

なお、果物などは日本での分類と異なります。

(表15)「食べるべき食品」と「最小限に抑えるべき食品」と「避けるべき食品」一覧

食べるべき食品(さまざまなものを選んで食べる)		
果物		オレンジ、オクラ、キウイフルーツ、赤ピーマン、リンゴ、キュウリ、トマト、アボカド、ズッキーニ、ブルーベリー、イチゴ、ピーマン、ラズベリー、栗カボチャ、カボチャ、ブラックベリー、マンゴー、ナス、洋ナシ、スイカ、クランベリー、ドングリカボチャ、パパイヤ、グレープフルーツ、モモ　※アケビ、アンズ、イチジク、イヨカン、柿、キンカン、サクランボ、ザクロ、ナシ、夏ミカン、ネクタリン、パイナップル、ハッサク、バナナ、ビワ、ブドウ、プラム〈スモモ〉、ミカン、メロン
野菜	花	ブロッコリー、カリフラワー　※食用菊、ハイビスカス、パンジー(アメリカでは食用となる花の多くが一般的には食べられていません)
	茎および葉	ホウレンソウ、アーティチョーク、ケール、レタス類(全種類)、キャベツ、フダンソウ、カラードグリーン、セロリ、アスパラガス、からし菜、芽キャベツ、カブの葉、ビートの葉、チンゲン菜、ルッコラ、エンダイブ、バジル、コリアンダー、パセリ、ルバーブ　※アシタバ、オカヒジキ、クレソン、小松菜、ターサイ、大根、チコリー、豆苗、ナバナ、ニンニクの芽、ニラ、ネギ、野沢菜、白菜、モロヘイヤ、赤キャベツ
	根菜類	イモ類(全種類)、ビーツ、ニンジン、タマネギ、ニンニク、ショウガ、リーキ、ラディッシュ、ルタバガ　※ウド、ゴボウ、大根、レンコン
	豆類(葉が出る窒素固定植物)	サヤインゲン、大豆、エンドウマメ、ピーナツ、アズキ、黒豆、ササゲ、白インゲンマメ、ヒヨコマメ、インゲンマメ、レンズマメ、ウズラマメ　※オタフクマメ、絹さや、グリーンピース、金時豆、スナップエンドウ、ソラマメ、トラマメ、ベニバナインゲン
	キノコ類	ホワイトマッシュルーム、ブラウンマッシュルーム、クレミニ、ポートベロ、椎茸、ヒラタケ　※エノキ、エリンギ、シメジ、ナメコ、マイタケ、マツタケ
	種実類	クルミ、アーモンド、マカダミアナッツ、ペカンナッツ、カシューナッツ、ヘーゼルナッツ、ピスタチオ　※エゴマ、カボチャの種、栗、ゴマ、ドングリ、ヒマワリの種、フラックスシード(亜麻仁)、マツの実
	海藻類	※アオサ、寒天、ヒジキ、ノリ、昆布、モズク、ワカメ
全粒穀物(パン、麺類など)		小麦、米、トウモロコシ、キビ、モロコシ、ライ麦、オート麦、大麦、テフ(*)、ソバ、アマランサス、キヌア、カムート小麦、スペルト小麦 ※アワ、ヒエ

(*)エチオピア原産のイネ科の一年生植物。

きる。

すなわち、**「プラントベースでホールフード（未精製・未加工）の食事」をすべきであり、精製食品をとったり、塩や脂肪を加えるときは、最低限の量にすべき**である（五二六〜五二七ページ、表15参照）。

「良い栄養摂取」に関するアドバイスはそれだけだ。

この食習慣は、抜群の健康状態、および心臓病・ガン・肥満など多数の欧米風の病気の最低限発症率と一致している。

そのことは、ダイエット・サイエンス（食事療法科学）が明らかにしているのである。

なお、前章（五〇五ページ）でも述べたが、徹底したプラントベースの食習慣を三年以上続けている人はビタミンB12のサプリメント（注）を、また、一日中室内で過ごす人や北方地域に住む人の場合は、ビタミンDのサプリメントを毎日摂取することがすすめられる。

ただし、ビタミンDは、一日当たりの推奨摂取量（一五〜二五マイクログラム）を超えてはいけない。

【注】一日の摂取量は、二〇〇〇マイクログラムのものなら一週間に一度、三〇〇〇マイクログラムのものは毎日一錠、妊婦や授乳中の女性は毎日五〇〇マイクログラム程度です。

●肉はどこまで排除すべきか

「チャイナ・プロジェクト」の研究結果は、**「摂取する動物性食品の割合が少なければ少ないほど、健康効果が高い」**ということを示している。

たとえ動物性食品の割合が一〇%から〇%に減少した場合でもこの考え方は当てはまる。したがって、「動物性食品の割合はゼロが最善である」としても不適切ではない。

しかし、このことは完全に証明されているわけではない。確かにほとんどの健康効果は、動物性食品の摂取量が非常に低いときに実感される。しかし、「ゼロ」ではないというのも事実だ。

したがって、私のアドバイスは、「食事からすべての動物性食品を排除すること」だが、むやみに完璧を期す必要はない。

おいしい野菜スープにチキンスープ・ストックが使われていたり、あるいはボリュームのあるホールウィート（全粒小麦粉）のパンに少量の卵が含まれていたりしても、心配しなくていい。これくらいなら栄養的には取るに足りない量だからだ。

それよりもっと大事なのは、ごく少量の動物性食品を寛大に受け入れるという気持ちのゆとりがあると、この食習慣をずっととり入れやすくなるという点にある。特に外食したときや、できあいの食べ物を買うときには実感できる。

食べ物の中に動物性食品がほんの少し含まれていたとしても、気にしなくていいとはいえ、毎日の食事の中に、意図的に少量の肉を加えるよう提案しているわけではない。

私のアドバイスは、**「すべての動物性食品を避けるように努めること」**である。

このアドバイスを徹底的に実行したほうがよい確かな理由が三つある。

第一に、この食習慣には食べ物に関する考え方を根本的に変えることが要求されるからだ。中途半端に行なうとなると、もっと努力をしなければならなくなる。

動物性食品が加わると、それを食べることになる。しかもほとんど間違いなく、食べるべき量を超えて食べてしまうことになるだろう。

二つ目の理由は、動物性食品を中途半端に加えておくと、「欲しいものを奪われてしまった」と感じることになるからだ。

新しい食習慣を、「植物性食品ならなんでも好きなだけ食べられる」と前向きに捉えるのではなく、「欲しいものを我慢しなければならない」という観点から見てしまうようになる。

この状態でこの食習慣を長期間継続していくことはできない。

三つ目の理由は、「控えめにする」ということは、たとえ細心の心構えがあったとしても、控えめでは終わらずにもっと大変な事態を招いてしまうことがあるからだ。

もしチェーンスモーカーの友人があなたに禁煙のアドバイスを求めてきたとしたら、あなたは「一日二本だけ減らすように」と提案するだろうか、それとも「一度に全部やめるように」とアドバイスするだろうか。

徹底するかどうかということは、この違いのことだ。

●肉食はやめられる

たいていのアメリカ人にとって、すべての動物性食品（牛肉、豚肉、鶏肉、魚、チーズ、牛乳、卵など）をとるのをやめるという考え方は、実際には不可能なことのように思われる。

それはアメリカ人に、「呼吸を止めろ」と言うようなものかもしれない。しかし、この発想こそが奇妙なたとえであり、動物性食品に対する狂信的で奇怪な偏愛の証拠だろう。

この問題がプラントベースの食習慣を実行するうえでの最大の障害となっている。

この食事にはめざましい健康効果があるにもかかわらず、大部分の人は真剣に考えてはいないのである。

例えばあなたが「研究結果について関心はあるが、肉食をやめることなど決してないだろう」と心の中で思っていたとしたら、いくら説得されても考え方は変わらないだろう。

それでもあなたは、やめるように努力すべきなのだ。

たとえひと月でも試してみることだ。あなたはこれまでずっとチーズバーガーを食べ続けてきた。だからといって、ひと月食べなくても死ぬようなことはない。

ひと月では長期間実行したときの恩恵を得るには不十分だが、それでも次のようなことを体験するには十分な期間だ。

①プラントベースのレシピにも、すばらしいものがある。これは実践してみなければ決して発見できなかったものだ。

肉への欲求はひと月以上続く可能性があるため、満足度は一〇〇パーセントではないかもしれないが、それでもおいしくてすばらしい料理をたくさん食べていることは自覚できるだろう。

②多くの人が完全に順応するには何か月もかかるが、人によってはすぐに気に入るようになる。

そして、ほとんど誰もが、「この食事もそんなに悪いものではない。思ったよりずっと楽だ」ということを実感するだろう。

③気分がずっと良くなる。たったひと月の実践でも、ほとんどの人は気分が前より良くなり、体重が減る可能性もある。

食習慣転換の前後に血液検査をしてみるといい。このような短期間でも、おそらく著しい改善が見られることだろう。

④最も重要なことだが、「肉食はやめられる」ということを発見するだろう。

この食習慣がたいそう気に入るかもしれないし、気に入らないかもしれない。しかし、少なくとも、「肉食をやめるのは可能である」という事実を知って、一か月の試行期間を終えるだろう。

●新しい「食の発見」を知る

「第1部」「第2部」で述べてきた健康効果は、チベットの僧侶や厳しい訓練が課せられていたスパルタ人のためだけのものではない。あなたもまた、この健康効果を手にすることができるのだ。それは、あなた次第である。

最初のひと月は大変かもしれない。しかし、そのあとはずっと楽になる。そして多くの人にとっては、この食習慣が大きな喜びとなる。

「自分で経験してみるまでは信じられない」ということは私にもわかっているが、プラントベースの食事をしている間に、あなたの味覚は変わる。

肉を好まなくなるばかりか、あなたが食べるさまざまなものに含まれている新しいフレーバー（風味）を発見し始めるようになる。

そのフレーバーというのは、主に動物性食品を食べていたときには、鈍っていたものだ（注）。

【注】人間の舌の細胞は、およそ三週間で入れ替わります。そのため、新しい食習慣を三週間から一か月続ければ、舌はその習慣を違和感なく受け入れることができるようになります。

かつて私の友人が、「最新のハリウッド製アクション映画を観に行こうと思っていたのに、独立系製作会社の映画に無理やり連れて来られたかのようだ」と映画にたとえて話していた。

あなたは不平を言いながら映画館に入って行くが、その映画のすばらしさに驚き、そしてハリウッド映画を選んで撃ち合いシーンを観ることより、ずっと充実した内容であることを発見するのだ。

●食生活改善時のアドバイス

私の提案を受け入れ、一か月間プラントベースの食事を試してみようと思う人は、次の五つの問題に直面するかもしれない。

①最初の一週間は消化器官がプラントベースの食習慣に慣れるよう調節しているため、胃の調子がおかしくなるかもしれない。

➡これは自然なことである。心配することは何もなく、通常長くは続かない。

②慣れるにはいくらか時間がかかるかもしれない。

➡この期間をいやがってはいけない。心臓病やガンの発症にしても、時間がかかっているのだ。具体的な方策として、その期間に新しいレシピを学んだり、積極的に新しい料理を試したり、今までとは違うレストランを探す必要がある。

自分の味覚に注意を払い、本当に楽しめる食事を考え出す必要がある。

③新たに精神的な問題が出てくるかもしれない。

➡皿の上にどんなに食べ物があっても、「肉のない食事は本当の食事ではない」という考えに私たちは慣らされている（特に夕食の場合など）。このような先入観を克服する必要がある。

④それまで利用していたレストランへは行けなくなるかもしれない。

➡たとえ行ったとしても、それまでと同じものを注文することはできないだろう。これにも心構えが必要となる。

⑤友人や家族、同僚たちは協力してくれないかもしれない。

➡どんな理由からにしろ、多くの人は、今あなたがベジタリアン（あるいはビーガン）であることを、煙たく思うだろう。

これはおそらく、心の底では、自分たちの食習慣は健康的でないことがわかっており、その健康的でない食習慣を自分がやめられないのに、自分以外の人がやめられたという事実に恐れを感じるからだろう。

最初の一か月のために、いくつかのアドバイスを記しておこう。

①初めは多少お金がかかっても驚かないこと。

長期的にはプラントベースの食事は動物性食品中心の食事より安い。しかし、学んでいる期間はいろいろ試してみるだろうから、少し余計なお金がかかるかもしれない。この投資は必要だ。また、投資するだけの価値が十分にある。

②きちんとした店を探すこと。

外食の際は、すばらしいビーガン料理のレストランを探す目的で、いろいろなお店をのぞいてみるといい。

エスニック・レストランはたいてい植物性食品中心の多くのメニューを提供しているだけでなく、そのユニークな味はとてもおいしい。レストランごとにどんな料理があるかを知るといい。

③十分に食べること。

あなたにとって「健康づくりの目標」の一つは、ダイエットにあるのかもしれない。それもいいだろう。プラントベースでホールフードの食事を続けていれば、ほぼ間違いなくやせるはずだ。しかし、食べる量を控えてはいけない。間違っても空腹でいてはだめだ。

④バラエティーに富んだものを食べること。

「必要な栄養素をすべてとること」と「食事への興味を保つこと」のために、バラエティーに富んだ食べ物を選択することが重要だ。


要するに、プラントベースの食事とは、大きな喜びや満足感を伴うものなのだ。

しかし、習慣を変えるということはかなりやっかいだ。心理的な問題や実践上の障害があるからだ。そのためには、やはり時間と努力が必要なのだ。

友人や家族の支持を得られないかもしれない。しかし、食習慣を変えたことで得られる恩恵のすばらしさは奇跡というほかない。

そして、ひとたび習慣づけてしまうと、いかに簡単なことだったのかとびっくりするだろう。

そのためにはまず、「一か月の体験」に挑戦してみることだ。

自分自身に対しての恩恵はもちろんのこと、多くの人々を健康でスリムな体に変身させる先駆者の一人となるだろう。

グレンは私の同僚で、最近まで熱狂的な肉食信奉者だった。実のところ、彼は最近アトキンス・ダイエットを実行し、いくらかやせた。

皮肉なことに、コレステロール値が非常に高くなってしまった段階で、体重が落ちたのである。

彼は現在、四三歳で過体重だ。私が本書の下書き原稿を見せたところ、ひと月間、プラントベースの食事に挑戦することを約束してくれた。

以下はその観察記録の一部である。

●ある食事改善の実践記録

最初の一週間は非常に苦労しました。何を食べるべきなのか、なかなか考えつかなかったからです。私は料理があまり得意ではありません。そこで私はレシピの本を何冊か手に入れ、ビーガン料理を自分で作ってみようと決断しました。

今までは、元気よくマクドナルドの店へ入って行くか、冷凍食品を温めるのが日常だったから、毎晩料理しなければならないのはわずらわしいな、と思っていました。

せっかく作ってはみたものの、半分は大失敗のため捨てざるを得ませんでした。しかし、そのうちすばらしいレシピを、少しずつ見つけられるようになりました。

姉が西アフリカのピーナツシチューのレシピを教えてくれたのですが、それはそれは信じがたいほどすばらしいものでした。母が教えてくれたのはベジタリアン・チリのレシピで、これもこれまで味わったものとは違うおいしさがありました。

また私自身も、ホールウィートのスパゲティー料理を偶然見つけました。たくさんの野菜に加え、大豆でできた模造肉のミートソースのかかった、すばらしいもので、飛び切りおいしかったです。

私は「これがビーガン料理だ」とわかる中身をみんなに知ってほしい、と提案していますが、それには時間がかかると思います。

私は果物は大好きでしたが、どういうわけか、今まであまり食べてはいませんでした。

でも今は、果物のおいしさをあらためて発見しつつあります。

それは肉を食べないようになったからではなく、「果物を楽しむ食事」を体験したからでしょう。

グレープフルーツを小さく切って、スナックとして食べています。以前はこんなことはしたことがなかったのですが、実に気に入っています。

実際、私の味覚は以前より敏感になってきているようです。

かつてはいつも外食していたものですが、プラントベースの食事に変えた当初は、ビーガン用のメニューがあるレストランはないと思っていたので、外食は避けていました。

しかし、今は冒険心が旺盛になってきて、行ったことのない新しいレストランを何軒か見つけました。ビーガンのためのおいしい副菜のメニューがある店や地元のすばらしいベトナム料理の店も、そうして見つけました。

たいていのベトナム料理は、多くの料理に魚醬《ニョクマム》を使っているため、厳密な意味でのビーガン向きではないのですが、栄養摂取の点からすれば、ビーガンの食事に非常に近いものです。

先日、大勢の仲間と一緒に無理やりピザレストランに連れて行かれました。

お腹がすいていたので野菜をたくさんのせたチーズなしのピザを注文しました。その店はホールウィートの生地でピザを焼いていました。

そんなにおいしくないだろうと思っていた私は、無理してそのピザを一気に飲み込もうとしていたのですが、実際のところ、驚くほどおいしかったのです。それ以来、私はこのピザを何回かテイクアウトしています。

今では、やたらと肉製品を食べたくなるようなことは、ほとんどなくなってきています。腹ペコになるようなことさえしなければ、全く問題はありません。

私は太りすぎていたため、以前は食べるものを控えようと常に意識していました。しかし今ではガツガツと食べています。おまけに量も多いのですが、罪の意識は感じません。

正直なところ、「以前よりもずっと食事をエンジョイしている」と断言できます。理由の一つは、食べるものに対してうるさくなったからです。本当に好きなものだけを食べるようになったのです。

初めのひと月は思ったよりも早く過ぎていきました。八ポンド（約三・六キロ）やせ、コレステロール値は劇的に下がりました。

今では食事に費やす時間がずっと少なくなっています。外食できるレストランをたくさん見つけてからは、そうした店を利用しているせいでしょう。

また、自家製料理を大量に作って冷凍しているので、わが家の冷凍庫には、ビーガンのご馳走がいつもストックされています。

第4部

「正しい情報」はいかにして葬られるのか

●「どうして知らなかったのか」という素朴な疑問

「食習慣を徹底的に植物性のものに変えるのは正しいことだ」と証明するような科学情報を耳にすると、人はたいてい自分の耳を疑う。そして、次のような疑問を抱く。

・もしそれが本当なら、どうしてこれまでそうした情報を耳にしたことがなかったのだろうか。
・現実には考え方が一八〇度違う情報、例えば「牛乳は体に良い」「タンパク質をとるためには肉が必要だ」「ガンや心臓病は皆、遺伝子に原因がある」といったような情報が、いつも耳に入ってくるのはなぜなのか。

これは当然の疑問であり、その回答こそが本書の重大な部分なのである。

だが、疑問に答えるためには、情報はどのように作られ、その情報はどのようにして人々に伝えられるのか、という実態を知ることがやはり重要な問題となってくる。

すぐにわかっていただけると思うが、「食べ物」と「健康」の分野では、たいていの場合「金を持っている者が規則を作る」というルールで支配されている。

社会には力を持ち、影響力の大きい、並外れて富裕な業界が存在する。ただし、もしアメリカ人が「プラントベースの食事」に転換し始めたとしたら、この業界は巨額の富を失うことになるのだ。

この業界の経営は、「栄養と健康に関する情報」をコントロールすることで成り立っている。

この業界は、ほかの優良企業と同じように、自分たちの利益と株主を守るため、できる限りのことをしているのである。

「データをごまかしてもらうため、業界は科学者にこっそりお金を渡しているのではないか」「業界は政府高官に賄賂を贈っているのではないか」「違法行為を行なっているのではないか」、と思われるケースが多々あるかもしれない。

多くの人はセンセーショナルな話が好きだ。

しかし私の知っている限り、現状を維持している有力企業は、違法行為など行なってはいない。

彼らは、科学者に「データをごまかしてもらう」ためにお金を払うようなことはしていないし、選挙で選ばれた高官たちに賄賂を渡したり、卑劣で姑息な取り引きをしたりするようなこともしていない。

事態はそれよりもっと悪いのだ。

この「システム」全体（政府、科学界、医学界、産業界、そしてメディア）が、健康問題に関わりながら「利益」を、そして食物に関わりながら「テクノロジー」を、また「明瞭」を謳いながら「混乱」を促進しているのである。

「すべて」とまでは言わないが、栄養に関する混乱のほとんどは、完全に公開された合法的な方法で作られていく。研究者であれ政治家であれ、あるいはジャーナリストであれ、疑うことを知らないこうした善意の人々によって撒き散らされていく。

このシステムの最も悪い点は、世の中をあっと言わせるような内容でもなければ、発見されたことに関しての物議をかもす可能性があるということでもない。

問題は「無言の敵」が少数の人にしか見えていないという点にあるのである。

私自身の学界での長い経験が、「このシステムの発信する情報が国民をいかに混乱させてきたか」を実感させ、本書で述べているようなメッセージをみなさんがこれまで聞いたことがなかった理由を詳らかにすることだろう。

第4部では、問題のあるこのシステムを、科学界、産業界、政府、医学界の各団体別に検証している。

そして、「科学界と産業界」、あるいは「政府と科学界」、または「政府と産業界」を区別することはほとんど不可能である、というケースがあることをすぐにおわかりいただけるだろう。

第13章

癒着に支えられている「科学」の暗部

●イカサマ商法と健康詐欺

バージニア州ブラックスバーグ郊外のマウンテン・バレーに住んでいたとき、家族でちょくちょく近所に住んでいたキンゼイさんの家を訪れた。

キンゼイさんはすでに農業の仕事から引退していたが、私たち家族にいつもおもしろい話を披露してくれた。その話の中で私のお気に入りは、コロラドハムシ（ジャガイモにつく害虫）絡みの悪徳商法にひっかかった話だった。

キンゼイさんの現役時代、まだ殺虫剤を使うようになる前は、ジャガイモにコロラドハムシがつくと、手で虫を一匹ずつ取り除き、殺さなければならなかったという。

ある日キンゼイさんは農業雑誌で、「強力コロラドハムシ殺虫器、五ドル　特価にて販売中」という広告を見つけた。当時の五ドルは、少額というわけではなかったが、キンゼイさんは、ハムシの退治にはもう辟易していたので、この投資は無駄ではないと思い、注文した。

しばらくして、その強力な殺虫器が届き、さっそく包みを開けると、二つの角材と使用法が記された説明書が入っているだけだった。それには次のように書かれていた。

①角材を一本取り出す。②コロラドハムシを角材の平らな面に載せる。③もう一本の角材を取り出し、コロラドハムシの上からしっかりと押さえつける。

「ペテン」「詐欺」「明らかなインチキ」は、歴史と同じほど古くからある。しかし、現在の世の中で「健康分野」での被害ほど、この手のイカサマにだまされてきたものはおそらくないだろう。

若くして健康を失った人の多くが、この手のインチキ商法にだまされ、悲しい経験をする。当然のことながら、こうした人たちは「役に立つかもしれない」と思われるものはほとんどどんなものでも信じ、試そうとしている。そのため、彼らは被害を受けやすい消費者の一団といっていい。

医学界によると、一九七〇年代の半ばには、究極の「健康詐欺」が登場したという。主人公は主にアンズの核から作られる「レアトリル」と呼ばれる天然の化合物で、ガンの代替医療に使用されるものだった。もしあなたがガンに冒されたとしよう。かかりつけの医師による治療では改善されず、このうえはメキシコ北部にあるティファナを訪れてみよう、と計画するかもしれない。

『ワシントン・ポスト』紙は、フロリダ州在住の三三歳の女性、シルビア・ドットンの話を詳細に報じている。シルビアは卵巣からすでにリンパ・システムに転移しているガンの進行を阻止するため、最後の頼みの綱として、「レアトリル療法」に挑んだのである。(第13章＊1) この記事の中で、シルビアの夫は、次のように述べている。(＊1) 友人や教会の仲間が「レアトリル療法」のことを聞いて、シルビア夫妻に話したからだ。

「この地域には、ガンで亡くなるだろうと宣告されたにもかかわらず、レアトリルを使用した結果、今ではテニスを楽しんでいるという人たちが少なくとも一〇人はいるんだ」

しかし、「レアトリル療法」には非常に問題点が多い、と指摘されていた。医学界の中には「レアトリルが腫瘍に何の効果もないことは、動物実験によって繰り返し証明されている」と言う人もいる。(＊1)

このため米国食品医薬局は、「レアトリル」の使用を禁止することにした。その結果、国境のすぐ南にあるティファナの病院が評判になったのである。

ある有名な病院では、「レアトリル」によって年間二万人ものアメリカ人患者を治療しているという。(＊1) 残念なことに、「レアトリル」が効かなかった患者の一人がシルビア・ドットンだったのだ。

しかし、「レアトリル」は代替医療に使われるたくさんの健康製品の一つにすぎない。一九七〇年代の終わりまでに、「魔法の効果」が約束されているさまざまなサプリメントや製品に、アメリカ人は毎年一〇億ドル（約一〇〇〇億円）費やしてきた。(＊2)

この中には、無限のパワーを秘めたビタミンとしてもてはやされているパンガミン酸や、種々の蜂の調合食品、それにニンニクや亜鉛を含むサプリメントなどが含まれていた。(＊2)

同じ頃、科学の世界では、さらに多くの「健康情報」、特に「栄養情報」がすさまじい勢いで生み出されていた。

一九七六年、**ジョージ・マクガバン上院議員**は心臓病の予防改善効果のために、脂肪の多い動物性食品の摂取量を減らし、果物や野菜の摂取量を増やすことをすすめる、「ダイエタリー・ゴール（食事改善目標）」の草案を作成する委員会を招集した。

「心臓病と食べ物」とを関連づけているこの報告書（いわゆる**『マクガバン報告』**と呼ばれるもの）は、草案の段階であまりにも大きな騒動を巻き起こしたため、発表前に抜本的な見直しが求められた。

のちにマクガバン氏と話をしたとき、一九八〇年の選挙でマクガバン氏と農業の盛んな州出身の有力議員五名が落選した、と教えてくれた。

落選の理由の一つは、動物性食品業界にあえて挑戦したためだった、という。

だが、一九七〇年代の末には、『マクガバン報告』は政府を動かして、史上初の「ダイエタリー・ガイドライン（食事指針）」を作成させることに成功している。

これは、『マクガバン報告』と同様のアドバイスを普及させるためだ、と噂された。

ほぼ同じ頃、「食品添加物は安全か」「サッカリンはガンを引き起こすか」といった食品問題に関する政府討論会が開かれ、大々的に報道された。

●「科学の砦」の中での役割

一九七〇年代、私はこの急激に変わりつつある環境の真っ只中にいた。一九七五年までにフィリピンでの研究プログラムを終え、コーネル大学で生涯勤められる終身教授職を引き受け、実験室での研究に没頭していた。

フィリピンで行なったアフラトキシンと肝臓ガンに関する私の初期の研究（第2章）のいくつかが広く関心を呼び、それに続いて行なっていた栄養因子、発ガン物質、そしてガンについての研究（第3章）が国中の注目を集めていた。

当時私は、「栄養とガン」に関する基礎研究を行なっている、アメリカ国内にわずか二つか三つしかない研究室の一つを持っていたのである。

一九七八年から一九七九年にかけ、栄養学研究の中心地であるメリーランド州ベセスダで仕事をするため、コーネル大学に研究休暇を申請した。

ベセスダで私が一緒に仕事をした組織は、「米国実験生物学会連合（FASEB）」（注）だった。病理学、生化学、薬理学、栄養学、免疫学、生理学を代表する六つの研究学会がこの連合会を構成していた。

【注】「FASEB」とは、The Federation of American Societies for Experimental Biology の略。

「米国実験生物学会連合」は六分野すべての年次合同会議を主催し、これには二万人以上の科学者が参加していた。

私はこのうちの栄養学および薬理学の二つの学会のメンバーになっており、特に「米国栄養学会」（現在では「米国栄養科学学会」と改称）で活動していた。

主な仕事は米国食品医薬局と請負契約し、サプリメントの使用がもたらす潜在的な危険性について調査する委員会の会長を務めることだった。

会長職にある間、同学会連合と米国議会との間の連絡窓口だった「広報委員会」にも招かれた。「広報委員会」の任務は、米国議会の活動を掌握し、議員との対応の際、自分たちの学会の利害を主張することだった。

我々は政策・予算・財務状況を検討したり、国会議員と会ったり、著名な会議室の大テーブルを囲んで会議を開いたりした。

この期間、「科学の砦」の中にいるという気持ちになることがよくあった。「広報委員会」での私の役目は「米国栄養学会」を代表して、まず「皆から妥当だと思われる栄養学の定義」を決めねばならなかった。これは人々が思っているよりずっと難しいことだった。

「米国栄養学会」のメンバーには、一般の人々や地域社会が関与する応用栄養学に関心を持っている科学者がいた。また薬として食べ物から摘出された化合物に関心のある医師もいたし、摘出した細胞や、識別された化学物質だけを使った研究をしている学者もいた。

栄養学の研究は、人間ばかりではなく家畜に対しても力を入れるべきだと考える人もいた。

このように栄養学のコンセプトは明確になっていなかったので、はっきりさせることが重要だった。しかも平均的なアメリカ人の考える栄養学は、さらに多様で不明瞭だった。

消費者は今日までずっと流行に惑わされ続けてきたにもかかわらず、依然としてダイエット本や政府筋などの情報や、さまざまな情報源からのサプリメントや食事指導に関心を抱き続けていた。

一九七九年の晩春のある日、いつもより多忙な業務をこなしていたとき、「広報委員会」の調整役も務める、「米国実験生物学会連合」広報部長のエリスから電話をもらった。

エリスは、「学会連合内の組織『米国栄養学会』の中にもう一つ別の新組織が計画されているのですが、きっとあなたの興味を引くはずです」と知らせてくれたのだ。

それは「公衆栄養情報委員会」と呼ばれるもので、仕事の一つは、一般の人に提供するための「適切な栄養アドバイス」を決定することだという。

「新しい委員会がしたいことと、広報委員会で行なっていることとの間には、たくさんの重複部分がありますす」とエリスは言った。

私も同感だった。

「興味があれば、あなたを広報委員会事務局の代表として、この新しい委員会にお迎えしたいのですが……」とエリスは続けた。

この提案は私にとってすばらしいものに思えた。というのは、当時はまだ自分のキャリアを築く時期で、そのためには何人かの著名な栄養学者の専門的な意見を聞きたいと考えていたからだった。

設立委員らによれば、栄養情報を発信する「最高の組織」に発展していく可能性があるのは、新設される「公衆栄養情報委員会」だということだった。

例えば、栄養に関する「いかがわしい情報」を調査する役割を担っているようだった。

●政府系〝栄養委員会〟新設の裏側

この「公衆栄養情報委員会」が新設されようとしていた頃、名声が高い「全米科学アカデミー（NAS）」のメンバーの間で大混乱が起こっていた。

同アカデミーのフィル・ハンドラー会長とアカデミーの内部組織である「食品栄養委員会」との間で、あからさまな紛争が起こっていたのである。

ハンドラー会長は、「食べ物と栄養とガン」について審議し、その報告書をまとめるために、アカデミーの外部から著名な科学者グループを参加させることを望んでいた。

だが、これを「食品栄養委員会」は認めようとしなかった。なぜなら「食品栄養委員会」自身、報告書作成の指揮をとることを望んでいたからである。

実はこのとき、アカデミーはこの報告書作成にあたって、米国議会から財政的支援を受けていた。このような資金援助を受けながらこのテーマが検討されることなどかつてなかったことだった。

一方、「食品栄養委員会」は、肉・乳製品・卵などの業界から強い影響を受けていることが、科学界では広く知られていた。

委員会の二人のリーダー、ボブ・オルソンとアルフ・ハーパーは、こうした食品業界と強いつながりがあった。

オルソンは卵業界から厚遇されているコンサルタントだったし、ハーパーの場合は、収入の一〇％を大手乳製品会社などから得ている、というのがもっぱらの評判だった。[*3]

結局ハンドラーは、全米科学アカデミー会長として、一九八二年度の報告書『**食物・栄養とガン**[*4]』を書くための科学者グループを、内部組織の「食品栄養委員会」からではなく、アカデミーの外部から招集したのである。

あとでわかったことだが、その報告書作成委員に選ばれた一三人の科学者の一人が私だったのである。

予想どおり、アルフ・ハーパーとボブ・オルソン、そして「食品栄養委員会」内部の同僚たちは、この画期的な報告書作成の主導権を失ったため不満でいっぱいだった。

「報告書は、食習慣と病気に関する国の見解にきわめて重要な影響を及ぼすことになるだろう」ということが、彼らにはわかっていたのである。

「アメリカのすばらしい食習慣が批判されることになり、おそらくガンの原因としてこの食習慣が指摘されるかもしれない」と彼らは恐れていた。

アカデミー内部の関連組織「消費者連絡委員会」の委員長ジェームス・S・ターナーは、「食品栄養委員会」に対して批判的で、次のように述べている。

「食品栄養委員会は、食習慣と病気に関して、最新の栄養科学情報とはかけ離れた見解を共有しており、改革に抵抗する科学者グループによって支配されている、と断定するほかはない（*3）」

●業界支持派メンバーとの対立へ

食物と栄養とガンに関する報告書作成プロジェクトの主導権を失ったあと、「食品栄養委員会」は食品業界がダメージを受けないよう対策を講じる必要があった。

対策とは、すぐに別組織を「米国栄養学会」の内部にもう一つ新設することだった。それが前述の「公衆栄養情報委員会」だったのである（五四九ページ参照）。

新設された組織のリーダーは、ボブ・オルソンとアルフ・ハーパー、そして長年業界の科学顧問をしているトム・ジュークスだった。三人はいずれも大学教授の地位にあった。

私は当初、このグループの目的について気づいていなかった。しかし一九八〇年春、最初の会議が開催される頃には、自分がこの一八名いるメンバーの中で唯一、食品メーカーや薬品会社、およびその関連団体などの業界とは無関係な人間であることがわかった。

この委員会は業界に有利になるように働く人々の集まりで、メンバーたちは現状維持の牙城の中に立てこもっており、職業上彼らが所属する団体、友人、そして親交のある人々は、すべて業界支持派だったのである。

彼らは自ら肉がたっぷり入ったアメリカの食事を楽しみ、「自分たちの見解は間違っている可能性がある」などと考えるようなことはあえてしなかった。

なかには動物性食品の会社から支払われるファーストクラスの旅行経費や、気前のいいコンサルタント料など、相当の恩恵を享受している者もいた。

このような行為に関しては、どれも違法ではないが、深刻な「利益の対立」をあらわにするものだ。すなわち、「公衆栄養情報委員会」のほとんどのメンバーは、国民のためになる仕事をするのが困難な立場に置かれていたのである。

業界と「公衆栄養情報委員」との深いつながりが明らかになるにつれ、この関係は「タバコと健康」をめぐる状況と似ていることがはっきりしてきた。

タバコの場合は、その危険性を証明する科学的な証拠が世に出てきたとき、喫煙を強く擁護する健康の専門家たちが多く存在した。

例えば『米国医師会ジャーナル』誌はタバコ製品を支持し続けていたし、多くの科学者が喫煙をしっかりと擁護するため、自分たちの役割を果たしていた。

擁護した科学者は多くの場合、自分たちの面子を失わないように、という警戒心からそうしたのである。しかし、喫煙にとって不利な証拠が徐々に増えてくるにつれ、学者としての警戒心からではなく、明らかに個人的な偏見と欲望からタバコ産業を擁護している科学者が相当数いたことがわかってきた。タバコを取り巻く状況と比べ、なんと私の場合は、栄養情報のメリットを評価するはずの委員会メンバーであり、しかも、熱烈に業界を支持する学者ばかりで構成される委員会の一員だったのである。

私は「米国実験生物学会連合」広報部長の命を受けての就任だったため、業界の取り巻き連中とは縁のない、唯一の存在だった。

当時の私はまだ、標準的なアメリカ人の食習慣に関し、賛成か反対か、自分なりの意見をまとめるほどのキャリアには達していなかった。

何よりも私は公平かつオープンな討議を進めていきたいと思っていた。だがその討論で、すぐに私は、この新組織と対立することになってしまったのである。

●インチキ扱いされた『マクガバン報告』

一九八〇年四月、私は「公衆栄養情報委員会」の最初の会議に、高い志と偏見のない素直な気持ちで出席した。

しかし、最初の瞬間から、自分がキツネの巣に迷い込んだ一羽のニワトリであることがわかった。

つまり、私を含めて科学者というものの多くは、人々の健康を最優先し、客観的な意見を支持するために研究し、その中で仲間と情報交換するものだが、ここにいるメンバーはそうではなかったのだ。

委員会の二度目の会合で、委員長のトム・ジュークスが、「公衆栄養情報委員会」の使命に関する手書きのプレスリリース（新聞発表）案を配布した。

プレスリリース案の内容は、「公衆栄養情報委員会」の結成発表に加え、委員会が公表しようとしている栄養関連の「インチキ情報」と称するものを列挙していた。

いわゆる「インチキ情報」と呼ばれるリストにざっと目を通したとき、私は一九七七年の『マクガバン報告』(*5)がそこに掲載されているのを見て呆然としてしまった。

一九七六年に最初に起草された比較的穏当な『マクガバン報告』は、「肉や脂肪の摂取量を少なくし、もっと果物と野菜の摂取量を増やすことが心臓病を予防すると思われる」としていた。

しかし、この案では、『マクガバン報告』は、大いに非難されたレアトリルやパンガミン酸と同様「単なるインチキにすぎない」と述べられていたのである。

要するに、「私たちの食習慣をもっと果物と野菜、全粒穀物の方向へ変える」という忠告はインチキだというのだ。

これは、「自分たちこそが、信頼できる科学情報の絶大なる権威である」という「公衆栄養情報委員会」の能力を示すための企みだった。

私は新設された委員会の一員となることを楽しみにしていただけに、内容を知ってショックを受けた。

当時の私は特定の食習慣にこだわっていたわけではない。

しかし、全米科学アカデミーの「食物・栄養とガン」に関する画期的な委員会の一員となり、心臓病研究についで今度はいよいよガン研究についての第二の『マクガバン報告』的な内容のものを推奨するだろう、と予測していた。

私も詳しく知っている研究は、「マクガバン上院議員のダイエタリー・ゴール委員会によって作成された、『マクガバン報告』の控えめな忠告は正しい」ということを十分証明しているはずだった。

最初の会議で私の隣に座っていたのは、アルフ・ハーパーだった。彼がマサチューセッツ工科大学で栄養科学部の一般食品学教授だった頃から、私は大いに尊敬していた。

この会議の初めに手書きのプレスリリース案が手渡されたとき、私はハーパーのほうに体を寄せて、「インチキ情報リスト」に『マクガバン報告』が載っている個所を指し、不信感を隠さずに「これを見ましたか?」とささやいた。

するとハーパーは、私の困惑や疑惑に気づき、「委員会の中には、このリストに対し別意見を持つ高潔な人たちがいます」と自分の考えを遠慮なく述べたのである。

そのあとは気乗りしない討論が続き、結局このプレスリリース案の公表を差し控えることに決めたのである。

会議は、プレスリリース問題に結論を出したところで終わった。私にとってこれは、「うさんくささの始まりだった」としか言いようがなかった。

それから二〜三週間後、私はすでにニューヨーク州北部の自宅に戻っていたのだが、テレビのスイッチを入れると、モーニングショーのトム・ブローコー(NBCテレビの人気ニュースキャスター)が画面に現われ、「栄養摂取」のテーマで、こともあろうに、あのボブ・オルソンと話し始めたところだった。

テレビではオルソンと友人たちが全米科学アカデミー作成の「健康に良い食習慣」という報告書について

話し合っていた。

この報告書はこれまでに全米科学アカデミーが作成した健康関連の報告書の中で、最も簡略で最も中身のないものの一つだ。しかも、その報告書ではなんと、肉の多い、高脂肪のアメリカの食習慣をほめそやし、基本的にアメリカ人の食生活はすべて良いと認めていたのである。

科学的な観点からすれば、このメッセージはどうしようもないほどひどいものだった。番組の中でトム・ブローコーがファストフードについて尋ね、オルソンが自信を持って「マクドナルドのハンバーガーは栄養的に申し分ない」と述べたやり取りを私は忘れない。

栄養に関して最高峰とされるエキスパートがマクドナルドのハンバーガーを賞讃するのを何百万人もの視聴者が見ていたことを考えると、アメリカ中の消費者が困惑したのも当然だろう。

だが、「このオルソンの見解は、当時の科学を全く反映していない」ということに気づいたのは、内部のわずかひと握りの人間だけだったろう。

●「公衆栄養情報委員会」の廃止と再結成

翌一九八一年の晩春、アトランティックシティーで「公衆栄養情報委員会」の二回目の年次会議が開かれた。この一年間書簡でやり取りしていたこともあり、すでに議題が用意されていた。

まず第一の議題は、「栄養関連のインチキ情報が、我々が属する公衆栄養情報委員会への信頼を損ねつつある」という問題をどう解決するかだった。

二番目は、「もっと野菜と果物を摂取し、肉や高脂肪食品を少なくすることの提唱は、それ自体、インチキ情報の流布と変わらない汚い手口である」という見解を公表することだった。

三番目は、この委員会を永続的な組織として常設化させることだった。

この時点まで、我々のグループは予備的な委員会として、一時的な資格しかなかったのだが、今は永続的で信頼感のある栄養情報源にするため、より結束すべき時が来ていた。

会議場に到着して数日のうちに、男性メンバーであるハワード・アップルバウムが、ある噂話を教えてくれた。

「聞いたかい。オルソンはこの委員会を再編成することを決め、君を除外しようとしているらしい」

当時オルソンは、この「公衆栄養情報委員会」の親組織である「米国栄養学会」の会長として一年任期の役員を務めており、このような人事権を持っていたのである。

私はこの話に対して、驚きでもなければ失望でもない、と考えたことを覚えている。

私は委員会の中の厄介者であることがわかっていたし、前年の最初のミーティングで、すでにグループの方針からはずれていることもわかっていた。

私がこの集団に留まり続けることは、ナイアガラの滝を登ろうとするほどの無謀さを意味していたのである。

そもそも私が関与していた唯一の理由は、「米国実験生物学会連合」の広報部長が、この地位を与えてくれたからだった。

最初の年の会合からいかがわしいと感じていたが、一年後の二回目の会議でも、オルソンが私を排除しようとする前に、実はもっととっぴな状況に出くわしていたのである。

学会の中で組織の永続化計画が提出されたとき、この発案に異議を申し立てたのは、私一人だけだった。

そのとき私は、「この委員会と活動にはマッカーシズム（注）の傾向がある。それは科学的な研究を行なう学会の中では無用のものだ」と懸念を述べた。

【注】共和党上院議員ジョセフ・マッカーシーの活動に代表される、アメリカの一九五〇年代前半の極端な反共主義、およびこれと関連する一連の思想・言論・政治活動への抑圧。

私の発言に委員長は激怒し、暴力的にさえなった。こうなってしまっては、自分から部屋を出て行くのが賢明だと思った。

委員会のメンバーたちが望んでいるすべてのことに対し、私の存在は明らかに脅威だったのだ。

こうした経緯のすべてを、新たに選出された「米国栄養学会」の新任会長でありカリフォルニア大学バークレー校教授であるドリス・キャロウェイに話したあと、「公衆栄養情報委員会」は廃止され、のちに私を委員長として再結成された。

幸いなことに私は一年足らずのうちに、再結成された「公衆栄養情報委員会」を構成する六人のメンバーを説得してこの組織を解散させ、情けない出来事のすべては終了したのである。

強いて言うならば、そのとき残って「健闘する」ことは、私の選択肢にはなかった。まだ私のキャリアの浅い頃のことで、学会の先輩たちが振りかざす権力は強大であって、研究活動への圧力にも情け容赦がなかったからだ。

学会の先輩たちの多くにとっては、現状を打破して人々の健康を促進する真実を探ることは、選択肢ではなかったのである。

もし私がキャリアの浅い時期に現状維持派の先輩たちに対抗して、真実を探るのに一所懸命だったら、私は今、この本を書いてはいないだろう、と確信できる。そして、研究資金や出版の機会を得ることは不可能ではないにしても、困難だったことだろう。

一方、ボブ・オルソンと何人かの同僚は、関心をほかへ向け、一九七八年創立の「米国科学衛生審議会（ACSH）」と呼ばれる比較的新しい組織の活動に専念していた。

この組織はニューヨーク市に本部を置き、今日もなお、「食べ物・栄養・化学物質・医薬品・ライフスタイル・環境・健康などの問題に取り組んでいる、消費者教育団体」と自称している。

このグループはまた、非営利・非課税の独立団体であることも主張している。(＊6) しかし、連邦議会四半期公益統計データを引用した「全米環境保護団体」の報告書によれば、その財源の七六％を企業や法人組織の篤志家から受け取っているという。(＊7)

「米国科学衛生審議会」はその報告書の中で、次のように主張している（「全米環境保護団体」(＊7)の報告による）。

・コレステロールは冠状動脈性心臓病とは関連していない。
・食品照射に対する悪評は科学に基づいた評価ではない。
・内分泌攪乱《かくらん》物質（例えばＰＣＢ、ダイオキシンなど）は、人類の健康の問題には関与しない。
・サッカリンは発ガン物質ではない。
・地球温暖化をコントロールするための化石燃料（石炭・石油など）の制限は実施されるべきではない。

「米国科学衛生審議会」の報告書から食品業界に対する批判を探し出すことは、干し草の山から一本の針を探すようなものである。

彼らの主張の中には、メリットのあるものもあるかもしれないとはいえ、「消費者教育のための客観的な情報提供の仲介者である」という主張は論外だろう。

●『食物・栄養とガン』への風当たり

「公衆栄養情報委員会」で経験を積んでいる間、私は全米科学アカデミーの報告書作成の仕事を続けていたが、やがてこれが一九八二年六月に『食物・栄養とガン』として発表された（*4）。

すでに予測されていたように、このレポートが発表されるやいなや大騒ぎとなった。「食習慣とガン」に関するこうした報告書は初めてだったので大評判となり、全米科学アカデミー史上最も好評を博すものとなった。

報告書には「食習慣によるガン予防」について書かれており、人々の関心の的となる食事改善目標（ダイエタリー・ゴール）が定められていたが、一九七七年の「食習慣と心臓病」に関する『マクガバン報告』のダイエタリー・ゴールと非常によく似た内容になっていた。

我々は主に「果物と野菜、それに全粒穀物を摂取し、一方、総脂肪摂取量を減らすこと」を奨励していた。だが、「今回の報告書は心臓病ではなくガンの予防を謳っている」という事実が、業界の反感を高めてしまった。

アメリカ人にとってガンは心臓病以上に大きな恐怖心を抱かせることから、ガンに関する業界の利権はますます大きくなるばかりという状況にあったからだ。利権を失う可能性のある強力な敵がぞろぞろと出てきた。

二週間のうちに、酪農業の利益を守るロビー活動団体「農業科学技術審議会」が、『食物・栄養とガン』

の農業・食品業界に与える影響についての報告書を作成した。報告書には、業界への悪影響を懸念する五六人の専門家の意見が要約されていた。

専門家の中には、廃止された「公衆栄養情報委員会」にいたオルソン、ジュークス、ハーパー、そして同じ考えの仲間たちが名を連ねていた。

彼らの報告書はすばやく公表され、五三五人の国会議員の手に渡った。

今回のアカデミーの報告書による国民への影響の大きさを、「農業科学技術審議会」が非常に懸念していたことは明らかだった。

『食物・栄養とガン』に対して強く非難したのは「農業科学技術審議会」ばかりではなかった。米国食肉協会、全米ブロイラー協会、全国肉牛生産者協会、全国畜産食肉委員会、全米食肉協会、全国牛乳生産者連盟、全国豚肉生産者協議会、全国七面鳥協会、米国鶏卵生産者協同組合なども同様だった(*3)。

全国七面鳥協会がどれだけガンの研究をしているのか、私はあえて知ろうとはしなかったが、『食物・栄養とガン』に対する彼らの非難は、科学の真実を知ろうという気持ちから生まれたものではないと思う。

私が人生で学んだ貴重な経験の中には、酪農場で育ったおかげで学んだものもあるのだが、私のしていることは「農業の利益に反する」と言われることは皮肉なことだった。

もちろんこれらの巨大企業連合は、私が育ち知っているような、小さな農場を経営している勤勉で正直な農家の人たちの考えとはかけ離れていた。

私は、米国政府の農業関係者が代表しているのはアメリカの伝統的な農家ではなく、本当は経営規模が数千万ドル(数十億円)ものコングロマリット(注)なのではないか、と思うことがよくある。

【注】相互に関連性のない異業種部門を傘下に収めて多角的経営を行なう複合企業体。

アルフ・ハーパーは私がマサチューセッツ工科大学を辞めたあと、教授職の地位に就けるよう強力な推薦状を書いてくれた人物だが、痛烈な手紙を送ってよこした。

ハーパーは手紙で、私のことを「自らが仕掛けた罠に落ちた」と突き放した。

私が「公衆栄養情報委員会」の報告書と、全米科学アカデミーの『食物・栄養とガン』の両方に関わっていることが、長年の間私に協力的だった彼にとってさえ、耐えられなくなったのだ。

それは、『食物・栄養とガン』が盛んに話題になっている頃だった。米国議会の公聴会が開かれ、私はそこでアカデミーの報告書そのものについて証言した。

『ピープル』誌は私に関する特集記事を掲載した。それからの一年というもの、メディアはこの報告書について絶えず報道し続けていた。

●「米国ガン研究協会」の創設と「米国ガン協会」の反発

ガンをコントロールする手段として、政府が食べ物についてまで真剣に論議するのは、国の歴史始まって以来のことのようだった。

この分野は「何か新しいこと」に挑戦するのに適した領域で、その「何か新しいこと」が私のところに転がり込んできた。

バージニア州フォールズ・チャーチ（首都ワシントン近郊の都市）にある、「米国ガン研究協会（ＡＩＣＲ）」（文字についた傍点は訳者による。以下同様）と呼ばれる新しい組織の支援を要請されたのだ。

この組織の創立は非営利団体の寄付金を募る資金調達団体によるもので、ダイレクトメールによるキャンペーンを通して、ガン研究のために多額の寄付金を集められることを知っていた。

ガンについては、手術・放射線・細胞毒性薬といった通常の治療法とは別の「何か新しいこと」を大勢の人が知りたがっているようだった。

この新興組織は、食習慣とガンに焦点を合わせた一九八二年の全米科学アカデミーの報告書をよく理解していたため、上級科学顧問として私を招聘してくれたのだ。

私は「食習慣」に焦点を合わせるようすすめた。なぜなら栄養とガンとの関連性は、研究の重要領域にもかかわらず、主な資金提供機関からは、わずかなサポートしか受けていないからだ。

サプリメントではなく、「栄養源としてホールフードを強調すること」を特に奨励した。それが「全米科学アカデミーの報告書のメッセージである」という理由によるものだからだ。

私が米国ガン研究協会と一緒に仕事をやり始めたとき、二つの課題が同時に出てきた。

一つは、全米科学アカデミーのメッセージの普及を促進し、ガン研究を支援するためには、信頼のおける組織として足場を固める必要があるということだった。

二つ目は、アカデミーからの勧告ともいえる『食物・栄養とガン』は公表される必要があるということだった。

したがって、アカデミー勧告の公表を米国ガン研究協会が支援することは、理にかなっている、と私は思った。

アカデミーの報告書プロジェクトの事務局長であるシュシュマ・パーマー(*4)と、ハーバード大学教授でマクガバン委員会の主要顧問だったマーク・ヘッグステッドが、私と一緒に米国ガン研究協会のプロジェクトを支持することに同意してくれた。

同時に米国ガン研究協会の会長マリリン・ジェントリーが、協会としてアカデミーの報告書『食物・栄養とガン』を出版し、無料のコピーを全国五万人の医師たちに配布できないだろうか、と提案した。

社会的にも有益で信頼のおけるものだと思えたこの提案は、大成功だった。

我々米国ガン研究協会の目的は人々の健康増進であり、アカデミーの報告書である『食物・栄養とガン』を普及させることも同じ目的だった。

「ガンの主たる原因として食習慣に焦点を合わせる」組織の設立は、多くの人にとってすでに脅威として受け止められている、ということに私は気づいていた。

食品業界・医学界・製薬業界からの敵意に満ちた反応から見ても、米国ガン研究協会の活動が成功し始めていることは明らかだった。

これらの業界は米国ガン研究協会の信用を失わせるために、全力を尽くしているようだった。

なかでも私が驚いたのは政府の干渉が特に厳しかったことである。

国の司法長官や州の法務長官らが、米国ガン研究協会の社会的地位とその資金調達の手段について、疑問を投げかけたのである。

米国郵政公社は、「米国ガン研究協会が価値のないジャンク情報を広めるのに、郵便を利用しているのは問題だ」と疑問視し、ちょっかい役に加わった。

「食習慣とガンに関する情報」の普及を抑えるため、誰が公務員をけしかけているのか、我々全員が不審に思っていたが、なんということか、実態は郵政公社などの公的機関が我々を困らせていたのである。

なぜ彼らはガン研究促進のための非営利組織を攻撃する必要があるのだろうか。

とどのつまりは、米国ガン研究協会が全米科学アカデミー同様、「食とガンを結びつける方針を推し進めている」ということに行き着くのだった。

特に「米国ガン協会」は激しい中傷の先鋒となった。彼らから見れば、「米国ガン研究協会」は「いやな存在」という立場にあった。

なぜなら、「米国ガン研究協会」は同じ資金提供者をめぐって古い歴史のある「米国ガン協会」と張り合う可能性があり、さらに、ガンに関する討論を、「食習慣」の方向へ導こうとしていたからだった。

米国ガン協会は、「食習慣と栄養がガンと関係がある」ことをまだ認めてはいなかった。

米国ガン協会は、従来続けられている医学に基づく組織で、薬の使用や放射線、手術などに力を注いでいた。

この協会がガンを抑止するための「食事勧告」を作成したのは、これよりずっとあとの一九九〇年代初めになってからのことだ。そのときにはすでに、食事重視の考え方はかなり一般的になっていた。

それより少し前、米国ガン協会は、「ガン予防のための食事勧告」を作成するにあたり、全米科学アカデミーに対し参加してもらえないかどうか、アカデミーの『食物・栄養とガン』作成委員会に連絡してきたことがある。

だが、委員会の幾人かが個人的に協力するということはあったものの、委員会としてはこれを辞退した。

米国ガン協会は「食習慣とガンに関するビッグニュース」の兆しを感じとっていたようで、自分たちとは別組織の米国ガン研究協会が功績を認められることは気に入らなかったのだ。

●「米国ガン研究協会」への組織的中傷

一般的に単なる慈善団体の一つだと思われている組織（「米国ガン協会」）に対して、私が厳しく非難しているようにとられるかもしれないが、実は「米国ガン協会」は裏では社会に対する行為とは違った振る舞いをしていたのだ。

あるとき私は、「米国ガン協会」の地方支部での講演に招かれて、ニューヨーク州北部の町へ出かけて行った。こうしたことは、ほかのどこでもやっていることだ。

講演の中で私は、新しくできた「米国ガン研究協会」の組織について言及したスライドを見せた。

私は自分の個人的なつながりについては話さなかったので、聴衆は、私が研究協会の上級科学顧問であることには気づかなかった。

講演のあとに質問を受けたのだが、司会者から「『米国ガン研究協会』はニセ医者たちの組織だってことをご存じですか?」と尋ねられたのである。

「いや、知りません」と私は答えた。司会者が言った「ニセ医者」という言葉への懐疑的な反応を隠せなかったのではないかと思う。

なぜなら、司会者がさらなる説明の必要性を感じたらしく、次のように続けたからだ。

「米国ガン研究協会は、ニセ医者や信用をなくした医師グループによって運営されているんです。なかには服役した人さえいます」

「服役」という言葉も初耳だった。

私は「米国ガン研究協会」と自分との関係を明らかにせず、再び尋ねた。

「どうしてそのことをご存じなんですか?」

「『米国ガン協会』から全米の地方事務所に回覧されているメモに書かれていたからです」と司会者は言った。

私は帰り際に、そのメモのコピーを送ってくれるように頼むと、二、三日後には手元に届いた。

そのメモは、「米国ガン協会」の全国統括会長事務所から発送されたものであることがわかった。この会長は、バッファローにある高名な「ロズウェル・パーク・メモリアル研究所」のガン研究部門の理事長でもあった。

そしてこのメモには私の名前こそ記されてはいないが、次のように明記されていた。

「この組織（米国ガン研究協会）の科学委員長（注・キャンベル博士）は、信用のない八、九人の医師グループを率いており、医師のうちの何人かは服役したことがある」

メモの内容は全くの作り話だった。私はその医師の名前に見覚えさえなく、どうしてこのような卑劣な行動を起こせるのか、皆目わからなかった。

やがて、私はこのメモに関与したらしい「米国ガン協会」のバッファロー事務所にいる人物を探りあて彼に電話をかけた。

驚くほどのことではないが、とらえどころのない男で、「この情報は匿名のレポーターから入手した」と明かしたが、初めの情報源を割り出すことは不可能だった。

しかし、一つ確実にわかっていることは、このメモが「米国ガン協会」会長の事務所によってばら撒かれたという事実である。

また、強力な業界のロビー活動集団である「アメリカ酪農評議会」が、同じメモのコピーを手に入れ、全国にある地方事務所へ配布する準備を進めていることも知った。これは同評議会から地方組織への事実上の警告文書といえるものだった。

「米国ガン研究協会」に対する組織的な中傷は、広範囲に及んでいた。食品・医薬品・医療などの業界は、「米国ガン協会」および「アメリカ酪農評議会」を通したり、あるいは会と足並みを揃えて、その正体を現わし始めていた。

低コスト・低利益の植物性食品でガンを予防することは、食品や医薬品業界からは歓迎されない。そのため、人々が信頼しているであろうマスメディアを味方につけて、業界全体が一体となって国民に与えた影響力は、桁違いに大きなものだった。

●裏切り者キャンベルの追放運動

しかし、この話の結末はハッピーエンドだった。「米国ガン研究協会」が設立されてからの二、三年は私にとって、個人的にもまた科学者としても苦労が多く、いやな気持ちにさせられる日々だったが、ついに中傷活動は衰え始めたのである。

もはや枝葉のことには考慮しなくてすむようになったので、「米国ガン研究協会」は、直ちにイギリス（ロンドンの「世界ガン研究基金」）をはじめ、各地へと活動を拡大していった。

「米国ガン研究協会」は、ここ二〇年余りにわたって「食習慣とガンの関係についての研究と教育」のための資金供給プログラムの活動を続けてきている。

「米国ガン研究協会」の設立当初、私は上級科学顧問としてこの助成金プログラムを企画し、その委員長を務めた。その後も上級科学顧問として留まり、数年間いろいろな仕事を続けていた。

だが、もう一つ残念な事件についても、お話ししておきたい。

私が所属する「米国栄養学会」の役員会から、学会のメンバー（ボブ・オルソンとアルフ・ハーパー）が私を追放するよう要請していることを知らされたのだ。

それはおそらく、私が「米国ガン研究協会」と関係しているからだと思われた。

追放されれば、「米国栄養学会」史上最初の追放者になるだろうということだった。私は学会の会長および米国食品医薬局の栄養部門長による尋問を受けるため、ワシントンへ行かねばならなかった。会長と部門長からの質問は、ほとんど「米国ガン研究協会」に関するものだった。

このつらい体験は、まさに事実は小説よりも奇なるものであることを証明してくれた。学会の主要なメンバーである私を、「米国ガン研究協会」に関与しているという理由のために、追放するというのだろうか。しかも私がこの組織（米国ガン研究協会）の次期会長に任命された直後にだ。

私はその後、この心寒い体験について、「米国栄養学会」の内部情報に詳しい同僚、ノースカロライナ州立大学のサム・トーベ教授とともに振り返った。

トーベ教授は案の定、この調査（注・「米国栄養学会」会長、および食品医薬局の栄養部門長による、キャンベル博士への取り調べ）だけでなく、ほかの非礼な行為についてさえ知っていた。

私は「米国ガン研究協会」は善意に基づいた立派な組織であることを教授に話すと、彼は次のように答えた。

「問題なのは『米国ガン研究協会』との関係についてではないんですよ。あなたが全米科学アカデミーの報告書『食物・栄養とガン』をまとめたことに対してなんですよ」

私も同じように感じていたし、その後も考えは変わらない。

すなわち『食物・栄養とガン』が一九八二年六月に、「脂肪の摂取量を減らし、果物・野菜・全粒穀物の摂取量を増やすことが、よりヘルシーな食事となる」という結論を出したとき、「米国栄養学会」の幾人かのメンバーの目には、「キャンベルが裏切った」と映ったのだ。

それはおそらく、この報告書作成委員会の実験研究者の一人として、「アメリカ人の食習慣評価」を従来どおり維持するというのが私に望まれていた仕事だったからだろう。

私はその仕事をしなかったあとも、「米国ガン研究協会」と関わっていたことや、「米国ガン研究協会」がこの『食物・栄養とガン』の普及を促進したことが、事態をますます悪化させてしまっていた。

この馬鹿げた対決では、幸運にも良識が勝った。「米国栄養学会」から私を追放すべきかどうかの投票実施のための役員会が開かれた結果、私は難なく乗り切ったのである（六対〇で二人棄権）。

こうした出来事を個人攻撃と受け取らずにはいられなかったが、ここはもっと大きな問題をはらんでいた。それは個人的な問題というようなレベルではなかったのである。

栄養と健康の分野において、科学者は研究が導くところなら自由に研究を進めていけるというわけではない。

たとえ第一級の科学を媒介にしていたとしても、「業界にとって不適切な結論」を出すことは、科学者としてのキャリアを傷つけてしまう可能性があるのだ。

国民の健康にとって有益だと信じ、この「業界にとって不適切な結論」を広めようとすると、自分のキャリアを台無しにしてしまうかもしれない。

私の場合は台無しにはならなかったが、それは運が良かったからだ。善良な人たちが、私の味方をしてくれたからである。さもなければ事態はもっと悪いことになっていたはずだ。

こうした幾多の試練のあと、「米国栄養学会」がなぜ追放運動のようなことをしたのか、やがてその理由がわかるようになった。

科学者に与えられる数々の賞は、ミード・ジョンソン・ニュートリショナルズ、レダリー研究所（ワイス社の前身）、バイオサーブ・バイオテクノロジーズ、プロクター・アンド・ギャンブル、ダノン研究所などの食品メーカー・製薬メーカーからの資金提供によるものだ。

こうした賞は、私の所属する「米国栄養学会」と業界との奇妙な結びつきを象徴するものだったのである。(＊8)

学会の後援者であるメーカーは、「結果がどんなものであろうと、科学的な研究を推し進めてほしい」などと決して願ってはいない、ということだ。

●真実と欺瞞の判別

結局、私は仕事を通じて特定の個人や団体とつるむようなことはなく、そこから何かを学ぶこともなかった。

むしろ、私の仕事は大きな組織の舞台裏で行なわれていることと関連していたので、業界寄りのメンバーたちによる「利権がらみのひそかな行動」を深く知るところとなった。

科学界であろうと、政府機関であろうと、業界の重役会であろうと、国の政策論争の間にその舞台裏で起きていることは、私たちの健康にとってきわめて重要な問題である。

この章でお話ししてきた私の個人的経験は、ほんの一例にすぎないのだが、私にキャリア・ダウンを強いたり、キャリアが傷つく以上の影響を及ぼしていた。

私が経験してきたことは、「科学の裏面」、すなわち「業界の妨げとなる研究者に対してだけでなく、社会に対しての圧力」といった面をも浮き彫りにしているのである。

圧力は現状維持に反対する研究報告を、組織ぐるみで隠そうとしたり、無効にしようとしたり、粉砕しようとしたりする行動によって影響を及ぼす。

政府や大学には学会に対して大きな影響力を持つ人たちがいる。彼らは「科学のエキスパート」という名のもとに仕事をしているが、実際の活動は、正しく行なわれるべき科学討論を圧力で押さえ込むことにある。彼らは有力な食品メーカーや医薬品メーカーの利益に沿うような活動によって、かなりの報酬を受け取っているかもしれないし、あるいは、誠実にメーカー寄りの姿勢をとっているだけなのかもしれない。

だが、こうした個人的偏見による行為はあなたが考えているよりずっと大きな影響力を持っているのだ。

私は、ガンで家族を亡くした科学者を知っているが、「食習慣のような個人的な問題が、愛する人を死に追いやる一因となっていたかもしれない」ということを受け入れるのに、彼らは納得できず、憤りを感じているのだ。

同様に、「毎日食べている高脂肪食品・高動物性食品は、幼い頃にヘルシーなものと教わったものであり、その習慣を変えたくないし、そうした食事が大好き」と言う科学者もいる。

科学者の大半は潔癖だし聡明なので、個人的利益のためではなく、公共の利益のためにひたむきに研究に打ち込んでいる。

しかし、なかには自分を高く買ってくれる人に自分の魂を売り、そうした行為を恥ずかしく思わない科学者もいる。

数の上では多くはないが、その影響力は甚大だ。彼らは自分が所属している組織の名声を堕落させることもありうるし、何よりもまず、学者の素性や地位など知る術もない国民の間に、大きな混乱を巻き起こす危険性があるのだ。

テレビで「栄養のエキスパート」がマクドナルドのハンバーガーを絶讃しているのを見た同じ日に、「ガンから身を守るためには、肉類を減らすべきだ」と書かれている雑誌を読むということもあるだろう。いったい誰を信用したらいいのだろうか。

公共機関もまた「科学の裏面」の一部である。「公衆栄養情報委員会」や「米国科学衛生審議会」のような委員会は、科学的な研究について偏見を持たずに討論することよりも、自分たちの見解を普及させることに関心を持っているような、偏ったパネリストや委員会、公的機関などを生み出している。

「公衆栄養情報委員会」が「低脂肪の食習慣が健康に良いというのは詐欺のような不正な情報だ」と報告し、一方、全米科学アカデミーの報告書『食物・栄養とガン』では反対のことを言っている場合、どちらが正しいのか。

科学界に存在するこの思慮の浅さが、「システム」全体（政府、医学界、産業界、メディア）に蔓延していることが問題なのだ。

「米国ガン協会」だけが「米国ガン研究協会」を困らせるために動いていたわけではない。国立ガン研究所の広報局やハーバード大学医学部ほか何校かの大学医学部は、「米国ガン研究協会」に対して非常に懐疑的で、完全に敵視している大学さえあった。

医学部からの敵意のすごさには最初驚いたが、伝統のある医療機関である「米国ガン協会」がこの争いに加わったとき、そこには確かに「医学界」という目に見えない組織が介在していることが明らかになってきた。

この巨大で強力な組織は、「食習慣とガン」、あるいは、「食習慣とすべての病気」に関して、「そこに重要な問題がある」という考え方を受けつけようとはしなかった。

アメリカの「巨大医学」は病気の症状が現れたあと、薬や手術で治療することを業務としている。

テレビをつけて「『米国ガン協会』は、食習慣がガンと関連しているなどという考えをほとんど相手にしていない」という報道を見たと思えば、今度は反対に、新聞で「『米国ガン研究協会』は、あなたの食べるものがガンになるリスクを高めると言っている」という記事を目にするかもしれないのだ。

どちらを信用したらいいのだろうか。

この「システム」の内部を熟知している者だけが、「科学に基づく偽りのない立場」と、「欺瞞に基づく独善的な立場」とを判別できる。

私は長年この「システム」の中心で仕事をしてきたため、多くの人が考えているような科学に対する絶対的な信頼はない。「科学は常に真実を知るための公正な研究手段であるとは限らない」と言えるほど、その実態を十分に見てきている。

科学は、金、権力、エゴ、そして公共の利益以上に「私的な利権」と関わるケースがあまりにも多い。だが、たとえ違法行為があったとしても、表に出てくるのはごく少数だ。

銀行の秘密口座に振り込まれる多額の報酬、あるいはタバコの煙が充満するホテルのロビーにいる私立探偵などは科学と関与していない。

これはハリウッド映画の中の話ではないのだ。政界・科学界・産業界における日常的な出来事なのである。

第14章

消費者に届く情報、届かない情報

●サプリメント・メーカーのいかがわしい主張

全米科学アカデミーの報告書『食物・栄養とガン』作成委員会は、研究内容をどうまとめるか検討した結果、栄養素ごとの章を盛り込むことにした。

研究は一度に一つの栄養素について検証していく方法で行なわれた。例えばビタミンに関する章では、「ガンとビタミンA」「ガンとビタミンC」「ガンとビタミンE」「ガンとビタミンB類」という具合に各ビタミンごとにガンとの関係を究明していった。

ただし報告書では、こうした栄養素の摂取を、錠剤やサプリメントからではなく、食べ物から直接摂取するようにすすめた。

我々は「このアドバイスはそれぞれの栄養素を含んでいる食べ物にのみ当てはまるものであり、各栄養素を取り出したサプリメントに対してではない」と明記した（第14章＊1）。

ところが、この報告書は瞬く間に産業界の手に渡り、各業界は、ここにすばらしい金儲けのチャンスを見出したのである。

そして、「サプリメントからではなく食べ物から摂取せよ」という我々のメッセージを無視し、傲慢にもビタミン剤を正当化する理由としてこの報告書を引用し、ビタミン剤を「ガンを予防する製品」として宣伝し始めたのである。

「市販のビタミン剤」という広大な市場が新たに開拓された瞬間だった。

全米中に何千ものビタミン剤やサプリメントの販売チェーンを所有するジェネラル・ニュートリションは、「ヘルシーグリーン」と呼ばれる総合ビタミン剤の販売を開始した。

これはビタミンA・C・E、βカロテン、セレニウム、それに〇・五グラムというごく微量の乾燥野菜を加えて構成された製品で、同社は次のように主張して宣伝した。(*2)

> 全米科学アカデミーの報告書『食物・栄養とガン』は、ガンから体を守るために、とりわけ野菜の摂取を増やすようすすめています。
> 報告書がもっと食べるようにすすめている野菜は、キャベツ、芽キャベツ、カリフラワー、ブロッコリー、ニンジン、ホウレンソウなどです。（中略）お母さんが言っていることは正しかったのです！
> 当社研究所の研究員は、報告書の重要性にいち早く気づき、これらの野菜すべてを利用しようとする研究に取り組みました。
> そして研究の結果、その栄養を摂取しやすく、有効性の高い錠剤という形に仕上げたのです。
> それが栄養効力の高い画期的な新製品「ヘルシーグリーン」なのです。これは全米科学アカデミーがもっと食べるようにすすめている緑葉野菜によって、何百万もの人たちの健康維持をサポートできる製品です。

ジェネラル・ニュートリションは科学的に立証されていない製品を宣伝し、そのセンセーショナルな主張を裏付けるため、公文書である『食物・栄養とガン』を不適切に利用した。

そのため連邦取引委員会と全米科学アカデミーの委員会は、同社の主張を禁じるための訴訟を起こした。

その争いは数年にわたり、同社には七〇〇万ドル（約七億円）の費用がかかった、と噂された。

全米科学アカデミーは、同社の不正を糾弾する証人として私を推薦した。それは私が『食物・栄養とガン』

の作成者の一人であること、そして報告書作成委員会での協議中に、「この報告書のアドバイスは錠剤やサプリメントではなく、食べ物にのみあてはまる」ということを何度も繰り返し述べていた、という理由からだった。

私の研究グループのメンバーであるトム・オコーナー博士と私は、この訴訟に関する仕事のために、三年に及ぶ歳月を費やした。その間に私は証人席に丸三日間立ったこともあった。

一九八八年、同社は、三つの健康関連機関に六〇万ドル（約六〇〇〇万円）を均等に分配して支払うことに同意した。これで「ヘルシーグリーン」やそのほかの食品サプリメントに関する虚偽広告疑惑に決着がついた。(*3)

サプリメント市場を過熱させることによって、最高の収入が生み出されたことを考えれば、同社にとってこの罰金は安いものだった。

●特定の栄養素だけをとり上げることの愚かさ

過去二〇年余りの間、ホールフードにではなく、個々の栄養素に焦点を合わせることが当たり前となってきているが、その責任の一端は、一九八二年の報告書『食物・栄養とガン』にあるのかもしれない。すでにお話ししたように、全米科学アカデミーの報告書作成委員会は研究内容を栄養素別に分け、栄養素ごとの章を設けて編集していた。

脂肪、タンパク質、炭水化物、ビタミン、ミネラルと、個別の章立てを行なっていたのだが、これは我々の大きな誤りだった、と反省している。

多くの人が依然としてこの報告書を、「栄養素別の健康効果レポート」と考えているところをみると、我々の**「栄養はホールフードから摂取すべし」**という忠告は、まだ十分伝わっていなかったのだ。

我々が最も着目した栄養素は「脂肪」だった。

この報告書の最初のガイドライン（指針）では次のようにはっきりと記されている。

「高脂肪摂取はガンと関連しているため、脂肪の摂取量を総カロリー摂取量の四〇％から三〇％に減らすことをすすめます。ただしこの数字は、少なくとも、ということです」

そして、次のように補足した。

「脂肪の摂取量はもっと減らしたほうがいい、ということをわかっていただくには、添付したデータをご覧ください。削減の推奨量は控えめなものですが、現実的な目標として効果的と思われる数字だ、と当委員会で判断したものです」

ところが委員会のメンバーの一人で米国農務省栄養研究所の所長は、補足の掲載には反対で、次のように述べている。

「もし我々が脂肪摂取量を三〇％以下にするようすすめたら、動物性食品を減らさざるを得なくなり、おそらくこの報告書はつぶされてしまうだろう」

報告書が公表された当時、脂肪が乳ガンや大腸ガンと関連していることを示すすべての研究（人間を対象）が次のことを明らかにしていた。

「ガンが多い集団では、脂肪を多く摂取していたばかりではなく、動物性食品の摂取量も多く、その一方で植物性食品の摂取量は少なかった」（第4章）

これが意味しているのは、次のとおりだ。

「乳ガンや大腸ガンは、動物性タンパク質や食事コレステロール、動物性食品の中にだけ含まれる〝何か〟によって発症するか、あるいは植物性食品の不足によって発症する可能性がある」（第4章、第8章）

ところが、当時発表されていた研究では皆、動物性食品について指摘するのではなく、「食事脂肪」を主因として挙げていたのである。

そのため私は、全米科学アカデミーの委員会で脂肪などの栄養素を特定して強調することには重ねて反対してきたが、ほとんど認められなかった。

連邦取引委員会の尋問で、私が証人に推薦されたのは、こうした経緯があったからだった。

「ホールフードの利点を、特定の栄養素の健康効果によって報告する」という誤りは、私が**「要素還元主義」**（注）と呼ぶものである。

【注】ある複雑なデータや事象を理解しようとするとき、そのデータや事象をいくつかの単純な構成要素に分け、それぞれの単純な要素を理解することで、元の複雑なデータや事象を理解しようという考え方のこと。

例えばハンバーガーが健康に与える影響は、肉に含まれる数グラムの「飽和脂肪」が原因だ、と単独犯扱いすることはできない。「飽和脂肪」は単なる構成要素にすぎないからだ。ハンバーガーにはコレステロールやタンパク質、そしてごく微量のビタミンやミネラルも含まれていれば、ほかのタイプの脂肪も含まれている。

たとえ肉に含まれる「飽和脂肪」の量を減らしたとしても、ほかの栄養素は依然として存在しており、健康に害を与えるリスクは消えていないかもしれないのだ。

一つのハンバーガーが健康に与える影響は、ハンバーガーに含まれる栄養素（飽和脂肪、コレステロールなど）の含有量の合計よりも大きい、ということの実例といえる。

●恥ずべき悪例「ナーシーズ・ヘルス・スタディー」

我々が光を当てた「食事脂肪への批判」に注目し、(＊4) ある科学者が「アメリカ人女性の大集団に乳ガンを引き起こすのは脂肪である」という仮説を立てた。

それはハーバード大学公衆衛生学部教授のウォルター・ウィレット博士が行なった調査で、「ナーシーズ・ヘルス・スタディー（Nurses' Health Study）」（看護師健康調査）として知られる有名な研究である。

同大学公衆衛生学部の研究者は、病気と経口避妊薬や更年期後のホルモン、タバコ、毛髪染めなどとの関係を調べる目的で、一九七六年から全米中の一二万人余りの看護師らを調査対象者として登録していた。(＊5)

一九八〇年の初め、博士は調査に「食習慣に関するアンケート」を加え、四年後の一九八四年にはさらに多くの食料品を加えるため、このアンケートを拡大させた。この拡大アンケートは、一九八六年と一九九〇年にも看護師に送付された。

二〇年余りにわたって集められたアンケートに基づく「ナーシーズ・ヘルス・スタディー」は、最も長期間行なわれた「女性の健康に関する第一級の研究」として、広く知られている。(＊6)

この研究を基に、年間四〇〇万～五〇〇〇万ドル（約四億～五億円）の費用をかけた三つの関連研究が新たに生まれている。(＊6)

私が健康に関心の高い聴衆に講義をするとき、最高で七〇％にのぼる人が「ナーシーズ・ヘルス・スタディーのことを聞いたことがある」と答えていた。

学界ではこの研究を注意深く観察していた。この研究の担当者は、論文審査のある超一流の学術専門誌に何百もの科学論文を執筆してきた。

この研究は「前向きコホート研究」（注・今現在健康な人の生活習慣を調査しておき、その集団を追跡調査して発症を探る研究。三八七ページ参照）になるように企画されている。

つまり、一つの集団（コホート）に属する人々を追跡し、病気が診断される前の食習慣を調べ、発病を予期するという意味で、この研究を「前向き」なものにしているのだ。

多くの人が「前向きコホート研究」を、人を対象とした研究法として、ベストの方法だと考えている。

「高脂肪の食習慣は乳ガンと関連しているか」という疑問は、一九七〇年代中頃と一九八〇年代初めに行なわれていた激しい論争の当然のなりゆきだった。

高脂肪の食習慣については、一九七七年の『マクガバン報告』で心臓病と関連していることが明らかにされ、一九八二年の『食物・栄養とガン』でガンとも関連していることが明らかにされている。

この疑問を解決するのに、「ナーシーズ・ヘルス・スタディー」ほど最適な研究があるだろうか。

「ナーシーズ・ヘルス・スタディー」は企画性に富み、対象女性の膨大な数と研究者のレベル、そしてフォローの長さといった点において、いずれも完璧なもののように思われるため、一見これほどすばらしい研究はない、と考えられがちだが、実はそうではない。

「ナーシーズ・ヘルス・スタディー」には、その結論を用いて、正しい科学をひどく悪いほうへ導いてしまう欠陥があるのだ。

たとえ研究に携わっている学者が誠実で善良で世界最高の研究機関に所属していたとしても、この研究こそ「科学における要素還元主義がいかに大きな混乱を生み出し、誤った情報を流す可能性があるか」を示す第一級の悪例といえる。

「ナーシーズ・ヘルス・スタディー」ほど栄養学の未来にダメージを与えたものはまずない。

これは、「科学のためにしてはいけないこと」への警鐘となるべき研究なのである。

●研究対象の看護師は平均的米国人女性より肉食中心だった

今述べた厳しい批判を理解していただくために、まずはアメリカの食習慣の現状を知る必要がある。

特にアメリカの食習慣を、「食事脂肪の研究」に拍車をかけた世界各国の研究データと比較するときには、重要になる。(*7) なぜならアメリカ人は開発途上国の人たちに比べ、肉と脂肪をはるかに多く摂取しているからだ。

タンパク質も多くとっている。さらに注目に値することは、タンパク質摂取量の七〇%を動物性食品からとっていることだ。

タンパク質摂取量の七〇%が動物性食品のものからだということは、「果物と野菜はごくわずかしか食べていない」ということなのである。

悪いことに、私たちが植物性食品をとるにしても、たいていの場合そのまま食べているわけではなく、脂肪や砂糖、塩をたくさん加えた加工製品を大量に食べている。

米国農務省の全国学校給食制度では、なんとフライドポテトを野菜とみなしている。

対照的に中国農村部の人は、ごくわずかの動物性食品しか食べていない。その量は、総タンパク摂取量の

(図41) アメリカと中国農村部のタンパク質摂取の内訳(第14章＊8)

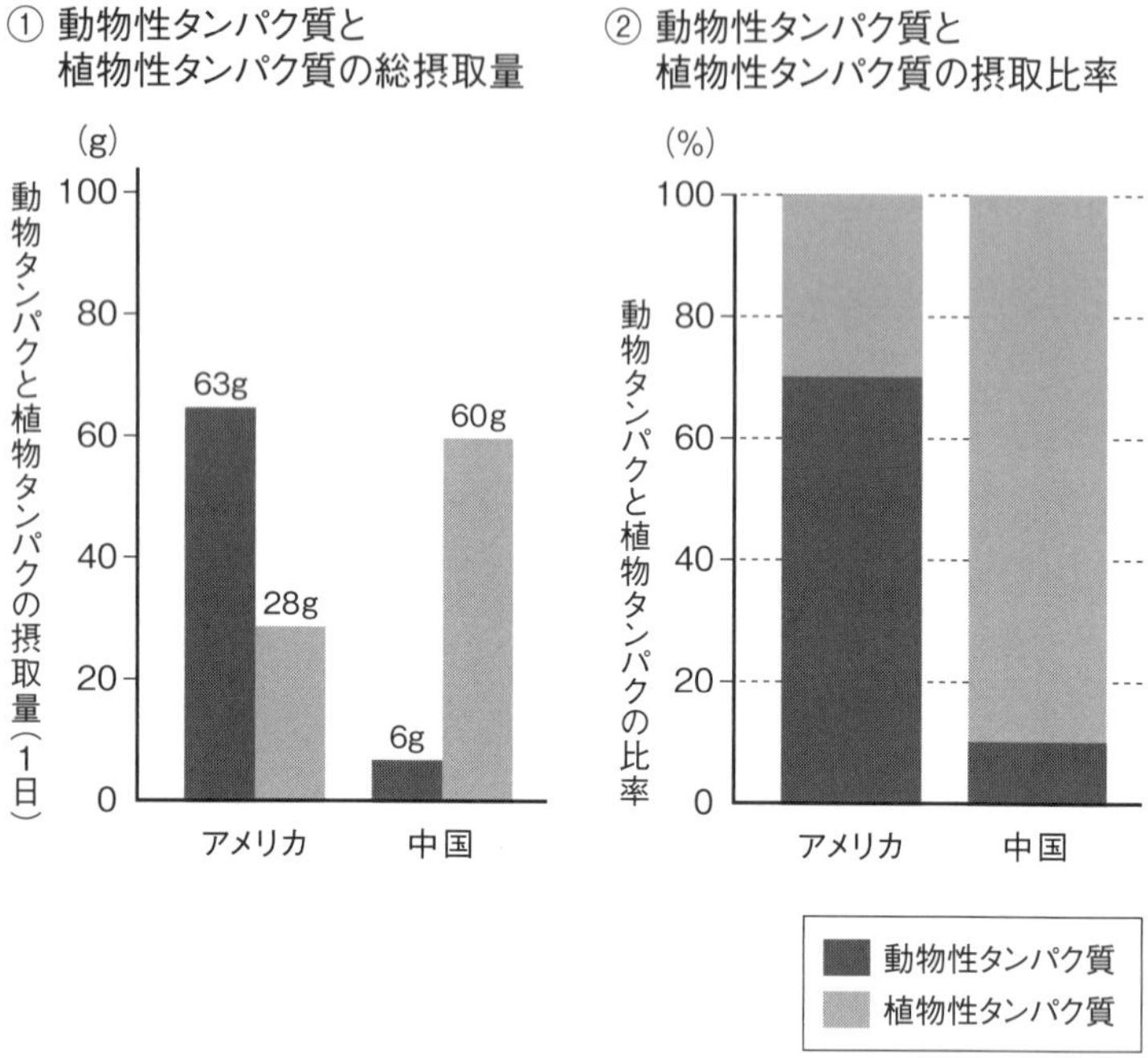

【注】アメリカ人と中国農村部の人の動物性タンパク質と植物性タンパク質の摂取の中身の違いを表わしたものです。

左の図①を見ると、アメリカの場合は動物タンパクを植物タンパクの2.25倍も摂取し、中国農村部の場合は動物タンパクは植物タンパクの10分の1にすぎないことがわかります。

右の図②は、両者の動物タンパクと植物タンパクの割合を表わしたものです。アメリカの場合、動物タンパクの摂取量はタンパク質全体の70%、中国農村部の場合は10%にすぎないことがわかります。

二つの図から、アメリカでは肉食中心、中国農村部では植物性食品中心の食習慣だということがわかります。

なお日本人の場合は、訳者調べによると動物タンパクが1日38g、植物タンパクが 31.8g(54%：46%)なので、比率は中国農村部よりアメリカに近い、といえます。

（図42）看護師と米国人女性と中国人のタンパク質摂取の内容比較

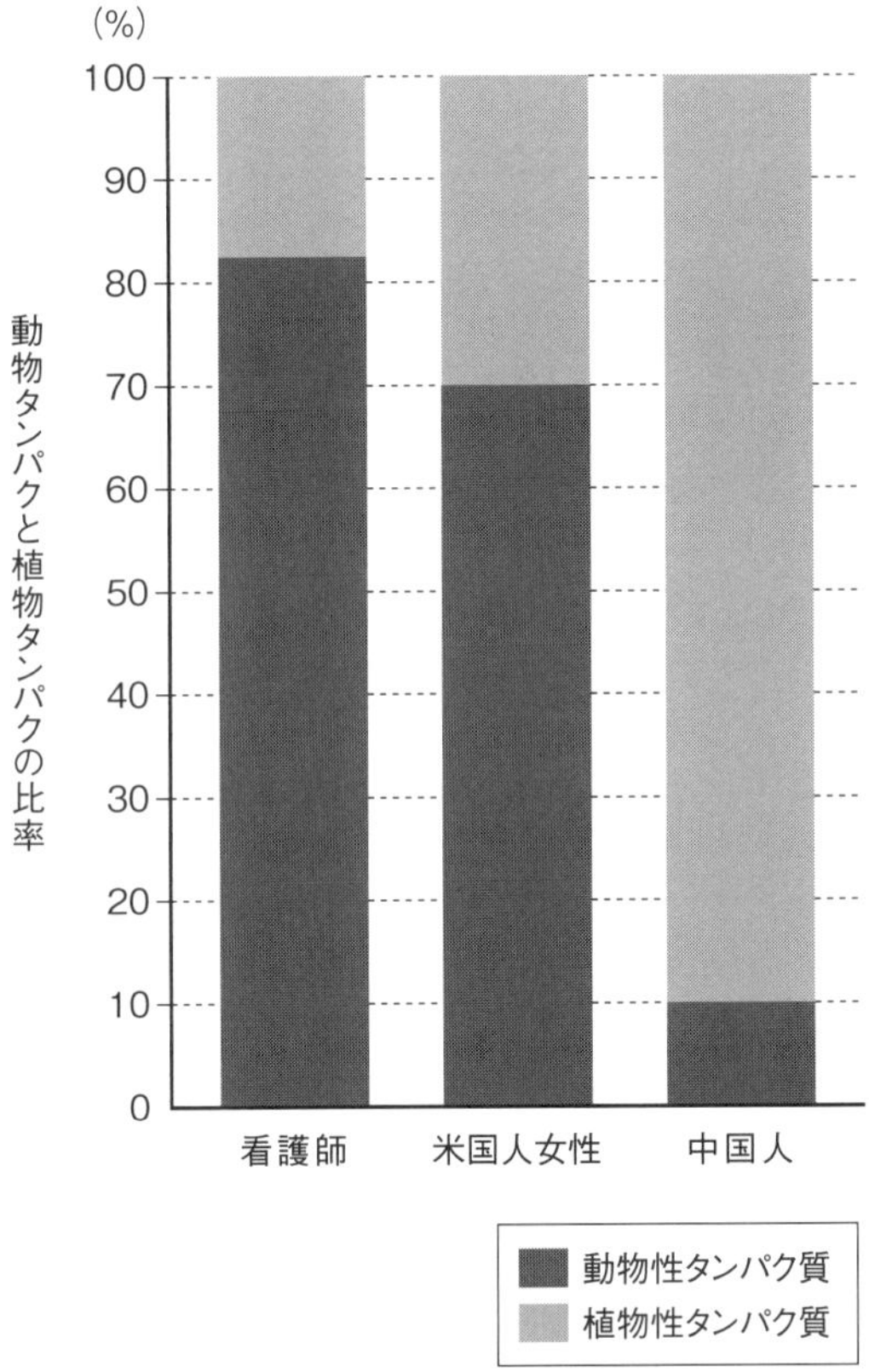

【注】「ナーシーズ・ヘルス・スタディー」の看護師がとっている
動物性タンパク質の割合（タンパク質総摂取量中）を、
平均的米国人女性、および中国農村部の人と比較したものです。
看護師は平均82.5%で、中国農村部の人（10%）の8倍以上になり、
平均的米国人女性（70%）より肉食中心だったことがわかります。

わずか一〇％を占めるにすぎない。

この二つの食習慣パターンの違いは、図41（五八四ページ参照）に示されている。[＊8] この大きな相違は欧米文化圏とアジアの伝統的文化圏の特色をよく示している。

一般的にいって、欧米諸国に住む人々は、肉食中心の人が多く、伝統的な食習慣を続けている国の人々は、主に植物性食品を食べているということだ。

では、「ナーシーズ・ヘルス・スタディー」の対象女性の食習慣はどうなのだろうか。お察しのとおり、この看護師たちは、動物性食品がかなり多い食事をしている。しかも、平均的米国人女性よりも多い量を食べているのだ。

看護師たちの平均タンパク質摂取量は、総摂取カロリーのおよそ一九％だ。平均的米国人女性の平均摂取量の一五～一六％と比較してみてほしい。

一日当たりの推奨所要量が九～一〇％であることを再確認すれば、この数字がどういう意味を持つか判断できるだろう。

そして、さらに重要なことは、**看護師たちのタンパク質摂取量が、**[＊8、＊9] **図42**（五八五ページ参照）**で示されているように平均八二・五％（七九～八六％）は動物性食品から摂取している点にある。**[＊9]

総タンパク質摂取量が最低レベルの看護師たちでさえ、そのうちの七九％を動物性食品から摂取しているのだ。[＊9]

この研究の対象とされたすべての女性が、平均的米国人女性よりも、肉食中心ということなのである。プラントベースのホールフードは、ごくわずかしかとっていない。

これはきわめて重要な点である。このことをもっとよく理解するために、一九八六年に発表された、一九七五年の図17〜図19（一九七〜一九九ページ参照）に示されている、ケン・キャロル教授による国別の「乳ガン死亡率」の比較を見ておかねばならない。図17は図43として再掲載した（五八八ページ参照）。

この図は過去五〇年間における「食習慣と慢性病」について研究する際に、最も影響力のある観察記録の一つだ。

ほかの研究同様、一九八二年の報告書『食物・栄養とガン』が、「ガン予防のためには、脂肪の摂取を総カロリー摂取量の三〇％に減らすこと」を推奨している理由は、このキャロル教授の観察記録が大きく影響しているのである。

『食物・栄養とガン』と、そのあと発表された同様見解の報告書が、結局のところ、市場における低脂肪製品（低脂肪乳製品だとか、赤身肉、低脂肪のスナックや低脂肪の甘い菓子類など）が激増する導火線となってしまった。

だが、残念なことに、「脂肪」だけを強調したことは間違いだった。キャロル教授の研究では、よその国との比較研究同様、「肉や乳製品を食べている集団」をたいてい「植物性食品を食べている集団」と比較していた。

それぞれの食習慣には、脂肪の摂取以上にもっとさまざまな相違点があった。キャロル教授のグラフが示していることは、**「植物性食品の摂取が多くなれば多くなるほど、乳ガンのリスクが低下する」**ということだったのだ。

しかし、「ナーシーズ・ヘルス・スタディー」の対象となった女性たちは、プラントベースの食事からはあまりにもかけ離れているため、各国で行なわれている研究のように「食生活と乳ガン」の関係について研究することはできないのだ。

（図43）脂肪の摂取量と乳ガン死亡率

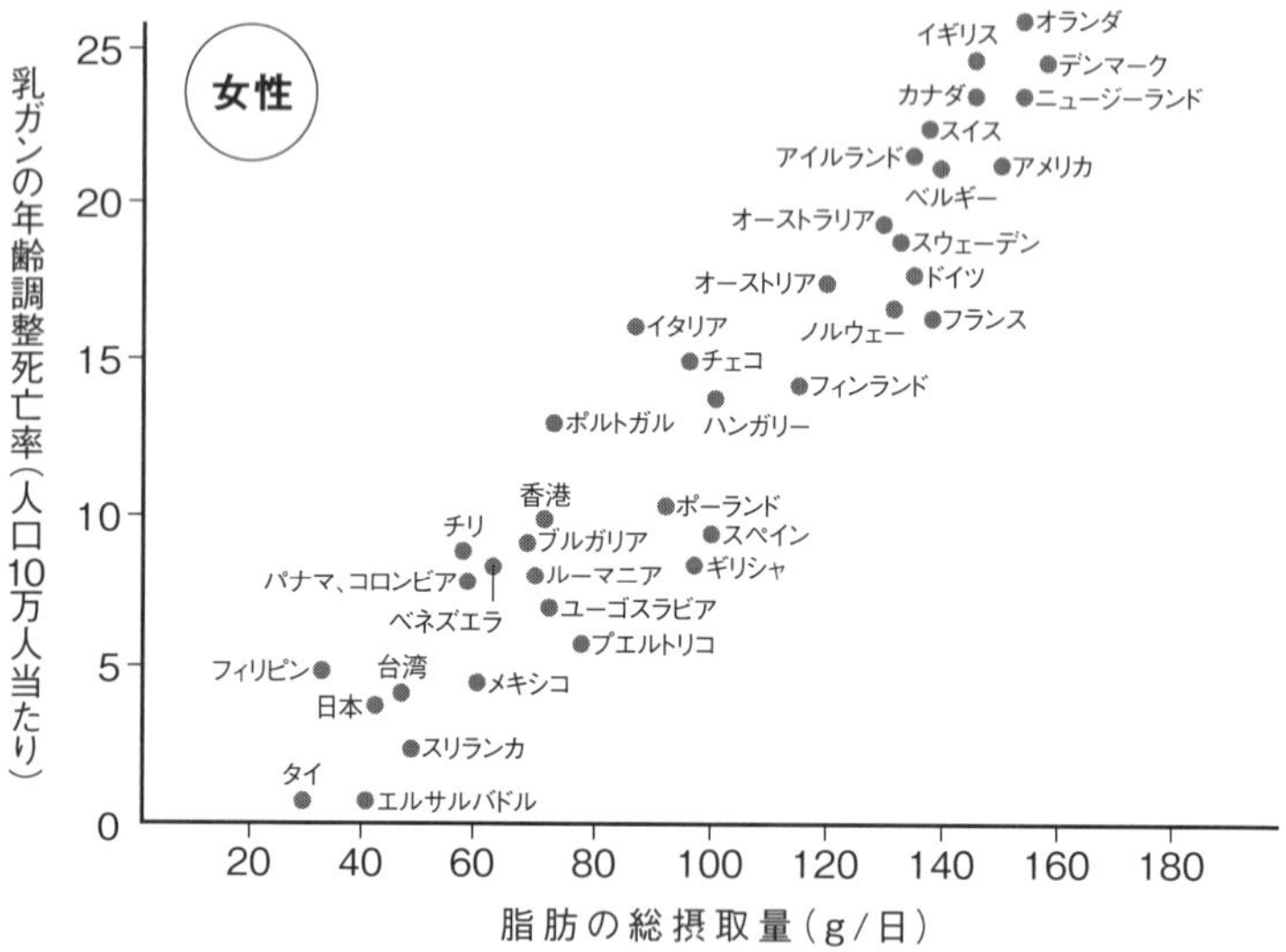

【注】図43（197ページ掲載の図17と同じもの）は、
1986年の医学雑誌『キャンサー』に掲載されたキャロル教授によるもので、
アメリカをはじめとする脂肪摂取量の多い国々では
乳ガン死亡率の高いことがわかります。
日本人女性の乳ガン死亡率はかなり低いほうに位置していますが、
現在では、横軸が図のスリランカの右側あたり（日本人女性の脂肪摂取量51.3g）、
縦軸がオーストリアとドイツの中間点（死亡率17.5）の位置にまで来ています。
（厚生労働省「平成19年　人口動態統計の概況」「平成19年　国民健康・栄養調査結果の概要」より）

図43の下のほうに記されている、スリランカ、タイ、エルサルバドルといった国々では、その国特有の食生活をしているが、このような食生活をしているアメリカの女性看護師はいないのだ。この看護師集団は誰もが皆、間違いなくハイリスクの食事をしている。

だが、「ナーシーズ・ヘルス・スタディー」を見る人たちは、ハーバード大学の研究者が「看護師の脂肪摂取量はさまざまである」と指摘するため、この欠陥を見過ごしてしまうのである。

●低脂肪食の落とし穴

脂肪摂取量が最低レベルの看護師グループでも、総摂取カロリーの二〇～二五%を脂肪としてとっており、脂肪を最も多くとっている看護師グループは、カロリーの五〇～五五%を脂肪として摂取している。(*10)

何気なく見ると、この幅が食習慣における彼女たちの相違点を明示しているように見えるが、実はそうではない。

なぜなら、ほとんどすべての女性たちが一様に、動物性食品の非常に多い食習慣を持っているからだ。

このことから、「女性全員が一様に大量の動物性食品を摂取しているとき、どれだけ劇的に脂肪摂取量を減らせるだろうか」という疑問が生じる。

「低脂肪」が「ヘルシー」と同義語になって以来、食品業界はあなたの大好きな食べ物を、脂肪なしで開発してきた。

今日では、あらゆる種類の低脂肪食品が開発され、低脂肪乳製品（あるいは無脂肪乳製品）、低脂肪加工肉、低脂肪ドレッシングやソース、低脂肪クラッカー、低脂肪キャンディー、そしてチップスやクッキーのような低脂肪ジャンクフードが販売されている。
言い換えれば、二五年前食べていたのと同じような食べ物を、脂肪摂取量を大幅に減らしつつ食べることができるのである。
しかし、なぜか依然として、動物性食品と植物性食品の摂取量は、同じ比率に保たれているのだ。具体的に言うならば、牛肉、豚肉、子羊の肉、子牛の肉の摂取量は減少したが、その一方で、鶏肉、七面鳥、魚の摂取量は増えている、ということである。
実は家禽類や魚を多く摂取することによって、肉類の総摂取量を過去最高の量に増やしてしまったのである。[*11]
その間、脂肪の摂取量を減らそうと努めているのだが、ほとんどは失敗している。[*12]
そのうえ、全乳（脱脂していない、そのままの乳）の摂取量は減少したが、低脂肪乳やスキムミルクの摂取量は増えてきている。チーズの摂取量も過去三〇年間に一五〇％増加し、二・五倍にもなっているのだ。[*13]
全体的に見て、現在の私たちは、三〇年前と同様、肉食なのである。しかし、脅威的な食品技術のおかげで、望めば脂肪の摂取量を減らすこともできる。
それを説明するには、表16（五九一ページ参照）で示すような典型的なアメリカの食事を見るだけで十分だ。[*14、*15]
表16の「低脂肪食」は健康への関心が高い家庭で出されるものである。こうした家庭で食料品を買いに行く人は、購入する際に食品ラベルの栄養表示はすべて読む。その結果、食事は低脂肪となる。
一方、表16の「高脂肪食」は、標準的なアメリカ食が家族全員のお気に入り、という家庭で出されるものだ。こうした家庭の食事はこってりと仕上げられており、その結果、高脂肪の食事になってしまう。

（表16）「低脂肪」と「高脂肪」の夕食の比較
（アメリカ人1人分）

	低脂肪食	高脂肪食
夕食	七面鳥のロースト（8オンス=約227g）	フライパンで焼いたステーキ（4.5オンス=約128g）
	低脂肪グレイビー（※1）	インゲンとアーモンドのソテー
	キツネ色にローストしたジャガイモ	ハーブで味つけしたジャガイモのホイル包み焼き
飲み物	スキムミルク（1カップ）	水
デザート	無脂肪ヨーグルト	アップルクリスプ（※2）
	低脂肪チーズケーキ	

（※1）肉汁でつくったソース
（※2）アップルパイの一種

【注】典型的アメリカ人の夕食メニューを2種類示したものです。

「低脂肪食」のほうは健康に関心の高い家庭で出される夕食の一例、

「高脂肪食」のほうは、家族全員が標準的なアメリカのこってりとした食事を好む家庭で出されるものです。

双方の食事とも、およそ一〇〇〇キロカロリーを供給してくれるが、その脂肪含有量の点で著しく異なる。表16の「低脂肪食」はおよそ二五グラムの脂肪を含んでおり、「高脂肪食」は六〇グラム余りの脂肪を含んでいる。

「低脂肪食」では総摂取カロリーの二二%を脂肪から摂取しているが、「高脂肪食」では総摂取カロリーの五四%にもなる。

健康への関心が高い家庭では、アメリカ人の平均的な食事よりも脂肪の少ない食事をなんとかこしらえようとしていたが、動物性食品と植物性食品の摂取量のバランスを調節するようなことはしていない。

双方の食事とも、動物性食品が中心になっているのだ。しかも、「低脂肪食メニュー」のほうが「高脂肪食メニュー」よりも「動物性食品中心により近い食事」である、といえる。

「ナーシーズ・ヘルス・スタディー」の女性たちの脂肪摂取量の大きな違いは、このようにしてもたらされたのである。

つまり、人によっては低脂肪の動物性食品を多く食べている、というだけのことなのだ。

たいていの人は、「低脂肪の食事はヘルシーな食事だ」と信じていることだろう。

しかし、低脂肪食に含まれるほかの栄養素はどうなのだろうか。タンパク質とコレステロールについてはどうだろう。

結局のところ、表17（五九三ページ参照）が示すように、**「低脂肪食」は「高脂肪食」の二倍以上のタンパク質を含んでおり、そのほとんどが動物性食品から摂取している。しかも「低脂肪食」は、ほぼ二倍ものコレステロールを含んでいるのだ。**（＊14、＊15）

膨大な量の情報が、コレステロールの多い食事と同様、動物性タンパク質の多い食事は健康上好ましくな

（表17）「低脂肪食」と「高脂肪食」の栄養比較

	低脂肪食	高脂肪食
脂肪摂取量の割合（総カロリー中）	22%	54%
タンパク質摂取量の割合（総カロリー中）	36%	16%
動物性タンパク質の割合（タンパク質総摂取量中）	93%	86%
コレステロール摂取量	307mg	165mg

【注】表16の2種類の夕食に含まれる栄養素量を比較したものです。

「低脂肪食」を心がけている人の場合、
脂肪摂取量の割合は「高脂肪食」の半分以下ですが、タンパク質摂取量の割合が2倍以上で、しかもそのほとんどが動物性食品からのものです。

さらにコレステロールの摂取量も「高脂肪食」の約1.9倍です。

つまり「低脂肪食」の実態とは、

「高脂肪食」以上に動物性食品中心であることがわかります。

い結果をもたらす可能性があることを示している。
コレステロールと動物性タンパク質という不健康な二つの栄養素の含有量は、実は「高脂肪食」より「低脂肪食」のほうがはるかに多いのだ。

●脂肪と動物性食品の無意味な比較研究

「ナーシーズ・ヘルス・スタディー」や一〇億ドル（約一〇〇〇億円）の費用をかけた[*4]「ウィミンズ・ヘルス・トライアル」[*16〜*19]に参加した女性たちは、動物性食品の摂取を減らすことによって脂肪摂取量を減らそうとはしていない。

彼女たちは、料理の最中や食卓で脂肪の量を控えめにし、加えて低脂肪か無脂肪の動物性食品を用いている。

すなわち彼女たちは、諸外国の研究報告書や我々の「チャイナ・プロジェクト」で示しているような「乳ガン罹患率を減少させる食生活」をとり入れてはいないのだ。

これは非常に重要な点であり、他国との違いは、図44（五九五ページ参照）が示すように、他国の食事における「脂肪と動物性タンパク質」の摂取量との比較によって明らかにされている。[*8、*9、*18、*20〜*22]

最も信頼できる比較が一九七五年に公表されている。[*20] それによると、諸外国の「脂肪と動物性タンパク質の摂取量」の相関関係（注）は九〇％以上というきわめて説得力のある数字を示している。

【注】相関関係
一方が増加するとき他方も増加する傾向が認められる場合、両者の間に「正（プラス）の相関関係」

（図44）脂肪と動物性タンパク質の摂取量の関係

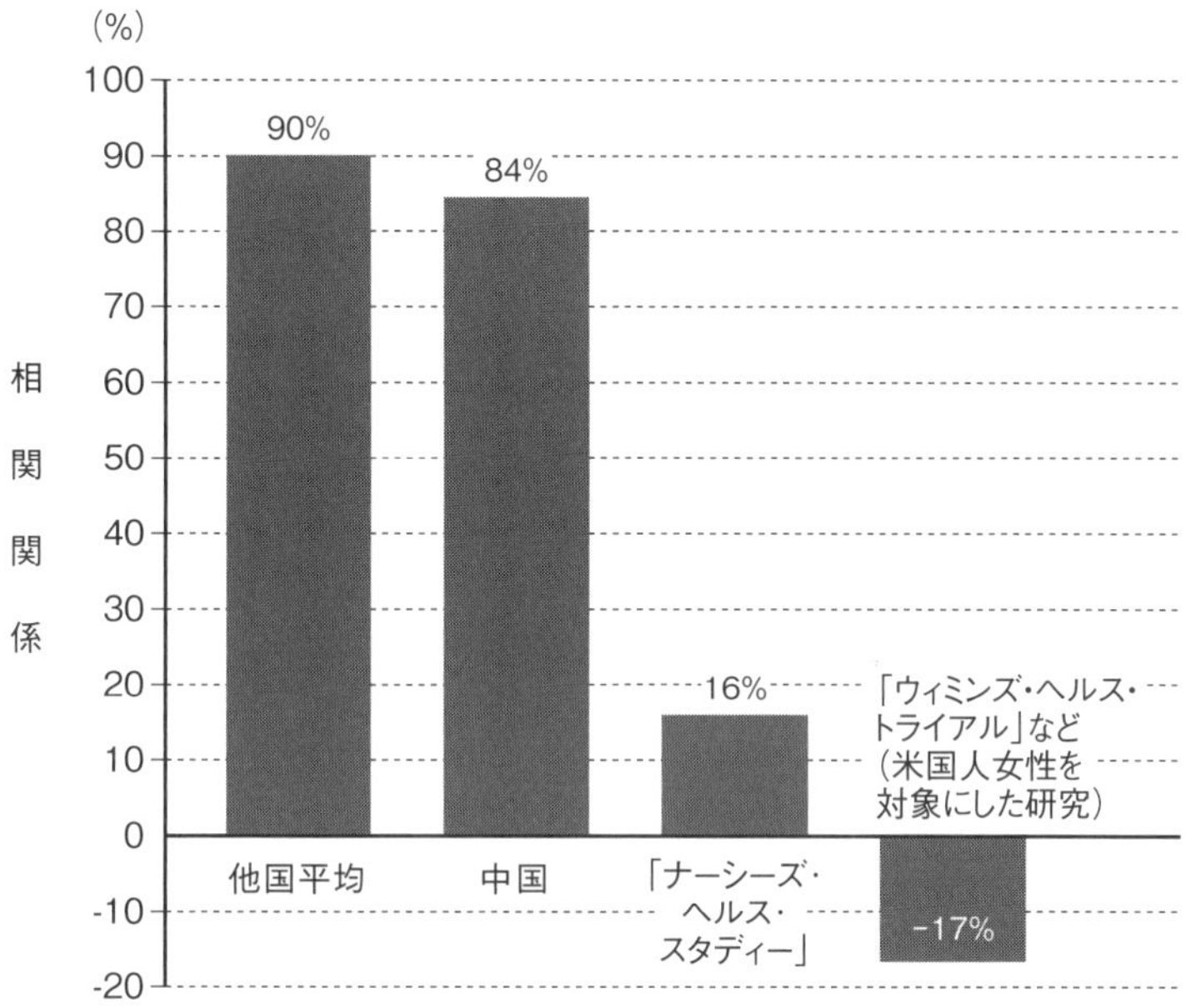

【注】他国平均における「脂肪と動物性タンパク質の摂取量の相関関係」が
90%ということは、脂肪摂取量が10%増加すると
動物性タンパク質の摂取量も9%増加する、という意味です。
同様に中国の場合は、脂肪の摂取が10%増加すると
動物性タンパク質の摂取も8.4%増加する、という意味です。
「ナーシーズ・ヘルス・スタディー」の看護師の場合は、脂肪の摂取が10%増加すると
動物性タンパク質の摂取は1.6%の増加に留まる、ということになります。
対照的に、「ウィミンズ・ヘルス・トライアル」などの米国人女性の場合の
「相関関係がマイナス17%」は、脂肪摂取が10%増加するとき
動物性タンパク質の摂取は1.7%減少する、という意味です。
これは「脂肪の摂取量が減少すると、
動物性タンパク質の摂取量が大幅に増加する」ということも意味しています。
すなわち、「低脂肪の食事」は大量のタンパク質摂取につながる、ということです。

があるといい、他方が減少する傾向が認められる場合には「負（マイナス）の相関関係」がある、といいます。

つまり、ほかの国では脂肪の摂取量が増加すると、動物性タンパク質の摂取量も、ほとんど同じような割合で増加しているのである。

「チャイナ・プロジェクト」の調査でも、脂肪の摂取と動物性タンパク質の摂取が八四％という、これと類似した相関関係を示している[*8、*21]。

だが、「ナーシーズ・ヘルス・スタディー」ではそうではない。脂肪と動物性タンパク質の摂取量の相関関係は、わずか一六％程度にしかすぎないのだ[*9]。

「ウィミンズ・ヘルス・トライアル」ほかの米国女性対象の調査では、状況はさらに悪く、相関関係はマイナス一七％だ[*18、*21、*22]。

脂肪の摂取が減ると、動物性タンパク質の摂取が増える。この現象は、「脂肪を減らせばヘルシーになっている」と信じさせられてきている米国人女性に特有のものだ。

「ナーシーズ・ヘルス・スタディー」で低脂肪の食事をしている女性たちは、一般的な米国人女性と同様、表16（五九一ページ参照）に掲げられているような「低脂肪食」と称する大量の動物性タンパク質を食べ続けている可能性が高い。

動物性食品がガンなどの「豊かさが招く病気」に与える影響については、右のように「ナーシーズ・ヘルス・スタディー」が示しているにもかかわらず、私たちが脂肪やほかの栄養素に目を奪われているため、その影響は無視されており、動物性食品との関連性についての指摘には非難の声さえ上がっている。

こうした理由から、「ナーシーズ・ヘルス・スタディー」だけでなく、今日まで発表されている疫学研究のほとんどで「食習慣と病気の関連性の究明」についての研究は、まともに関心が持たれずにきたのである。実際は研究対象者全員が、まさに生活習慣病を引き起こす食事をしているのである。

動物性食品をやめても別の動物性食品で代用していたのでは、植物性食品と比較したときとの悪影響の相違は、簡単に見逃されてしまう。

さらに悪いことに、食習慣と病気に関する「ナーシーズ・ヘルス・スタディー」や「ウィミンズ・ヘルス・トライアル」などの研究は、脂肪のような一つの栄養素だけに焦点を合わせて調査していることが多い。

右の二つの研究調査にはこうした致命的な欠陥があるため、この手の研究が「食習慣がガンやそのほかの病気に及ぼす著しい影響」を見出そうとしても、失敗を繰り返すばかりなのである。

●一億ドルをかけた研究でわかったこと

「ナーシーズ・ヘルス・スタディー」をどう評価しているかはすでに述べた。この研究の欠陥について前項で明らかにしたので、次はこの研究の出した「結論」について検証してみよう。

一億ドル（約一〇〇億円）以上のお金と二〇年余りの歳月をかけた調査だけに、数値に不足はない。では、その結果はどんなものだろうか。

検証個所は、言うまでもなく「脂肪の摂取が乳ガンと関連しているかどうか」ということへの疑問だ。以下、調査報告をそのまま引用し、私なりの解説を加えてみた。

▼中年女性を八年余にわたって追跡した「ナーシーズ・ヘルス・スタディー」のデータからは、乳ガン発症において、脂肪摂取による悪影響もなければ食物繊維摂取による予防効果もないことが証明されている。(*23)

（解説）この研究では、「食事脂肪と乳ガン」の関連性、および「食物繊維と乳ガン」の関連性については発見できていない。

▼このデータからは、総脂肪量やある種の脂肪（飽和脂肪やトランス脂肪など）の摂取量が少ないと、乳ガンリスクが減少するという証拠は何も見つからなかった。(*10)

（解説）この研究では、「脂肪摂取量の減少と乳ガンリスクとの関連性」については発見できていない。たとえそれが総脂肪摂取量であろうと、ある種の脂肪であろうと発見できていないということである。

▼このデータからは、「成人期に脂肪摂取量を総エネルギー摂取量の二〇％に減らすだけで、乳ガンの大幅な減少につながる」という仮説はほとんど否定されている。(*24)

（解説）この研究では、女性が脂肪摂取量を総カロリー摂取量の二〇％にまで削減した場合でさえも、「脂肪と乳ガンとの関連性」については発見できていない。

▼このデータからは、一価不飽和脂肪と多価不飽和脂肪の相対リスク（疾患の発症率や死亡率が何倍になるかを示す割合）は、ほとんど一致しており、不飽和脂肪の種類によるリスクの差はない。(*25)

（解説）この研究では、「良い脂肪（一価不飽和脂肪と多価不飽和脂肪）と乳ガンとの関連性」については発見できていない。

▼このデータからは、肉および乳製品の摂取と乳ガンとの間には、リスクに関して有意な関連性は立証されていない。[*26]

（解説）この研究では、「肉および乳製品と乳ガンとの関連性」については発見できていない。

▼このデータからは、若い成人女性の「一〇代後半期における運動習慣と乳ガンとの関係」、もしくは「ごく最近における運動習慣と乳ガンとの関係」は立証されていない。[*27]

（解説）この研究では、「運動と乳ガンの関連性」については発見できていない。

▼このデータからは、飽和脂肪を炭水化物の摂取に変えることと「乳ガン発症」の間には、弱い関連性しかないことがわかる。
また、炭水化物の摂取量を同等に削減した場合と比較して、どの種類の脂肪も「乳ガン発症」とは有意に関連していなかった。[*28]

（解説）この研究では、「脂肪を炭水化物に変えたときの乳ガンへの影響」について、全く発見できていない。

▼このデータからは、人生の後半に摂取したセレニウムが乳ガンリスク減少と深く関わっている可能性は

低いことがわかる。(*29)

(解説)この研究では、セレニウムの乳ガン予防効果については発見できていない。

▼このデータからは、成人期の果物と野菜の摂取が乳ガンのリスク低下とは関係していないことがわかる。(*30)

(解説)この研究では、「果物・野菜と乳ガンの関連性」については発見できていない。

案の定、この研究結果は私が予測したとおりだった。先の研究の結論は次のようになる。

▼脂肪・肉・乳製品・飽和脂肪の摂取量の増加とともに、乳ガンのリスクが増えることはない。

▼果物や野菜の摂取量を増やすことによって乳ガンは予防されないし、一〇代の頃や成人期における運動、食物繊維、一価不飽和脂肪や多価不飽和脂肪などの摂取によって、リスクが低下することもない。

▼また、「特定のガンから守る」と長年みなされてきたミネラルであるセレニウムも、乳ガンには何の効果もない。

言い換えれば、「食習慣は乳ガンと完全に無関係だ」と結論づけて差し支えない、ということだ。

「ナーシーズ・ヘルス・スタディー」の主要研究員であるメイア・スタンプファー教授が次のように述べたときの失望ぶりが、私には理解できる。

「これは我々の最大の失敗であり、失望である。すなわち我々は、ガンのリスクを減らすために何ができるかを学んでこなかったのだ(*6)」

この発言は、「最大の課題は、乳ガンに関する矛盾した結果や情報不足による混乱を解消することだ(*6)」という意見に応えたものである。

私は教授の率直さを賞讃するが、ごくわずかなことを学ぶのに、多額の資金が費やされたことは残念に思う。

巨費を投じて発見されたのは、一つの栄養素についてあれこれいじくり回しても、健康になれるわけではないし、健康になれる情報ももたらしてはくれない、という皮肉な事実だろう。

●疑問の多いハーバード大学の研究結果

ハーバード大学の研究者は、研究結果を次々と発展させてきた。

次に記すのは、彼らの研究から、病気のリスクに対して男女を比較したときのもので、私が「厄介な矛盾」と考えている研究報告である。

▼週に三～四回酒を飲む男性は、心臓発作のリスクが低い(*31)。
▼適度に酒を飲んでいる2型糖尿病の男性は、冠状動脈性心臓病のリスクが低い(*32)。
▼一日三〇～六〇グラムのアルコール（注）を摂取する女性は、飲まない女性と比べ、乳ガンの発症率が四一％増加する(*33)。

【注】一般的な酒類のアルコール含有量は、次のとおりです。

ビール中瓶一本（五〇〇ミリリットル）で二〇グラム、日本酒一合（一八〇ミリリットル）で二二グラム、ワイン一杯（一六〇ミリリットル）で一五グラム、焼酎一合（一八〇ミリリットル）で二八グラム、ウイスキーダブル一杯（六〇ミリリットル）で二〇グラム。

どうやら飲酒は心臓病には良いが、乳ガンには悪いらしい。夫は晩酌が許されても、妻はお相伴にあずかるべきではない、ということらしい。

これは男女の違いによるものだろうか。それとも、心臓病とガンという病気発症のメカニズムにアルコールが及ぼす作用の違いによるものだろうか。

このような情報は役に立つと思われるだろうか。あるいは、いっそう混乱してしまっただろうか。

栄養的にすばらしいとされるオメガ3系脂肪酸に関する報告もある。ある種の魚はオメガ3系の脂肪を多く含んでおり、今日では好ましい食品として報道されている。

もしオメガ3系脂肪酸について何か情報を得たことがあるとしたら、それはきっと「健康維持のためには、もっと食べるべきだ」というものだろう。

ハーバード大学の研究報告は、次のように述べている。

▼「オメガ3系脂肪酸は体に良い」という今までの考え方に反して、我々は、魚からのオメガ3系の脂肪と乳ガンリスクの増加とは関係があることを発見した。乳ガンリスクの増加は統計的に有意で、オメガ3系の脂肪が、総摂取カロリーの〇・一％増加するだけで乳ガンリスクが増加した。(*10)

▼魚を月に一度かそれ以上食べると、男性の脳梗塞のリスクを減らせることが示された。(*34)

▼魚を週に一度でも食べると、男性の心臓突然死（注1）のリスクが減少するかもしれないが、心筋梗塞や非突発性心臓死（注2）のリスク、あるいはすべての心血管系死亡率は減少しない、ということが示された。

つまり魚は、ある種の心臓病を未然に防ぐかもしれないが、結局のところ、心臓病死や心臓発作の予防には効果がないということだ。

【注1】心臓機能の異状に起因する突然の死亡。

【注2】心臓病に起因する突然ではない死亡。

この結論は、怖くない病気を決めるための質問なのだろうか。あるいは、男女の違いを表わす証拠なのだろうか。

●「ハーバードの結論」に対する反論

よくある話だが、私たちは長いこと、コレステロールの摂取量を減らすように警告されてきた。そして卵を食べることに疑問を投げかけるのは、主にコレステロールの摂取増のためだった。

卵一個には二〇〇ミリグラムかそれ以上のコレステロールが含まれている。[*36] これは一日のコレステロール推奨制限量（三〇〇ミリグラム）の大半を占めている。

昔からあるこの問題について、ハーバード大学の研究は何を教えてくれるのだろうか。

「ナーシーズ・ヘルス・スタディー」は、次のように結論づけている。

▼卵を食べても一日一個までなら健康な男女の冠状動脈性心臓病、あるいは脳卒中の発症に影響を与えるようなことはありそうにない。[*37]

しかし、乳ガンに関しては、

▼八つの「前向き研究」（三八七ページ参照）を代表する我々の研究結果は、「卵を食べると、乳ガンリスクがやや増加すると考えられる」ことを示しており、（中略）乳ガンリスクは卵の摂取が一日一〇〇グラム（卵およそ二個）増加するごとに、二二％増加することがわかった。[*26]

「ナーシーズ・ヘルス・スタディー」では、リスクが六七％増加していた。[*26]

以前は、ハーバード大学の研究者は、次のように、やや異なった立場をとっていた。

▼健康な男女にとって、卵を適量食べることは栄養のあるバランスのとれた食事の一部になりうる。[*38]

そして、ごく最近では「ナーシーズ・ヘルス・スタディー」のデータは「卵に対して、かなり好意的である」ものとして引用されており、最近の新聞記事では次のように掲載されているのだ。

▼青年期に卵を食べていた女性は乳ガンを防ぐことができた。[*39]

この記事はそれで終わらず、ハーバード大学の研究者の発言として、次のように掲載している。

▼青年期に卵をたくさん食べていた女性は……乳ガンのリスクが少ない。[*39]

この記事を読んだほとんどの人は、おそらく「やっぱり卵は体にいいんだ」と思うだろう。たとえ一日に食べてもいい量がわからなくても、あるいは食べてもいい量に例外があるのかどうかわからなくても、「卵はヘルシー」という気持ちは揺るがなくなっている。

養鶏業界が卵の効能などについての文章を添えたときには、卵はさらにヘルシーなものに思われてくる。しかし、ちょっと待ってほしい。「十代の少女にとって卵の摂取はオーケーだ。健康に良いとさえ言えるくらいだ」という証拠もあるが、「卵を多く摂取すると、概して乳ガンのリスクが増加する」とも言っているのだ。

また、「卵の摂取は結腸ガンのリスクを増加させる可能性がある。女性の場合は男性よりももっと可能性が高い」ことを、多数の研究が同じように証明している、ということも忘れてはいけない。(*40)

では、私たちはいったい何を信じればいいのだろうか。

一分前に「アルコールの摂取は病気のリスクを減らせる」と言い、一分後には「病気を増やす」と言う。

一分前に「魚の摂取は病気のリスクを減らせる」と言い、一分後には「体を傷つける」と言う。

一分前に「卵は体に悪い」と言い、一分後には「ヘルシーだ」と言う。

ここに欠けている視点は、「前後の事実関係が一貫しているかどうか」という広く捉えた見方だと思われる。「一貫した事実関係」を欠く知識は、ただ大きな混乱を招くだけである。

●ハーバード大学の犯した過ち

「食習慣と運動」は乳ガンとは無関係だ、という報告に加え、ハーバードの研究者は、「食習慣とガン」に関するそのほかのよく知られた意見を皆、骨抜きにしてきた。

例えば、ハーバードの研究では、大腸ガン（結腸と直腸のガン）と食物繊維・果物・野菜の摂取との間には、どんな関係も発見することができなかった。[*4、*41、*42]

「食物繊維」は植物性食品にしか含まれていない。それゆえ、この研究報告は、「食物繊維、果物、野菜、そして穀物は大腸ガンを予防する」という考えを揺るがすことになるのである。**ハーバードの研究対象は肉食の大集団であり、当然ながらほとんど誰も「低脂肪で食物繊維に富む、プラントベースでホールフードの食習慣」をしていない**ということを、忘れないでほしい。

大腸ガンに対する食物繊維・果物・野菜の潜在的な予防効果は、動物性食品から植物性食品中心に「食習慣の転換」が完全になされるまでは、おそらく発揮されないだろう。

結腸ガンと乳ガンに関して、「食習慣はガンと関連している」という考え方の信頼性を失わせるようなことはないにしても、「ナーシーズ・ヘルス・スタディー」は、この考え方を混乱させるような報告を繰り返してきた。

二〇年にわたる研究のあと、ウォルター・ウィレット教授は次のように述べている。

「ガンのリスクを大幅に減らす方法として、果物や野菜の摂取量を増やすことは、それほど期待できないように思われる。（中略）果物・野菜の効果は、ガンに対してよりも、心血管疾患に対してのほうが大きいように思われる[*4]」

この発言はちょっと穏やかではない。結腸ガンはすでに「植物性食品中心の食事によって予防できる[*43〜*45]」と歴史的に認められたガンの一つだからだ。

それを今になって、「食習慣とは無関係だ」と言うのだろうか。そして「低脂肪の食事は乳ガンを予防しない」

と言うのだろうか。

このような報告が公表されると、「食習慣とガン」についての考え方がばらばらになっていくのは目に見えている。

事実、学界の人たちが「食習慣はガンには影響しないかもしれない」と言い始めているのをすでに私は聞いている。

以上が、「ナーシーズ・ヘルス・スタディー」が栄養学にかなりのダメージを与えている、と思う理由である。この研究は、食習慣とガンに関するそれまでの研究結果に対し、科学的な論議を経ずして、過去五〇年余りにわたって積み上げてきた進歩の証を無効にしてしまったのだ。

●「ナーシーズ・ヘルス・スタディー」の致命的欠陥

ハイリスクの食事をしている集団を研究し、ある一つの栄養素によって生じる相違を見るというこの研究方法は、「ナーシーズ・ヘルス・スタディー」に限ったものではない。

この研究方法は、欧米人を対象にしたすべての研究に共通したものだ。

もしすべての研究に同じ欠陥があるとしたら、もっと信頼できる結果を得ようとして、ほかの大規模研究の結果を寄せ集めたとしても、それはほとんど意味がない。

寄せ集めた研究報告は、一つの研究の中では微妙でかつ不確かであるような因果関係を特定するために用いられることが多い。それぞれの研究が適切に行なわれた場合には、これは信頼のおける仮説となる。

しかし、用いられるすべての研究に同じような欠陥があった場合、それは信頼のおける仮説とはならない。

その研究報告は、研究の欠陥を浮き彫りにするだけである。

ハーバードの研究者は、寄せ集めた研究の分析をいくつか行なってきた。

そして、ある研究が示したものが、「肉や乳製品が乳ガンに何らかの影響を与えるかどうか」という問題だった。(*26)

一九九三年に集められた一九の研究が、「肉の摂取量が増加すると、乳ガンのリスクが一八％増加する」、そして「乳製品の摂取量が増加すると、乳ガンのリスク増は一七％になっていた」ことを示していた。(*46) この数字はささやかだが統計的には有意のものだ。

そのためハーバードの研究者は、二〇〇二年に、直近の研究をまとめた。今回は、食事情報の信頼性が高いと思われるもので、もっと多くの女性グループが含まれていた。

これには八つの大規模な「前向き研究」が盛り込まれていた。

そして研究者は次のように結論づけたのである。

「肉または乳製品の摂取と乳ガンとの間には、有意な関係がない、ということがわかった」

たいていの人は、「そのとおり。肉と乳製品が乳ガンと関係している証拠なんてものはないんだ」と言うだろう。

だが、信頼度がさらに高まったと思われるこの結論を、ここで再検討してみることにしよう。

この八つの研究は、すべて動物性食品を多く含んだ食習慣を象徴している。寄せ集められた研究の個々のものは、「ナーシーズ・ヘルス・スタディー」が直面していたのと同じ欠陥を持っている傾向があった。

したがって、欠陥を抱えた研究報告を統合することは全く意味がなく、役に立たないのだ。

この巨大データベースの中には七三七九人の乳ガン患者と、それ以外の三五万一〇四一人の女性がいたにもかかわらず、この研究からは、肉や乳製品の多い食習慣が乳ガンに与える本当の影響を発見できていない。この研究に数百万人の被験者が含まれていたとしても、結論は同じだろう。

この研究はすべて、「ナーシーズ・ヘルス・スタディー」同様、動物性食品摂取に傾いた「典型的な欧米風の食習慣」を続けている人たちが対象だったのだ。

このような食習慣の中で、一つの栄養素、あるいは一つの食べ物だけをあれこれ考えていても意味がないのだ。

乳ガンリスクを高めることが明らかにされているものを含め、どの研究においても植物性食品との比較が考慮されていなかったのである。

●「要素還元主義」の危険性

あるとき私は、「ナーシーズ・ヘルス・スタディー」の中の「動物性タンパク質と心臓病」に関する報告書[*9]を読み、内容に対して論評したことがある[*47]。

私がこの章で指摘していることと同じものをまとめたものだが、諸外国で行なわれている「食べ物と病気の相関研究」について理解を深めようとしても、「ナーシーズ・ヘルス・スタディー」では不可能だ、というのがその結論だ。

私はまず、次のようにコメントした。

動物性食品が非常に多い食生活の集団では、同じような病気になることが予測できるが、研究対象の女性がさらされている病気の危険因子がたくさんあって測定困難な場合、「食べ物個々の栄養素と病気との関係が明確に発見できる」という研究者の主張について、私は全く納得できない。健康維持と病気予防に大きく貢献するのは、独立した個々の栄養素ではなく、食習慣全体と植物性食品群がもたらす総合力である、ということが理解されるのはいつのことだろう。

このコホート研究（三八七ページ参照）による「ナーシーズ・ヘルス・スタディー」のデータ解釈には、いわゆる「要素還元主義」（五八〇ページ参照）が用いられているが、この「要素還元主義」は、公衆衛生（注）や公共政策プログラムに関する有意義な話や論文を誤解させてしまうおそれがある。[*47]

【注】「公衆衛生」とは、疾病や傷害を予防し、寿命を延ばし、健康を守り増進するために組織された地域社会の活動を展開することですが、これには、「栄養摂取指導」も含まれます。

この研究論文の著者であるフー博士とウィレット教授からの回答は、次のとおりだ。

病気の危険因子を決定するうえで食習慣を考慮することも重要だ、という意見に我々も同感だが、個々の栄養素との関係をつかむことが先決だと考えている。

なぜなら、病気の進行と関係しているのは、特定の栄養化合物や栄養化合物群だからだ。食品中に含まれる特定の栄養成分の量は改善できるし、食品業界も積極的に改善策をとっている。また誰も皆、個人個人で量を調整している。

したがって、特定の栄養素の摂取量の変化が及ぼす健康への影響を考えること（注・キャンベル博士が「要素還元主義」と呼んでいる考え方）は、重要な取り組み方なのである。[*48]

食べ物に含まれる各栄養成分の単独作用（アイデンティティー、機能、メカニズムなど）についての研究は重要だということには同感だが、ウィレット教授と私とでは、研究結果を解釈し利用する方法の点で、大きく意見を異にしている。

「食品中に含まれる特定の栄養成分の量は、健康に役立つ量にまで改善できる」というウィレット教授の主張には、私は強く反対する。この考え方こそが、この研究分野の致命的欠陥なのだ。

もし「ナーシーズ・ヘルス・スタディー」から新しい発見が何もなされなかった場合、「食習慣全体を無視して、ある一つの栄養素の摂取量だけを改善しても、健康には効果がない」ということを証明していることになるのである。

肉食に近い食習慣を続けながら脂肪の摂取量を減らしたとしても、乳ガンのリスクは低くならないのだ。

これは科学者が「要素還元主義」に陥る核心をついている。

科学者が複雑な「食習慣と病気の関係」についてあれこれ想定する目的で、ばらばらにした化学物質や食べ物の成分を見境なく研究し、全体の状況を無視して研究結果を解釈している限り、混乱が生じる。

これでは食べ物の中に含まれる化学物質や、さまざまな病気に関する情報を誤った方向に導いてしまうのも当然のことだろう。

私たちが取るに足りない細部のことに目を向けている限り、「食習慣の転換がもたらす効果」が伝える驚くべきメッセージは隠されてしまうだろう。

ウィレット教授と会ったときは、「脂肪に関する研究報告」について教授と議論している。

この研究報告が「チャイナ・プロジェクト」と「ナーシーズ・ヘルス・スタディー」に関係しているからだ。

私はいつも同じことを指摘する。

すなわち、「ナーシーズ・ヘルス・スタディー」の対象者の食生活は、「プラントベースでホールフードの、もともと低脂肪のものが含まれていない」、そして、「健康に最も役立つのは、プラントベースでホールフードの食事である」ということだ。

ウィレット教授は一度ならずそれに応えて、次のように言っている。

「君は正しいかもしれないよ、コリン。しかし、人は誰もその話題には触れたくないのだよ」

このコメントには憂慮すべき意味合いが含まれている。

我々科学者は、「人々はそんなことは聞きたくない」と感じているという理由だけで、真実の見解を無視していいわけではあるまい。

私はこの分野で長く仕事をしているが、結論がどうなろうと先入観や偏見に囚われない正直な議論をすべきなのに、むしろ人々を喜ばせようとするかのようなコメントを頻繁に聞いてきた。これは間違っている。**社会における科学の役割とは、研究結果を先入観や偏見に囚われずに観察し、疑問を抱き、仮説に基づいてテストし、研究結果を公平に解釈すること**であり、人々の予測される願望にへつらうことではない、と私は思う。

●栄養学研究者が心すべきこと

我々の研究結果を自分たちのライフスタイルにとり込むかどうかを決めるのは消費者だ。しかし、消費者のために決めるのではなく、**消費者が決断するためのベストの情報を提供する義務**が我々研究者にはある。

研究のための費用(税金)を払ってくれているのは消費者である。したがってその情報をどう生かすかを決める権利は、消費者だけにあるのだ。

「人々が望んでいるのは特効薬であり、それから食事の中身をほんの少し変えることぐらいだ」という認識が、学界内部にあまりにも浸透してしまっている。

だが、学界が食習慣やライフスタイルの重要性を認めようとする以上に、人々の関心が高まっていることを、私は一般市民向けの講演会で知った。

私が「要素還元主義」と呼ぶ、全体の状況を無視して細部だけを調査する研究方法や、人体の複雑な相互関係を結果から判断しようとする試みは、栄養学にとって致命的な問題である。

これはごく少数の科学者が行なっている不正行為以上に深刻な問題だ。不幸にも栄養研究に関しては、このような欠陥のある研究方法が常識になってしまっている。

その結果、世界中にいる正直で勤勉で良心的な科学者たちは、「食習慣全体が健康に与える効果」に関して、個々の栄養素だけに焦点を絞った研究報告に基づいて判断せざるを得なくなっているのだ。

最大の問題は、科学の広い領域の中では何の意味もなさない単独の要素を重視する「要素還元主義」という考え方が最終の判断基準になってしまったことである。

「この考え方こそ優れた科学を定義するものだ」とまで言う研究者さえ数多くいる。

この問題は、ビタミン・サプリメントの研究において特に顕著だ。

この章の冒頭で述べたように、サプリメント・ビジネスが始まった頃、連邦取引委員会と全米科学アカデミーの『食物・栄養とガン』作成委員会が、ジェネラル・ニュートリションに対して訴訟を起こした際、私はその供述書の作成に三年余りを費やした。そして次のように主張した。

「慢性の病気に対するはっきりとした健康効果は、サプリメントの形で摂取した単一のビタミンやミネラルのおかげだと断言することはできない」

この主張に対し、そうは思っていない同僚たちからも、たくさんの非難を浴びた。

それから一五年余り経過しているが、今日までに何億ドルもの研究費を費やし、何十億ドルも消費者がお金を払い、ようやく今になって次のような結論にたどりついたのである。


米国予防医療専門委員会（ＵＳＰＳＴＦ）は、「ガンや心臓病を予防するため、ビタミンＡ・Ｃ・Ｅなどのサプリメント、葉酸を含む総合ビタミン、あるいは抗酸化物質を推奨したり、あるいは反対したりするには、十分な証拠がない」という結論を下した。(＊49、＊50)

消費者が「要素還元主義」の研究の限界を知るまでには、あと何十億のお金が使われなければならないのだろうか。

食事による効果は、ホールフードに含まれる「無数というべきたくさんの栄養素やそのほかの物質の集体」を摂取することによって生じるものであるとき、単独の栄養素が病気に与える効果を科学的に研究することなど、ほとんど意味を持たない。

研究の対象者が、誰一人として「プラントベースでホールフードの食事」をしていなかった場合なら、その研究は全く意味をなさない。

なぜなら、生物学に基づく証拠とも完全に一致しており、最も優れた学術文献によって支持され、さらに諸外国の数ある研究の中でも「きわめて低い病気罹患率」の食事とされているのは、「プラントベースでホールフードの食事」だからだ。

また、この食事は地球に優しい環境ともよく調和しているだけでなく、進行疾患を治すパワーがあり、しかも低コスト型のヘルスケア・システムをサポートするための無限の可能性をも持っている。

栄養学の分野において、「全体の状況」を広い視野で追究することを忘れた「要素還元主義」の考え方には、私は断固として反対だ。

それは、誤った「要素還元主義」によってもたらされる果てしない混乱が、栄養学ばかりか、アメリカ人の健康をも蝕むことになるからである。

第15章

業界の発信する情報は、はたして「科学」なのか？

●巨大食品企業のマネーパワー

一日に数回、お金を出して誰もが行なっている行為とは何だろう。それは食事である。

では生涯にわたって食べ続けたあと、私たちはどうなるというのだろう。ただ死ぬのみだ。ただし、死に至るまでのプロセスには多額の費用がかかるのが通例である。なぜなら、「死」をできるだけ先に延ばそうとするからだ。私たちは皆、一人残らず空腹と死という宿命の「顧客」なのである。空腹と死のために莫大な金がつぎ込まれ、また巨大なビジネスが生まれてくる。

アメリカの食品業界と健康業界は、その巨大マネーゆえに世界で最も影響力を持つグループの一つになっている。食品メーカーや健康関連会社によって生み出される利益は驚くべき額である。多くの食品メーカーが、年間一〇〇億ドル（約一兆円）以上の利益を上げているのだ。

クラフトフーズ（北米第一位、世界第二位の総合食品メーカー）の年間利益はおよそ三〇〇億ドル（約三兆円）だし、フランスに拠点を置く国際的な乳製品メーカーのダノングループは、ダノンブランド製品を販売し、年間一五〇億ドル（約一兆五〇〇〇億円）の利益を得ている。

さらに大手ファストフードの業界もある。マクドナルドの利益は年間一五〇億ドル（約一兆五〇〇〇億円）を上回っているし、ウェンディーズ・インターナショナル（ハンバーガー中心のファミリーレストラン）は年間ほぼ三〇億ドル（約三〇〇〇億円）を生み出している。

アメリカ人の食費の総計は、個人および政府・企業が購入した食べ物を含めると、全部で年間七〇〇〇億ドル（約七〇兆円）を超える。（第15章＊1）

巨大製薬会社のファイザーは二〇〇二年に三二〇億ドル（約三兆二〇〇〇億円）の利益を上げ、イーライリリー（大手製薬会社）は一一〇億ドル（約一兆一〇〇〇億円）の収益を上げている。また、ジョンソン・エンド・ジョンソン（世界最大のトータルヘルスケア会社）の売り上げは三六〇億ドル（約三兆六〇〇〇億円）を超えている。

毎年一兆ドル（約一〇〇兆円）以上のお金が、私たちの食べ物、病気治療、健康増進のために使われている、といっても過言ではない。これは大変な額だ。

私たちの食べ物や健康維持のためのビジネスをめぐって競合している有力企業は、それぞれ自社製品をより多く売るために全力を尽くしている。しかしそれとは別に、商品の需要を高めるために動いている団体もある。

米国酪農評議会、全米酪農振興・調査研究協会、全国飲用牛乳処理業者販売促進協会、国際スプラウト生産者協会、米国食肉協会、フロリダ州シトラス加工業者協会、米国鶏卵生産者協同組合などは、このような業界団体である。

こうした組織はそれぞれが独立して経営を行なっているのだが、実は大きな権力を振るっている。最大規模の団体は、年間予算として数億ドル（数百億円）も抱えているのだ。

こうした食品メーカーと支援団体は、商品の魅力を伝え市場を広げるため、利用できるものなら何でも利用していく。支持するメーカーが販売している食品の栄養効果をアピールすることも、その一つである。

同時にこれらの企業や支援団体は、販売している商品が「健康に良くない」などとは思われないように気をつけなければならない。もしある商品が、ガンやほかの病気と関係していたりすると、売り上げが激減してしまうからだ。

したがって食品メーカーは、自社商品は「健康に良い」と宣伝したり、少なくとも「わりといい」とＰＲする必要がある。

こうした背景のもと、**食品ビジネスの世界では、栄養に関する科学は「マーケティング」というＰＲにさしかえられる**のである。

●スパイ活動を行なう科学者たち

「チャイナ・プロジェクト」をスタートさせたとき、私は七人の著名な研究者から成る委員会の存在を知った。彼らは米国酪農評議会、米国食肉協会という動物性食品の業界に雇われ、この業界に悪影響を及ぼす可能性のある国内研究プロジェクトにも目を光らせていた。

私はこの七人のメンバーのうちの六人を知っていた。しかも、そのうちの四人はとりわけよく知る科学者だった。

大学院の学生の一人がこのメンバーの一人を訪問し、委員会の活動を記したファイルをもらってきた。どうしてこのファイルが渡されたのか、私には全くわからないが、もしかしたらそのメンバーの科学者としての良心が導いた行動なのだろうか。それはともかくとして、ファイルは最終的に私の手に渡った。

このファイルには委員会の議事録も含まれており、最近の会議がシカゴのオヘア空港の一室で開かれていたことが記されていた。それ以来、この科学者グループのことを私は「エアポート・クラブ」と呼んでいる。

この委員会はウィスコンシン大学（五五〇ページ掲載のアルフ・ハーパーが在籍していた大学）の教職員であるＥ・Ｍ・フォスター教授とマイケル・パリザ教授によって運営されており、食肉業界と乳業界から資金援助を受けていた。

委員会の主な目的は、業界に悪影響を与えるおそれのあるプロジェクトを会員たちに監視させることだった。

この監視によって、食肉業界と乳業界は、思わぬ悪影響になりかねないような意外な発見に対しても、うまく対応することができた。

利害関係が大きいとなると、この業界は「話を自分たちの都合のいいように解釈することさえする」ということも私にはよくわかった。

委員会は問題のありそうなプロジェクトを九件ほどリストアップしており、私の名前の個所には、「二つのプロジェクトに関与している唯一の科学者である」という怪しげなマークがつけられていた。

二つのうちの一つは「チャイナ・プロジェクト」だったが、委員会のメンバーの一人がプロジェクトの動向を監視していたのである。

もう一つは「米国ガン研究協会」において、「食習慣とガンとの関係」に関してどの研究申請に資金提供するかの決定権を持つ調査委員会の委員長を私が務めていたため、特に名前が挙げられていたのである。

委員会の別のメンバーが「米国ガン研究協会」の活動に目を光らせる役を担っていた。

「エアポート・クラブ」の存在と、「米国ガン研究協会」の補助金交付会議における私の言動を監視しているメンバーの存在を知ってから、私はスパイ活動がどのようになされていくのかをつぶさに観察することができた。

このクラブのことを知ったあと、私は監視役のスパイの存在を念頭において「米国ガン研究協会」の最初の会議に出席した。

「業界の資金援助によるスパイ活動は違法ではないし、企業の将来に影響するかもしれない不利益な情報に目を光らせておくことは、企業にとって賢明なことだろう」と主張する人がいるかもしれない。

密かに監視されている者のリストに載っていることがわかったことは不快ではあっても、そうした考え方には私も全く同感だ。しかし、実は業界は「自分たちにとって不利益な研究に対する監視」以上のことを行なっているのである。

彼らはたとえ健康に悪影響を及ぼす可能性があったとしても、その研究の結果を自分たちの都合のいいように解釈した情報を積極的に市場に流しているのだ。しかも、そのような我流の見解を市場に流すために科学が明らかにした真実を歪曲し、「科学の健全性」を傷つけているのである。これは科学者自身がスパイ活動を行ない、自分たちの目的を隠している場合には特に問題だ。

●学校現場における牛乳普及活動の実態

「エアポート・クラブ」のスポンサーの一つである乳業界は、アメリカでは特に力を持っている。米国酪農評議会は、一九一五年の創設以来、固い組織で結ばれ、資金にも恵まれているため、一〇〇年近くにわたって牛乳の普及を促進し続けている。(*2)

一九九五年には、二つの主要乳業協同組合が組織を合併し、名称も「乳製品マネージメント社」と改めた。この新組織の目的はただ一つしかない。すなわち、ホームページには、「米国産乳製品の需要の増加」と掲載されている。(*3)

目的達成のための二〇〇三年度予算は、一億六五〇〇万ドル（約一六五億円）を超えていた。(*4) それに比べ

て全米スイカ推進委員会の予算は一六〇万ドル（約一億六〇〇〇万円）だった。(＊5)

乳製品マネージメント社のプレスリリースには、次のようなことが盛り込まれている。(＊4)

イリノイ州ローズモント発―全国担当、州担当、および各地区担当の酪農業責任者は、乳製品の需要拡大促進のために企画された二〇〇三年度全米統一事業計画の予算として、一億六五七〇万ドル（約一六五億七〇〇〇万円）を承認した。（中略）

二〇〇三年度の事業計画の主なものは次のとおりである。

・牛乳の販売促進――六歳から一二歳の子供たち、およびその母親たちへの宣伝・販売促進・広報活動といった現状の取り組みに加え、当社は二〇〇三年度の「チェックオフ（乳業従事者の給料からの組合費天引き）制度」を活用し、ケロッグ、クラフトフーズ、マクドナルドを含むメジャーな食品メーカーとの協力関係の構築と拡大に取り組む。

・学校におけるPR活動――二〇〇三年度の活動は、小学校に通う子供たちが、生涯を通じた乳製品の消費者になるよう、学童・父母・教師・学校給食専門業者を対象とした指導に取り組む。現在の事業計画は、教室およびランチルームの両方で進められている。「組合費給料天引き制度」加盟団体では、昨年成功した「牛乳販促の学校現場での試験的試み」をさらに拡大させることをめざしている。

・乳製品イメージへの信頼獲得――消費者が抱いている乳製品および乳業界への信頼を守り、強化することを目標とする。具体的方策として、乳製品の栄養が健康に良いことを示す研究を行ない、その結果を伝えること。これには問題管理や危機管理などが含まれる。

このような乳業界の活動をわかりやすく言い換えるとすれば、次のようになる。
・小さな子供たちとその母親たちに売ること。
・小さな顧客へのルートとして学校を利用すること。
・この業界にとって有利な研究を行ない、公表すること。
多くの人は、学校内での乳業界の存在に気づいていない。しかし、小さな子供たちへの「栄養情報」の伝え方に関していえば、乳業界はほかのどの業界よりも間違いなく効果的に影響を及ぼしているのである。

乳業界は需要拡大の手段として、学校教育の分野にも積極的に参加している。二〇〇一年における乳製品マネージメント社の年次報告書には、次のように記されている。(*6)


長期にわたる牛乳消費の拡大には、今の子供たちを未来の消費者にすることが間違いなくベストの方法だろう。子供の牛乳消費拡大をめざす方法として、乳製品における「組合費給料天引き制度」が学校販売用牛乳の販売事業計画を実行し続けているのはそのためである。

二〇〇一年、酪農業者は二つの革新的な計画を実行に移し始めた。二〇〇一年の秋に開始した一年間にわたる「学校販売用牛乳対策プログラム」では、包装の改善、味の改良、販売促進に役立つ冷却装置、より良い温度調節などがいかに牛乳の消費に影響を及ぼしているか、および子供たちが学校内外で牛乳にどう接しているか、などについて調査した。このプログラムは二〇〇一年から二〇〇二年の学年末に終了する。

また、酪農業者と乳製品製造加工業者は、米国の主要五大市場にある中学校と高校で五か月間の販売調査を共同で行なった。

この調査によって、たいていの生徒は、欲しいときに、欲しいところで、欲しいように牛乳が飲める場合には、競合する飲み物よりも牛乳を選ぶことがわかった。

●乳業協同組合が指導する栄養教育とは

このように学校で成功を収めた多くの販促活動が、子供たちに牛乳を飲むことを奨励し続けている。『ピラミッド探検』や『ピラミッド・カフェ』のような映像教材による「栄養教育」は、子供に「乳製品はヘルシーな食習慣の土台となっている」ことを伝え、『冷たいことはステキなこと』では、学校のカフェテリア（給食室）の担当者に、牛乳を冷たく保存する方法を映像で示し、いかに子供たちが冷たい牛乳が好きなのかを教えている。

「組合費給料天引き制度」はまた、乳製品に親しみやすい学校朝食プログラムの拡大をも促進している。学校だけでなく「ニコロデオン」「カートゥーン・ネットワーク」（いずれもアニメ専門のテレビ局）による子供向け番組を通しておなじみの「牛乳飲んだ?」のキャンペーンは、相も変わらず子供たちの関心を引いている。

こうした活動は決して小規模なものではない。例えば一九九九年に乳業界が作成した教材『コンボ・シェフのすばらしい冒険』は、全国の保育園や幼稚園の現場の七六％に配布された。(*7)

乳業界が提出した米国議会への報告書には、乳業界による「栄養教育のプログラム」が大成功を収めていると、次のように記されている。(*8)

二年生と四年生対象の『ピラミッド・カフェ』と『ピラミッド探検』は、「牛乳と乳製品はヘルシーな食習慣の土台となっている」というメッセージを、一二〇〇万人以上の学童たちに伝えている。調査の結果では、現在これらの二つのプログラム(『ピラミッド・カフェ』と『ピラミッド探検』)を所有している教師が七〇%以上にのぼり、利用率が非常に高いことが示されている。

アメリカでは、「子供の栄養と健康に関する重要な教育」が乳業界に委ねられているのである。さらには、おなじみの栄養授業計画や教材道具一式に加え、栄養に関するビデオやポスター、指導要領なども高校に提供している。

すなわち、牛乳の消費拡大のために、二万以上の学校での新学期における販売促進や何千もの学校での販売促進活動、全国校長会議の席上で情報を流したり、スポーツ競技会で在校生を対象に、賞金提供などを行なったりしているのだ。

私たちはこの現状をどう考えるべきだろうか。

結論から言えば、「憂慮すべき事態」というほかない。乳業界によってどんな教育がなされているか知りたければ、乳製品マネージメント社のホームページを見るといい。(*9)

二〇〇三年七月、このホームページを開いてすぐに目に飛び込んできた情報は、「七月は全国アイスクリーム月間です」というものだった。

さらにクリックすると、「全国アイスクリーム月間」の詳しい情報が次のように記されていた。

「アイスクリームを食べて、良い栄養が摂取できるでしょうか。その答えは『イエス』です(＊9)」

あきれたものである。これだから多くの子供たちが、小児肥満や糖尿病と闘うことになってしまうのである。

乳製品マネージメント社のホームページは三つに分かれている。「教育現場用」、あと二つは「父母用」と「給食センター用」だ。

ホームページは内容が定期的に変更されているが、二〇〇三年七月に私がこのサイトを見たときには、「教育現場用」のページでは、教師が学校で指導するための模範授業プランがダウンロードできるようになっていた。

授業プランには牛や乳製品の指人形を作ること、そして指人形を使った遊びをすることが含まれていた。指人形ができたら、教師は、子供たちに「みんなはこれから五人のお友達（指人形のこと）と知り合うことになっていて、そのお友達はみんなに強く健康に育ってほしいと願っています」ということを教えなくてはならない(＊9)。

「乳製品おもてなしデー」という授業プランもあって、ここでは子供たち一人一人がチーズ、プリン、ヨーグルト、アイスクリームなどの味をみるというものだ(＊9)。

教師が子供たちに、「牛のお面」を作らせる授業もある(＊9)。もう少し年長の四年生では、『ピラミッド探検』を基に「授業プラン」を作成、子供たちに次の五つの食品グループごとにその健康効果を詳しく学ばせることができる(＊9)。

・牛乳グループ（丈夫な骨や歯を作る働き）

・肉グループ（強い筋肉を作る働き）
・野菜グループ（夜盲症を予防する働き）
・果物グループ（傷やあざの治りを助ける働き）
・穀物グループ（エネルギーを与えてくれる働き）

これまでの章で私が述べてきたことを覚えているなら、「栄養と健康」について子供たちが学校で教わっている内容を知り、「乳製品マネージメント社のPR教育によって、やがて子供たちはつらい経験をすることになる」ということが推察できるだろう。

子供も親も、「牛乳が1型糖尿病や前立腺ガン、骨粗鬆症、多発性硬化症、あるいはそのほかの自己免疫疾患とどれほど深く関係しているか」「乳製品の主要成分であるカゼインがガンをいかに促進したり、血中コレステロールや動脈硬化性プラークをいかに増加させるかが、実験によって証明されている」などということについては全く教えられてはいないのだ。

二〇〇二年度には、この販促用のホームページから教育関係者に七万部の授業プランが配布されている。(＊8) 乳業界は、栄養に関する自分たちの主張をアメリカの次世代にしっかりと教え込んでいるのである。

●「牛乳は体に良い」という思い込み

乳業界はこうした教育活動を何十年も続けてきており、成功を収めている。その証拠に私が乳製品に関する悪影響について尋ねると、多くの人が即座に「牛乳が悪いわけがない」と返答する。

このように答える人たちでも、たいていはその理由について確たる証拠など持っているわけではない。彼らはただ牛乳は体に良いような気がするだけなのだ。彼らは以前からそう感じていたし、それだけで十分満足しているのだ。

彼らにも意見はあるが、それは「地球には七つの大陸がある」とか、「二と二を足すと四だ」とか、「牛乳はヘルシーだ」とかを教わった子供時代に植えつけられたものだ。

もしあなたが牛乳について、「学校の授業で教わったのだから違っていない」と考えているとしたら、それは乳業界が販売促進のために学校教育を利用し、わが国にこれほど異常な影響をもたらしてきた成果だということがわかるだろう。

牛乳や乳製品がこれほどまでに子供たちの健康を脅かすものでないのなら、乳業協同組合がこのような見え透いた「栄養教育」という名の下に、そこまでして牛乳や乳製品を売ろうとはしないだろう。

乳製品マネージメント社のホームページにある「栄養の本棚」の中で宣伝されている子供向けの本も、「アイスクリーム――アイスクリーム史上最高の瞬間」といったようなタイトルのついたものばかりで、牛乳、チーズ、アイスクリームなどを中心に掲載されている状況を考慮したとき、「これは少々おかしいのではないか」、と疑問に思わないだろうか。(*9)

結局、二〇〇三年の七月中、この「栄養の本棚」に野菜の本はいっさい掲載されなかったのである。これではたして「健康的」といえるのだろうか。

こうした学校現場でのすべての活動について、少なくとも乳業界は米国議会への正式報告書や業界のプレスリリースなどを通して、「販売活動」と正当のごとく称しているのである。

●業界が作り出す「健康効果」の真偽

乳業界のPR活動の対象は子供たちだけではない。大人を対象に、「乳製品を食べることによる健康効果」と受け取られかねないような「科学情報」や「研究結果」のPRにもかなりの重点を置いている。

乳業界は、「話題として広げるために健康的なものを見つけ出す」という目的の研究支援に、年間四〇〇万ドルから五〇〇万ドル（約四億～五億円）を費やしている(＊7、＊10)。

さらに販売促進担当は、医師や学者、そして健康の専門家から成る「医療諮問委員会」（注）を組織したり、各種の健康専門家を雇っている。

【注】世界的規模を持つヘルスケア専門の医療グループ（Medical Advisory Board）。

雇われた学者は、医療専門家としてメディアに登場し、牛乳の健康効果を支持するような「科学に基づいた発言」をしているのである。

「エアポート・クラブ」は好ましい商品イメージと消費者の信頼を維持するために活動する業界団体の好例だ。

この団体は自分たちに不利益を及ぼす情報に目を光らせているのと同時に、牛乳を飲むことによってガンが予防できるかもしれない、ということを示す研究結果を生み出そうとしていたのである。

それができたらなんと大手柄だろう。何しろ当時の乳業界は、動物性食品とガンや関連疾患との深い関係を示す証拠がますます増えてきていることに、相当苛立っていたからだ。

「エアポート・クラブ」が目をつけたのは、牛のルーメン（反芻動物の第一胃。四つある胃のうちの最大のもの）の中のバクテリア（細菌）によって作られる特異な脂肪酸を使った研究だった。

この脂肪酸は「共役《きょうやく》リノール酸」（注）と呼ばれるもので、牛の飼料となるトウモロコシの中に多く含まれるリノール酸から作られる。


【注】必須脂肪酸であるリノール酸の異性体の混合物で、反芻動物の消化管内に生息する微生物によって産生される脂肪酸。今日ではリノール酸から人工的に合成され、サプリメントとして販売されているものもあります。


共役リノール酸はこうして牛のルーメンから吸収され、肉や牛乳の中に蓄えられ、最終的には人間によって摂取される。

やがてハツカネズミを使った実験の初期検査で「ベンゾピレン（発ガン物質）によって胃に形成される腫瘍が、この共役リノール酸によって阻止可能となるかもしれない」という研究結果が発表された。(＊11、＊12) この研究結果によって「エアポート・クラブ」は業界から多大なボーナスを受け取った。

だが、この研究には「仕掛け」があった。というのは、研究者が共役リノール酸を最初にハツカネズミに与え、その次にベンゾピレンを与えており、与える順番が逆になっていたのだ。

体の中には、発ガン物質によって引き起こされるガンの量を最小限にするために働く「酵素システム」がある。

共役リノール酸のような化学物質が最初に摂取されると、その「酵素システム」を刺激し、その結果、「酵素システム」の活動が高まるのだ。

すなわち、「酵素システム」を刺激するために、最初に共役リノール酸を与え、それから発ガン物質を与えるというトリックなのである。

この順番で共役リノール酸によって刺激された「酵素システム」は、発ガン物質を排除するのにより効果的となる。結果として、共役リノール酸は「抗発ガン物質」と呼ぶことが可能になるかもしれない。

似たような状況を挙げてみることにしよう。

強力な農薬が自宅のガレージにあったとしよう。農薬の袋には、「飲んではいけません。万が一飲んでしまった場合には、地元の中毒事故管理センターに連絡してください」というような警告文が記されている。

しかし、とても空腹だったため、農薬をひとつかみ食べてしまったとしよう。体内に入った農薬は、すべての細胞の中にある「不快物質排泄のために反応する酵素システム」を活性化させるだろう。

そのあと、家の中に入り、強力な発ガン物質であるアフラトキシンがたっぷりついたピーナツをひとつかみ食べたとする。だが、体の「酵素システム」は、すでにアフラトキシンを処理するための準備が整っているだろうから、アフラトキシンによって引き起こされた腫瘍は小さくてすむだろう。

このような筋書きは明らかに馬鹿げているし、「共役リノール酸は抗発ガン物質である」などと馬鹿げた結論を導いたハツカネズミの研究も、同様だ。

しかし、ハツカネズミの研究の最終結果は、ほとんどの学者を含め方法論を知らない人にとっては、とてもすばらしいものに思えたのである。

●巧妙な実験とメディアの責任

「エアポート・クラブ」のメンバー、マイケル・パリザ教授は共役リノール酸に関する詳細研究の陣頭指揮

をとっていた。(*13〜*15)

バッファローにあるロズウェル・パーク・メモリアル研究所ガン研究部門在籍の優秀な研究者とそのグループが、この研究をさらに押し広げた。「腫瘍形成の最初の段階を阻止するだけでなく、それ以上の働きをした」と証明したのだ。

すなわち共役リノール酸を発ガン物質のあとに与えたときでも、腫瘍の成長を遅らせたようなのだ。(*16、*17)これは、腫瘍発生の抑制だけを証明した最初の研究(*11、*17)よりも、共役リノール酸の抗ガン的特性に関しては説得力のある発見だった。

だが、たとえハツカネズミや牛の研究がいかに有望になってきたとしても、この研究では依然として、ヒトから摘出したガンの主要な二段階「形成開始期と促進期」の進行を、共役リノール酸がシャーレ内で遅らせることができたにすぎない。

すなわち、まず抗ガン的特性を発揮したのは分離された単一の化学物質である共役リノール酸としてであって、共役リノール酸を含む「ホールフードとしての牛乳」がハツカネズミのガンを予防したわけではないし、証明されたわけではないのだ。

また、たとえこのような効果がハツカネズミに見られたとしても、(本書の第1部で検証してきたように)その効果はヒトの体内で確認される必要があるだろう。

牛乳の影響力については本書ですでにお話ししてきたように、実際には「ガンを減らすのではなく、増大させている」ことが証明されている。

牛乳に含まれる最重要の栄養素はタンパク質だが、ガンの成長を強力に促進する特性は、ヒトのデータとも一致している。

言い換えれば、牛乳に含まれる共役リノール酸がヒトのガンを「抑制する」といった主張は、明らかに逸脱行為だろう。

だが、そんな主張をするのは、「牛乳はガンを予防する」と人々に信じさせようとしているグループの執着心からであり、すなわちお金のためであることは疑う余地もない。次の話がそれを物語っている。

驚いたことに、最近、私の地元の『イサカ・ジャーナル』紙の一面に、「牛のエサを変えると、牛乳の抗ガン力が上昇」という見出しの記事が出た。(*18)

この記事は、牛のエサとして与えられているウシ成長ホルモンの開発に貢献しているコーネル大学の教授の研究についてのものだった。

教授は牛にコーン・オイルを多く与えることによって、牛乳に含まれる共役リノール酸が増えたことを明らかにしていた。

地方紙にすぎないとはいえ、この記事は「エアポート・クラブ」のスポンサーにとって、念願の夢が実現したことを意味していた。

新聞の見出しが「牛乳を飲むと、あらゆるガンのリスクが低下する」という意味の、シンプルで強力なメッセージを多くの人に伝えたからである。

メディアはあえて記事を大げさに仕立てることはわかっているので、私は当初、この記事は研究者の主張をかなりオーバーに表現しているのだろう、くらいに思っていた。

しかし、記事の中でデール・ボーマン教授が語った内容は、見出しが決してオーバーなものではないことを意味していた。

ただし、この研究はコーン・オイルを与えた牛のミルクは共役リノール酸レベルが高いことを明らかにしただけ、ということを忘れてはならない。

つまり、ヒトのガンとの関連性についてはあてはまらない。ヒトについてはもちろんのこと、ハツカネズミでさえ、牛乳を飲むことによってあらゆるガンのリスクが減少するなどということは、まだどんな研究も証明してはいないのである。

しかし、優秀な研究者であるボーマン教授は、この研究結果について、「すばらしい可能性がある。実は共役リノール酸は強力な抗発ガン物質だからである」と述べたという。

この記事は「共役リノール酸は発ガン物質を抑制し、結腸ガン・卵巣ガン・乳ガン・白血病などの拡大阻止を証明」と続き、「あらゆる点から考えて、共役リノール酸はたとえ低濃度であっても、ヒトのガンに効果的である」と結論づけていた。

記事によるとボーマン教授は、「この研究は、栄養的・健康的質を高めるために、共役リノール酸を多く含む食品開発のきっかけとなるだろう」と述べているという。

「ヒトのガンに効果的である」と結論づけるには、ヒトを対象にした研究がなくてはならない。しかし、この研究にはヒトを対象にしたものが含まれていない。となると、この主張はこれ以上センセーショナルなものにはなりえない。

ボーマン教授、パリザ教授ほか、「エアポート・クラブ」の多くのメンバーは、一五年間にわたってこの手の研究を精力的に続け、研究論文も数多く発表している(*19)。

共役リノール酸に関しては、さまざまな健康効果があるとされているが、最も肝心な「コーン・オイルの多いエサを与えた牛のミルク（牛乳）によって、ヒトのガンのリスクを減らせるかどうか」の検証はまだ行なわれてはいない。

つい最近、ボーマン教授と同僚は、この重要な「牛乳とガンの関係」を発見しようと、その一歩を踏み出した。そして多量のコーン・オイル（すなわち共役リノール酸）を与えた牛の乳脂肪は、合成の共役リノール酸と同様に、「発ガン物質を与えたネズミの腫瘍を減少させた」ことを明らかにしたのである。（*20）

しかし、この実験でも、教授たちは巧妙な方法を用いていた。乳脂肪を発ガン物質のあとにではなく、発ガン物質投与より先にネズミに与えていたのである。しかし、彼らの主張は相変わらずかまびすしいものだった。

というのは、これは食べ物（すなわち脂肪）の中に存在している物質としては初めて、「共役リノール酸が抗発ガン性物質である」ことを証明したからである。

わかりやすく解説すると、「コーン・オイルを与えた牛のバターは、ガンを予防する！」ということになるのだ。

●どのようにもアレンジできる「業界の科学」

共役リノール酸の話は、「業界が製品の需要を高め、さらに儲けるために、科学をいかに利用しているか」の好例である。

「業界の科学」というものは、消費者を混乱させてしまうためにあるようなものだ（例えば「卵は体に良いか、それとも悪いか」といったように）。そして最悪の場合、疑いを持たない消費者に、すべては「健康増進」という名目で、実際は体に悪い食べ物を購入するように仕向けてしまうのだ。

この「業界の科学」は利害の対立であふれている。共役リノール酸の研究の場合は食品業界の特別な利益団体の資金によって作り出され、グレードアップし維持されてきたのである。米国酪農評議会[＊20〜＊22]、クラフトフーズ[＊20]、米国北東部乳製品研究センター[＊20、＊21]、家畜生産者牛肉委員会[＊23]、全米肉牛生産者・牛肉協会[＊23]などは、この研究に絶えず資金提供を行なってきた団体だ。

企業が学界に与える影響は、あからさまな権力濫用から利害の対立までさまざまだが、公の場からはすべて隠蔽されている。

企業の影響力とは、データの捏造に対する研究者への、あからさまな報酬ということではない。その手の行為はめったにないのだ。

大企業にとって学術研究を支配するやり方は、それよりずっと洗練されていて効果的なものだ。すなわち、共役リノール酸の例で明らかなように、科学者は全体の状況を無視して好ましいメッセージとして受け取ることができるような細部を詳しく調べ、業界はその価値のあるところだけを巧妙に利用するのである。

共役リノール酸の仮説がそもそもどこから始まり、誰が発見したのかなどということは、誰も知らないだろう。

だが、このような研究が超一流の専門誌に発表された場合には、内容に疑問を抱く人はほとんどいない。特に一般の人には、どの研究が企業の資金の恩恵を受けているかについてほとんど見分けなどつかないだろう。

技術的詳細を選り分けたり、事実の前後関係をはっきりさせられるような欠陥個所を認識できる一般市民などほとんどいないだろう。ただし、大多数の人は、私の地元の新聞の見出しは理解できる。

私にも同様の画策をすることはできる。もし私が乳業界の評判を傷つけたくて、研究結果の解釈をいささかオーバーに発表したければ、「牛乳の中に新しい避妊用化学物質発見」といったような別の見出しを作ることもできるのだ。最近の研究によって、「共役リノール酸が鶏胚を劇的に殺す」ことが証明されているからだ。(*13)

また、共役リノール酸は組織内の飽和脂肪レベルを増加させる。これをセンセーショナルな表現に言い換えてみると、「共役リノール酸は心臓病のリスクを高める可能性がある」となるのだ。

私が今挙げた二つの例は、全体の状況を無視したまま飛躍してセンセーショナルに表現したものだ。共役リノール酸が実際に「受精率の減少」や「心臓病の増加」を生み出すことになるかどうか、私にはわからない。しかし、もし、私が業界寄りの科学者が行なっている手段を使うとすれば、実際に受精率が減少したり、心臓病が増加したりするかどうかといったことは気にならないだろう。記事は大ニュースとなり、おおいに効果があるだろう。

私は共役リノール酸の研究に関係していた「エアポート・クラブ」のメンバーの一人である科学者と会った。そして彼は「共役リノール酸効果は薬物効果以外の何ものでもない」ことを打ち明けてくれた。しかし、こうした個人的に理解していること（共役リノール酸にガン予防の効果などないこと）が公然と語られるようなことはないのだ。

●自然との調和より「加工」というテクノロジー

「エアポート・クラブ」や共役リノール酸の話は、第13章で述べた「科学の暗部」と称するところのものである。

しかし、共役リノール酸の話は、大局を無視して細部のみに光を当てて導いた結論を主張するという、前章で述べてきたような「要素還元主義」がもたらす危険性を示したものでもある。

業界も学界同様、我々の考え方を批判する「要素還元主義」システムの中で、重要な働きをしている。**業界は科学が明らかにした「食習慣と健康に関する情報」の一部をあれこれ操作することに高い関心を持っている。**食品の構成成分の個々の点に基づいてパテントを確保することは、自分たちの商品をPRすることにつながり、最終的には大きな収入をもたらすことになるからだ。

古くから動物性食品業界と関わっているデール・ボーマン教授ら共役リノール酸の研究者による最近の論文には、次のように記されていた。[*20] 一般人が健康法をあれこれ試してみるとき、業界側の人間がどう見つめているかがよくわかるだろう。

「共役リノール酸」強化食品のコンセプトは、特にガン予防のために食習慣を大幅に変えたりせずに、それでも食事を基本とした予防法を望んでいる人たちにアピールできるのではないだろうか。[*20]

ボーマン教授たちにとって「食習慣を大幅に変えること」とは、「植物性食品に富む食事をすること」を意味していることは私にはわかっている。

彼らは、体に良くないものを避けるのではなく、健康にとって問題のある食べ物に手を加えて害をなくそうとすることを提案しているのである。

彼らが望んでいるのは、私たち庶民が健康を維持するために自然と調和して生きるのではなく、私たちをテクノロジーに頼るよう仕向けたいのである。しかも彼らの「加工」というテクノロジーに。

自然の力よりも、テクノロジーを用いてあれこれ加工する科学技術のほうを信頼する傾向は、どこにでも見られる。乳業界、精肉業界、加工食品業界に限ったことではない。この信仰はオレンジからトマトまで、そしてシリアルからビタミン・サプリメントまで、この国のあらゆる食べ物や健康産業の世界の一部となっているのだ。

最近新たなカロテノイドが発見されたとき、植物性食品業界は舞い上がってしまった。おそらくあなたも名前くらいは聞いたことがあるだろう。それは「リコピン」と呼ばれ、トマトの赤い色を提供しているもののことである。

一九九五年、「丸ごとのトマトやパスタソースのようなトマトを含む食べ物を含めて、トマトをたくさん食べている人たちは、前立腺ガンのリスクが少ない」と報道された[*24]。これは一九八九年の報告を支持するものだった[*25]。

トマト製品で食べ物を作っている会社にとって、これは天の恵みだった。企業のマーケティング担当者は、すかさずそのメッセージを理解した。しかし、彼らが狙いをつけたのは、トマトではなく、「リコピン」だった。業界のＰＲには常に前向きなメディアはこのニュースでもその役割を十分に果たし、「リコピンはガンを予防する」と大々的に報じた。つまり「リコピンの時代」の到来だった。

前立腺ガン予防の食べ物として、突然リコピンが知れ渡るようになった。

何事もさらに掘り下げようとする科学界は「リコピンの秘密」を解読するための取り組みをエスカレートさせた。この原稿を書いている時点で、国立医学図書館のデータベースサイトに掲載されるリコピン関連の出版物は一三六一件もある[*26]。

サプリメント（栄養補助食品）として用いられるために、「リコピン10コールドウォーター・ディスパージョ

ン」や「リコ・ヴィット10%」のような商品名で、大型市場が誕生している。(*27)

リコピンの健康効果からすると、私たち人類は、男性の主要なガンである前立腺ガンを抑制する途上にあるのかもしれない。

しかし、気がかりなこともある。何百万ドル（何億円）もの研究開発費を使って導かれた結論なのだろうが、はたして単体物質としてのリコピンが本当に前立腺ガンを予防できるのかどうか、いくつかの疑いがあるのだ。

ごく最近の発表によれば、六件の研究が統計的に有意にリコピン摂取量の増加に伴い前立腺ガンが減少したことを示していた。別の三件の研究は予防効果があるとしているが、統計的に有意ではなかった。ほかの七件の研究は前立腺ガンとの関係は何も示していなかった。(*28)

これらの研究では、リコピンの摂取量をホールフードの状態、すなわちトマトから測定していた。研究では確かにトマトはヘルシー食品であることを示してはいるが、このことは、リコピン自体が前立腺ガンのリスクを減らすものと考えてよい、ということとは異なる。

トマトの中には何百、あるいは何千個もの「化学物質」が含まれている。トマトから抽出されたリコピンには、トマト同様の働きをするという証拠でもあるのだろうか。

答えは「ノー」だ。(*29)

前立腺ガンに対するリコピン特有の効果を示す証拠はなく、また説得力ある証拠が得られるとはとても思わない。それにもかかわらず、リコピン関連のビジネスは活発に稼動している。

リコピンの最も効果的な量を判断するための、そしてまた市販のリコピン調合液は安全かどうか判断するための、徹底的な研究が進行中である（この研究はネズミやウサギでテストしてでのことである）。(*27)

さらに高レベルのリコピンや、ほかのカロテノイド類のための遺伝子組み換え食品の可能性についても、現在検討が行なわれている。(*30) この一連のリコピンの研究報告を「正当な科学」と呼ぶことは非常に難しい。

私の考えでは、これは「科学技術による操作、およびマーケティング」と呼ぶものであって、科学ではない。「リコピン発見」の五年前（一九九〇年）、私の教える大学院の学生ユーピン・ヒーが、四つのカロテノイド類（βカロテン、トマトからのリコピン、ニンジンからのカンタキサンチン、オレンジからのクリプトキサンチン）について、ガン予防能力に関する比較を動物実験で行なっている。(*31、*32)

何を検証していたか、どのように検証したかによって、一つの「カロテノイド」は多岐にわたる効能を持っている可能性がある。

一つのカロテノイドはある種の反応に対して影響力は強いが、ほかの反応に対しては、はなはだ弱い。この変異は何百もの抗酸化物質が関与し何千もの異なった反応が伴い、ほとんど解読不能なネットワークを形成しながら、無数の形で現われる。

したがって、ホールフードを食べることと錠剤の形でカロテノイドを摂取することとは、大きく違うはずだ。なぜなら、ホールフードは健康維持に不可欠な栄養素の「自然のネットワーク」を体に提供してくれるからである。

こうして抗酸化物質に関する比較的地味な研究(*32)から五年後の一九九五年に、ハーバード大学の研究(*33)が事実上のリコピン・キャンペーンを開始した。

だが、ガンと闘う物質としてのリコピンは、あちらこちらをさ迷いながら、結局は過去に葬られた数多くの物質同様、「特効薬の墓場」へと向かっていくのだろう、と私は思う。

●「オレンジはビタミンCの王様」と誰が言ったのか

果物業界もまたほかの業界同様、同じような策略を展開している。例えば、あなたがビタミンCについて考えるとき、どんな食べ物を思い浮かべるだろう。オレンジやオレンジジュースを考えなかったとしたら、あなたは異例だ。私たちのほとんどは、オレンジは優れたビタミンC源だという宣伝をいやというほど聞いてきているのだ。

しかし、この考えも、よくあるマーケティングの結果なのである。例えば、あなたは「ビタミンCに関わる食習慣と病気の関係」についてどれだけ知っているだろうか。基本的なことから始めてみよう。

オレンジが優れたビタミンC源だとは知っているかもしれないが、ほかのたくさんの野菜や果物がオレンジよりもずっと多くのビタミンCを含んでいるということを知ったら、あなたは「ええっ⁉」と驚くかもしれない。

一カップのピーマンやイチゴ、ブロッコリーあるいはエンドウマメなどはすべて、オレンジよりも多くのビタミンCを含んでいるのだ。パパイヤ一個はオレンジ一個の四倍ものビタミンCを含んでいる(*34)。オレンジ以外のほかの食べ物のほうが、オレンジよりも優れたビタミンC源だという事実のほかに、オレンジに含まれるビタミンCについては、何が言えるだろう。

これは「抗酸化物質」としてのビタミンCが果たす能力と関係がある。だが、オレンジに含まれる総抗酸化活性(フリーラジカルに対する抹消能力)のうち、ビタミンCによるものの割合がどのくらいかというと、せいぜい一～二％にすぎないのだ(*35)。

例えば試験管を用いた研究で抗酸化活性を測定しても、私たちの体内でそれと同じだけのビタミンCの活性が生じているということにはならないのである。

ビタミンCとオレンジに対する私たちの印象とは、「思い込み」と「きちんとした確証のない証拠に基づく仮説」が結びついてできたものである。そして、この仮説を最初に打ち立てた張本人はオレンジの販売業者自身なのだ。

彼らは徹底した調査と研究に基づいて、自分たちの仮説が真実であることを証明したのだろうか。もちろん、そんなことはしていない。

だが、「真実」として提示される仮説が販売担当者にとって、すばらしいものに思えたことは言うまでもないだろう。

私たちはビタミンCを摂取するためにオレンジを食べるのだろうか。そうではない。

では「オレンジが、健康上のメリットを与えてくれる植物性のヘルシーな食品だから食べるのだろうか」と問われれば、全くそのとおりなのである。

二〇年以上前、私はこの話題に関連してちょっとした役割を果たしたことがある。一九七〇年代と一九八〇年代のこと、私は柑橘類の宣伝のため、テレビ・コマーシャルに出演したのである。

これに先んじて、私はニューヨークにある「フロリダ州シトラス委員会」の広告代理店から「果物と栄養と健康」について、インタビューを受けたことがあった。

当時は知らなかったのだが、このインタビューが私のコマーシャル出演のきっかけだったようだ。私はこのコマーシャルを見たこともなければ、出演料ももらってはいない。だが、それにもかかわらず、結果として私は「フロリダ州シトラス委員会」によるオレンジのビタミンC含有量仮説を広めるスポークスマンの一人となったのである。

私がインタビューを受けた理由は、その時点でおそらく私が「オレンジのビタミンCは重要だし、またビタミンCに関係なく、オレンジは非常にヘルシーな食品だ」と思っていたからだろう。

たとえほかに意図があったにしても、科学者は「要素還元主義」という落とし穴に陥りやすい。大局を無視して細部のみをとり上げて研究し、その結果明らかになった「食習慣と健康に関する結論」を主張することがいかに悪影響を及ぼすか、ということに私が気づいたのは、最近のことである。

業界はこのような細部情報を非常にうまく利用している。その結果、庶民が混乱に陥るのだ。

毎年いくつもの新製品が「健康作りの秘訣」として大きく宣伝され、販売されている。食料品店の健康食品売り場は、サプリメントやまるで魔法の食材かと思われるような健康食品が本物の食べ物よりもはるかに多く陳列されるという、ひどい状況になる一方だ。

だまされてはいけない。**どんな店でも、最もヘルシーな食品売り場とは、丸ごとの果物と野菜を売っているところ、つまり青果物売り場なのである。**

最大の問題は、ある種の食品や健康関連製品が健康上の問題と深く関係しているとわかっていても、業界が科学的証拠を改竄《かいざん》してしまうことにある。

アメリカの子供たちは、食品業界にとって垂涎《すいぜん》の的だ。米国政府は、タバコメーカーや酒造メーカーが子供たちに販売することを防止する法案を通過させているが、食品に関して私たちは、なぜか今まで全く無視し続けてきた。

今日、食品が多くの慢性病の主な原因であることが認められているにもかかわらず、食品業界が子供たちに直接売り込むばかりか、私たちの税金で運営されている学校制度を利用することさえも許している。

「要素還元主義」という、私たちの近視眼的な無分別が長期にわたってもたらしている弊害には、はかりしれないものがある。

第16章

政府は私たちの味方なのか？

●マッチポンプの元凶

私たちは過去二〇〜三〇年の間、アメリカで蔓延しているほとんどの生活習慣病の原因が間違った栄養摂取にあることを示す多くの証拠を得てきた。

政府の専門委員会が公言しているし、公衆衛生局長官も科学者たちも、同様の発言をしている。

喫煙や事故、あるいはほかのライフスタイルや環境要因によるよりも、食べ物が原因でより多くの人が亡くなっているのである。

肥満や糖尿病の発症率は留まるところを知らない勢いで急増しており、アメリカ人の健康が日増しに失われつつあることに私たちは気づいている。

私たちはどこに問題があるのかもわかっている。それは食習慣だ。そこまではっきりしているならば、政府はより良い栄養摂取を私たちに指導すべきではないだろうか。

動物性食品や高度に精製された植物性食品の摂取量を減らし、「プラントベースのホールフード」をたくさん食べるように、と政府が国民にはっきりと伝えることほど、国民の痛みや苦しみの予防に優るものはない。

これこそ科学的な証拠に十二分に基づいたメッセージであり、政府は「喫煙の危険性」と同じように、はっきり忠告することもできるのだ。

喫煙は私たちに大きなダメージを与える。動物性食品や高度に精製加工された植物性食品のような「悪い食べ物」も同様だ。しかし**政府は、私たちにそのことを警告するどころか、「乳製品や肉などの動物性食品や精製された砂糖や脂肪は体に良い」と公表している**のである。

米国政府は、何百万ものアメリカ人が食べ物に関係する病気で苦しんでいることに対して無視しているだけでなく、その証拠に対しても見て見ぬふりをしているのだ。

政府と国民の間の信頼という誓約は破られてしまっている。政府は多くの人が苦しんでいる火元を消そうとはせず、積極的にその火を煽り立てているのである。

●政府が決める推奨量は誰のための数値か

全米科学アカデミー傘下の「米国医学研究所」の組織下にある「食品栄養委員会」は、ほぼ五年ごとに、栄養素別の推奨摂取量を検討する役割を担っている。

同委員会は、一九四三年に米軍用の栄養プランを構築して以来、栄養素別に一日当たりの推奨摂取量の指導を行なってきた。

二〇〇二年に公表された「食品栄養委員会」報告書では、それまで公表されてきたような特定の数値ではなく、許される範囲の数値として提示された（第16章＊1）。

それによると、健康維持のためには、総摂取カロリーの四五～六五％を炭水化物から摂取するよう奨励している。脂肪やタンパク質の推奨範囲も定められている。

九〇〇ページ余りにのぼるこの膨大な報告書の内容については、プレスリリースの冒頭の文章がすべてを語っているので、ここに引用しておこう。

生活習慣病のリスクを最小限に抑えながら、体が必要とする毎日のカロリーと栄養量を満たすため、大人は総摂取カロリーの四五～六五％を炭水化物から摂取し、二〇～三五％を脂肪から、そして一〇〜三五％をタンパク質から摂取すべきである。

また、次のような記述もある。

砂糖は総摂取カロリーの二五％以下に減らすべきである。（中略）砂糖は加工食品や飲料の製造過程で加えられている。主な砂糖入り食品にはキャンディー、清涼飲料、果汁飲料、ケーキ、甘い菓子などがある。(*2)

もう少し詳しく見てみよう。これらの勧告は実際にはどうしろと言っているのだろうか。プレスリリースは、「生活習慣病のリスクを最小限に抑える」(*2)という「食品栄養委員会」報告書の目的を述べることから始まっている、ということを忘れないでほしい。

この報告書では、「脂肪としてとる量が総摂取カロリーの三五％までだったらよい」と言っている。この数値はそれまでの報告書に記載されていた三〇％制限から増加している。

報告書はまた、「タンパク質は総摂取カロリーの三五％までなら摂取してもよい」と言っているが、これは、信頼のおけるどの健康関連機関の提言よりはるかに高い数値となっている。

砂糖に関するアドバイスは、ケーキの表面にさらに重ねて砂糖の衣を塗りたくるようなものである。「総摂取カロリーの二五％までなら砂糖をとってもよい」と言っているようなものだ。砂糖は最も精製された炭水化物である、ということを忘れてはならない。

「総摂取カロリーの最低四五％は炭水化物としてとる必要がある」とこの報告書はアドバイスしているので、総カロリーの二五％までの砂糖が許されるなら「炭水化物の半分以上がキャンディーや清涼飲料、ケーキなどに含まれる砂糖となる可能性がある」ということになる。
要するに、この報告書の内容を揶揄して述べると、次のようになる。
――アメリカ人の食事内容はすばらしいので、以前より脂肪の多いリッチな食事も好きなように食べていいし、しかもそれは生活習慣病のリスクを最小限に抑えてくれるだろう。

この報告書の中に記されている警告も忘れたほうがいいだろう。なぜならこうした状況なら、どんな食事も病気のリスクを最小限に抑えられるものとして推奨できてしまうからだ。

このように記載されている数値を正しく理解するのはなかなか容易ではない。したがって、一般の人にもわかるような想像しやすい表現で言い換えることが必要だろう。そこで私は、ガイドラインに従った栄養素を供給してくれる、次のような献立をこしらえてみた[＊3、＊4]（六五二ページ、表18参照）。

私は冗談を言っているわけではない。このひどい献立は、「食品栄養委員会」報告書の推奨量と合致しており、「生活習慣病を最小限に抑える食習慣」と合致するものなのである。

驚くべきことは、バラエティーに富むメニューを動物性食品や砂糖をたっぷり含んだものだけで構成することができたことである。もちろんこれは一日の推奨量と合致している（六五三ページ、表19参照）。

もうこれ以上強調しなくてもおわかりだろうが、私たちがこのような食事を毎日していたら、ゆっくりどころか超特急で生活習慣病という駅に連れて行かれることだろう。

悲しい事実だが、これこそが現在のアメリカ国民のほとんどが繰り返している食習慣の実態なのである。

（表18）「食品栄養委員会」の推奨量で作成したサンプル・メニュー

	食べ物
朝食	フルーツループ（ドーナツ状のフルーツ味シリアル）／1カップ
	スキムミルク／1カップ
	ミルクチョコレートキャンディー／1袋
	食物繊維とビタミンのサプリメント
昼食	グリルしたチェダーチーズバーガー
夕食	ペパローニピザ／3切れ
	ソーダ（473ml入り）／1缶
	シュガークッキー／1人分

【注】「食品栄養委員会」の「2002年度報告書」に掲載された栄養素の推奨摂取量に収まる量で、キャンベル博士が作成したサンプル・メニューです。動物性食品と砂糖をたっぷり含んだものだけで構成でき、この報告書の推奨量に従ったあげく病気になってしまう可能性がきわめて高いことを、キャンベル博士は示唆しています。

（表19）サンプル・メニュー中の栄養素含有量と「食品栄養委員会」推奨量の比較

	サンプル・メニュー	「食品栄養委員会」推奨量
総摂取カロリー	1800（キロカロリー）	身長・体重によりさまざま
タンパク質摂取量の割合（総カロリー中）	18%	10〜35%
脂肪摂取量の割合（総カロリー中）	31%	20〜35%
炭水化物摂取量の割合（総カロリー中）	51%	45〜65%
甘い食品に含まれる砂糖の割合、または添加された砂糖の割合（総カロリー中）	23%	25%まで

【注】表18のサンプル・メニューに含まれる栄養素の量を、
「食品栄養委員会」推奨量と比較したものです。
サンプル・メニューに含まれるタンパク質、脂肪、炭水化物、砂糖の含有量が、
いずれも推奨量の範囲内に収まっていることがわかります。

●タンパク質の推奨量はどのように設定されたか

「食品栄養委員会」の報告書でおそらく最もショッキングな数字は、タンパク質摂取量の上限値だろう。アミノ酸という形で定期的に体から排泄されていくタンパク質を補うためには、総摂取カロリーのわずか五～六％のタンパク質が必要なだけである。

しかし過去五〇年の間、推奨されてきた量というのはおよそ九～一〇％となっている。その理由は、少なくとも五～六％の必要量を誰もが確実に摂取できるよう多めに設定したためである。九～一〇％の推奨量というのは、一日当たりの推奨栄養所要量に相当する（注）。

だが、ほとんどのアメリカ人がこの九～一〇％の推奨量を超え、およそ一一～二一％の範囲（平均一五～一六％）でタンパク質を摂取しているのだ。(*6)

二一％以上のタンパク質を摂取している人というのは、たいていがバーベルを上げているような特殊な人だったのだが、最近では高タンパク・ダイエットを実行している人も含まれるようになった。

【注】日本の厚生労働省の推奨量も九～一〇％ですが、実際のタンパク質摂取量は、平均一五％となっています。（資料）厚生労働省「平成19年　国民健康・栄養調査結果の概要」「日本人の栄養摂取基準（二〇一〇年版）」より。摂取量については、上記資料を基に訳者が算出。

米国政府支援による二〇〇二年度の「食品栄養委員会」の勧告で、ガンや心臓病のような生活習慣病を最小限に抑える手段として、タンパク質を三五％という驚くべき量まで摂取してもよいと言っているのは、きわめて不可解なことである。

科学的論証を考慮してみれば、これは信じられないほどの歪曲だろう。本書でも紹介しているが、食事タンパク質が一〇~二〇%の範囲内で増加することは、多岐にわたる健康障害と結びつく。特にタンパク質の大部分が動物性のものである場合については、すでに証明されているのだ。

すでに本書で見てきたように、動物性タンパク質の多い食事は、血中コレステロール値の上昇、アテローム性動脈硬化、ガン・骨粗鬆症・アルツハイマー病・腎臓結石などの慢性病を引き起こすことになる。しかし不思議なことに、「食品栄養委員会」の報告書作成委員会はこの事実を無視している。

さらに委員会は大胆にも、「一〇~三五%という推奨範囲は以前の報告書と同じ数値だ」と主張しており、プレスリリースにも「タンパク質の推奨栄養所要量は、以前の報告書と同じである」と明確に記されているのだ。しかし、タンパク質について、これほどの量をすすめている報告書など、私はほかには全く知らない。

初めてこの推奨量を見たとき、印刷ミスなのだろうと思った。だが、この数値はミスによるものではなかった。私は報告書を書いた委員会のメンバーを知っているので、彼らに訊いてみることにした。

最初に電話をしたのは、長年知っているメンバーだったが、「三五%まで摂取可能」という摂取量については、彼にとっても初めて聞く数値だったという。

彼はこの推奨量について、報告書作成の最終日に起草されたのかもしれない、と推測していた。

彼はまた、タンパク質の摂取量を増やすことに賛成か反対かについての論議は、ほんの少ししか行なわれず、委員会のメンバーにはアトキンス・ダイエット支持派が何人かいたことも教えてくれた。

彼はタンパク質の分野では研究していなかったので、高レベルのタンパク質摂取を支持する研究結果については知らない、と話した。

いずれにしてもこの重要な勧告は、メンバーらには十分知らされずに委員会を通過し、「食品栄養委員会」

のプレスリリースの冒頭の文章となったのである。

二番目に電話をかけたメンバーは、長年の友人であり同僚でもあり、委員会開催の後半には、小委員会の委員長を務めていた人物である。

彼は栄養科学者ではないが、タンパク質摂取量の上限に関する問題点を聞いて、やはり驚きを隠せなかった。彼もまた、この件に関して討議を重ねたという記憶はない、と打ち明けた。

高動物性タンパク質の食事をした場合の生活習慣病に関連する証拠を彼にいくつか伝えると、彼は少し緊張したようだった。しかし、私の話が少し執拗だったせいか、彼は最後にこうつぶやいた。

「コリン、僕は栄養学については何も知らないんだよ」

では、どうして彼がメンバーとして加わり、重要な小委員会の委員長にまで任命されたのか。

悪いことに、推奨量を検討すべき常任委員会の委員長は、この報告書が完成する直前、巨大食品メーカーの上級管理職に就くため、すでに辞任していたのである。この食品メーカーがタンパク質摂取量の大幅増を大歓迎しているだろうことは、言うまでもない。

●砂糖の制限量を増加させた脅迫

砂糖をたっぷり加えるなどという奨励は、タンパク質の場合同様、言語道断である。前述の「食品栄養委員会」の報告書が発表されたのとほぼ同じ頃、世界保健機関（以下、ＷＨＯ）と国連食糧農業機関（ＦＡＯ）による「共同専門委員会」が「食事と栄養、および慢性病予防に関する新しい報告書」を完成させつつあった。

私の友人であるフィリップ・ジェームス教授は、この「共同専門委員会」のメンバーの一人で、砂糖使用推奨量に関する委員会の広報担当だった。

「共同専門委員会」報告書の砂糖推奨量の結論に関し、当初ささやかれていた噂では、WHOと国連食糧農業機関は砂糖の安全基準の推奨上限を、「食品栄養委員会」の定める二五%よりはるかに低い一〇%にしようとしている、ということだった。

ところが政治は、砂糖の使用量に関してタンパク質の摂取量のケースと同様、早くからこの討議に介入してきた。[*7]

WHOの事務局長室のプレスリリースによれば、次のとおりである。[*8]

米国に本部のある砂糖協会や世界砂糖研究機関といったサトウキビ栽培業や製糖業などの業者を代表する組織は、WHOの報告書の信憑性を失わせ、その公表を止めさせるため、強烈なロビー活動を開始した。

製糖関連団体は砂糖の安全基準値の上限をそんなに低く設定されたくなかったのである。

ロンドンの『ガーディアン』紙によれば、WHOが砂糖の使用量に関する非常に低いガイドラインを断念しない限り、アメリカの製糖業界はWHOを服従させるために脅迫し続ける、という。[*7]

WHOの関係者は、この脅しを「恐喝に等しく、かつてタバコ業界によって加えられたどんな圧力よりもひどいものだ」と述べていた。[*7]

米国に本部のある砂糖協会は、「WHOがきわめて低い数値である上限一〇%をあくまでも主張し続けるならば、米国政府による四億六〇〇万ドル（約四〇六億円）のWHOへの資金援助を減額するよう米国議会に働きかける」と公然と脅迫したのである。

製糖業界から米国政府保健社会福祉省長官トミー・トンプソン宛てに手紙が送られたあと、ブッシュ政権は製糖業界側に傾いていった、という報道があった。

製糖関連団体による非常識で強引な活動を阻止するため、当時、私をはじめ多くの科学者が、国会議員に知らせるべきだという気持ちにさせられていた。

砂糖の推奨上限量に関して、国際社会の一〇％制限と米国の二五％制限という異なった二つの安全基準値があるのは、こうした経緯からだ。

なぜこのような大きな相違があるのだろうか。

製糖業界は米国ベースの「食品栄養委員会」の報告書をコントロールするのには成功したが、WHOと国連食糧農業機関の報告書では失敗したのだろうか。

タンパク質推奨量を改定した「食品栄養委員会」の科学者は、これについては何と言っているのだろう。

実は、大きく異なる安全基準値の二つの上限推奨量は、科学的な解釈の違いではない。これはむきだしの「政治的影響力」の違いにすぎないのだ。

WHOのジェームス教授とその同僚は、業界の圧力に立ち向かったのである。一方、「食品栄養委員会」のメンバーはその圧力に屈したということだ。

実は「食品栄養委員会」は、菓子メーカーのマーズや清涼飲料会社らの組合から資金提供を受けていたのである。

「食品栄養委員会」が、はたしてこうした業者団体に恩義を感じていた可能性はないのだろうか。

製糖業界がWHOの数値を変えさせようと闘っているとき、「上限二五％」を標榜する「食品栄養委員会」の報告書を頼みの綱にしていた、ということも補足しておこう。(*7)

すなわち「食品栄養委員会」がまず製糖業界にとって喜ばしい数値を報告書に掲げ、次に製糖業界がWHOと国連食糧農業機関の数値に反する自らの主張を裏付けるため、この「食品栄養委員会」の結論を利用した、という構図なのである。

●業界が政府組織に介入していくからくり

私はまだ、「業界がどのようにして、これほどの影響力を築きあげたのか」というからくりについては触れていない。

たいていの場合、まず業界は学界で著名な研究者に声をかけ、コンサルタント会社を作る。業界のコンサルタントとなった研究者は、学界側ではなく、政府側の栄養政策立案者として指導力を発揮することになる。業界のコンサルタント就任後も研究者としての肩書きを持ち続けて、各種シンポジウムやワークショップを開催したり、委員会の論評を書いたり、自分の専門の政策集団の委員長を務めたり、専門家で構成される団体の役員にも就任したりする。

彼らは重要政策を立案し、広報活動を行なう組織の指導者としての地位に惹かれるのだ。そして、ひとたびこうした地位を手にすると、次には委員会のメンバー、シンポジウムの論者・スタッフを自ら人選することによって、自分の気に入ったチームを結成していく。

このようなリーダーが率いるチームにとって最も役立つタイプは、科学が明らかにした真実よりも業界の意向を反映しがちな仲間であり、チームを仕切っている人物の存在に気づかない同僚である。

こうした動きはいわゆる不正工作というものであり、実に有効な方策でもある。

「食品栄養委員会」の場合は、乳業界と個人的なつながりの深い研究者を委員長にすることで結成された。この委員長は、自分たちにとって都合のいい人選に一役買ったり、報告書のテーマ設定といった重要な役割を果たしていたが、このような仕事は誰にでも遂行できたことだ。「食品栄養委員会」の結論に大喜びしたであろう乳業界が、報告書作成のために資金援助していたとしても、さほど意外なことではあるまい。

科学者たちは、政府支援による重要な公的活動に取り組んでいながら、同時に業界から個人的に報酬を受け取るケースがある。この事実をあなたはどう思うだろうか。

皮肉にも、業界寄りの科学者は、企業団体との癒着を長く禁じられてきた政府当局主催の会合で、議題を決めることさえできるのだ。

こうした研究者の存在が、政府当局に対して直接接触できない業界の影響力行使を可能にしているのだ。まさに利益誘導のための巨大な抜け穴なのである。

要するに、この「システム」全体が業界によってコントロールされているのである。政府と学界は、それぞれの役割を果たしながら、多くのケースで業界が描いたとおりの道をたどっているのだ。

「食品栄養委員会」報告書の後援企業には、前述のマーズに加え、タンパク質と砂糖の摂取許容量の恩恵を受けるであろう、主だった食品メーカー、製薬メーカーなども含まれていた。(＊2)

独自ブランドの栄養情報を普及させようとしているダノン研究所(大手乳業ベースの企業体)、および食品・サプリメント・製薬メーカーなど五〇社の偽装団体である「国際生命科学研究所」は、いずれも「食品栄養委員会」報告書作成に資金援助を行なっていた。

この「国際生命科学研究所」の法人会員の中には、コカ・コーラ、タコ・ベル(注1)、バーガーキング、ネスレ（注2）、そしてファイザー（注3）、ロシュ（注3）の両ビタミン部門などが含まれている。[＊9]製薬メーカーの何社かは「国際生命科学研究所」を通しての支援に加え、「食品栄養委員会」報告書作成にも直接資金を提供していた。

その一方で、私が委員を務めていた「全米科学アカデミー」専門委員会に資金援助を行なっている民間企業についての記憶はない。

【注1】メキシコ風料理のファストフード・レストラン。
【注2】世界最大の食品・飲料会社。
【注3】いずれも世界有数の製薬会社。

「食品栄養委員会」に関する癒着の話をしていたら切りがないだろう。例えば、「食品栄養委員会」の委員長は、大手の乳業関連団体や企業の重要なコンサルタントを務めてきている。[＊10]米国酪農評議会、複数の乳製品の大手販売会社であるミード・ジョンソン・ニュートリショナルズ、ネスレ、ダノンヨーグルト系列会社などだ。同時に彼は、「ダイエタリー・ガイドライン（政府の食事指針）委員会」の委員長でもあった。この委員会は、国の栄養政策を定めている組織だ。[＊1、＊10]「フードガイド・ピラミッド（注1）」を制定し、「全国学校朝・昼給食制度」「フードスタンプ・プログラム（注2）」「婦人・児童向け栄養強化プログラム（注3）」に影響を与えている。

【注1】「米国人のためのダイエタリー・ガイドライン」を受けて食事指針を実践に移すためのツールとして開発。必要な栄養素を必要量摂取し、過剰摂取が問題となる栄養素を抑えるための「食事のバランス」をビジュアルで示したもの。
【注2】アメリカの無収入者および低所得者が基本的な食料品を購入できるようにしている、政府のプロ

グラム。

【注3】栄養不良のリスクがある低所得の女性や五歳以下の乳幼児たちに栄養価の高い食料を与えたり、栄養指導を行なうことによって彼らの健康を守る、政府のプログラム。

「ダイエタリー・ガイドライン委員会」の委員長としての彼が食品業界と金銭上深く結びついていたことに対して、連邦法の定めるところにより公にされることはなかった[＊11]。

しかし、やがて彼とその一派（「ダイエタリー・ガイドライン委員会」の委員たち）は、食品業界との関係を裁判で強制的に明らかにするよう、「責任ある医療を推進する医師会（ＰＣＲＭ）[＊12]」（注）の主導により要求された。

その結果、この委員長と企業との結びつきがきわめて密接な関係にあったことに加えて、委員会のメンバー一一人中六人が前出の乳業関連業界と癒着していたことも判明したのである[＊10、＊11]。

【注】「Physicians Committee for Responsible Medicine」
ワシントンに本部を置く、医師およそ一万二〇〇〇人余り、および各界で活躍する知識人およそ一五万人で構成されている非営利団体。予防医学を推進し、臨床研究を行ない、研究においては倫理的・効果的に高い基準を設けることを推奨。キャンベル博士はここの科学諮問委員を数年務めてきています。

私が「公衆栄養情報委員会」のところで最初に見てきたように（第13章、五四九ページ参照）、公衆栄養情報を作成する「システム」全体が資金力のある業界団体によって牛耳られ、いいように利用されてきた。

実態は、業界が公的な会合を取り仕切っているのである。業界は、学界と行政府の双方にわたって実権ある地位に就いていて、大きな影響力を持ち、金のためなら何でもする研究者を買収しているのだ。

米国政府に所属する学者は民間企業から個人的な報酬を受け取ることは許されていないのに、政府に所属するその学者の同僚で、学界にいる研究者はもらえるものはすべて受け取っている、というのはおかしな話だ。しかし、この矛盾した立場にある学界の研究者たちが、政府側の学者と協力し、公的な会議をまとめているというのが実情なのである。

研究者に企業コンサルタント職を辞退するよう規制しても、解決策にはならない。表に出ないだけで、隠れて取り引きするようになるだけだからだ。むしろ個人と業界との結びつきを国民の知るところとすれば、それがいちばん効き目のある解決策だろう。

研究者と企業の関係については、誰もが知る必要がある。企業の情報公開には、誰しも関心があるからだ。こうした情報を秘密のままにして、結局は裁判で明らかにしなくてはならなくなる前に、自ら情報開示すべきなのだ。

●政府の決めた推奨量が及ぼす波紋の大きさ

「食品栄養委員会」の報告書の内容は五秒で終了してしまうようなニュースにすぎない、などと思ってはならない。そのまま政府の古いキャビネットにしまい込まれてしまう類いのものではないのだ。

この報告書に書かれていることは間違いなく数千万人もの人々に影響を与えるものだ、ということをここに記しておきたい。

「食品栄養委員会」の報告書の概要によれば、同委員会によって設定された「各栄養素の推奨摂取量」は、次のように記されている。(*13)

栄養素の推奨摂取量は、全国の「栄養教育プログラム」の基盤となるものである。したがって、このプログラムに含まれる「食品の栄養成分表示」「フードガイド・ピラミッド」などに反映されるものである。(中略)

推奨摂取量は次のようなところで反映され、食べ物の種類と量を決定する際に用いられることになる。

・「婦人・児童向け栄養強化プログラム」や学校給食のような「児童のための栄養プログラム」の中での食料供給において。
・病院や老人ホームでの「メディケア」(六五歳以上の高齢者を対象とした米国政府統括の医療保険制度)の費用償還請求において。
・特定の栄養を加えて栄養価を高める必要がある食料供給において。
・米国政府および州政府の重要なプログラムや活動の際、食品成分表のラベルに用いられる基準値の設定において。

など。

学校給食制度は毎日二八〇〇万人もの子供たちに食べ物を供給している。公的に推奨された摂取量に従えば、すでに肥満や糖尿病に苦しんでいる子供たちに対してさえ、自由に与えることができるのである。

「食品栄養委員会」の二〇〇二年報告書は、子供のための特例を設けている。この報告書では、「生活習慣病のリスクを最小限に抑えながら、子供たちはカロリーの四〇%までを脂肪として摂取できる」と記している（大人は三五%まで）。

「婦人・児童向け栄養強化プログラム」は七〇〇万人のアメリカ人の食事に影響を与えているし、「メディケア病院プログラム」（保険制度の中の入院に関するプラン）は毎年何百万もの人に食べ物を供給している。まさにこのような政府系プログラムによって供給される食べ物が、少なく見積もっても三五〇〇万のアメリカ人を養育している、といっても過言ではない。

政府系プログラムの傘下に含まれていない人たちにとっても、この報告書はやはり大きな影響を及ぼしている。二〇〇二年九月以降、全国の「栄養教育プログラム」は「食品栄養委員会」の新しいガイドライン（食事指針）を盛り込んだ。

それには小学校、大学、健康の専門家などを対象にしたプログラムや、地域ごとの教育が含まれている。「食品成分表」もまた、推奨量の変更による影響を受けるだろう。広告媒体を通して私たちの生活の中に猛烈なスピードで入り込んでくる栄養情報も同様である。

「食品栄養委員会」の二〇〇二年報告書が広範囲にわたって及ぼす悪影響はきわめて深刻だ。

例えば学校現場において、子供たちにより多くの脂肪、より多くの肉、より多くの牛乳、より多くの動物性タンパク質が与えられる可能性がある。

さらにまた、「この食べ物は健康作りにふさわしい」と、子供たちが学んでしまうことの悪影響はいっそう深刻である。おそらくあらゆる世代の人が「自分たちは正しい食事をしている」と信じつつ、肥満・糖尿病などの生活習慣病への道を歩むことになるからだ。

その一方で、政府とお金のためなら何でもする研究者は、「婦人・児童向け栄養強化プログラム」の加入者など生活に困っている人たちに、肉や脂肪、動物性タンパク質、砂糖をよりいっそう多く、それも報告書に従って気兼ねなく与えられるのである。

これは我々アメリカ国民に対して思いやりもなく、あまりにも無責任にすぎるだろう。対象となる女性や幼児たちは、研究費を出したり、政治家に寄付したり、研究者に利益供与したり、政府に資金提供をしたりする立場にはない。

それ以外にも、たとえ政府による食事補助を受けていなくても、次のような懸念がある。

医者や栄養士、地元の保健所員と会うたびごとに、こう言われることだろう。

「脂肪や動物性タンパク質、肉、そして乳製品に富む食事は、より良い健康作りに最適です。甘いものをたくさん食べることについても心配するには及びません」

公的機関の掲示板を飾るポスターもまた、政府の新しいガイドラインを特徴づけるものとなるだろう。

この二〇〇二年の「食品栄養委員会」報告書は、私が知っている最も逆行的な栄養政策声明であり、今後将来にわたって、間接的に、直接的に、そして長期的に、アメリカ国民の病気を増大させていくことだろう。

過去二〇年余りの間、私は「食事と健康」に関する政策作成のいくつかの専門委員会のメンバーを務めてきた。今までこうした委員会の識者たちは皆、消費者の健康促進のために尽くしていると考えていたのだが、もはやそれが真実だとは思っていない。

●国立衛生研究所の「栄養関連予算」は三・六％

政府は勧告や報告書を通して国民の健康維持に失敗しているばかりか、科学的な研究を通して国民の健康を増進する機会も逸している。

文献に発表される生物医学や栄養関連の研究資金のうち、「国立衛生研究所」は少なくとも八〇～九〇％を負担している。

この「国立衛生研究所」は健康に関するさまざまなテーマと取り組むため、二七の個別の機関や研究センターから構成されている。[*14] そこには「国立ガン研究所（ＮＣＩ）」と「国立心肺血液研究所」という大きな二つの組織も含まれている。二〇〇五年度の予算案が約二九〇億ドル[*15]（約二兆九〇〇〇億円）という、政府直属の巨大な医学研究の拠点である。

しかし、栄養研究の観点から検証してみると、何かが間違っている。栄養は健康の要であるにもかかわらず、そして国民が関心のあるテーマであるにもかかわらず、この二七の機関や研究センターはどれも、「栄養問題」に打ち込んではいないのだ。

栄養に関して個別の機関を持つことに反対する理由の一つとして、「既存の機関がすでに栄養問題に携わっているからだ」という意見があるが、しかし、実際には携わってなどいない。

図45（六六九ページ参照）は「国立衛生研究所」におけるテーマごとの資金援助の優先順位を示したものだ。[*16]

二〇〇四年度の「国立衛生研究所」予算二八〇億ドル（約二兆八〇〇〇億円）のうち、わずか三・六％が何らかの形で「栄養」に関するプロジェクトのために、そして二四％が「予防」に関するプロジェクトのために予定されていた。[*17]

これは、それほど悪くないように思えるかもしれないが、非常に誤解を招きやすい。

私がこの本を書いている時点では、「予防と栄養」に関するほとんどの予算は「予防や栄養」とは全く無関係なことに使われているからだ。

したがって私たちは、食習慣関連のワクワクするような研究結果について聞くことはないだろうし、また「いかに食習慣が健康に影響を与えるか」ということを国民に伝えるための本格的な対策を聞くこともないだろう。

それどころか「予防と栄養」のための予算は、薬とサプリメントの開発用に指定されているのである。数年前、「国立衛生研究所」内で最も歴史のある「国立ガン研究所」の所長は、「予防」に関連して、次のように述べていた。

「悪性形質転換（注・いわゆるガン）の予防・抑制とは、抑制に効果的と思われる要因を特定し、その特性を明らかにし、特性をうまく活用するための取り組みであり、予防の手段を促進するための試みである」(*18)

ここで「予防」と称しているのは、すべて単一の化学物質を操作すること（注・一つの栄養素の摂取量をコントロールすること）に関してである。

また、「要因を特定し、その特性を明らかにし、特性をうまく活用する」という表現は、「薬を発見することに相当する暗号なのだ。

別の視点から考えてみるといい。

一九九九年、「国立衛生研究所」の所属機関である「国立ガン研究所」(*19)には、二九億三〇〇〇万ドル（約二九三〇億円）の予算があった。

(図45)国立衛生研究所の健康関連拠出額(＊17)

(2004年度／推定)

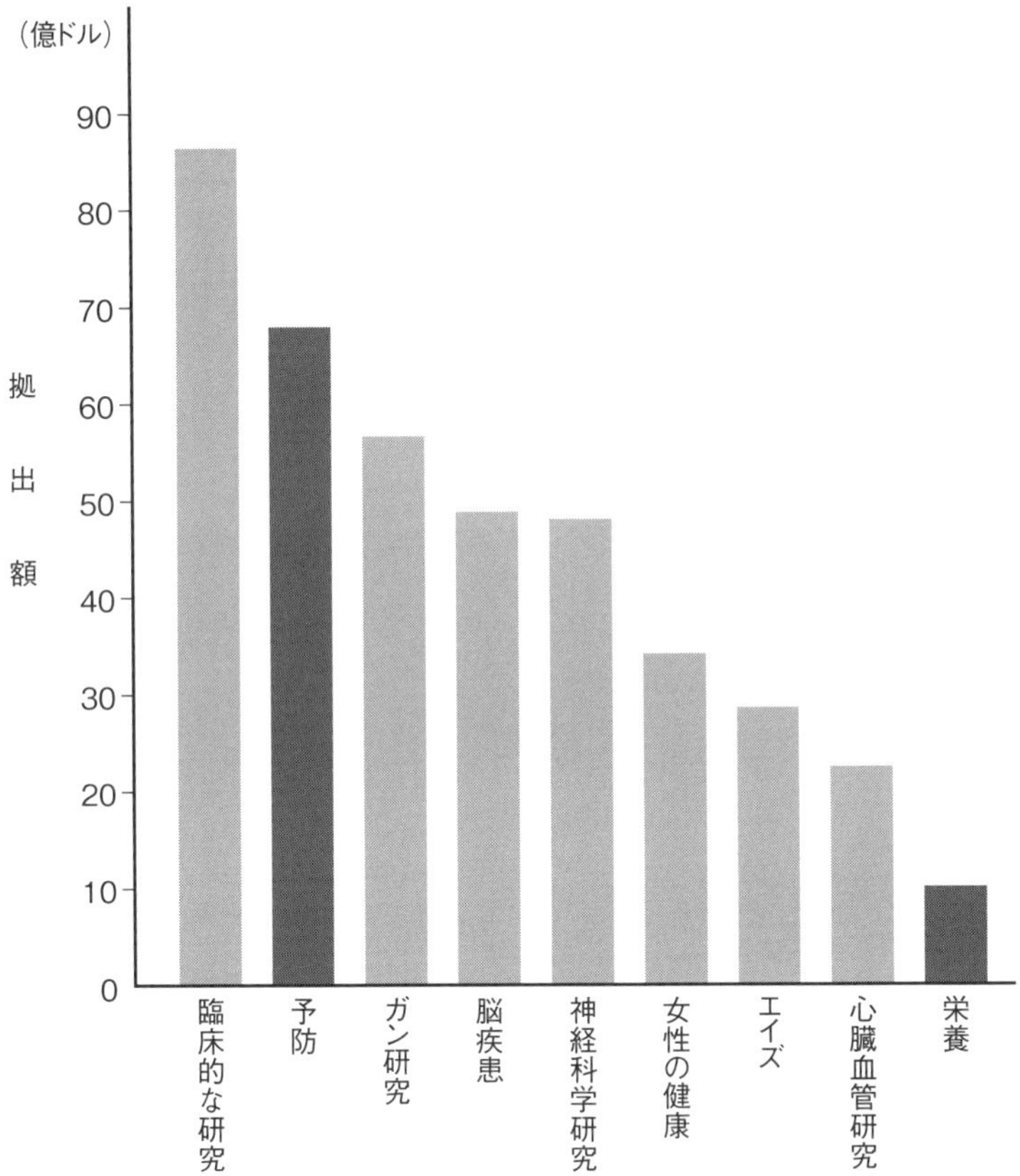

【注】「国立衛生研究所」の健康関連プロジェクトへの推定資金援助額(2004年度)を表わしているグラフです。「栄養」に関するプロジェクトに充てられる予算は、3.6%(約10億ドル)にすぎません。「予防」に関しては24%(約67億ドル)ありますが、ほかの研究プロジェクトに充てられる予算のほうが圧倒的に多いことがわかります。

「国立ガン研究所」は、主要キャンペーンの一つである「ファイブ・ア・デー（5 A Day）食事プログラム」で、国民に果物と野菜を一日に五サーヴィングかそれ以上摂取するよう教育するため、五〇〇万～一〇〇万ドル（約五〇〇〇万～一億円）使っている。(*18)

仮に七五万ドル（約七五〇〇万円）として、これは全予算のわずか〇・〇二五六％にすぎないのである。すなわち、一万ドルにつき二ドル五六セント（一〇〇万円につき約二五六円）だ。これを主要キャンペーンと呼ぶとすれば、あまりにも少ない予算しか与えられないそのキャンペーンを気の毒に思う。

また、「国立ガン研究所」は数年にわたる大規模研究にも資金援助を行なってきている。

これにはハーバード大学の「ナーシーズ・ヘルス・スタディー」や「ウィミンズ・ヘルス・イニシアティブ」などの大規模プロジェクトが含まれている。これらの研究は、「ホルモン補充療法」「ビタミンDとカルシウムの補給」の検証、「乳ガン・結腸ガン予防のためのやや低脂肪の食事」に対する効果などに専念している。

こうした貴重な栄養関連の研究には、不幸なことに、第14章で述べた内容と同様の不備が生じている。

すなわちこうした研究は、ほとんどの場合で一様に「リスクの高い動物性食品中心の食事」をしている集団を対象とし、ある単一の栄養素の摂取量を一度に一つずつ操作するように計画されているという点が問題なのである。

こうした研究は費用がかなりかかり、しかも不必要な混乱を招く可能性が高い。私たちはそんなものを求めていない。

●「生物医学研究」という名の新薬開発

私たちの税金のうち、栄養研究資金のためにはわずかしか使われていないとしたら、「国立ガン研究所」はいったい何に資金提供しているのだろうか。

実は、毎年「国立衛生研究所」によって費やされる何十億ドル（何千億円）という**公的資金のほとんどすべては、薬、サプリメント、そして医療機器などの開発プロジェクトのための資金援助に充てられている**のである。

要するに、あなたや私の税金による「生物医学研究」とは、製薬業界が開発し販売をめざしている新製品発見のための基礎的研究がほとんどなのである。

二〇〇〇年、『ニューイングランド・ジャーナル・オブ・メディスン（ニューイングランド医学情報誌）』の元編集者マーシャ・アンゲル博士は、このことについて、次のようにうまくまとめている。(*20)

製薬業界は政府から並々ならぬ保護と助成金を享受している。薬の開発につながる可能性のある初期研究の多くは、国立衛生研究所から資金援助を受けている（参考資料が掲載）。この研究に製薬会社が関与するようになるのは、たいてい商品化への見通しがついて以降である。また、製薬業界は税務上の多大な利益をも享受している。研究開発費ばかりか、膨大な販売経費も控除可能となっているのだ。一九九三年から一九九六年のアメリカの主要産業の平均税率は二三・七％だったが、同期間の製薬業界の税率は、わずか一六・二％だったという（参考資料が掲載）。そして最も重要なことだが、製薬会社は新薬に対して一七年間にわたる政府認可の専売特許、すなわちパテント保護を享受している。ひとたび一つの薬が特許をとると、ほかには誰もそれを売ることはできないし、製薬会社は可能な限り高い価格を設定できる。(*20)

私たちの税金は、製薬業界をいっそう儲けさせるために使われている。もしそれによって国民が健康を手にしているならば許されるかもしれない。

しかし、実情は、薬・遺伝子・医療機器・テクノロジーの開発に次ぐ開発によっても、生活習慣病が治るようなことには決してならないだろう、ということだ。

生活習慣病とは、ほとんどが体に良くない食べ物が起因となる「体に対してのきわめて複雑な攻撃」の結果なのである。

ヘルシーな食べ物を食べることで体にもたらされるパワーに匹敵するほどの薬物療法など一つもない。それどころか、薬の中に単離された形で存在する化学物質は、非常な危害を及ぼす可能性がある。

「国立ガン研究所」は、次のように述べている。

「明らかになっていることは、現在施されている治療のほとんどが、何らかの不幸を招いてしまっている、ということだろう」(*21)

ヘルシーな食事をすることに、危険は一つも伴わない。そして初期段階の病気予防から最終段階の治療に費やされる膨大な医療費の節約を含め、ヘルシーな食事にははるかに多くの効果がある。

では、なぜこの国の政府は、ほとんど効果のない危険な薬や治療装置による医療を支持し、「食習慣の改善による成果」を立証している多数の研究を無視し続けているのだろうか。

●人々の犠牲の上に成り立つ「栄養政策」

「公衆栄養政策」に関するエピソードを一つ書いておきたい。これによって政府が何を優先しているか、想像がつくだろう。

かつてコーネル大学大学院で私の教え子だったアントニア・ディマス博士は、小学生に「ヘルシーな食べ物と栄養」について学習させ(*22)、次に授業で教えたヘルシーな食べ物を学校給食に組み入れることを試みた。それは、彼女の博士論文のための教育学研究でもあった。

彼女には大学院で研究を始める前の一七年間、自分の子供たちの通う学校でボランティアとして活動し、すでにその試みを実践してきた経緯があり、彼女の学位論文の栄養部門における指導教官が私だった。

米国農務省は二八〇〇万人いる小学生の学校給食を維持するため、主に政府助成食品の在庫品を使っている。

学校給食の現状は、たいてい動物性食品を使用しており、給食制度に参加している学校には、児童に牛乳を与えるよう義務づけている。つまり、すべての地域で、牛乳の摂取が強制的であることを意味している(注・数は少ないものの、「牛乳」か「豆乳」のいずれかを選択できる、としている地域もあります)。

ディマス博士の学校給食に関する革新的研究は、大成功を収めた。児童はこの給食学習をとても気に入り、給食の順番の列に並びながら、ヘルシーな食べ物を食べることを待ち望んでいた。さらに子供たちは、家庭でもヘルシーな食べ物を食べることを両親に要求したのである。

彼女の提案した給食プログラムは「ダイエタリー・ガイドライン(政府の食事指針)」に従い独創的に実施したこと」と「栄養教育における優秀さ」の功績で、全国賞を受賞した。

この給食プログラムには、全米各地に三〇〇以上ある学校給食制度や、「行動リハビリテーション・プログラム」（注・行動障害のある子供を回復させるための指導計画）が関心を示していることが判明した。ディマス博士のプログラムは、ハワイ、フロリダ、インディアナ、ニューイングランド、カリフォルニア、ニューメキシコなど、アメリカ全土にわたって広く採用された。

この取り組みの中で博士は、「食品研究協会」という非営利財団（ニューヨーク州トルーマンズバーグ）を設立し、学習指導要領『食べ物が基本（Food is Elementary）』を著わした。そしてここが肝心なのだが、博士の「学校給食プログラム」は完全にプラントベースとなっているのである。

あるとき、私はワシントンで、当時米国農務省の「栄養政策促進センター」の所長だったアイリーン・ケネディー博士と話をする機会があった。

彼女は「学校給食制度」と「ダイエタリー・ガイドライン委員会」の双方に深く関与していた人物で、委員を務めていた際、乳業界とつながりがあったことが暴露されている。彼女は現在、米国農務省の研究・教育・経済部門の副次官の地位にある。

私たちの話のテーマの中心は、ディマス博士の「学校給食プログラム」であり、それがいかに全米の注目を集めているかということだった。話の最後に、私は「ディマス博士のプログラムは完全にプラントベースなんですよ」と彼女に告げた。

すると、彼女は私を見つめ、あたかも私が反逆児でもあるかのように指を振りながら、「それは困りますね」と言ったのだ。

私は、「健康に関して、政府は国民のためになっていない」という結論に達した。すなわち**政府は、人々を犠牲にして食品業界や製薬業界のために尽力している**のである。

この原因は業界・学界・政府が連携して国の健康政策を決定するというシステム上の問題にある。業界は公衆衛生に関する報告書作成のための資金を提供し、業界とつながりのある学界のリーダーたちが、この報告書作成において重要な役割を果たしているからだ。

政府と業界の間には自由に行き来できるルートがあり、政府の研究資金援助は、ヘルシーな栄養摂取指導ではなく、薬や医療機器の開発のほうへ向けられているのである。

このシステムは、学界の人間でありながら政府にも業界にも協力している科学者たちによって作られたものだ。彼らは業界の最高意思決定者の本当の狙いについてはたいてい気づいていない。このシステムは公的資金の浪費であり、また、私たち国民の健康を著しく損なっている元凶なのだ。

第17章

医学は誰の健康を守っているのか？

●「食の改善」を治療にとり入れた二人の名医

病院を訪れた際、医者から「食べていいものと、食べてはいけないもの」について指導されたことがあるだろうか。おそらくそのような経験などないだろう。

しかし、数えきれないほどの国民が第2部でお話しした「豊かさが招く病気」の犠牲になっている。そしてすでにおわかりのように、「この病気は質の悪い遺伝子や不運によってではなく、質の悪い栄養摂取の結果である」ことを示す研究が大量に公表されている。

それにもかかわらず、国の医療制度が栄養を重要視しないのはなぜだろうか。

キーワードは「お金」「エゴ」「権力」「コントロール」の四つだ。一般論でくるには個々の医師に対して公正を欠くが、「医師が働いている組織、健康増進を担っている組織は、どの組織も私たち国民を見捨てている」と言っていいだろう。

このことを誰よりもよくわかっているのは、患者を栄養の観点から治療している少数派の医師である。少数派医師の中では最も著名な二人の医師は、長年の間、公私にわたり、患者の食習慣を重視してきた。彼らは患者の健康管理を通して、実にすばらしい成果を上げている。二人の医師とは、第5章で紹介したコールドウェル・B・エセルスティン・ジュニア博士（二九〇ページ参照）と、今回初めて紹介する内科医のジョン・マクドゥーガル博士である。

私と息子のトーマスは、「プラントベースでホールフードの食事」を医療現場で提唱している博士たちの指導について、話を聞く機会を得た。

●全米を代表する外科医の苛立ち

アメリカ建国よりずっと以前のこと、オランダ人の開拓者たちはニューヨーク市の北にあるハドソン渓谷に住み着いていた。

その開拓者家族の一つがエセルスティン一家だった。一六七五年、彼らは土地を耕し始め、九世代後の今日、その農場はなおもエセルスティン家の所有となっている。

エセルスティン博士とアン夫人は、ハドソン渓谷に数百エーカー（数十万坪）の農場を持っている。ニューヨーク市の北、わずか二時間余りのところだ。

二〇〇三年の夏、二人はこの田舎で暮らした。農場で働き、庭で野菜を育て、子供や孫をもてなし、普段オハイオ州クリーブランドの自宅で過ごしているときよりずっとリラックスした生活を満喫した。

博士とアン夫人の農家は質素な造りだ。倉庫を改装した長方形の大きな家で、この家が由緒あるアメリカ最古の自営農場の一つであることを物語る面影など全くないほどだ。

しかし、よく見てみると、様子が違って見えるはずだ。

壁にかかっている額はエセルスティン家の自営農場が五世紀にわたって続いてきたことをたたえて、ニューヨーク州から贈られた賞状である。

その近くにはボートのオール（櫂）がかかっている。エール大学がハーバード大学との対抗戦で五秒差の勝利を収めたときに、博士がエール大学の漕ぎ手として使っていたものだ。

博士はほかにも三本のオールを持っている。二本は別の年にハーバード大学を倒したときのもので、残りの一本は一九五六年にエール大学のクルーとともにメルボルン・オリンピックで金メダルを獲得したときのものである。

階下には農場で写した高祖父（祖父の祖父）の古い写真がある。廊下の隅にはエセルスティン家の家系図があり、一方の隅には、大きなモノクロ写真が飾られている。ジョン・F・ケネディーがホワイトハウスでの演説の間に顕微鏡の前に立っている博士の父と話を交わしている写真だ。

簡素な趣にもかかわらず、ここが由緒ある歴史的農場だということは間違いない。

トラクターに乗って農場を案内してもらったあと、私たちは博士を囲んで座り、経歴について尋ねた。

エール大学を卒業したあと、博士はクリーブランド・クリニックとロンドンのセントジョージ病院で外科医としての指導を受けた。

その当時最も影響を受けたジョージ・クライル・ジュニア博士、ターンブル博士、そしてブルック博士といった良き師たちのことを、彼は懐かしそうに思い出していた。

クリーブランド・クリニックのクライル博士は名医として知られていたが、のちにエセルスティン博士がアンと結婚したことから義父となった。

クライル博士は従来の「定型的乳房切断術」（第17章＊1）と呼ばれる恐ろしい手術に疑問を感じ、「乳房温存療法」によって大勢の女性を救うという勇気ある行動で優れた業績を残していた。

ターンブル博士とブルック博士も名声の高い外科医だった。また、エセルスティン博士の父も国民的な名声を得ている著名な医師だった。

しかし、この四人の医師は健康に関してのエキスパートであるにもかかわらず、全員が心疾患に見舞われているのだ。エセルスティン博士の父は四二歳のとき、そしてブルック博士は五二歳のときに、心臓発作を起こしている。

彼らはエセルスティン博士が尊敬していた医師だったのだが、心疾患に関していえば、全員無力だった。「この病気から免れることはできなかったんです。人生の盛りのときには偉大な外科医だったにもかかわらず、結局は亡くなってしまったんですから」と、エセルスティン博士は首を左右に振りながら言った。

エセルスティン博士は父親の言葉を思い出しながら、次のように話した。

「あれは父が亡くなる一年か二年前でした。ある日、私たちが散歩していたとき、父が『もっと健康的な生活をするにはどうしたらいいかを、人々に教えていかなければならなくなるだろう』と言っていました。父はその仕事にとりかかろうとしていたところだったのです。予防医学に強い関心を持っていたからでしょう。しかし、父は予防医学に関する情報を何も持ち合わせてはいませんでした」

博士の父が抱いていた「予防医学への関心」は、人生の中で自らを駆り立てる原動力となった。亡くなった医師たちの志を継ぎながら、博士はオリンピックのボート競技で金メダルを、そしてベトナム戦争の兵役で青銅星章《ブロンズスター》（戦場において英雄的な行動、顕著な任務達成のあった者に与えられる勲章）を受章し、世界でトップクラスの医療機関とされるクリーブランド・クリニックでは、職員の代表や理事会のメンバー、乳ガン対策委員会会長、甲状腺・副甲状腺手術部長などを歴任、またアメリカ内分泌腺外科学会では会長を務めてきた。

また、一〇〇余りの論文を執筆し、一九九四年から一九九五年のアメリカの「ベスト・ドクター」にリストアップされるなど、優れた賞や免状を数々手にしてきた。(＊2) 博士は感慨深げに語っている。

「一〇年から一五年にわたり、私は一般外科の中でいちばん働いていましたが、クライル博士の女婿として、自分の役割を十分果たしていないのではないか、とかなり悩んでいました。仕事で夜遅くまで帰宅できませんでしたが、安定した地位には就いていました」

当時の米国医師会会長が甲状腺を手術しようとしていたときには、クライル博士はエセルスティン博士にその手術の執刀を望んだという。

こうして数々の栄誉や肩書き、賞などを手にしてきたにもかかわらず、博士は不満や苛立ちを感じていた。**博士が最善の治療を尽くしたにもかかわらず、患者が健康を取り戻せないケースがあまりにも多かったからだ。**

●ドクター・スプラウトの誕生

エセルスティン博士は次のように話している。

「心に巣くっていたこの気持ちが、私を悩まし始めていました。手術をしたあと、患者はどうしているのか、私は見守り続けてきました。結腸ガンの生存率はどれくらいだと思いますか。それほど多くはないんです」

博士は彼の親友が結腸ガンの手術を受けたときのことについて、詳しく話してくれた。

手術中に博士はガンが腸全体に広がっているのを見たという。このときのことを思い出したのか、彼は少し声を落として言った。

「たとえて言えば、馬が小屋から逃げたあとに自分がたどり着いたようなもので、すでに手遅れでした」

博士は、自ら執刀してきた腫瘍摘出手術や乳腺切除など、すべての乳房の手術を振り返ってみて、患者に回復の可能性を与えられないことがわかったとき、女性の容姿をただ傷つけているだけではないかと思えて、それがたまらなくいやだったという。博士は自己を見つめ始めた。

「私の墓碑銘には何と書かれるんでしょうね。五〇〇〇人の乳腺切除を行なった医師とか、オハイオ州中で誰よりも多く女性の魅力を奪った男とか……」と博士は自虐的な皮肉をつぶやいてから、真面目な顔でこう言った。

「誰だって多分……多分ちょっとでも役立ったと考えてこの星から去っていきたいと思いますよね」

こうした時期を経て、やがてエセルスティン博士は、自分が扱っている病気に関して文献をひもとき、研究を始めたのである。

博士はジョン・マクドゥーガル博士のいくつかの有名な研究について読んでみた。マクドゥーガル博士がちょうど『The McDougall Plan』(*3)（邦訳『マクドゥーガル式　完全自然食健康法』河出書房新社刊）という題の「食習慣と健康」に関する本を書き終えた一九八三年のことだった。

海外の「病気発症率とライフスタイル」を比較している文献や、低脂肪・低コレステロールの食事を与えた人間以外の霊長類は、アテローム性動脈硬化を改善できたことを証明するシカゴ大学の病理学者の研究なども読んだ。

そして患者を頻繁に悩ませている病気の原因は、「肉や脂肪、高度に精製された食品が多い食事だった」ということに気づいたのである。

第5章でもお話ししたように、心臓病の患者を低脂肪のプラントベースの食事で治療することを思いついたエセルスティン博士は、一九八五年クリーブランド・クリニックの院長のところへ、自分の考えを伝えに行った。

院長は次のように答えた。

「食事療法を用いて人の心臓病を改善し、それを証明した人間はこれまで誰もいない」

しかし、それでも博士は自分が正しい方向に向かっていることを確信していたため、それから数年間、目立たないように独自の療法に取り組んだのである。

やがて一八人の心臓病患者に関して施したエセルスティン博士の治療結果が公表された。そこでは、「ただ低脂肪でプラントベースの食事と最小量のコレステロール降下薬を使用しただけで、医学史上最も劇的に心臓病を回復させた」ことが実証されていた。

エセルスティン博士は一躍「食事療法の英雄」として名を馳せたのである。博士には患者の症例を証明する確実なデータがあった。だが、事はそう簡単ではなかった。

博士を「英雄」として認めるどころか、医学界の中には、むしろ「エセルスティンに消えてほしい」と思っている人もいたのである。

自称「男らしくてタフ」なトップクラスの外科医から、「食事療法の提唱者」へと移行するこの時期に、博士は「ドクター・スプラウト」（注）という別名でも知られるようになった。

【注】スプラウトは、芽キャベツや発芽食品などのこと。エセルスティン博士は、患者にこのような食べ物をすすめていたことから、こう呼ばれました。

●食事療法を否定する医者の心理

エセルスティン博士の話の興味深いところは、頂点を極め皆から尊敬のまなざしを注がれていた男が、あえて何か違ったことに挑戦し、成功を収めるやいなや自分が属している組織を外側から覗いていることに気づいた点にある。

エセルスティン博士は薬や手術に頼る従来のような治療を避け、食事療法を行なうことによって医療現場の体制を脅かしたのだ。

博士の同僚の中には、「エセルスティンの治療法は極端すぎる」とけなす者もいたし、「食事療法の分野の研究は根拠がかなりあいまいだ」と言って排斥する者もあった。

こうした非難は海外における研究や動物による研究、それに介入研究の幅広さと奥深さを考慮してみると、馬鹿げたことといえる。

ある医師は博士に向かって「まあ、いいさ。しかし、そんな食べ方をしようなんて人は誰もいないだろうよ。私なんか患者に禁煙させることさえできないんだから」という言い方で否定した。

それに対して博士は、「そうですね、あなたはこのことに関しては何も教育を受けていないですしね。これはバイパス手術と同じぐらいの専門的知識が要求されるんです。患者一人に対する説明には三時間を要します。患者の健康状態を絶えずフォローし、モニターし続ける努力が必要なことは言うまでもありません」と答えている。

ある患者が「心臓病を改善するために、エセルスティン博士の食事療法を受けたい」と担当の心臓専門医に申し出たそうだ。

するとこの医師は、「いいですか。よく聞いてくださいよ。この病気を回復させる方法などというものはないんです」と答えたという。

「医者は患者を治すことに、もっと熱心なはずだ」とあなたは思っていたことだろう。医師たちが「プラントベースでホールフードの食事」を受け入れたがらないことに対して、博士は次のように感想をもらしている。

「失望することはありません。医師たちは極悪非道の一団ではないのです。クリーブランド・クリニックには六〇人の心臓専門医がいます。そのうちの多くは、私の行動を心の中では信じているんです。でも彼らは病院の権力構造による圧力のために、少々恐れているだけなんです」

しかし、多少の苛立ちはやはり避けられなかった。心臓病治療に食事療法を提案した当初、同僚の医師は、その発想に慎重に対応した。

博士は彼らの態度を、「人の心臓病に対する食事療法の効果はまだ十分ではない、と科学的調査が示している」という事実に起因するものと捉えていた。

やがてエセルスティン博士の研究も含め、食事療法による空前ともいえる成功例が発表された。これらのデータはしっかりしていて矛盾がなく、有意義なものであることが証明されたのである。

ところが、それにもかかわらず、博士はなおも、この考え方に難色を示す医師たちの抵抗にあったのだった。

博士は次のように話してくれた。

「ある心臓専門医の例を挙げるとしましょう。彼はβブロッカー（注1）に関するすべてを学び、カルシウム拮抗薬（注2）の与え方についても修得してきました。

患者を殺すようなことはせずに、カテーテル（体内の液体などの排出や薬液などを入れるための中空の柔らかい管）を心臓に挿入し、狭窄している血管をバルーン（注3）を使って広げたり、あるいはレーザーで血管形成手術を行なったり、またはステント（注4）を血管内に挿入し、留置する手術を行なったりする方法も学んできました。こうした治療法は非常に高度な技術を要するものです。

手術室では何人もの看護師が働き、手術が終わると照明が消える。心臓外科手術には一つのドラマがあるんです。外科医たちの自尊心は半端ではありません。

それなのに、誰かがやって来て、『あのね、この病気は芽キャベツやブロッコリーで治すことができると思うよ』と言ったとしましょう。これは、外科手術の経験を十分積んできた医師が、自分の頭の中で風船を爆発させるようなものなんです。

この医師は『何だって？　私はあらゆる手術をマスターしてきて信じられないほどの大金を稼いでいるっていうのに、君はこれをみんな奪ってしまおうとでも言うのかい』と答えることでしょう」

【注1】心臓の筋肉の収縮力を弱めて、酸素の消費量を減らし、心臓の負担を軽くする薬。血圧や心拍数を下げます。

【注2】カルシウムの出入口を押さえて、細胞内のカルシウムの増加を防ぐことにより、血管を拡張させ、血圧を下げる薬。狭心症の治療にも用いられます。

【注3】狭窄している血管を広げるための装置。

【注4】血管の狭窄部を内部から広げる管状の医療器具。

その誰かが現われ、エセルスティン博士のように、患者を芽キャベツやブロッコリーで治療し、従来のどんな薬や治療法よりも実際に良い結果が得られたとしよう。そして、あなたが突然「医者全体の九九％が行なっている治療法よりも、はるかに有効なものがある」と発表した、と仮定してみよう。それが今日の状況なのである。

博士は話の核心を次のようにまとめた。

「心臓専門医は心臓病のエキスパートのはずです。ところが**医師たちは心臓病の治療に関する専門知識を持っていない**のです。そして、そのことを自覚したとき、彼らは非常に防衛的になります。

もちろん彼らは症状を緩和することができるし、不整脈を処置することもできるし、診察することもできます。しかし、医師はこの病気の治療法についてはわかっていないのです。

その治療法というのは……栄養療法です。栄養士が心臓専門医を指導しているところを想像してみてください」

●医者の治療に勝るもの

患者が自分の健康をコントロールできるというだけでも、多くの医師に対する挑戦であることに、エセルスティン博士は気づいた。

結局のところ、医師というものが「患者に健康と治癒を施す人」になるよう養成されているからだ。ところが「患者はすばやく、かつ安全に自分の病気を治し、健康をとり戻し、しかもその状態を維持できそうだ」などと頭の中で想像することは、医師にとっては非常に難しい、と博士は言う。

患者に正しいライフスタイルを指導することほど効果的なものはない。その効果は、医師が治療に用いる装置、医師の技術・知識などのすべてをもってしてもかなわないだろう。

しかし博士は、医師たちは陰謀に荷担している意地の悪い人たちではない、と強調した。

「変化を好むのは生まれたばかりの子供だけです。それが自然なんです。

今どこへ行っても九九％の人は、間違った食べ方をしています。この九九％という数字が、正しい食べ方をしている少数派の人を不利な立場にしているんです。

つまり九九％の人が一％の人を見て、『やっぱり彼らのほうが正しくて、我々は皆、間違っている』と考えることはきわめて難しいことなんです。それが人間というものです」

もう一つの障害は、**医師たちには栄養学の知識が欠けている**という点にある。

エセルスティン博士は栄養学に関して無知な医師たちとの付き合いを経験してきたが、「病気は回復させることができるのだ」という事実を、医師が知らないことは全くやっかいな問題だ、という印象を受けている。

医師は、どんな文献を読んでいるのだろう。

医師の知識とは、従来どおりの標準的な治療、つまり薬や手術だけを意味することが多い。

「でも二〇世紀の医学が提供しなければならないものは何だと思いますか。我々には薬がある。それから手術もある。そうでしょう」

博士は身を乗り出し、あたかも「医者は裸の王様だ」と言わんばかりに、ニヤリとしながら続けた。

「医者はそもそも人が病気にならないようにすべきだ、などと言う医者がいるでしょうか」

エセルスティン博士の経験では、病気を阻止することで医療の現状に大きなマイナスを及ぼすようなことはないという。

●栄養教育の欠如が招く危機的状況

医学の旧態依然としたシステムは、「薬物療法と手術」に大きく依存しており、「栄養やライフスタイル」を考慮していない。**医師は「栄養に関する知識、および栄養がいかに健康と結びついているか」ということに関する教育を、ほとんど受けてきていないのだ。**

一九八五年、「米国学術研究会議」は、全米の医学校における栄養教育の実態調査に乗り出し、専門委員会の報告書作成に資金を出した(＊4)。

この委員会の調査結果は、次のようにはっきりと結論づけていた。

「全米の医学校における栄養教育プログラムは、医学の専門家にとって現在および将来の要求を満たすには不十分である(＊4)」

この調査結果は決して目新しいものではない。すでに一九六一年に同委員会は、米国医師会の食品栄養審議会が「全米の医学校では、栄養学には適切な評価・支持・配慮が与えられていない」ことを報告している、と指摘している(＊4、＊5)。

すなわち、四〇年以上も前に、医師は自ら「自分たちが学んでいる栄養教育は不十分だ」と言っていたのである。

しかし一九八五年までカリキュラムは何も変わることなく、さらに今日に至るまで、医学校における栄養教育の欠如を浮き彫りにする論文が書かれ続けている(＊6、＊7)。

これは危険な状況といっていい。医師への栄養教育はただ不十分なだけではない。事実上、栄養教育など存在していないのだ。「米国学術研究会議」の一九八五年の調査報告書は、「医師は医学校での四年間で、平均わずか二一授業時間（およそ二単位）の栄養教育を受けるだけである」ことを明らかにしている(＊4)。

大多数の調査対象校では、栄養学を二〇時間以下、あるいは二履修単位時間しか教えていなかった。さらに悪いことに、栄養学の授業のほとんどは、基本的な教養科学課程の一部として、一年目に設定されている（なお、コーネル大学の栄養学専攻の学生の場合は、二五～四〇単位、あるいは二五〇～五〇〇時間の授業を受けている）。

基本的な生化学の授業の中でとり上げるテーマは、「栄養代謝」か、もしくは特定のビタミンやミネラルが関与する「生化学反応」などである。

すなわち、**医学校の栄養学の授業では、肥満やガン、糖尿病などといった病気についてはまずとり上げられない**のである。

一九八五年の政府の調査報告書について、「米国医学生協会」会長ウィリアム・カシュラーは次のように述べている[*8]。

「正規のカリキュラムにおいて、栄養学の授業はさまざまな科目に組み込まれている。生化学・生理学・薬理学の授業には、栄養学の説明がいくらか含まれている、といわれている。ただし、これらの科目の中では、栄養学は大まかに説明されるだけのことが多い。したがって栄養学の話だと気づかずに終わってしまう可能性が高い。関心や専門知識が栄養学以外のところにある人によって教えられる栄養学は、全く役に立たない」

さらに危惧すべき問題がある。栄養教育の教材を誰が提供しているか、ご存じだろうか。ダノン協会、鶏卵栄養委員会、全米肉牛生産者・牛肉協会、全米乳製品協会、ネスレ臨床栄養研究所、ワイス・アイエルスト研究所、ブリストル・マイヤーズ・スクイブ・カンパニー、バクスター・ヘルスケア・コーポレーションなどの食品・製薬業者が、医学プログラムや医療栄養学カリキュラムの中の「栄養学講座」の教材作成に加わっていたのである[*9、*10]。

はたして動物性食品と製薬業を代表するこのオールスターチームが、最善の栄養摂取（薬の必要性を最小限にするプラントベースでホールフードの食事）について客観的に捉え、奨励するだろう、とあなたはお思いだろうか。

それとも、どんな病気にも薬を飲むことをすすめ、肉食中心の欧米風の食習慣を奨励する、と予想するだろうか。

このオールスターチームはCD-ROMを使った「栄養教育学習指導要領」を作成し、医学校に無料配布している。

二〇〇三年末の時点で、一二二の医学校がこの指導要領を使用している。(*11) このオールスターチームのホームページによると、大学の栄養学部の学生のために、医学教育を続けていく人のために、そのほかの健康専門家のために、それぞれ改訂版を計画中だという。

乳業界もまた、医学校での栄養教育の実態調査に資金提供を行なっており、(*12) 学校の栄誉賞にも資金を提供している。(*13、*14)

業界のこうした努力は、チャンス到来の暁にはいつでも自社商品のPRができるよう、周到に準備していることを示している。

もしあなたが、かかりつけの医者のことを、「食べ物と健康の関係について、近所の人や会社の同僚よりもちろん豊富な知識を持っているはずだ」と思っていたら、すぐに考えを改めるべきだろう。

実情は、栄養学に関して教育を受けていない医者が、過体重の糖尿病患者に、「牛乳と砂糖ベースの代替食であるミルクセーキ」をすすめ、やせる方法を訊きにきた患者に「肉や脂肪の多い食事」をすすめ、骨粗鬆症の患者に「牛乳」をもっと飲むように指示しているようなものなのである。

栄養学に関する医者の無知によってもたらされる健康被害は、驚くほど甚大だ。

どうやら医学教育の中には、栄養を重視する医師の手本となる人物が十分に存在していないようだ。最近の調査では研修医への栄養教育が制約されている大きな理由として、栄養を重視する医師の模範となる人物が不足している、ということが明らかになった[*12]。

栄養を重視する医師が不足している理由は、単にそうした医師を優先的に雇おうとしないからである。ジョン・マクドゥーガル博士ほどこの現状をよく知っている人はいない。

●マクドゥーガル博士の挫折と挑戦

ジョン・マクドゥーガル博士は、私が知っているどんな開業医よりも「プラントベースでホールフードの食事」による健康法を長く推奨してきた。

五〇万部以上売れている何冊かのベストセラーを含み、一〇冊の本を著わしている。博士の栄養と健康に関する知識は驚くべきもので、私が会ったどんな医師よりも、そしてまた、栄養学会にいる私の同僚たちよりもその知識はずっと広い。

私たちは最近、北カリフォルニアにある博士の自宅で会ったのだが、最初に目についたのが、書斎の奥にある四、五列並んだ等身大のキャビネットだった。キャビネットの中には膨大な資料と文献がファイルされている。

食習慣と病気に関する文献のコレクションを、マクドゥーガル博士と競えるような人はアメリカ中にそうたくさんいると思えない。そして、これが最も重要なことだが、博士はすべての情報をきわめて高いレベルで熟知している。

専門誌の最新記事をインターネット上で精査するのに一日数時間を費やすことは、彼にとってめずらしいことではない。教育分野で、栄養志向の医者にとっての「模範となる人物」としてマクドゥーガル博士なら完璧だ。

育ち盛りだった頃の博士は、リッチな欧米風の食事をしていた。イースターのような朝食、感謝祭のご馳走のような昼食、そしてクリスマスのような大ご馳走の夕食、さらに誕生パーティーのようなデザート、と一日に四回の大ご馳走を食べていた、と博士は言う。

そのツケが回ってきて、一八歳のとき、大学に入って数か月の頃、博士は脳卒中に見舞われたのである。病気が回復したあと、改めて生命の尊さに感謝した博士は、大学ではオールAの優等生となり、ミシガン州で医学校を卒業し、ハワイ州でインターンの研修を終えた。

博士はその後、ハワイ諸島最大の島、ハワイ島で診療することを選択した。そこで博士は何千人もの患者を診療した。ある患者は中国やフィリピンから移住してきた者であったり、またある患者は中国系、あるいはフィリピン系の四世だったりした。

博士が医師として自分を情けなく感じたのは、この診療所でのことだった。患者の多くは、肥満・糖尿病・ガン・心臓病・関節炎などといった生活習慣病によるものだったが、博士は教えられてきたとおり、従来どおりの薬や手術によるやり方で治療していた。

しかし、健康を回復できたのはほんのわずかな患者にすぎなかった。生活習慣病が治ることはなく、そのため博士は医者としての自分の限界に気づくことになったのである。

同じ頃、博士はまた、患者からあることを学んだ。それは、米と野菜というアジアの伝統的な食事をしている移民の一世・二世はスリムで健康で、生活習慣病のような病気で悩んではいない、ということだった。

ところがアジア系移民でもアメリカ人の食習慣を完全にとり入れている三世・四世は、肥満や糖尿病など多くの生活習慣病に苦しんでいたのだ。

「食習慣と健康がいかに重要か」ということに博士が気づき始めたのは、移民の人たちの食習慣の違いを知ってからだった。

自分は人々を治しているわけでもなく、薬や手術も役に立っていなかったので、博士はもっと勉強する必要性を感じ、ホノルルのクイーンズ・メディカル・センターで研修医として「大学院医療処置課程」を受けることにした。

博士に、「医学界が設けている限界」と「型にはめた考え方に導く医学教育」が見え始めたのは、ここでの研修のときだった。

博士はもっと良い医者になれるようにと、投薬や治療法を完璧なものにするためにこのプログラムに参加したのだが、経験豊かな医師が患者を錠剤や手術で治療しているのを見て、結局は、自分がしている治療以上のことはしていないことに気がついた。

患者の病状は、維持されるどころか、いっそう悪くなっていくばかりだった。博士は治療法が悪いのではなく、何かが間違っていることに気づいたのである。

そこで博士は科学文献を読み始めた。ひとたび文献を読み始めると、博士はエセルスティン博士のように、「プラントベースでホールフードの食事は、患者たちを苦しめている病気を予防する可能性があるばかりか、治す可能性すらある」と確信するようになった。

だが、博士が無数の文献を通して知ることになったこの考え方は、指導教官や同僚には、快く受け入れられなかった。

博士の周辺では、食事療法は「インチキ療法」とみなされていたのである。博士が「食習慣と心臓病は何か関係があるのではないだろうか」と尋ねると、同僚たちからは決まって「その考えには問題が多いので同調できないな」という答えが返ってきた。

そこで博士はさらに文献を読み続けたが、同僚と話をするとますます困惑してしまうのだった。博士は言う。

「文献を読めば読むほど、反論すべき異論は見つからないんです。文献から導かれた結論ははっきりしていました」

こうした歳月を経るうちに、博士には、多くの医師が「食事療法には問題が多いので同調できない」と唱えている理由が、見えてきた。

博士は次のように説明してくれた。

「つまり、学者が朝食のテーブルにつき、『コレステロールは動脈を傷つけ、死に追いやる』と書かれた新聞を片手に、もう一方の手にフォークを持ってベーコンと卵を口に運んでいるのです。

そして、この記事には悩まされるなぁ。僕にはわからないよ、と言うのです。これが『問題が多いので同調できない』という意味なのです。それは、わからないということなのです」

●卒業の日に告げられた言葉

博士は三八歳の男性が二回目の心臓発作を起こしたあと、この男性と夫人に会ったときのことを話してくれた。研修医として治療に当たっていたときのことで、当時はこの二人の主治医ではなかった。博士はこの患者に、次のように尋ねた。

「三度目の致命的な心臓発作を防ぐために、これからどうしたらいいと思いますか。まだ三八歳だし、若くて美しい奥さんと五人の子供がいる。奥さんが未亡人になったり、子供たちを悲しませたりしないようにするには、どうしたらいいと思いますか」

男性はすっかり気落ちしていて、がっかりした表情で言った。

「私にできることなんてありません。お酒も飲みませんし、タバコも吸いません。運動もしています。食事にしても、最初の心臓発作のあと病院の栄養士が用意してくれたものと同じ食事にしています。だから私にできることはもう何もありません」

そこで博士は、食習慣に関して自分が学んできたことを、患者とその夫人に話してやり、「正しい食べ方をしていけば、病気を回復できるかもしれない」と食事改善をすすめた。夫妻は大喜びで、博士のアドバイスを受け入れた。

博士はかなり長い時間話をしたが、診察室を出るときの気分は最高だった。

「とうとう誰かを助けてあげることができた！」「やっと自分の仕事をすることができた！」と思ったのだ。

しかし、その満足感は二時間ほどしか続かなかった。博士は医長のオフィスに呼ばれた。

医長は研修医にとって絶対の権力者だった。もし医長が研修医を首にしたら、その研修医は職を失うだけでなく、医者としてのキャリアまでも棒に振ることになる。

実は、マクドゥーガル博士の話を聞いて興奮したこの夫妻が、すぐに自分たちの主治医に話をしたのである。主治医は「君たちが学んだことは真実ではない」と言い聞かせ、博士のことを医長に報告したのである。

博士は医長から次のような厳重な忠告を受けた。

「君は研修医としての職務からかけ離れたことをしている。食べ物が病気と関係している、といった馬鹿げた考えはすべて捨てて、本気で医学に取り組むべきだ」

医長はさらに続けて、「そうした考えを捨てない限り、君の仕事やその先のキャリアは保障されない」とはっきり告げた。それで博士は残りの研修期間、発言を慎んでいたという。

大学院の卒業式当日、博士は医長と最後の会話を交わした。

医長は椅子にかけるなり言った。

「ジョン、私は君をすばらしい医師だと思っている。そのことをわかっておいてほしい。加えて君の家族が大好きだということも。だからこそ君に伝えておきたいのだが、君は食べ物に関する馬鹿げた考えのために、自ら職を失おうとしているのではないか、と私は心配しているんだ。君がやろうとしていることは、大勢のホームレスやヒッピーたちを患者として集めることになるだけなんだよ」

マクドゥーガル博士は考えをまとめるのにしばらく間を置き、それから言った。

「そうかもしれません。それなら私は失職して餓死するつもりです。私は役に立たない薬や手術で人々を治療するようなことはできません。先生のほうが間違っていると思います。私は栄養療法が値打ちのない、くだらないものだ、とは思っていません。

医者としての人生をうまくやってきた人は成功者なのだろう、とは思います。しかし、彼らは、成功を収めたのにどうしてこんなに太っているんだろう、と自問自答することでしょう」

博士は医長のせり出したお腹に目をやり、さらに続けた。

「成功したというのなら、なぜ自分の健康を今も将来もコントロールできないんだろう、と。やがて彼らは私のアドバイスに注目するようになり、そしてこの考え方を受け入れることになるでしょう」

博士は、医長のことを頭が切れて根はいい人だが、現状維持に囚われている人だったと覚えている。

マクドゥーガル博士は栄養学に関してはたった一時間の指導を受けただけで、公式な医学教育を終了した。

しかもその栄養学の内容とは、「どの乳児用粉ミルクを使うべきか」を学ぶものだった。

博士の経験は、医師養成のための基礎栄養教育が、どれをとっても全く不十分であるということを見事に裏付けている。

●製薬業界からの甘い誘い

マクドゥーガル博士は別の重要な点についても触れている。それは医学界がいかに信用を失っているかという点である。医学界は製薬業界とつながりがある。医学教育と製薬会社はきわめて親密な関係にあり、長い間この状況が続いている。

博士はこの問題の根深さと、教育システムがいかに堕落しているかについて、次のように話してくれた。

「医者に関する問題は、医師養成教育の時点から始まっています。医学生教育から研究生活まで、医学教育のシステム全体が製薬業界によって支えられているのです。

製薬業界は医療の専門家たちの心を買収してしまっています。それは医学校に入学した日から始まり、医学校にいる間中ずっと、すべてが製薬業界によって支えられているからなのです」

医学界が製薬業界と手を結んでいることを非難しているのはマクドゥーガル博士だけではない。多くの有名学者が、医師養成の教育システムがいかに堕落しているかについて辛辣に批評している。しばしば出てくる意見には、次のようなものがある。
・製薬業界自体が、食事・接待・旅行を含む無料プレゼントや、薬の宣伝のような講演を含む教育イベントの開催、薬の広報担当にすぎない講師を招いての会合などといったもので、医学生にとり入っている。(*15〜*17)

・医学部の大学院生（研修医）や医師たちは、製薬会社から提供される情報があまりにも絶対的すぎて、たとえその薬を処方するのは結果的に適切ではないことがわかっていたとしても[＊17、＊21、＊22]、実際のケースでは製薬会社の担当者のすすめるような処方に変えてしまうことがある[＊18〜＊20]。

・研究や学問としての医学は、単に製薬業界の入札を行なっているにすぎない。それは、次のような背景があるからだ。

◆製薬会社が研究を不正に操作できるよう、製薬会社自身が研究を企画する可能性がある[＊23、＊24]。

◆研究テーマにしている薬の会社とその研究者との間で利害関係が生まれる可能性がある[＊15、＊25]。

◆製薬会社がデータ収集と照合の役割を担っており、研究者はその製薬会社が選択したデータしか見ることができない可能性がある[＊23、＊26]。

◆研究結果が公表されるかどうかの拒否権を製薬会社が握っている可能性がある[＊23、＊25、＊27]。

◆研究から生じるあらゆる刊行物に対して、製薬会社が編集権を保有している可能性がある[＊23、＊25、＊27]。

◆製薬会社は情報伝達会社を雇って論文を書いてもらい、完成後、その論文に筆者として名前を添えることを進んで引き受ける研究者を探す可能性がある[＊26]。

・主要な科学雑誌は、製薬会社のためのマーケティング手段にすぎなくなってしまっている。

一流の医学雑誌は主な収入を薬の広告から得ている。広告は雑誌による適正な検閲を受けていないので、製薬会社は人を惑わすような効能を主張することがよくある。

さらにまた、専門誌に報じられる臨床研究・臨床試験の大多数が製薬会社から資金援助を受けていることや、製薬会社と研究者の間には経済的利害関係があることなど全く知られていない[＊24]。

●「薬を使わない治療法」が存在しない理由

複数の医療センターにおいて過去二、三年の間に確認された有名なスキャンダルがあった。研究中の薬に強い副作用があり、その薬の効き目がなくなることをある女性研究者が発見した際、その女性研究者に対し、製薬会社と女性の所属大学の経営陣による人格誹謗が行なわれた。[*27]

また、抗鬱剤の予想される副作用について述べた研究者が、トロント大学への就職のチャンスを失っている。[*26]

このような例は枚挙にいとまがない。『ニューイングランド・ジャーナル・オブ・メディスン』誌の元編集者マーシャ・アンゲル博士は、次のような「学問としての医学は売り物か」と題する痛烈な論説を書いている。[*15]

臨床研究者と業界とのつながりは、助成金の支援ばかりか、ほかにも多くの資金提供などが含まれている。

研究者は研究する製品のメーカーにコンサルタントとして仕える。また、諮問委員会や講演者管理局などの会員になったり、メーカーと特許や著作権使用料の契約を結んだりする。資金提供メーカーによって代筆された記事に、執筆者として名前を連ねることに同意したりする。

さらに会社がスポンサーになっているシンポジウムで薬や医療機器の販売を促進したり、高価な付け届けや豪華な旅行への招待をすすめられるままに受け入れたりもする。そして多くの場合、その会社の株を所有している。

アンゲル博士はこうした財政上のつながりによって、「研究テーマと報告内容の両面で、著しく偏ることがしばしば見られる」と続けている。

不正な研究結果よりもさらに危惧されるのは、「資金提供を受け、その研究成果が認められる唯一の研究分野が薬に関するものである」という点だ。「病気の原因に関する研究」や「薬を使用しない治療法」などは、医学教育には全く存在しない。例えば研究者は、肥満改善の薬を発見するために猛烈な努力をしているかもしれないが、「どうしたらもっと健康に生活できるか」を指導するために時間やお金を割くようなことはないだろう。アンゲル博士は次のように書いている。(*15)

医学生やインターンは、業界の医薬情報担当者による絶え間ない教育指導のもと、必要以上に薬や医療機器に頼ることについて学ぶことだろう。

批評家がしばしば非難しているように、若い医師は、あらゆる疾患に対して薬があること(そして有効な薬についての説明役として、製薬会社の医薬情報担当者がいること)を学ぶのである。

若い医師は、業者から贈り物や援助を受けることに慣れっこになってしまう。業者は若い医師の生涯教育に影響を与えるために、彼らを優遇しているのである。

大学の医療センターは、業界のための研究最前線基地となることによって、薬や医療機器の使用を必要以上に重視することに貢献しているのである。

こうした環境の中で、栄養摂取について公平で正当に検討されることが可能だろうか。私たちの主な死因となっている病気は、「正しい栄養を摂取することによって予防でき、さらに回復さえも可能だ」という事実があるにもかかわらず、あなたはこの情報を主治医から聞いたことがあるだろうか。

このような環境が医学校や病院に根強く存在している限り、今述べたような情報を聞くことはないだろう。また、主治医が教えられたとおりの従来の医療行為を改め、「正しい栄養摂取の方法」について自らの再教育のために多くの時間を費やそうとしない限り、聞くこともないだろう。実際、このようなことを考える医師など、めったに存在しないのだ。

状況の悪化を憂い、マクドゥーガル博士は次のように言っている。

「何を信じたらいいのか、もうわからないんです。私の担当する心臓病患者に、『βブロッカー』や『アンジオテンシン変換酵素阻害薬』（ＡＣＥ阻害薬。降圧剤）を与えるべきだという論文を読んでも、それが本当に正しいのかどうか、私にはわからないんです。

正直言って薬を取り巻く環境はあまりにも堕落してしまっているため、薬の効果が真実なのかどうか、私にはわかりません」

次に記したのは新聞記事の見出しだが、何か関連性があると思わないだろうか。


「製薬会社と研究者間の利害対立――学校側が報告[*28]」

「子供への処方薬使用が増加――研究で明らかに[*29]」

「ガイドラインの多くが企業と結びつきのある医師によって書かれている――調査から判明[*30]」

「正しく処方された薬でかなりの犠牲者――中毒反応で何百人もの人に影響[*31]」

このような医学界の偏った考え方を放置していることによって、私たちは高い代償を払っている。最近の研究によると、新薬のうち五つに一つは、深刻な被害を引き起こす可能性があり、重大な副作用があることを示す「ブラックボックス警告」（注）の表示が義務付けられるか、または二五年以内に市場から撤収されるという。[＊32]

新薬の二五％には未知の深刻な副作用があり、毎年一〇万人以上もの人が、正しく処方された薬を正しく摂取していながら亡くなっている。[＊33]これはアメリカ人の主な死因の一つとなっているのだ。

【注】医薬品に貼られる警告文が黒枠で囲まれることから、こう呼ばれています。

●食事療法と心臓病科の衝突

前述のようにジョン・マクドゥーガル博士は正式な医学教育を終えたあと、ハワイのオアフ島で開業した。博士は「栄養と健康」に関する本を著わし、全米で高い評価を得ている。

一九八〇年の半ば、博士はカリフォルニア州ナパバレーにあるセントヘレナ病院から、ヘルスセンターを運営する仕事を引き受けないかという申し出を受けた。

セントヘレナ病院はセブンスデー・アドベンチスト教団（キリスト教プロテスタントの一派）の病院だった。第7章でも記したが（三三四ページ参照）、セブンスデー・アドベンチスト教団は信者たちに、ベジタリアンの食事をすることを奨励している（ただし、乳製品は平均以上に摂取している）。

これは博士にとって、辞退するにはあまりにももったいないチャンスだったので、ハワイを去り、カリフォルニアへ向かった。

博士はハワイからセントヘレナへ移って以来、セントヘレナにすばらしい家を持っていた。博士は栄養について教え、栄養療法を治療に用い、すばらしい成功を収めた。

セントヘレナ病院で仕事を始めて以来、博士は二〇〇〇人余りの患者を治療してきたが、一六年間にわたって、一度も訴えられたこともなければ、苦情の手紙をもらったこともなかった。

そしてそれよりさらに特筆すべきことは、生活習慣病の患者が健康をとり戻すのを、目の当たりにしてきたことだ。

この間ずっと執筆活動も続け、全米での高い評価を保ち続けてきたのだが、時が流れ、やがて周囲の状況は博士が初めてこの病院に着任したときと同じではないということに気づいた。博士の不満は次第に高まっていった。当時のことを博士は次のように話している。

「もちろん、この病院で働いていた一六年という歳月の間、どこかほかへ移ろうなどと考えたことは全くありませんでした。

私の食事プログラムに従って治療を受けている患者は年間一五〇人から一七〇人というところで、この数字は増えることはありませんでした。病院からは何のサポートも得られなかったし、病院の経営者は何人も替わっていました」

この病院では、ほかの医師との間で、小さな衝突がいくつもあった。ある時点では、心臓病科が博士の心臓病患者に対する治療法に反対した。博士は彼らに言った。

「じゃあこうしましょう。セカンドオピニオンを聞くためにそちらの心臓病患者を私のところへ寄こしてくれるなら、私のところの心臓病患者全員を、あなた方のところへ送るようにしましょう」

これは本当にすばらしい提案だったが、彼らは受け入れなかった。

またあるときは、博士の患者を心臓専門医に差し向けたところ、この専門医は患者に「バイパス手術が必要だ」と誤って伝えたことがあった。このようなことが二、三度あってから、博士の我慢は限界に達し、博士はこの心臓専門医を呼んで言った。

「この件について、あなたと患者にお話ししたいことがあります。あなたが手術をすすめるきっかけとなった論文について話し合いたいんです」

すると、この専門医は「話をするつもりはない」と答えたので、博士はこう言った。

「どうしてですか。あなたはこの患者に、心臓の切開手術を受けるようにすすめたばかりじゃありませんか。そしてあなたは手術代として五万ドルから一〇万ドル（約五〇〇万〜一〇〇〇万円）の費用を患者に請求しようとしている。それについてお話ししませんか。これは患者にとって公正なことだと思うのですが」

この専門医は、「話し合いはこの患者を混乱させてしまうだろうから」と言って断わってきた。それはこの心臓専門医が博士の患者に手術をすすめた最後のことだった。

この病院のほかの医師たちも、誰一人として、博士のところへ患者を差し向けてくる者はいなかった。一度としてなかった。

彼らは妻や子供たちを博士に診察してもらうために寄こすことはあったが、患者を差し向けてくることは決してなかったのである。博士によると、その理由はこうだ。

「彼らは自分たちの患者が私の診療を受けあと、どうなるかが心配なんです。そして患者が一人で来たときには、その心配事がいつも現実となるんです。

患者は心臓病や高血圧症、あるいは糖尿病の治療のために私のところへ診療を受けに来ます。私は患者に食事療法を教え、実行させます。患者はそれまで飲んでいたすべての薬をやめることができ、やがて数値も正常になります。そして改善後、主治医のところへ戻って、こう言うんです。

――いったいどうしてこのことを教えてくれなかったんですか。私に必要だったのはオートミールを食べることだけだったのに、どうしてあのとき私にお金をたくさん使わせ、死にそうな思いをさせて苦しませていたのですか、と。

医者たちはそうした言葉を聞きたくないんです」

●患者の回復を望まない病院

博士と病院の間にはいくつもの軋轢があったが、我慢の限界となったのが、第9章で紹介したロイ・スワンク博士の「多発性硬化症プログラム」にかかわるものだった（四一八ページ参照）。

マクドゥーガル博士がスワンク博士と連絡をとったのは、スワンク博士が引退しようとしていたときだった。

マクドゥーガル博士はスワンク博士のことを以前から知っていて、尊敬していた。彼はスワンク博士に敬意を表し、「多発性硬化症プログラム」継続のため、研究を引き継ぎ、セントヘレナ病院で彼が運営するヘルスセンターに合併させたい、と申し出た。

スワンク博士の快諾にマクドゥーガル博士は喜びをあらわにした。それはセントヘレナ病院にとっても有益となる四つの理由があったからだ。

・「食事療法」の点でアドベンチスト教団の考え方と一致すること。
・切実に助けを必要としている人々を助けることができるだろう、ということ。

・患者数が増え、このプログラムを広げていくのに役立つこと。
・経費がほとんどかからないこと。

当時のことを回想しながらマクドゥーガル博士は言った。

「これを実行に移さない理由が何か考えられますか。すばらしい提案であることは明らかでしょう」

博士はこの提案を、セントヘレナ病院の直属の上司のところへ持っていった。上司の部長は女性だったが、博士の話を聞いたあと、「病院は望んでいないと思う」と答えたのである。「当病院は今のところ、新しいプログラムの導入は何も考えていない」と言うのだ。

博士は唖然として尋ねた。

「理由を聞かせてください。病院であるということは、どういうことなのか教えてください。我々医師は、なぜここにいるのでしょうか。我々は病人のケアをするためにここにいるのだと思いますが……」

彼女の返事はぞっとするようなものだった。

「もちろん私たち医師は病人を救うためにここにいます。しかし、多発性硬化症の患者は、ケアが大変なので、病院にとって好ましい患者ではありません。ほとんどの神経科医は、多発性硬化症患者の面倒は見たがらない、とあなた自身言っていたではありませんか」

博士は自分の耳を疑った。険悪な雰囲気が漂う中で、博士は言った。

「ちょっと待ってください。私は医者です。そしてここは病院です。私の知る限り、医者の仕事は病気で苦しんでいる人々を救うことです。

ほかの医師が助けることができないからといって、病人が苦しんでいるのを我々が救うことができない、というわけではありません。

我々にはできる、という証拠がここにあります。私のケアを必要とする人のために、効果的な治療法が私にはあります。そしてここは病院です。このような患者をケアすることを当病院は望んでいない、という理由を説明していただけませんか」

博士はさらに続けた。

「院長と話をさせてください。私がこのプログラムを必要としているのはなぜなのか、当病院がこのプログラムを必要としているのはなぜなのか、そして患者たちにとってこのプログラムが必要なのはなぜなのかを、院長に説明したいんです。院長とのアポイントをとってください」

しかし、結局は、院長への説得も同様に難しいことがわかった。博士は夫人とともにこの状況を深く考えた。博士は病院との契約を二、三週間のうちに更新することになっていたのだが、熟慮の末、再契約しないことを決めた。

しかし、病院関係者との親しい関係は続いており、個人的な恨みは抱いていない。博士は言う。

「彼らとは人生の道筋が違うだけだから」

博士にとってセントヘレナ病院は一六年間勤務したすばらしい職場として覚えておきたい場所だ、と思っている。だが、それにもかかわらず、この病院は万事が薬を処方して利益を得ることに関心のある経営体だったのだ。

今日、マクドゥーガル博士は家族の協力を得て、「マクドゥーガルズ・ヘルス&メディカルセンター」(注)を開設し、「ライフスタイル医療プログラム」を運営して大成功を収めている。

現在は無料のニュースレター (http://www.drmcdougall.com/health/education/newsletter/archives/)

を書き、自ら運営するメディカルセンターの患者や新しい友人とともにグループ旅行を楽しんだりする日々を送っている。ボデーガベイの風が強くなると、ウィンドサーフィンに出かける時間も増えた。

【注】「マクドゥーガルズ・ヘルス&メディカルセンター」（カリフォルニア州サンタローザ）

ここでは薬や手術といった従来の医療に頼らず、「低脂肪、ホールフード、プラントベースの食事」に基づく減量、病気の予防・改善のためのプログラムを指導しています。

（http://www.drmcdougall.com）

●全快した理由を聞こうとしない主治医

マクドゥーガル博士は豊富な知識と経験を持った人物で、何百万人もの健康作りに貢献できる人である。同僚から「医療ミスを起こした医師」と批判されたことも一度もない。

それにもかかわらず、医学界は博士の医療業務を望んではいないのだ。博士は次のような状況をいつも思い出す。

「関節リウマチで診療を受けに来る患者がいます。患者は車椅子に乗っているでしょう。車のキーを回してエンジンをかけることもできないほどの症状ですが、そこで私が治療し始めることになります。するとニ、四週間後には、彼らは主治医のところへ足を運び、診察室に向かって歩いて行き、主治医の手を取り、強く振りながら握手するでしょう。

そこで主治医は言います。『すばらしく良くなったね』と。

すると、ウキウキしているこの患者は、こう話し始めることでしょう。

『私がどうやって良くなったか、ぜひ聞いてください。マクドゥーガル博士のところに行ったんです。そして博士の指導で食事を変えました。そうしたら、リウマチがなくなってしまったんです』

すると主治医はただ、『おや、そうかい。それはすごい。何にしても、ずっと続けてください』と言うだけです。『あなたがしたことを私にもぜひ教えてください。そうすれば次の患者に話してあげることができるから』などとは決して言いません。

医師はただ『あなたがしていることが何であれ、それはすごい』と言うだけです。

患者が医師に、ベジタリアンの食事に変えたことを話し出そうとすると、医師は『そうですか、結構です。あなたは本当に強い人だ。ありがとう。また会いましょう』と患者の言葉を遮り、早くこの患者を診察室から追い出そうとするのです。

これは医師にとって、非常に恐ろしいことなのです。恐るべきことなのです」

●拒絶されたエセルスティン博士の提案

話をオハイオ州のエセルスティン博士のことに戻そう。博士は二〇〇〇年の六月、外科手術から手を引き、クリーブランド・クリニック一般外科内の「予防心臓病学コンサルタント」に就任した。

就任以来、自らの研究や入院患者への訪問などを続けてきた。現在、新しい患者に対しては、自宅で三時間のカウンセリングを行ない、彼らに研究結果を紹介し、「心臓に安全でおいしい食事」を振る舞っている。

さらに国内や海外での講演も行なっている。

二〇〇二年三月、博士とアン夫人は、クリーブランド・クリニックの院長、ならびに心臓病科部長に宛てた手紙を書いた。ついでだが、アン夫人の祖父はクリーブランド・クリニックの創設者である。

その手紙には冒頭に「私と妻は、クリニックの評判と優秀性、および最新の手術治療にどれほど誇りを持っているか」が綴られ、「手術は今日大流行している心臓病の解決策にはならない、と誰もが気づいている」という書き出しで始まっていた。

そして博士は、クリーブランド・クリニックの予防心臓病学科に、「心臓病の進行を止め、回復させるプログラム」を立ち上げるのに協力できるアイデアを公式に提案した。

その提案として、次のように記した。

このプログラムは私が実践してきたことをまとめたものであり、ナース・クリニシャン（注・医師業務の多くを行なうことができる公認看護師）と医師助手（注・医師免許のある医師の指示で、医療を行なう資格を持つ医療専門家）によって管理することができます。この企画に対して情熱のある若い医師がプログラムの主任になる、というのが理想の形です。

最終的にはクリニックの心臓病患者全員に、食事療法を用いた進行抑制・回復セラピーの選択肢が与えられるようにします。

このセラピーは費用がごくわずかで、リスクも全くなく、健康管理を患者自身の手に戻すというものです。

病人を回復させるチャンスがあって、しかもこの国で最も評判のいい医師の一人が支援しようとしているというのであれば、病院はこの提案を喜んで受けるはずだ、とあなたは思うだろう。

ところが、院長も心臓病科部長も、関心さえ抱かなかったのである。繰り返すが、エセルスティン博士は二〇年にわたってクリーブランド・クリニックの第一級の外科医の一人であり、心臓病回復研究を開始し、クリニックで行なわれたどんな治療よりも大きな成功を収め、さらに多くの人を治すためのプランを丁寧にすすめたにもかかわらず、である。

彼らは電話もよこさなかったし、返事の手紙も書いてこなかった。彼らは完全に博士の提案を無視したのである。

七週間が過ぎ、とうとう博士は部長と院長に電話をかけた。だが、二人とも電話に出ようとしなかった。その後何度か電話をかけたあと、ついに院長が電話に出てきた。この人は長年の間、博士の研究をほめ称え、博士の研究結果に大喜びしていたように見えたが、今は態度ががらりと変わっていた。

院長は博士がどんな用件で電話をかけてきたのか、百も承知していた。そして博士に「心臓病科部長はあなたの提案を望んではいない」と伝えたのである。

要するに、ただ責任を転嫁しただけなのだ。

もし院長が「やってみる価値がある」と望めば、心臓病科部長が何を望んでいようと、そんなことは関係ないだろう。そこで、博士は心臓病科部長に電話をかけた。

部長もやっと電話に出てきたが、ぶっきらぼうな応対だった。そして「あなたがしようとしていることには全く関心がない」とはっきり答えたのである。

それ以来博士はこの二人と話をしたことはない。しかし、博士の言ってきたことを立証する研究がもっと増えてくれば、やがて彼らの考えも変えられるはずだ、と博士はなおも期待している。

一方、クリニックの多くのスタッフは、今もなお博士の研究に胸を高鳴らせている。彼らの多くは、博士のプログラムがもっと広く利用されるようになることを望んでいる。だが、クリニック首脳部が実現させせないようにしているのだ。

クリニックのスタッフは苛立ちを感じているし、博士もまた苛立ちを感じている。なぜなら現在の予防心臓病学のプログラムは最悪だからだ。

エセルスティン博士は次のように言っている。

「人々はいまだに肉を食べているし、乳製品も食べています。しかも、コレステロールの目標値は定めていません。とにかくすべてがあまりにもあいまいです。

現在の予防心臓病学では、病気の進行速度を遅らせることができた程度で大いに自慢できるという状況です。ガンならともかく、心臓病は完治さえ可能なのですから、この程度の話は全く自慢になるレベルではありません」

●現状の医療は、私たちの健康を守ってくれない

今、クリーブランド・クリニックには興味深いことが起こっている。ちょうどマクドゥーガル博士のケースと同様に、クリニックの大物患者が、自らエセルスティン博士のところへ治療とライフスタイルのカウンセリングを受けにやって来るのである。

大物患者はエセルスティン博士のプログラムの効果を知っていて、自ら体験しようと望んでいるのだ。博士が言うように、これは興味深い転機となるかもしれない。博士は語る。

「クリニックの中で心臓病を患っている幹部クラスの医師をこれまでずいぶんと治療してきました。また、病院の幹部役員も数多くいました。

我々がこのプログラムをクリニックに導入しようとしても認められず、苛立ちを感じていることを知っている役員もいます。

その役員はこう言っています。

――エセルスティンがこの病気の進行を止め、回復させる治療法を知っており、クリーブランド・クリニックの幹部医師を治療したり、また役員たちを治療してきたにもかかわらず、一般患者にこの方法を施すことは許されていない、ということが噂になったら、我々は訴訟を起こすかもしれません」

当分の間、博士は夫人の協力を得て、自宅でカウンセリングを続けていくつもりでいる。博士が人生の大半を捧げたクリニックが、薬や手術などと競合する「食事療法」の承認を望まないからだ。

この夏、ニューヨーク州郊外の農場で干し草を作りながら博士はいつもより長く過ごした。リラックスした人生を送りたいからなのだが、一方で、クリーブランド・クリニックと協力して患者の回復に役立ちたいとも願っているのだ。

しかし、病院側はそれを許可しようとしない。

私に言わせれば、これはまさに犯罪にほかならない。私たち国民は、必要としているときには、まず医者や病院に救いを求める。

こうした状況下で医者や病院が人々の健康を守らず、病気も治さず、しかも何万ドル（何百万円）もの費用がかかることがわかっているような治療を行なうことは、道徳的に許されることではない。

博士はこのような状況を次のように総括している。

「今日、クリーブランド・クリニックでは、心臓に新しい血管を発生・成長させようとして、患者に幹細胞（注）注射を行なっています。そんなことより心臓病を止めることのほうが簡単なのではないでしょうか。そうじゃありませんか。

はっきりわかっていることを信じようとしない人々に私たちは操られている、などと考えるのは、腹が立つほどあきれたことです。ひどいものです」


【注】体のあらゆる細胞に変化する可能性を持った細胞。


エセルスティン博士もマクドゥーガル博士も、栄養療法で人々を治した活躍が大きく報じられたが、その後、勤めていた病院に再び加わることを拒否されている。

これは経営に関わる問題と考えることもできる。両博士によれば、セントヘレナ病院の全収入の八〇％、そしてクリーブランド・クリニックの全収入の六五％が、従来のような心臓病治療、すなわち手術によるものだという。

だがお金の問題だけではなく、それ以上に重要な問題もありそうだ。それは、医者ではなく患者が主導権を持ってしまうことであり、食べ物のような単純なものが、ハイテク技術を駆使した手術や薬に関する知識などより強力かもしれないといったことに対するおそれかもしれない。

あるいは、信頼できる栄養教育が欠けている医学校の問題と捉えられるかもしれないし、それは製薬業界の圧力かもしれない。

その理由が何であろうと、この国の現状を結論付ければ、**医療は私たちの健康を守ってくれてはいない**のだ。

マクドゥーガル博士は両手を広げ、肩をすくめながら、「理解に苦しみますね」とつぶやくのみだった。

第18章

歴史から学ぶべきもの

●驚くべき血縁

一九八五年、イギリスのオックスフォードで長期研究休暇を過ごしていたとき、何か所かの最高ランクの医学史図書館で、「食習慣と病気」に関する歴史を勉強する機会があった。

オックスフォード大学のボドリアン図書館、英国外科医師会のロンドン図書館、そして英国ガン研究基金などの施設を利用することができた。

内部が大理石で覆われた聖域で静かに過ごした休暇中、私は「ガンと食習慣」について一五〇年余りも前に、事細かに綴っている人物がいたことを見つけてワクワクしてしまった。

このような人物の一人が、一四冊の「医学と健康」関連書を著わしているジョージ・マッキルウェインだった。彼は北アイルランドで生まれ育ったあと、ロンドンに転居し、一八〇〇年代の初め、外科医になった。英国外科医師会の著名な会員となり、のちに名誉会員になっている。

マッキルウェインは油脂や脂肪、アルコールがガンの主要原因であるとみなし、（第18章＊1）四〇歳のときにベジタリアンになっている。彼はまた、「病気と人体の構造上の特質理論」を広め、特に「ガンの発生とガン治療に関する理論」を普及させた。

「病気と人体の構造上の特質理論」という考え方は、「病気とは、一つの器官や一つの細胞、うまく機能しなくなった一つの反応、あるいは外因が単独で作用した結果ではない」ことを意味している。

すなわち、**「病気は全身の多数の組織が崩壊してしまった結果である」**ということだ。

これとは反対の考え方が、「病気の局所理論」である。これは、「病気とは、単独の外部物質が体の特定の部位に作用することによって引き起こされるもの」と定義づけている。

当時、食習慣の重要性を信じる人と、手術やまだ目新しかった薬の使用を支持する人々との間で、すさまじい争いが繰り広げられていたという。

「病気の局所理論」支持派は、「病気は局所的に引き起こされるものであり、切除または、単一の化学物質で局所的に治療できる」と主張していた。

それとは対照的に食習慣やライフスタイルを重視する人々は、「病気は全身の構造上の特質によってもたらされる一つの症状である」と考えていた。

私は、古い文献にもかかわらず、一九八〇年代の「健康論争」で表面化した「健康と病気に関する考え方」と同様の記載を今日でも見られることに感動した。

マッキルウェインについてさらに学ぶにつれ、なんと彼が私の血縁者であることを発見した。

私の父方の祖母の旧姓はマッキルウェインで、その家族の分家の人々は、ジョージ・マッキルウェインの出身地である北アイルランドの同じ地域に住んでいたのである。

しかも一八〇〇年代にアイルランドの農場を去ってロンドンで著名な医者になったというマッキルウェインに関する話が私の家に代々伝えられている。

北アイルランドからの移民だった私の父は、私が幼い頃ジョージ伯父さんのことを話していた。しかし、その人がどんな人物なのか、そのときは気づかなかったのである。

系図をさらに調べていった結果、ジョージ・マッキルウェインは、私の曾祖伯父（父方の祖母の伯父）に当たるという、ほぼ確実な結論に達した。

この発見は私の人生にとって、実に感動的な事件だった。「もし輪廻転生という言葉があるとしたら……」と妻のカレンは言う。私も同感だ。もし私が過去の人生を生きていたとしたら、それはジョージ・マッキルウェインとしてだろう。

彼と私は似たような経歴を持っている。私たちは二人とも、「病気における食習慣の重要性」を強く認識するようになり、その後二人ともベジタリアンになった。

一五〇年以上前に書かれた彼の理論は、私が考えていることと非常に近いため、私はその文章が私自身の口から出てきたかのように感じてしまった。

●先人たちが知っていたこと

歴史がぎっしりとつまった古い蔵書を読むうちに、私は「家族の歴史」よりもっと驚くべきものを発見した。すなわち「健康の特質」について、学者たちが何百年どころか何千年にもわたって議論を重ねていたことを発見したのである。

およそ二五〇〇年前、プラトン（注1）は、ソクラテス（注2）とグラウコン（注3）という二人の人物の間で交わされる「国家の将来像」についての会話を書いている。

【注1】古代ギリシャの哲学者（前四二七～前三四七）。
【注2】古代ギリシャの哲学者・教育者（前四六九頃～前三九九）。
【注3】プラトンの実兄（前四四五頃～？）。

ソクラテスは言う。

「国というものは簡素であるべきなんだ。人々は大麦や小麦、それに塩やオリーブ、チーズなどの薬味や前菜、そして田舎料理のゆでたタマネギやキャベツ、デザートにはイチジクやエンドウマメ、豆類、炒ったマートル（銀梅花）の実やブナの実など、それに適量のワインなどを常食とすべきだろうね。(＊2)

こうすれば人々は、穏やかで無病息災の日々を過ごし、おそらく高齢になるまで生きられるだろう」

しかし、このソクラテスの発言に対して、グラウコンは次のように反論した。

「このような食事はブタのような人間が住む国にふさわしいものであって、都会に住む人間はもっと文化的な生活をすべきだね。ソファーに体を横たえ、いつもステキな料理やデザートが盛られたモダンな食事をすべきなんだ」

すなわち、都会人は、肉を食べて贅沢に暮らすべきだというのだ。

そこでソクラテスが答える。

「もし君が病気で苦しむ人々でいっぱいの都市を想像してみろと言うなら、君の言っていることはよくわかる。だが、そうした食べ物を食べるには、あらゆる種類の家畜も大量に必要になるね」

「もちろんだよ」

「このような生活をしていたら、以前の食事をしていたときより、医者の世話になることがもっと増えるんじゃないかな」

「増えるだろうね」

「贅沢な食事は家畜を育てるのに余計な土地が必要となって、土地が不足してしまうよ」

土地の不足は隣国から土地を奪う方向に向かい、これがやがて暴力や戦争を引き起こすことになる。結果として裁判の必要性が出てくる。

ソクラテスは次のように続ける。

「放蕩と病気が市内にあふれてくると、法廷や医院が数多く必要にならないだろうか。たくさんの人、しかも良家の人でさえ、法律家や医者をめざすようになると、法律や医術ばかりが幅を利かせるようにならないだろうか。言い換えると、病人や病気、法律家や医者の多い贅沢な都市が普通になってしまうだろう」(*2)

プラトンはこの会話の中で、「我々はあくまでも危険を覚悟で動物を食べるだろう」と、ソクラテスの口を借りて、はっきりと述べている。

西洋史の中で最も偉大とされる知識人の一人が、ほぼ二五〇〇年も前に肉食を非難していたことは実に刮目に値する。しかし、もっと注目すべきは、こうした歴史について知っている人は少ないという事実だ。

例えば、「西洋医学の父ヒポクラテスは、病気の予防や治療の主な方法として食べ物を推奨していたこと」「ジョージ・マッキルウェインは食べ物が病気の予防や治療の手段であることを知っていたこと」「米国ガン協会の創設に関与したフレデリック・L・ホフマン(一八六五〜一九四六)は、食べ物は病気の予防や治療の手段であることを知っていたこと」などを知っている人はほとんどいない。

プラトンはどのようにして、未来をこれほど正確に予測していたのだろう。彼は動物性食品を口にすることは、本物の健康や繁栄をもたらすことにはならない、ということを知っていた。

それどころかプラトンは、金持ちが肉を食べることによってかなえられる贅沢という錯覚は、ただ病人や病気、土地の所有権争いを招き、弁護士・医者などが幅を利かすような文化をもたらすだけだろう、ということを知っていたのだ。

これは現代のアメリカが直面しているいくつかの難問を、実によく描写している。

二〇〇〇年前の偉大な哲学者の一人で、ローマ皇帝ネロの家庭教師でありアドバイザーでもあったセネカ

（注1）にも、同じことが言える。動物性食品を摂取することによるトラブルについて、彼はどうしてこれほど確信していたのだろう。

セネカはこう言っている。(*2)

「雄牛は一～二エーカー（約一二〇〇～二四〇〇坪）の牧草地で満足している。数頭の象にとっては一本の木があれば十分だ。人間だけが土地や海を略奪することによって生命を支えている。

自然は我々にちっぽけな体を与える一方で、なんとまあこんなにも貪欲な胃袋を与えたものだ。サラスト（注2）が言っていたように、満腹の奴隷は人間としてではなく、下等動物としてみなされることになる。いや、動物どころか、むしろ死人としてみなされるだろう。家の扉には『彼らは死を予期していた』と刻まれるかもしれない」

【注1】前四頃～後六五。
【注2】ローマの政治家・歴史家（前八六～前三五）。

●プラトンが予測した未来

ジョージ・マッキルウェインが、「病気の局所理論は健康をもたらすことはないだろう」と言ったとき、彼はどのようにして未来を予測したのだろう。

現在でさえ、生活習慣病の原因を効果的に予防したり、排除・治療が可能な薬や手術法はないのだ。今日最も有望な予防と治療法は、「食習慣とライフスタイルの転換」、すなわち健康のための体質改善のアプローチであることがすでに証明されている。

私たちはどうして、このような過去からの教訓を忘れてしまったのだろう。

古代ギリシャのオリンピックで最も優れたアスリートたちには、「プラントベースの食事をしなければならない」という知識があった。私たちは今、「ベジタリアンは十分なタンパク質をとっていないのではないか」などと、なぜ、そんな心配をするようになってしまったのだろう。


なぜ、現代の医者が栄養学に関してほとんど知らないような世の中になってしまったのだろう。

なぜ、医療機関が人々を傷つけるような世の中になってしまったのだろう。

なぜ、薬の服用や病院へ行くことが、死亡の三番目の原因であるような世の中になってしまったのだろう。

なぜ、「プラントベースの食事」を提唱することが、医師としてのキャリアを危うくするような世の中になってしまったのだろう。

なぜ、学者が自然を尊重することよりも征服することに時間を費やすような世の中になってしまったのだろう。

なぜ、国民の病気によって成り立っている企業（病院や医薬品メーカーなど）が、国民に健康法を教える企業でいられる世の中になってしまったのだろう。

なぜ、私たちの誤った食習慣で成り立っている企業（乳製品メーカーなど）が、私たちに何を食べるべきかを教える企業でいられるような世の中になってしまったのだろう。

なぜ、国民が苦労して手に入れたお金が、政府によって製薬業界の利益のために使われる世の中になってしまったのだろう。

なぜ、食べ物・薬・健康に関する政府の政策に対し、信頼よりも不信のほうが多い世の中になってしまったのだろう。

なぜ、人々は何が健康に良いかに迷い、そのあげくもはや気にもかけない世の中になってしまったのだろうか。

三億のアメリカ人は病んでいる。[*3]

・アメリカ人成人（一八歳以上）の八二％には、少なくとも一つの心臓病の危険因子がある。[*4]
・アメリカ人の八一％は毎週少なくとも一種類の薬を飲んでいる。[*5]
・アメリカ人の五〇％は毎週少なくとも一種類の処方薬を飲んでいる。[*5]
・アメリカ人成人の六五％は過体重である。[*6]
・アメリカ人成人の三一％は肥満である。[*6]
・アメリカの子供や青少年（六歳〜一九歳）のおよそ三人に一人はすでに過体重か過体重になるリスクがある。
・約一億五〇〇〇万人のアメリカ人成人は、コレステロール値が高く危険である[*7]（二〇〇mg/dℓおよびそれ以上。心臓にとって安全なコレステロール値は、一五〇mg/dℓ以下）。
・約五〇〇〇万人のアメリカ人は高血圧である。[*8]
・アメリカ人成人の六三〇〇万人以上が三か月ごとに腰痛になっている（血行不良や余計な体重とかなり関係している。いずれも食習慣によって影響され、運動不足によって悪化する）。[*9]
・アメリカ人成人の三三〇〇万人以上が三か月ごとに偏頭痛や激しい頭痛に苦しんでいる。[*9]
・二〇〇一年、アメリカ人の二三〇〇万人が心臓病に冒されている。[*9]

・少なくとも一六〇〇万人のアメリカ人は糖尿病である。
・二〇〇〇年、七〇万人以上のアメリカ人が心臓病で亡くなっている。
・二〇〇〇年、五五万人以上のアメリカ人がガンで亡くなっている。
・二〇〇〇年、二八万人以上のアメリカ人が脳血管疾患（脳卒中）、糖尿病、アルツハイマー病で亡くなっている。

アメリカはプラトンらの賢者の警告を無視するという大きな危険を冒している。セネカの言葉を借りると、死を早めているのだ。

欧米諸国では、飢餓、粗末な下水設備、伝染病といった貧困を象徴する事態の大部分は最小レベルに抑えられるようになった。現在では、反対に「豊かさが招く病気」で緊迫状態にあり、以前は開発途上にあった国々が、私たちが今直面している状況に全速力で向かっている。

これほど多くの人が「豊かさが招く病気」で亡くなっていく例は、歴史上一度もなかった。人々が贅沢に暮らし、肉を食べることによって引き起こされる問題と格闘する医者や法律家があふれている社会とは、プラトンが二五〇〇年前に予測していた豊かさのことではないだろうか。

こんなに大勢の人々が、こんなにもひどい肥満や糖尿病に苦しんだことは、歴史上かつて一度もなかった。ヘルスケアのための経済的負担が社会のあらゆる領域（ビジネス・教育・政治から、経済的に大変で十分な保険プログラムに加入できない家庭（注）まで）を苦しめたことは、かつて一度もなかった。

もし私たちが「教師のための健康保険」か「子供たちのための教科書」のいずれかの出費を選ばなければならないとしたら、どちらを選ぶだろうか。

【注】アメリカでは日本と違い、国民健康保険制度がないため、保険に加入していない人がたくさんいます。米国国勢調査局によると、二〇〇八年現在、健康保険未加入者は全体の一五・四%（四六三〇万人）にのぼるといいます。

●「食べ物と健康」の結論――すでに私たちは証拠を握っている

さらにまた今日ほど、地球の表土や北米の大量の帯水層、世界の熱帯雨林などを失いつつあるほどまでに、自然環境に影響を及ぼしたことは、かつて一度もなかった。(＊10)

私たちは環境をあまりにも急激に変えつつあるため、世界の頭脳といわれている科学者が将来を憂えている。これほど地球から動植物を根絶させてしまったことは、かつて一度もなかったのだ。

影響がどんなものになるかもわからずに、これほど大規模に遺伝子組み換えを行なった植物を環境に持ち込んだことも、かつて一度もなかった。

これらすべての変化は、私たちの食べているものが、地球環境に甚大な被害を与えた結果なのである。(＊11)

開発途上国の何十万もの人々が財を成し、欧米風の食習慣をとり入れるようになるにつれて、栄養過剰によってもたらされる問題は、年々とみに緊迫したものとなってきている。

一九九七年、WHO（世界保健機関）の事務局長中嶋宏博士は、生活習慣病が開発途上国に将来もたらす負担について、「その苦難は世界的規模の危機だ」と述べている。(＊12)

人類は過去二五〇〇年の間、私たちが今日「近代社会」と呼ぶ巨大な社会を作り上げながら、地球環境を損なってきた。

だが、もちろん私たちは、プラトンやヒポクラテス、セネカ、そしてマッキルウェインらの教えを思い出すのに、あと二五〇〇年もかかるようなことはないだろう。二五〇年さえもだ。

このような緊迫した状態から、大きなチャンスが生まれているからだ。そのため私の心は希望であふれている。

人々は変わる必要があることに気づき始めている。そして「食べ物と健康」について私たちが持っている最も基本的な仮説に、疑問を抱き始めている。人々は文献の結論を理解し始めており、人生を良い方向へと変え始めている。

「プラントベースでホールフードの食事」を支持する、これほど多数の実証的研究は、かつて一度もなかった。

【心臓病と食べ物】

今日では、心臓の動脈の画像を見ることができ、ディーン・オーニッシュ博士やコールドウェル・B・エセルスティン・ジュニア博士らが実施したように、「プラントベースでホールフードの食事」が多くの心臓病患者を回復させている。(*13)

私たちは今、この食事がいかに役立つかを知るための必要な知識をすでに持っている。動物性タンパク質は、飽和脂肪や食事コレステロール以上に、実験動物、一人の人間、そしてすべての人の血中コレステロール値を上昇させてしまうのだ。

国別比較調査を見れば、伝統的な「プラントベースの食事」をしている国の人は、心臓病がずっと少ないことがわかるし、単一集団内の個人を対象にした研究でも、プラントベースでホールフードをより多く食べている人のほうが、コレステロール値が低いばかりか、心臓病が少ないことも明らかになっている。

すでに私たちは、「プラントベースでホールフードの食事」が心臓にとってベストであることを示す、十分納得のいく証拠を握っている。

【ガンと食べ物】

いかに食習慣がガンに影響するか、細胞レベルにおいても、また一集団レベルにおいても、私たちはこれほど深く理解したことはかつて一度もなかった。

公表された複数のデータが、動物性タンパク質は腫瘍の成長を促進させることを証明している。

動物性タンパク質は、ガンの危険因子であるホルモンＩＧＦ-１（インスリン様成長因子）のレベルを増加させてしまう。

カゼイン（牛乳の主要タンパク）を多く含む食事は、細胞に、より多くの発ガン物質をとり込ませてしまう。その結果、より多くの発ガン物質がＤＮＡと結びつくのを可能にさせてしまうことになる。そうなると、ガン細胞を生じさせる突然変異反応をより可能にしてしまう。

そしてひとたびガン細胞が形成されると、腫瘍（ガン）の急成長を許してしまうことになる。

本書で提示したデータは、動物性食品中心の食事は女性の生殖ホルモンの製造を生涯にわたって増加させることを示している。そしてその生殖ホルモンの増加は乳ガンを引き起こす可能性がある。

すでに私たちは、「プラントベースでホールフードの食事」がガン対策にとってベストであることを示す、十分納得のいく証拠を握っている。

【糖尿病・自己免疫疾患と食べ物】

かつては糖尿病と関連するバイオマーカーを測定するテクノロジーもなければ、「プラントベースでホールフードの食事」がどんな治療法よりも血糖値や血中コレステロール値、インスリン値を改善することを示す証拠もなかった。

介入研究は、「プラントベースでホールフードの食事」で治療した2型糖尿病患者の病気が回復し、薬をやめる可能性があることを示している。

広範囲にわたる国際間の研究は、1型糖尿病や深刻な自己免疫疾患が牛乳摂取や早期の離乳と関連していることを証明している。

現在では、「体の自己免疫システムが、血流にまぎれ込んだ動物性タンパク質によって引き起こされる分子擬態のプロセスを通して、どのように自分自身の体を攻撃するのか」ということがわかっている。

また多発性硬化症には、動物性食品の摂取、特に乳製品の摂取と関連していることを示す非常に興味深い証拠もある。

患者に対する食事指導の介入研究から、食事療法が多発性硬化症の進行を遅らせ、おそらく停止させることにさえも役立つことがわかってきた。

すでに私たちは、「プラントベースでホールフードの食事」が糖尿病や自己免疫疾患にとってベストであることを示す、十分納得のいく証拠を握っている。

【腎臓・目・脳・骨と食べ物】

動物性タンパク質を過剰に摂取することは腎臓を破壊する可能性がある、そのことを示すこれほど十分な証拠もかつてはなかった。腎臓結石は動物性タンパク質の摂取が、腎臓内に過剰のカルシウムとシュウ酸をもたらすために生じるのだ。

白内障や加齢に伴う黄斑変性は、大量の抗酸化物質を含む食べ物によって予防できることもわかっている。

さらに認知機能障害、ミニ脳卒中により引き起こされる脳血管性認知症、そしてアルツハイマー型認知症などは、すべて、私たちの食べているものと関連していることを研究が証明している。

股関節部骨折や骨粗鬆症のリスクは、動物性食品の多い食事によって高まることを集団の疫学調査が明らかにしている。

動物性タンパク質は血液中を酸性の環境にしてしまうため、骨からカルシウムを吸い出してしまう。その結果骨が脆くなってしまうのだ。

すでに私たちは、「プラントベースでホールフードの食事」が、腎臓や目、脳や骨にとってベストであることを示す、十分納得のいく証拠を握っている。

これからさらに研究は深まるだろうし、継続されるべきであるが、「プラントベースでホールフードの食事は、多くの生活習慣病を予防し、また治すこともできる」という考えは、もはや否定することはできない。

●未来への希望

個人的な経験や思想、あるいはごくわずかの研究だけで「プラントベースの食事」の効果を主張しているのではない。今日では多くの研究者が同じ方向を示している。すばらしい成果を収めた詳細かつ包括的な調査研究が何百もある。

私は未来に希望を抱いている。

国を越え、世界中の人々との情報交換が容易に可能となったからだ。世界中の多くの人が読み書きできるようになり、食べ物を身近な食品から広く選べるという恵まれた状況にある。

「プラントベースでホールフードの食事」を、食欲をそそるような変化に富ませ、おいしく、しかも手軽に楽しむことができる。

小さな町に住む人々や、かつては孤立していた地域に住んでいる人々でも、今日では「最先端の健康情報」に容易にアクセスでき、その情報を実践して確かめることができる。

だから私は未来に希望を持っているのだ。

これらのことがすべて一緒になって、ほかに類を見ない状況を作り上げている。それは、変化を求める環境だ。

「ガンは食習慣と関係している」と伝えようとした同僚の名声を一部の学者が傷つけようとしていた一九八二年の状況とは違ってきている。今日では、「何を食べるかによって、さまざまなガンになるリスクが決定する」ということが、一般に受け入れられている。

私はまた、ベジタリアニズム（菜食主義）の一般的なイメージが、かつての「危険で、一時の気まぐれ」と考えられていたものから大きく変化をとげ、「健康に良い、永続的なライフスタイルの選択」へと変わってきたことも感じている。

「プラントベースの食事」への人気は高まるばかりで、ベジタリアン食の種類はますます増え、利便性も留まるところを知らない勢いで改善されている。(*14)

全国のレストランでは、どこでも「肉なし、乳製品なし」の選択が可能だ。[*15] 研究者はベジタリアニズムに関して、以前より多くの論文を発表し、「プラントベースの食事」の健康に与える潜在力についてもたくさん発表されている。[*16]

私の曾祖伯父ジョージ・マッキルウェインが「食習慣と病気」に関する書物を著わしてから約一世紀半後の現在、私は息子のトーマスと一緒に、「食習慣と病気」に関するこの本を書いている。

トーマスのミドルネームはマッキルウェイン（McIlwain）だ（二、三代前に家族が Macilwain から綴り方を変えた）。ということは、マッキルウェインの書いたことと、同じ考えについて私が書いているというだけでなく、彼の名前を持つ血縁者の一人が、その本の共著者ということなのだ。

歴史は繰り返す。しかし、マッキルウェインのメッセージが忘れられ、図書館の書棚の中にしまい込まれてしまうようなことはなく、人々がこれを受け入れるときがとうとう訪れたのだ、と私は思う。

それだけではない。人々がついに、食習慣やライフスタイルを変えるときがとうとう訪れたのだ、と私は思っている。

私たちの悪習慣は、もはや歴史上耐えられないところまで来てしまっている。私たちは大きな絶壁の先端に立たされているのである。

病気や貧困・堕落に陥ることもできれば、反対に健康や長寿、そして豊かさを手に入れることもできる。

必要なのは「変えること」だけだ。

私たちの孫は一〇〇年後、自分自身をどのように見つめるだろう。それは唯一、「時」だけが知っている。

私たちが目の当たりにしている歴史や、待ち受けている未来は、私たちすべての人のためにあることを、私は願っている。

（了）

次なる使命をめざして（「訳者あとがき」にかえて）

本書を読み終えたみなさんは、「肥満や生活習慣病の予防・改善に何より効果的なのは、薬や手術ではなく、プラントベースでホールフードの食事である」というキャンベル博士のメッセージをどのように受けとられたでしょうか。

「あまりに過激すぎる」とか、あるいは「人間には動物性食品が必要だ」と、抵抗感を抱かれた方も少なくないかもしれません。

世界中で一二〇〇万部以上の売り上げを記録し、健康栄養学のバイブルと称される『Fit For Life』（邦訳『フィット・フォー・ライフ』グスコー出版刊）が登場した一九八五年当時、アメリカ人のほとんどがそのように考えていました。

「ベジタリアン（菜食主義者）」という言葉を聞くだけで、「栄養のバランスがとれていない」「リスキーな食習慣だ」「健康にはなれない」と一蹴していたものです。

「ベジタリアンとはヒッピーなどの特殊な人たち」という印象が強かったのですが、そうした捉え方はこの二十数年の間に大きく変わりました。

今日では、「ベジタリアン」どころか、「ビーガン（卵や乳製品もとらない徹底したベジタリアン）」という言葉さえ庶民の間に定着し、健康の代名詞にさえなりつつあります。

スーツに身を包んだ大会社のトップ・エグゼクティブから普通の男女までが、レストランに入りメニューには載っていない「ビーガン料理」を堂々と注文でき、快く応じてもらえるのです。

クリントン元大統領は、昨年、本書を読み、食習慣をプラントベースのものに変えました。その結果、二四ポンド（約一一キログラム）の減量を達成するとともに心臓病を改善、CNNのテレビ番組に登場して「すばらしい健康を手に入れた」と語っています。

このニュースは人々に冷笑されるどころか、「プラントベースの食生活は減量と健康改善に劇的な効果がある」というメッセージを大勢の人々に伝えることになりました。

こうしたニュースをほかの主要テレビ局や『ニューヨーク・タイムズ』紙などのメジャー紙が紹介し、さらにそれを健康関連企業や組織、動物愛護家やベジタリアン、地球環境保全などの各種団体がホームページで伝え、またブログやツイッターで個々人が紹介するといった連鎖反応が起こり、プラントベース食への関心をいっそう高めているのです。

この現象は、流行のダイエット法や既存の健康法では短期間の効果はあっても肥満・心臓病・糖尿病・ガンといった深刻な生活習慣病の追放にはつながらない、ということに多くのアメリカ人が気づき始めていることの証かもしれません。

インターネット上には「プラントベースでホールフードの食事」と健康に関する信頼度の高い情報が多数紹介されている、というのがアメリカの現状です。

本書がもたらしたプラントベースの食事への高い関心は、青果業界にも変革を引き起こしています。どこのスーパーでも、サラダバーを常設しているのはもはや当たり前のこととなり、店側は青果物の売り場面積を広げ、消費者のニーズに応える独自の工夫を凝らしています。

「ホールフーズ・マーケット」（アメリカで人気ナンバーワンの食料品スーパーのチェーン）では、果物や野菜の売り場やサラダバーに本書やエセルスティン博士の本も並べ、果物や野菜の健康増進効果に関する情報をPOP広告で消費者に提供するようになりました。

そうした結果、果物や野菜売り場へ向かう客が増え、青果物の売り上げが大幅に伸びている、と私がインタビューした広報担当者が話していました。

とはいえ、全体的に見れば、依然として古き佳きアメリカの伝統食（肉食中心の食習慣）を守り続けている保守派のほうが、国内の主流であることに変わりはありません。

ステーキハウスやピザレストランは、相変わらず多くの人でにぎわっています。

アメリカ中を席巻している肥満や生活習慣病の対策には、プラントベース食が最も役立つことを示す確かな証拠が揃っているにもかかわらず、人々が食習慣を変えないのは、「改善に対する気概と教育」の欠如にその原因があるのではないか、と私は考えています。

これは日本人にも共通する課題だと思いますが、長年慣れ親しんできた食習慣を大きく変えていくには、一方的な情報提供だけでは不十分なのでしょう。

キャンベル博士のメッセージを広く普及させるためには、「実行への動機付け」と「地道な啓蒙活動」が重要な鍵となる――これは、自らが主宰してすでに八年が経過した「超健康革命の会」（日本ナチュラル・ハイジーン普及協会傘下）の活動から学んだ教訓でもあります。

改善例やお手本を示しつつ、食習慣改善への動機付けを行ない、どのようにとり入れていけばいいのか、その具体例を提示する。仲間を作って励まし合い、継続をめざして仲間とともに努力する。その結果を自分自身で確かめ、評価できるというような、そうした「教育プログラム」の必要性を感じているところです。

本書の翻訳という一大作業を終えた今、私に課せられた次の役割が見えてきたような気がします。

読者のみなさんの健康を祈りつつ、新しい使命に気づかせてくれた本書の著者・キャンベル博士とトム、そして本書の読者のみなさんに、この場をお借りして深く感謝申し上げます。

二〇一一年二月

松田麻美子

それでも私はあきらめない（日本のみなさんへ）

日本のみなさん、こんにちは。どちらかというと、やや専門的な本書を最後まで読んでくださったことに対して、まずお礼を申し上げます。

最後までお読みになった方は、第1部、第2部で私が結論づけた「科学的真実」が、なぜその後の食事摂取指針やメディアが伝える健康情報に反映されなかったのか、私たちの作成した報告書の肝心な部分が、なぜ黙殺されたまま葬られていったのか、その理由の一端が明白となり、合点がいったことと思います。

第1部、第2部をお読みになって、すでに食生活を中心としたライフスタイルを変え始めている方もおいでかと思いますが、なかには周囲にそうした食生活を習慣にしている人がいないために、疑問を感じたり、なかなか思い切った「チェンジ」に踏み出せないでいる方もおられるかもしれません。

なぜ実践者が少ないのか、なぜ医師や栄養士が教えてくれないのか、なぜ大マスコミが報道しないのか……。きっとこうした疑問も氷解したことと思います。

そして、すでに自らの食習慣を中心にした「ライフスタイル革命」に着手されている方は、ぜひ自信をもってそのまま邁進してください。

私の経験からいえば、「癒着」という病巣は人間関係が相手なだけに、ガンや心臓病よりも根深い問題に思えます。

人々が冒されている病気は、食生活を変えることによってみるみる改善されていくことは本書にも書かれているとおりですが、この政界・医学界・食品および医薬品業界の癒着構造は一朝一夕に変えられるものではなく、「利権」という牙城を取り囲む城壁は、とてつもなく強大でしたたかな組織によって守られているからです。

それでも私はあきらめてはいません。本書の末尾でも述べましたが、今や私の発信する情報はインターネットなどを通じて、誰もが容易に入手できるようになったからです。

たとえ誰かが情報を圧殺しようとしても、もうそれは不可能な時代になってきているのです。「構造」は変わらずとも、先に「時代」が変わったのです。だからこそ私は来るべき未来に明るい希望を抱いているのです。

国民一人一人が目覚めることで、状況は一変します。すでに個々人が携帯電話やパソコンという発信装置を手にしている現在、おのおのが主人公となる流れは、もう止められないでしょう。

健康を取り巻くわが国の現状は目を覆うばかりですが、その悲惨な現実こそが人々を目覚めさせ、気づかせてくれるはずです。

おそらく日本の現状も「豊かさが招く病気」が蔓延し、その裏では「癒着の構造」を支える者たちがうごめき、ここアメリカと似た状況が現出しているのではないか、と危惧しています。日本のみなさんにとって、本書に記されていることは、決して「対岸の火事」ではないはずです。

『The China Study』（注・本書『チャイナ・スタディー』の原書。以下同様）が刊行されて六年が経過しました。刊行当時は、「はたして売れるだろうか」という懐疑的な見方がかなりありました。それは、「一般の人にとっては内容が高度すぎる」「レシピだけのページがない」「参考文献が多くて読むのに邪魔だ」「一つの食習慣が多くの病気に影響を及ぼすなどということはありえない」など、いくつもの出版社から批判の声が上がっていたからです。

何社かの出版社や取次業者からは、五〇〇〇部以上の売り上げはまず望めないだろう、とさえ言われました。しかし今では、二〇一〇年末までに少なくとも六〇万部は売れるだろうと予測され、それが実現しているのです。

これほどの売り上げを達成したのは、売り上げ部数に関する販売契約があったからではありません。にもかかわらず、最近の状況、そして今後の動向から推測するに、二〇一一年末までには総計一五〇万部に達するだろう、とまで言われているのです(注・キャンベル博士のお話では、一〇〇万部突破以降の詳しい数字は聞いていない、とのことでした)。

本書が販売面で大成功を収めたのには、主に二つの理由があります。

一つ目は、「人々がこの食事法に基づいたライフスタイルを試すと、多種多様の病気が改善する」というすばらしい健康効果を体験することになるからです。これは、インターネット書店の最大手であるアマゾン・ドット・コムに、読者から寄せられた八〇〇件余りもの書評(カスタマーレビュー)を読めば納得できます。

二つ目の理由としては、本書の刊行以来、私自身これまでに三〇〇件余りの講演活動を続けてきたことが挙げられるでしょう。ただし、この講演はいずれも依頼されて行なったものであり、しかも大部分は医科大学や医学会議などから招かれたものでした。

二〇〇九年には、アメリカで新設された医科大学三校のうち二校の開校式に招待され、講演することになりました。こうした新設校や私を招いた医学校では、カリキュラムに栄養学講座をとり入れることを真剣に検討しているのです。

本書をきっかけに、医学界がこれまで無視してきた栄養学修得の重要性に気づき始めたことが窺えます。

アメリカ国内で五〇～七〇人を対象に本書の食事法をとり入れて行なわれてきた研究は、少なくとも一五件ほどありますが、その健康改善効果はすばらしく、しかもどの研究にもそのすばらしさが実証されていることも報告されています。

また、世界一流のアスリートや政治家、医者といった著名人が本書を読み、自ら実行に移し、目を瞠るような健康改善を体験しているケースもあります。

その顕著な症例がクリントン元大統領です。クリントン氏は最近、CNNのインタビュー番組に出演し、司会者のウルフ・ブリッツァーに、二四ポンド（約一一キログラム）やせ、持病の心臓病や健康全般を改善できたことを披露したのです。

そのきっかけは、『The China Study』を読み、私の仲間であり、本書でもご紹介した有能な二人の医師（コールドウェル・B・エセルスティン・ジュニア博士とディーン・オーニッシュ博士）が、「食の原則」について私と同様のことを述べていたのを思い出したことにありました。それでクリントン氏は食習慣を変えたのです。

また、このほどエセルスティン博士と私の研究をテーマにしたドキュメンタリー映画『Forks Over Knives』（注・日本語版『フォークス・オーバー・ナイブズ』。日本コロムビアよりDVDが発売中）が製作されたことも、本書への関心の高さを物語る一例でしょう。

これはハリウッドの経験豊かな映像プロダクションが手掛けたもので、臨床的に立証された「プラントベース食がもたらす真の健康効果」について描いている作品です（注・二〇一一年三月一一日に全米で一般公開され、大ヒットを記録）。

さらに、この一年半の間に「T・コリン・キャンベル財団」（注・二〇一五年現在、「T・コリン・キャンベル栄養学研究センター」に改称）が、コーネル大学のオンラインコースと協力して、「プラントベース栄養学」というオンライン講座を開設し、関心を集めていることも、本書のメッセージが人々の間に浸透してきたことの表われでしょう（http://www.nutritionstudies.org/ 参照）。

このコースは、私がコーネル大学で教えている講義と同様のものです。開設以来三期連続で行なわれたこの講座から、すでに五〇〇人余りの卒業生を送り出しています。その多くは医師・看護師・栄養士などの医療従事者、および健康分野で活躍している優秀な人たちです。

刊行当初、多くの人がこれほどの成功を想像だにしませんでした。しかし、人々が本書のメッセージに触発されて試してみたところ、「本当だ」「これが真実だ」「この治療法は本物だ」という確信に至り、広く受け入れられるようになりました。

社会背景の似ている日本でも、同じような状況になる可能性が非常に高い、と私は期待しています。健康への道はあなたの選択次第です。真実はあなたの体が知っています。「真実の食生活」を通じ、ぜひ体の中の声を聴いてあげてください。

最後に、日本のみなさんが本書に記された「健康のためのメッセージ」をとり入れ、誰もがすばらしい人生を手にされることを祈っています。

そして、すでに本書を参考にした食事療法をとり入れている医師のみなさん、ぜひ勇気をもって継続してください。やがてこの実績の積み上げが大きな力となることでしょう。

海の向こうから私と息子はもちろんのこと、エセルスティン博士、マクドゥーガル博士、そして私を支持してくれている多くの仲間と数え切れない読者が応援しています。

二〇一一年一月

コーネル大学栄養生化学部名誉教授

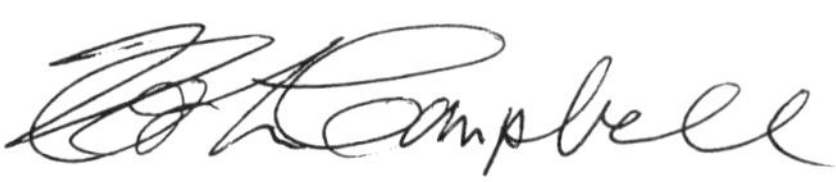

T・コリン・キャンベル

合本版「訳者あとがき」（その後の『The China Study』とアメリカ社会）

「ガン」。それは何よりも恐れられている病気です。日本では二人に一人がガンになるといわれています。しかし、キャンベル博士のメッセージに従えば、予防はもちろんのこと、ガンは改善も可能な病気になります。

本書の第1部と第2部で、キャンベル博士はそのことをわかりやすく解説しています。つまり、そこに記されている情報を自分のものにし、食習慣を「プラントベースでホールフード」に変えるだけで、ガンは「最も恐ろしい病気」ではなくなり、自らコントロールすることが可能なものとなるのです。


「食習慣とガン」の関係を誰よりも詳しく研究してきたキャンベル博士から、『The China Study』の日本語版の出版に手を貸してほしい、というご依頼を受けたとき、博士は次のように話していました。

ガンが「ナンバーワン・キラー」（死因第一位）として猛威を振るっている日本で、『The China Study』の情報を人々がライフスタイルにとり入れたならば、日本人のガンの罹患率や死亡率は激減していくはずです。

しかし、日本で『The China Study』の邦訳（分冊版）が出揃って四年余りが経過していますが、この本の存在を知り、キャンベル博士のメッセージを実践に移している人の数は、アメリカ社会と比較して、ごくわずかでしかありません。

日本の新聞や週刊誌には、「菜食主義者が特に長生きしているわけではなく、胃ガン患者が少ないというわけでもない。バランスよく食べることのほうが大事だ」とか「食べ物でガンが治るなら、こんな楽なことはない」と主張する、著名な医師や学者らの発言が大きな記事となって掲載されています。

最近では「肉は健康長寿の秘訣」「特に高齢者は肉から良質なタンパク質を摂取することが必要」「赤身肉はパワーフード」といった情報が増えてきていることから、ガン患者の方も含めて、多くの日本人は「ガンを促進させる食習慣」を知らないうちに続けている、といっても過言ではないでしょう。

一方、「心臓病が死因第一位」であるアメリカでは、「ガンの予防と改善に役立つ食習慣は、心臓病や糖尿病のほか、欧米諸国に蔓延しているほとんどの病気の予防や改善にも役立つ」という、キャンベル博士のメッセージを受け入れ、「プラントベースでホールフードの食習慣」に変える人が、ますます増えています。

人々は、『The China Study』を「It will save your life.」(あなたの命を救う、の意)と言って友人や知人に紹介し、この本がすすめる食習慣で、**劇的減量・メタボ追放を実現**させたり、**心臓病・糖尿病・ガンなどを克服**したという人たちのサクセスストーリーが、ネットを通じて世界中に発信されています。

食文化の違いはあれど、キャンベル博士からのメッセージはきわめて貴重な参考意見として、日本の人たちも虚心坦懐に耳を傾ける価値がある、と思うのです。

さらには、キャンベル博士ご自身も書かれていますが、博士の研究人生を描いたドキュメンタリー映画『Forks Over Knives(フォークス・オーバー・ナイブズ)』(七四二ページ参照)が公開されるや、全米で大ヒット、そのDVDもベストセラーとなり、『The China Study』はますます多くの人の心を引きつけることになりました。

刊行から一〇年経過した二〇一五年一一月一一日現在でも、インターネット書店「アマゾン・ドット・コム」

の米国内ランキングにおいて、『The China Study』は総合八三一位を堅持、一九五六のカスタマー・レヴュー（読者感想）のうち、最高ランクの五つ星評価が八二％という圧倒的な支持を背景に、二一世紀の「栄養学のバイブル」になりつつあります。

『The China Study』は、医学界にも大きな影響を与えています。これまで「対処療法」が主流だった医療現場では、この本を読んだ医師たちが「医療と食と健康」に対する認識を大きく変えつつあるのです。

薬の処方や手術よりも、患者のライフスタイルに介入する「ライフスタイル・メディスン」を実践する医師が増え、「プラントベースでホールフードの食事」を指導することを治療の主軸に据える医師は、もはや珍しい存在ではありません。彼らは患者に薬を処方するのではなく、『The China Study』を読むことをすすめているのです。

こうした医師らを対象に、「プラントベース栄養学」に基づくヘルスケア（医療）のノウハウ、および「最新プラントベース栄養学情報」などの提供を目的とした国際会議が二年ほど前から開催されるようになり、参加者数がほぼ倍々になるほどの人気を博しています。まさにアメリカの医学界に変革が起こりつつある証でしょう。

『The China Study』がアメリカ社会の「医療と食」の認識を大きく変えようとしている中、日本のみなさんもぜひ、キャンベル博士のメッセージを受けとって、日本のマスメディアによる健康情報がすべてではないことを、どうか本書から学んでいただきたいと願っています。**「あなたの命を救う情報」がここにある**のですから――。

二〇一五年一一月

松田麻美子

＊ 6・Flegal KM, Carroll MD, Ogden CL, et al. "Prevalence and trends in obesity among U.S. adults, 1999.2000." JAMA 288 (2002): 1723-1727.
＊ 7・American Heart Association. "High blood cholesterol and other lipids. statistics." March, 2004. Accessed at http://www.americanheart.org/presenter.jhtml?identifi er=2016
＊ 8・Wolz M, Cutler J, Roccella EJ, et al. "Statement from the National High Blood Pressure Education Program: prevalence of hypertension." Am. J. Hypertens. 13 (2000): 103-104.
＊ 9・Lucas JW, Schiller JS, and Benson V. "Summary health statistics for U.S. Adults: National Health Interview Survey, 2001." National Center for Health Statistics. Vital Health Stat. 10(218). 2004.
＊10・Robbins J. The Food Revolution. Berkeley, California: Conari Press, 2001.
＊11・I strongly recommend reading John Robbins' "The Food Revolution," which convincingly details the connection between your diet and the environment.
＊12・World Health Organization. "The World Health Report 1997: Press Release. Human and social costs of chronic diseases will rise unless confronted now, WHO Director-General says." Geneva, Switzerland: World Health Organization, 1997. Accessed at http://www.who.int/whr2001/2001/archives/1997/presse.htm
＊13・Ornish, D., Brown, S. E., Scherwitz, L. W., Billings, J. H., Armstrong, W. T., Ports, T. A., McLanahan, S. M., Kirkeeide, R. L., Brand, R. J., and Gould, K. L. "Can lifestyle changes reverse coronary heart disease?" Lancet, 336: 129-133, 1990. Esselstyn, C. B., Ellis, S. G., Medendorp, S. V., and Crowe, T. D. "A strategy to arrest and reverse coronary artery disease: a 5-year longitudinal study of a single physician's practice." J. Family Practice, 41: 560-568, 1995.
＊14・Vegetarian Resource Group. "How Many Vegetarians Are There?" March, 2004. Accessed at http://www.vrg.org/journal/vj2003issue3/vj2003issue3poll.htm
＊15・Herman-Cohen V. "Vegan revolution." Ithaca Journal (reprinted from LA Times) Aug 11, 2003: 12A.
＊16・Sabate J, Duk A, and Lee CL. "Publication trends of vegetarian nutrition articles in biomedical literature, 1966-1995." Am. J. Clin. Nutr. 70(Suppl) (1999): 601S-607S.

＊18・Avorn J, Chen M, and Hartley R. "Scientifi c versus commercial sources of infl uence on the prescribing behavior of physicians." Am. J. Med. 73 (1982): 4-8.
＊19・Lurie N, Rich EC, Simpson DE, et al. "Pharmaceutical representatives in academic medical centers: interaction with faculty and housestaff ." J. Gen. Intern. Med. 5 (1990): 240-243.
＊20・Steinman MA, Shlipak MG, and McPhee SJ. "Of principles and pens: attitudes and practices of medicine housestaff toward pharmaceutical industry promotions." Am. J. Med. 110 (2001): 551-557.
＊21・Lexchin J. "Interactions between physicians and the pharmaceutical industry: what does the literature say?" Can.. Med. Assoc. J. 149 (1993): 1401-1407.
＊22・Lexchin J. "What information do physicians receive from pharmaceutical representatives?" Can. Fam. Physician 43 (1997): 941-945.
＊23・Baird P. "Getting it right: industry sponsorship and medical research." Can. Med. Assoc. Journ. 168 (2003): 1267-1269.
＊24・Smith R. "Medical journals and pharmaceutical companies: uneasy bedfellows." Brit. Med. Journ. 326 (2003): 1202-1205.
＊25・Chopra SS. "Industry funding of clinical trials: benefi t or bias?" JAMA 290 (2003): 113-114.
＊26・Healy D. "In the grip of the python: confi cts at the university-industry interface." Sci. Engineering Ethics 9 (2003): 59-71.
＊27・Olivieri NF. "Patients' health or company profi ts? The commericalization of academic research." Sci. Engineering Ethics 9 (2003): 29-41.
＊28・Johnson L. "Schools report research interest confl icts." The Ithaca Journal October 24, 2002: 3A.
＊29・Agovino T. "Prescription use by children multiplying, study says." The Ithaca Journal Sept. 19, 2002: 1A.
＊30・Associated Press. "Survey: many guidelines written by doctors with ties to companies." The Ithaca Journal Feb. 12, 2002.
＊31・Weiss R. "Correctly prescribed drugs take heavy toll; millions aff ected by toxic reactions." The Washington Post Apr. 15, 1998: A01.
＊32・Lasser KE, Allen PD, Woolhandler SJ, et al. "Timing of new black box warnings and withdrawals for prescription medications." JAMA 287 (2002): 2215-2220.
＊33・Lazarou J, Pomeranz B, and Corey PN. "Incidence of adverse drug reactions in hospitalized patients." JAMA 279 (1998): 1200-1205.

〈第18章〉

＊ 1 ・Macilwain G. The General Nature and Treatment of Tumors. London, UK: John Churchill, 1845.
＊ 2 ・Williams H. The Ethics of Diet. A Catena of Authorities Deprecatory of the Practice of Flesh-Eating. London: F. Pitman, 1883.
＊ 3 ・U.S. Census Bureau. "U.S. Popclock Projection." March, 2004. Accessed at http://www.census.gov/cgi-bin/popclock
＊ 4 ・Centers for Disease Control. "Prevalence of adults with no known risk factors for coronary heart disease-behavioral risk factor surveillance system, 1992." Morbidity and mortality weekly report 43 (February 4, 1994): 61-63,69.
＊ 5 ・Kaufman DW, Kelly JP, Rosenberg L, et al. "Recent patterns of medication use in the ambulatory adult population of the United States: the Slone survey." J. Am. Med. Assoc. 287 (2002): 337-344.

Med. 342 (2000): 1902-1904.
＊21・National Cancer Institute. FY 2004 Congressional Justifi cation. Accessed 2003. Available from http://www3.cancer.gov/admin/fmb/index/html.
＊22・Demas A. Food Education in the Elementary Classroom as a Means of Gaining Acceptance of Diverse Low Fat Foods in the School Lunch Program [PhD Dissertation]. Ithaca, NY: Cornell University, 1995:325pp.

〈第17章〉

＊ 1・Austoker J. "The 'treatment of choice': breast cancer surgery 1860-1985." Soc. Soc. Hist. Med. Bull.(London) 37 (1985): 100-107.
＊ 2・Naifeh SW. The Best Doctors in America, 1994.1995. Aiken, S.C.: Woodward & White, 1994.
＊ 3・McDougall JA, and McDougall MA. The McDougall Plan. Clinton, NJ: New Win Publishing, Inc., 1983.
＊ 4・Committee on Nutrition in Medical Education. "Nutrition Education in U.S. Medical Schools." Washington, DC: National Academy of Sciences, 1985.
＊ 5・White PL, Johnson OC, and Kibler MJ. "Council on Foods and Nutrition, American Medical Association.its relation to physicians." Postgraduate Med. 30 (1961): 502-507.
＊ 6・Lo C. "Integrating nutrition as a theme throughout the medical school curriculum." Am. J. Clin. Nutr. 72(Suppl) (2000): 882S-889S.
＊ 7・Pearson TA, Stone EJ, Grundy SM, et al. "Translation of nutrition science into medical education: the Nutrition Academic Award Program." Am. J. Clin. Nutr. 74 (2001): 164-170.
＊ 8・Kassler WJ. "Appendix F: Testimony of the American Medical Student Association." Washington, DC: National Academy of Sciences, 1985.
＊ 9・Zeisel SH, and Plaisted CS. "CD-ROMs for Nutrition Education." J. Am. Coll. Nutr. 18 (1999): 287.
＊10・Two or three reputable agencies have also sponsored this program, but I suspect that the administrators of these agencies felt it necessary to associate with a project in medical education for their own purposes, regardless of the dubious list of other organizations.
＊11・http://www.med.unc.edu/nutr/nim/FAQ.htm#anchor197343
＊12・Weinsier RL, Boker JR, Brooks CM, et al. "Nutrition training in graduate medical (residency) education: a survey of selected training programs." Am. J. Clin. Nutr. 54 (1991): 957-962.
＊13・Young EA. "National Dairy Council Award for Excellence in Medical/Dental Nutrition Education Lecture, 1992: perspectives on nutrition in medical education." Am. J. Clin. Nutr. 56 (1992): 745-751.
＊14・Kushner RF. "Will there be a tipping point in medical nutrition education?" Am. J. Clin. Nutr. 77 (2003): 288-291.
＊15・Angell M. "Is academic medicine for sale?" New Engl. J. Med. 342 (2000): 1516-1518.
＊16・Moynihan R. "Who pays for the pizza? Redefi ning the relationships between doctors and drug companies 1: Entanglement." Brit. Med. Journ. 326 (2003): 1189-1192.
＊17・Moynihan R. "Who pays for the pizza? Redefi ning the relationships between doctors and drug companies. 2. Disentanglement." Brit. Med. Journ. 326 (2003): 1193-1196.

＊2・National Academy of Sciences. Press Release. "Report off ers new eating and physical activity targets to reduce chronic disease risk." Sept. 5, 2002. Washington, DC: National Research Council, Institute of Medicine. Accessed at http://www4.nationalacademies.org/news.nsf/isbn/0309085373?OpenDocument
＊3・Wegmans Company. Recipe and nutrient facts. Accessed 2003. Available from http://www.wegmans.com.
＊4・U.S. Department of Agriculture. "USDA Nutrient Database for Standard Reference." Washington, DC: U.S. Department of Agriculture, Agriculture Research Service, 2002. Accessed at http://www.nal.usda.gov/fnic/foodcomp
＊5・The RDA has been expressed as a singular quantity of protein, as 0.8 grams of protein per kilogram of body weight. Assuming a daily intake of 2,200 calories for a 70 kg person, this 0.8 grams is equivalent to about 10.11% of total calories: 70 kg X 0.8 gm/kg X 4 cal/gm X 1/2200 cal X 100 = 10.2%
＊6・Wright JD, Kennedy-Stephenson J, Wang CY, et al. "Trends in Intake of Energy and Macro-nutrients - United States, 1971.2000." Morbidity and mortality weekly report 53 (February 6, 2004): 80-82.
＊7・Boseley S. "Sugar industry threatens to scupper WHO." The Guardian April 21, 2003
＊8・Brundtland GH. "Sweet and sour; The WHO is accused by the sugar industry of giving unscientifi c nutrition advice. But its recommendations are based on solid evidence, says Gro Harlem Brundtland." New Scientist, May 03, 2003: 23.
＊9・International Life Sciences Institute. ILSI North America. Accessed February 13, 2004. Available from http://www.ilsina.org.
＊10・Kursban M. Commentary: confl icted panel makes for unfi t guidelines. Physicians Committee for Responsible Medicine. Accessed June, 2003. Available from http://www.pcrm.org/health/commentary/commentary0004.html.
＊11・Chaitowitz S. Court rules against USDA's secrecy and failure to disclose confl ict of interest in setting nutrition policies. Physicians Committee for Responsible Medicine. Accessed January 27, 2004. Available from http://www.pcrm.org/news/health001002.html.
＊12・I have been for several years on the science advisory board of PCRM.
＊13・National Academy of Sciences, and Institute of Medicine. "Dietary Reference Intakes for Energy, Carbohydrates, Fiber, Fat, Fatty Acids, Cholesterol, Protein, and Amino Acids [summary statement]." Washington, DC: National Academy Press, September, 2002.
＊14・National Institutes of Health. February 2004. Accessed at http://www.nih.gov
＊15・National Institutes of Health. "National Institutes of Health. Summary of the FY 2005 President's Budget." February 2, 2004. Accessed at http://www.nih.gov/news
＊16・National Institutes of Health. NIH Disease Funding Table: Special Areas of Interest. Accessed August 18, 2003. Available from http://www.nih.gov/news/fi ndingresearchareas.htm.
＊17・Calculated from NIH Disease Funding Table: Special Areas of Interest. See previous reference.
＊18・National Cancer Institute. "FY 1999 Questions and Answers provided for the record for the FY 1999 House Appropriations Subcommitee." July 15, 2003. Accessed at http://www3.cancer.gov/admin/fmb/1999QAs.htm
＊19・National Cancer Institute. FY 2001 Congressional Justifi cation. Accessed March 2, 2004. Available from http://www3.cancer.gov/admin/fmb/index.html.
＊20・Angell M. "The pharmaceutical industry.to whom is it accountable?" New Engl. J.

dienoic derivative of linoleic acid." Cancer Res. 51 (1991): 6118-6124.
＊17・Ip C, Cheng J, Thompson HJ, et al. "Retention of conjugated linoleic acid in the mammary gland is associated with tumor inhibition during the post-initiation phase of carcinogenesis." Carcinogensis 18 (1997): 755-759.
＊18・Yaukey J. "Changing cows' diets elevates milks' cancer-fi ghting." Ithaca Journal November 12, 1996: 1.
＊19・Belury MA. "Inhibition of carcinogenesis by conjugated linoleic acid: potential mechanisms of action." J. Nutr. 132 (2002): 2995-2998.
＊20・Ip C, Banni S, Angioni E, et al. "Conjugated linoleic acid-enriched butter fat alters mammary gland morphogenesis and reduces cancer risk in rats." J. Nutr. 129 (1999): 2135-2142.
＊21・Griinari JM, Corl BA, Lacy SH, et al. "Conjugated linoleic acid is synthesized endogenously in lactating dairy cows by D9-desaturase." J. Nutr. 130 (2000): 2285-2291.
＊22・Ip C, Dong Y, Thompson HJ, et al. "Control of rat mammary epithelium proliferation by conjugated linoleic acid." Nutr. Cancer 39 (2001): 233-238.
＊23・Ip C, Dong Y, Ip MM, et al. "Conjugated linoleic acid isomers and mammary cancer prevention." Nutr. Cancer 43 (2002): 52-58.
＊24・Giovannucci E. "Insulin and colon cancer." Cancer Causes and Control 6 (1995): 164-179.
＊25・Mills PK, Beeson WL, Phillips RL, et al. "Cohort study of diet, lifestyle, and prostate cancer." Cancer 64 (1989): 598-604.
＊26・Search for keyword "lycopene" at http://www.ncbi.nlm.nih.gov
＊27・Christian MS, Schulte S, and Hellwig J. "Developmental (embryo-fetal toxicity/teratogenecity) toxicity studies of synthetic crystalline lycopene in rats and rabbits." Food Chem. Toxicol. 41 (2003): 773-783.
＊28・Giovannucci E, Rimm E, Liu Y, et al. "A prospective study of tomato products, lycopene, and prostate cancer risk." J. Nat. Cancer Inst. 94 (2002): 391-398.
＊29・Gann PH, and Khachik F. "Tomatoes or lycopene versus prostate cancer: is evolution antireductionist?" J. Nat. Cancer Inst. 95 (2003): 1563-1565.
＊30・Tucker G. "Nutritional enhancement of plants." Curr. Opin. 14 (2003): 221-225.
＊31・He Y. Eff ects of carotenoids and dietary carotenoid extracts on afl atoxin B1-induced mutagenesis and hepatocarcinogenesis. Ithaca, NY: Cornell University, PhD Thesis, 1990.
＊32・He Y, and Campbell TC. "Eff ects of carotenoids on afl atoxin B1-induced mutagenesis in S. typhimurium TA 100 and TA 98." Nutr. Cancer 13 (1990):243-253.
＊33・Giovannucci E, Ascherio A, Rimm EB, et al. "Intake of carotenoids and retinol in relation to risk of prostate cancer." J. Nat. Cancer Inst. 87 (1995): 1767-1776.
＊34・U.S. Department of Agriculture. "USDA Nutrient Database for Standard Reference." Washington, DC: U.S. Department of Agriculture, Agriculture Research Service, 2002. Accessed at http://www.nal.usda.gov/fnic/foodcomp
＊35・Eberhardt MV, Lee CY, and Liu RH. "Antioxidant activity of fresh apples." Nature 405 (2000): 903-904.

〈第16章〉

＊ 1 ・Food and Nutrition Board, and Institute of Medicine. "Dietary reference intakes for energy, carbohydrates, fi ber, fat, fatty acids, cholesterol, protein, and amino acids (macronutrients)." Washington, DC: The National Academy Press, 2002. Accessed at http://www.nap.edu/catalog/10490.html?onpi_newsdoc090502

＊50・U.S. Preventive Services Task Force. "Routine vitamin supplementation to prevent cancer and cardiovascular disease: recommendations and rationale." Ann. Internal Med. 139 (2003): 51-55.

〈第15章〉

＊1・Putman JJ, and Allshouse JE. "Food Consumption, Prices, and Expenditures, 1970-95." Washington, DC: United States Department of Agriculture, 1997. Cited in: Information Plus. Nutrition: a key to good health. Wylie, TX: Information Plus, 1999.
＊2・National Dairy Council. July 15, 2003. Accessed at http://www.nationaldairycouncil.org/aboutus.asp
＊3・Dairy Management Inc. "What is Dairy Management Inc.?" February 12, 2004. Accessed at http://www.dairycheckoff .com/whatisdmi.htm
＊4・Dairy Management Inc. Press release. "Dairy checkoff 2003 unifi ed marketing plan budget geared to help increase demand in domestic and international markets." Rosemont, IL: January 24, 2003. Accessed at http://www.dairycheckoff .com/news/release-012403.asp
＊5・National Watermelon Promotion Board. January 12, 2004. Accessed at http://www.watermelon.org
＊6・Dairy Management Inc. "2001 Annual Report." Dairy Management, Inc., 2001. Accessed at http://www.dairycheckoff .com/annualreport.htm/
＊7・United States Department of Agriculture. "Report to Congress on the National Dairy Promotion and Research Program and the National Fluid Milk ProcessorPromotion Program." 2000. Accessed at http://www.ams.usda.gov/dairy/prb_intro.htm.IN
＊8・United States Department of Agriculture. "Report to Congress on the National Dairy Promotion and Research Program and the National Fluid Milk Processor Promotion Program." 2003. Accessed at http://www.ams.usda.gov/dairy/prb/prb_rept_2003.htm
＊9・Nutrition Explorations. July, 2003. Accessed at http://www.nutritionexplorations.com
＊10・Powell A. "School of Public Health hosts food fi ght: McDonald's, dairy industry, dietary reformers face off at symposium." Harvard Gazette: 24 October 2002. Accessed at http://www.news.harvard.edu/gazette/2002/10.24/09-food.html
＊11・Ha YL, Grimm NK, and Pariza MW. "Anticarcinogens from fried ground beef: heataltered derivatives of linoleic acid." Carcinogensis 8 (1987): 1881-1887.
＊12・Ha YL, Storkson J, and Pariza MW. "Inhibition of benzo(a)pyrene-induced mouse forestomach neoplasia by conjugated denoic derivatives of linoleic acid." Cancer Res. 50 (1990): 1097-1101.
＊13・Aydin R, Pariza MW, and Cook ME. "Olive oil prevents the adverse eff ects of dietary conjugated linoleic acid on chick hatchability and egg quality." J. Nutr. 131 (2001): 800-806.
＊14・Peters JM, Park Y, Gonzalez FJ, et al. "Infl uence of conjugated linoleic acid on body composition and target gene expression in peroxisome proliferator-activated receptor alpha-null mice." Biochim. Biophys. Acta 1533 (2001): 233-242.
＊15・Ntambi JM, Choi Y, Park Y, et al. "Eff ect of conjugated linoleic acid (CLA) on immune responses, body composition and stearoyl-CoA desaturase." Can. J. Appl. Physiol. 27 (2002): 617-627.
＊16・Ip C, Chin SF, Scimeca JA, et al. "Mammary cancer prevention by conjugated

＊29・Hunter DJ, Morris JS, Stampfer MJ, et al. "A prospective study of selenium status and breast cancer risk." JAMA 264 (1990): 1128-1131.
＊30・Smith-Warner SA, Spiegelman D, Yaun S-S, et al. "Intake of fruits and vegetables and risk of breast cancer: a pooled analysis of cohort studies." JAMA 285 (2001): 769-776.
＊31・Mukamal KJ, Conigrave KM, Mittleman MA, et al. "Roles of drinking pattern and type of alcohol consumed in coronary heart disease in men." New Engl. J. Med. 348 (2003): 109-118.
＊32・Tanasescu M, Hu FB, Willett WC, et al. "Alcohol consumption and risk of coronary heart disease among men with Type 2 diabetes mellitus." J. Am. Coll. Cardiol. 38 (2001): 1836-1842.
＊33・Smith-Warner SA, Spiegelman D, Yaun S-S, et al. "Alcohol and breast cancer in women. A pooled analysis of cohort studies." JAMA 279 (1998): 535-540.
＊34・He K, Rimm EB, Merchant A, et al. "Fish consumption and risk of stroke in men." JAMA 288 (2002): 3130-3136.
＊35・Albert CM, Hennekens CH, O'Donnell CJ, et al. "Fish consumption and risk of sudden cardiac death." JAMA 279 (1998): 23-28.
＊36・U.S. Department of Agriculture. "USDA Nutrient Database for Standard Reference." Washington, DC: U.S. Department of Agriculture, Agriculture Research Service, 2002. Accessed at http://www.nal.usda.gov/fnic/foodcomp
＊37・Hu FB, Stampfer MJ, Rimm EB, et al. "A prospective study of egg consumption and risk of cardiovascular disease in men and women." JAMA 281 (1999):1387-1394.
＊38・Hu FB, Manson JE, and Willett WC. "Types of dietary fat and risk of coronary heart disease: a critical review." J. Am. Coll. Nutr. 20 (2001): 5-19.
＊39・Mitchell S. "Eggs might reduce breast cancer risk." United Press International Feb. 21, 2003.
＊40・Steinmetz, K. A. and Potter, J. D. "Egg consumption and cancer of the colon and rectum." Eur. J. Cancer Prev., 3: 237-245, 1994.
＊41・Giovannucci E, Rimm EB, Stampfer MJ, et al. "Intake of fat, meat, and fi ber in relation to risk of colon cancer in men." Cancer Res. 54 (1994): 2390-2397.
＊42・Fuchs CS, Giovannucci E, Colditz GA, et al. "Dietary fi ber and the risk of colorectal cancer and adenoma in women." New Engl. J. Med. 340 (1999): 169-176.
＊43・Higginson J. "Present trends in cancer epidemiology." Proc. Can. Cancer Conf. 8 (1969): 40-75.
＊44・Burkitt DP. "Epidemiology of cancer of the colon and the rectum." Cancer 28 (1971): 3-13.
＊45・Trowell HC, and Burkitt DP. Western diseases: their emergence and prevention. London: Butler & Tanner, Ltd., 1981.
＊46・Boyd NF, Martin LJ, Noff el M, et al. "A meta-analysis of studies of dietary-fat and breast cancer risk." Brit. J. Cancer 68 (1993): 627-636.
＊47・Campbell TC. "Animal protein and ischemic heart disease." Am. J. Clin. Nutr. 71 (2000): 849-850.
＊48・Hu FB, and Willett W. "Reply to TC Campbell." Am. J. Clin. Nutr. 71 (2000): 850.
＊49・Morris CD, and Carson S. "Routine vitamin supplementation to prevent cardiovascular disease: a summary of the evidence for the U.S. Preventive Services Task Force." Ann. Internal Med. 139 (2003): 56-70.

＊7・Carroll KK. "Experimental evidence of dietary factors and hormone-dependent cancers." Cancer Res. 35 (1975): 3374-3383.
＊8・Chen J, Campbell TC, Li J, et al. Diet, life-style and mortality in China. A study of the characteristics of 65 Chinese counties. Oxford, UK; Ithaca, NY; Beijing, PRC: Oxford University Press; Cornell University Press; People's Medical Publishing House, 1990.
＊9・Hu FB, Stampfer MJ, Manson JE, et al. "Dietary protein and risk of ischemic heart disease in women." Am. Journ. Clin. Nutr. 70 (1999): 221-227.
＊10・Holmes MD, Hunter DJ, Colditz GA, et al. "Association of dietary intake of fat and fatty acids with risk of breast cancer." JAMA 281 (1999): 914-920.
＊11・U.S. Department of Agriculture. "Agriculture Fact Book." Washington, DC: U.S. Department of Agriculture, 1998. cited in: Information Plus Nutrition: a key to good health. Wylie, TX: Information Plus, 1999.
＊12・While the average percentage of calories derived from fat has gone down slightly, average daily fat intake, in grams, has stayed the same or has gone up.
＊13・Information Plus. Nutrition: a key to good health. Wylie, TX: Information Plus, 1999.
＊14・Wegmans.com. 01/19/04. Accessed at http://www.wegmans.com/recipes
＊15・Mardiweb.com. "Cheesecake." 01/19/04. Accessed at http://mardiweb.com/lowfat/dessert.htm#Recipe000857
＊16・Anonymous. "Center to Coordinate Women's Health Study." Chicago Sun-Times October 12, 1992: 14N.
＊17・Prentice RL, Kakar F, Hursting S, et al. "Aspects of the rationale for the Women's Health Trial." J. Natl. Cancer Inst. 80 (1988): 802-814.
＊18・Henderson MM, Kushi LH, Thompson DJ, et al. "Feasibility of a randomized trial of a low-fat diet for the prevention of breast cancer: dietary compliance in the Women's Health Trail Vanguard Study." Prev. Med. 19 (1990): 115-133.
＊19・Self S, Prentice R, Iverson D, et al. "Statistical design of the Women's Health Trial." Controlled Clin. Trials 9 (1988): 119-136.
＊20・Armstrong D, and Doll R. "Environmental factors and cancer incidence and mortality in diff erent countries, with special reference to dietary practices." Int. J. Cancer 15 (1975): 617-631.
＊21・Campbell TC. "The dietary causes of degenerative diseases: nutrients vs foods." In: N. J. Temple and D. P. Burkitt (eds.), Western diseases: their dietary prevention and reversibility, pp. 119-152. Totowa, NJ: Humana Press, 1994.
＊22・White E, Shattuck AL, Kristal AR, et al. "Maintenance of a low-fat diet: follow-up of the Women's Health Trial." Cancer Epi. Biom. Prev. 1 (1992): 315-323.
＊23・Willett WC, Hunter DJ, Stampfer MJ, et al. "Dietary fat and fi ber in relation to risk of breast cancer. An 8-year follow-up." J. Am. Med. Assoc. 268 (1992): 2037-2044.
＊24・Willett W. "Dietary fat and breast cancer." Toxicol. Sci. 52[Suppl] (1999): 127-146.
＊25・Hunter DJ, Spiegelman D, Adami H-O, et al. "Cohort studies of fat intake and the risk of breast cancer-a pooled analysis." New Engl. J. Med. 334 (1996): 356-361.
＊26・Missmer SA, Smith-Warner SA, Spiegelman D, et al. "Meat and dairy consumption and breast cancer-a pooled analysis of cohort studies." Int. J. Epidemiol. 31 (2002): 78-85.
＊27・Rockhill B, Willett WC, Hunter DJ, et al. "Physical activity and breast cancer risk in a cohort of young women." J. Nat. Cancer Inst. 90 (1998): 1155-1160.
＊28・Smith-Warner SA, Spiegelman D, Adami H-O, et al. "Types of dietary fat and breast cancer: a pooled analysis of cohort studies." Int. J. Cancer 92 (2001):767-774.

chronic disease are completely arbitrary. What's important to know is that a chronic disease can be with us for most of our lives, and if it progresses, it will do so in a veryfl uid, continuous manner.
＊15・Hildenbrand GLG, Hildenbrand LC, Bradford K, et al. "Five-year survival rates of melanoma patients treated by diet therapy after the manner of Gerson: a retrospective review." Alternative Therapies in Health and Medicine 1 (1995): 29-37.
＊16・McDougall JA. McDougall''s Medicine, A Challenging Second Opinion. Piscataway, NJ: New Century Publishers, Inc., 1985.
＊17・Swank RL. "Multiple sclerosis: twenty years on low fat diet." Arch. Neurol. 23 (1970): 460-474.
＊18・Swank RL. "Eff ect of low saturated fat diet in early and late cases of multiple sclerosis." Lancet 336 (1990): 37-39.

【第4部】

〈第13章〉

＊ 1 ・Colen BD. "To die in Tijuana; a story of faith, hope and laetrile." The Washington Post Magazine, September 4, 1977: 10.
＊ 2 ・Burros M. "The sting? America's supplements appetite; scientists are dubious, but America's appetite for food supplements keeps growing." The Washington Post August 2, 1979: E1.
＊ 3 ・Hilgartner S. Science on Stage. Expert advice as public drama. Stanford, CA: Stanford University Press, 2000.
＊ 4 ・National Research Council. Diet, Nutrition and Cancer. Washington, DC: National Academy Press, 1982.
＊ 5 ・U.S. Senate. "Dietary goals for the United States, 2nd Edition." Washington, DC: U.S. Government Printing Offi ce, 1977.
＊ 6 ・American Council of Science and Health. 01/08/04. Accessed at http://www.achs.org/about/ index.html
＊ 7 ・Mindfully.org. 01/08/2004. Accessed at http://www.mindfully.org/Pesticide/ACSH-koop.htm
＊ 8 ・American Society for Nutritional Sciences. 01/08/04. Accessed at http://www.asns.org

〈第14章〉

＊ 1 ・National Research Council. Diet, Nutrition and Cancer. Washington, DC: National Academy Press, 1982.
＊ 2 ・United States Federal Trade Commission. "Complaint counsel's proposed fi ndings of fact, conclusions of law and proposed order (Docket No. 9175)." Washington, DC: United States Federal Trade Commission, December 27, 1985.
＊ 3 ・Associated Press. "Company news; General Nutrition settles complaint." The New York Times June 14, 1988: D5.
＊ 4 ・Willett W. "Diet and cancer: one view at the start of the millennium." Cancer Epi. Biom. Prev. 10 (2001): 3-8.
＊ 5 ・Belanger CF, Hennekens CH, Rosner B, et al. "The Nurses' Health Study." Am. J. Nursing (1978): 1039-1040.
＊ 6 ・Marchione M. "Taking the long view; for 25 years, Harvard's Nurses' Health Study has sought answers to women's health questions." Milwaukee Journal-Sentinel July 16, 2001: 01G.

＊30・Doi SQ, Rasaiah S, Tack I, et al. "Low-protein diet suppresses serum insulin-like growth factor-1 and decelerates the progresseion of growth hormone-induced glomerulosclerosis." Am. J. Nephrol. 21 (2001): 331-339.
＊31・Heaney RP, McCarron DA, Dawson-Hughes B, et al. "Dietary changes favorably affect bond remodeling in older adults." J. Am. Diet. Assoc. 99 (1999): 1228-1233.
＊32・Allen NE, Appleby PN, Davey GK, et al. "Hormones and diet: low insulin-like growth factor-I but normal bioavailable androgens in vegan men." Brit. J. Cancer 83 (2000): 95-97.

【第3部】

＊ 1 ・http://www.southbeachdiet.com, accessed 4/26/04

〈第11章〉

＊ 1 ・Atkins RC. Dr. Atkins' New Diet Revolution. New York, NY: Avon Books, 1999.
＊ 2 ・The Alpha-Tocopherol Beta Carotene Cancer Prevention Study Group. "The eff ect of vitamin E and beta carotene on the incidence of lung cancer and other cancers in male smokers." New Engl. J. Med. 330 (1994): 1029-1035.
＊ 3 ・Omenn GS, Goodman GE, Thornquist MD, et al. "Eff ects of a combination of beta carotene and vitamin A on lung cancer and cardiovascular disease." New Engl. J. Med. 334 (1996): 1150-1155.
＊ 4 ・U.S. Preventive Services Task Force. "Routine vitamin supplementation to prevent cancer and cardiovascular disease: recommendations and rationale." Ann. Internal Med. 139 (2003): 51-55.
＊ 5 ・Morris CD, and Carson S. "Routine vitamin supplementation to prevent cardiovascular disease: a summary of the evidence for the U.S. Preventive Services Task Force." Ann. Internal Med. 139 (2003): 56-70.
＊ 6 ・Kolata G. "Vitamins: more may be too many (Science Section)." The New York Times April 29, 2003: 1, 6.
＊ 7 ・U.S. Department of Agriculture. "USDA Nutrient Database for Standard Reference." Washington, DC: U.S. Department of Agriculture, Agriculture Research Service, 2002.
Accessed at http://www.nal.USDA.gov/fnic/foodcomp
＊ 8 ・Holden JM, Eldridge AL, Beecher GR, et al. "Carotenoid content of U.S. foods: an update of the database." J. Food Comp. Anal. 12 (1999): 169-196.
＊ 9 ・The exact food listings in the database were: Ground Beef, 80% lean meat/20% fat, raw; Pork, fresh, ground, raw; Chicken, broilers or fryers, meat and skin, raw; Milk, dry, whole; Spinach, raw; Tomatoes, red, ripe, raw, year-round average; Lima Beans, large, mature seeds, raw; Peas, green, raw; Potatoes, russet, fl esh and skin, raw.
＊10・Mozafar A. "Enrichment of some B-vitamins in plants with application of organic fertilizers." Plant and Soil 167 (1994): 305-311.
＊11・Brand D, and Segelken R. "Largest scientifi c eff ort in Cornell's history announced." Cornell Chronicle May 9, 2002.
＊12・Ashrafi K, Chang FY, Watts JL, et al. "Genome-wide RNAi analysis of Caenorhabitis elegans fat regulatory genes." Nature 421 (2003): 268-272.
＊13・Shermer M. "Skeptical sayings. Wit and wisdom from skeptics past and present." Skeptic 9 (2002): 28.
＊14・I've never really liked putting such specifi c cutoff points on initiation, promotion and progression of chronic disease, because these cutoff points for each stage of

＊11・Peehl DM, Krishnan AV, and Feldman D. "Pathways mediating the growth-inhibitory action of vitamin D in prostate cancer." J. Nutr. 133(Suppl) (2003): 2461S-2469S.
＊12・Zella JB, McCary LC, and DeLuca HF. "Oral administration of 1,25-dihydroxyvitamin D3 completely protects NOD mice from insulin-dependent diabetes mellitus." Arch. Biochem Biophys. 417 (2003): 77-80.
＊13・Davenport CB. "Multiple sclerosis from the standpoint of geographic distribution and race." Arch. Neurol. Pschiatry 8 (1922): 51-58.
＊14・Alter M, Yamoor M, and Harshe M. "Multiple sclerosis and nutrition." Arch. Neurol. 31 (1974): 267-272.
＊15・Van der Mei IA, Ponsonby AL, Blizzard L, et al. "Regional variation in multiple sclerosis prevalence in Australia and its association with ambivalent ultraviolet radiaion." Neuroepidemiology 20 (2001): 168-174.
＊16・McLeod JG, Hammond SR, and Hallpike JF. "Epidemiology of multiple sclerosis in Australia. With NSW and SA survey results." Med. J. Austr 160 (1994): 117-122.
＊17・Holick MF. "Vitamin D: a millenium perspective." J. Cell. Biochem. 88 (2003): 296-307.
＊18・MacLaughlin JA, Gange W, Taylor D, et al. "Cultured psoriatic fibroblasts from involved and uninvolved sites have a partial, but not absolute resistance to the proliferation-inhibtion activity of 1,25-dihydroxyvitamin D." Proc. National Acad. Sci 52 (1985): 5409-5412.
＊19・Goldberg P, Fleming MC, and Picard EH. "Multiple sclerosis: decreased relapse rate through dietary supplementation with calcium, magnesium and vitamin D." Med. Hypoth. 21 (1986): 193-200.
＊20・Andjelkovic Z, Vojinovic J, Pejnovic N, et al. "Disease modifying and immunomodulatory effects of high dose 1a(OH)D3 in rheumatoid arthritis patients." Clin. Exp. Rheumatol. 17 (1999): 453-456.
＊21・Hypponen E, Laara E, Reunanen A, et al. "Intake of vitamin D and risk of Type 1 diabetes: a birth-cohort study." Lancet 358 (2001): 1500-1503.
＊22・Breslau NA, Brinkley L, Hill KD, et al. "Relationship of animal protein-rich diet to kidney stone formation and calcium metabolism." J. Clin. Endocrinol. Metab. 66 (1988): 140-146.
＊23・Langman CB. "Calcitriol metabolism during chronic metabolic acidosis." Semin. Nephrol. 9 (1989): 65-71.
＊24・Chan JM, Giovannucci EL, Andersson S-O, et al. "Dairy products, calcium, phosphorus, vitamin D, and risk of prostate cancer (Sweden)." Cancer Causes and Control 9 (1998): 559-566.
＊25・Byrne PM, Freaney R, and McKenna MJ. "Vitamin D supplementation in the elderly: review of safety and effectiveness of different regimes." Calcified Tissue Int. 56 (1995): 518-520.
＊26・Agranoff BW, and Goldberg D. "Diet and the geographical distribution of multiple sclerosis." Lancet 2(7888) (November 2 1974): 1061-1066.
＊27・Akerblom HK, Vaarala O, Hyoty H, et al. "Environmental factors in the etiology of Type 1 diabetes." Am. J. Med. Genet. (Semin. Med. Genet.) 115 (2002): 18-29.
＊28・Chan JM, Stampfer MJ, Ma J, et al. "Insulin-like growth factor-I (IGF-I) and IGF binding protein-3 as predictors of advanced-stage prostate cancer." J Natl Cancer Inst 94 (2002): 1099-1109.
＊29・Cohen P, Peehl DM, and Rosenfeld RG. "The IGF axis in the prostate." Horm. Metab. res. 26 (1994): 81-84.

＊72・Joseph JA, Shukitt-Hale B, Denisova NA, et al. "Reversals of age-related declines in neuronal signal transduction, cognitive, and motor behavioral deficits with blueberry, spinach, or strawberry dietary supplementation." J. Neurosci. 19 (1999): 8114-8121.
＊73・Gillman MW, Cupples LA, Gagnon D, et al. "Protective effect of fruits and vegetables on development of stroke in men." JAMA 273 (1995): 1113-1117.
＊74・Kalmijn S, Launer LJ, Ott A, et al. "Dietary fat intake and the risk of incident dementia in the Rotterdam Study." Ann. Neurol. 42 (1997): 776-782.
＊75・Alzheimer' s trend was not statistically significant, perhaps due to the small number of disease cases.
＊76・Clarke R, Smith D, Jobst KA, et al. "Folate, vitamin B12, and serum total homocysteine levels in confirmed Alzheimer disease." Arch. Neurol. 55 (1998): 1449-1455.
＊77・McCully KS. "Homocysteine theory of arteriosclerosis: development and current status." In: A. M. Gotto, Jr. and R. Paoletti (eds.), Athersclerosis reviews, Vol. 11, pp. 157-246. New York: Raven Press, 1983.
＊78・There is a potential snag in this logic, however. Homocysteine levels are regulated in part by B vitamins, most notably folic acid and vitamin B12, and people who are deficient in these vitamins may have higher homocysteine levels. People who do not consume animal-based foods are at risk for having low B12 levels, and thus high homocysteine levels. However, as described in chapter eleven, this has more to do with our separation from nature, and not a deficiency of plant-based diets.

〈補項〉

＊1・Holick MF. In: M. E. Shils, J. A. Olson, M. Shike and e. al (eds.), Modern nutrition in health and disease, 9th ed., pp. 329-345. Baltimore, MD: Williams and Wilkins, 1999.
＊2・Barger-Lux MJ, Heaney R, Dowell S, et al. "Vitamin D and its major metabolites: serum levels after graded oral dosing in healthy men." Osteoporosis Int. 8 (1998): 222-230.
＊3・The biological half-life of storage vitamin D is 10-19 days, the time it takes for half of it to disappear.
＊4・Colston KW, Berger U, and Coombes RC. "Possible role for vitamin D in controlling breast cancer cell proliferation." Lancet 1 (1989): 188-191.
＊5・Nieves J, Cosman F, Herbert J, et al. "High prevalence of vitamin D deficiency and reduced bone mass in multiple sclerosis." Neurology 44 (1994): 1687-1692.
＊6・Al-Qadreh A, Voskaki I, Kassiou C, et al. "Treatment of osteopenia in children with insulin-dependent diabetes mellitus: the effect of 1-alpha hydroxyvitamin D3." Eur. J. Pediatr. 155 (1996): 15-17.
＊7・Cantorna MT, Hayes CE, and DeLuca HF. "1,25-Dihydroxyvitamin D3 reversibly blocks the progression of relapsing encephalomyelitis, a model of multiple sclerosis." Proc. National Acad. Sci 93 (1996): 7861-7864.
＊8・Rozen F, Yang X-F, Huynh H, et al. "Antiproliferative action of vitamin D-related compounds and insulin-like growth factor-binding protein 5 accumulation." J. Nat. Cancer Inst. 89 (1997): 652-656.
＊9・Cosman F, Nieves J, Komar L, et al. "Fracture history and bone loss in patients with MS." Neurology 51 (1998): 1161-1165.
＊10・Giovannucci E, Rimm E, Wolk A, et al. "Calcium and fructose intake in relation to risk of prostate cancer." Cancer Res. 58 (1998): 442-447.

＊55・Messier C, and Gagnon M. "Glucose regulation and cognitive functions: relation to Alzheimer' s disease and diabetes." Behav. Brain Res. 75 (1996): 1-11.
＊56・Ott A, Stolk RP, Hofman A, et al. "Association of diabetes mellitus and dementia: the Rotterdam Study." Diabetologia 39 (1996): 1392-1397.
＊57・Kannel WB, Wolf PA, Verter J, et al. "Epidemiologic assessment of the role of blood pressure in stroke." JAMA 214 (1970): 301-310.
＊58・Launer LJ, Masaki K, Petrovitch H, et al. "The association between midlife blood pressure levels and late-life cognitive function." JAMA 274 (1995): 1846-1851.
＊59・White, L., Petrovitch, H., Ross, G. W., Masaki, K. H., Abbott, R. D., Teng, E. L., Rodriquez, B. L., Blanchette, P. L., Havlik, R., Wergowske, G., Chiu, D., Foley, D. J., Murdaugh, C., and Curb, J. D. "Prevalence of dementia in older Japanese-American men in Hawaii. The Honolulu-Asia Aging Study." JAMA, 276 (1996): 955-960.
＊60・Hendrie HC, Ogunniyi A, Hall KS, et al. "Incidence of dementia and Alzheimer Disease in 2 communities: Yoruba residing in Ibadan, Nigeria and African Americans residing in Indianapolis, Indiana." JAMA 285 (2001): 739-747.
＊61・Chandra V, Pandav R, Dodge HH, et al. "Incidence of Alzheimer' s disease in a rural community in India: the Indo-U.S. Study." Neurology 57 (2001): 985-989.
＊62・Grant WB. "Dietary links to Alzheimer' s Disease: 1999 Update." J. Alzheimer' s Dis 1 (1999): 197-201.
＊63・Grant WB. "Incidence of dementia and Alzheimer disease in Nigeria and the United States." JAMA 285 (2001): 2448.
＊64・This recently published study is more interesting than the others because vitamin E was measured in a way that is more discriminating by considering the fact that vitamin E is carried in the blood fat. That is, a high level of blood vitamin E may, at times, be due to high levels of blood fat. (Am. J. Epidemiol. 150 (1999); 37-44)
＊65・The effects of vitamin C and selenium in a study by Perkins (Am. J. Epidemiol. 150 (1999): 37-44) were not statistically significant in a logistic regression model, according to the authors. I disagree with their conclusion because the inverse "dose-response" trend (high antioxidant blood levels, less memory loss) was impressive and clearly significant. The authors failed to address this finding in their analysis.
＊66・Ortega RM, Requejo AM, Andres P, et al. "Dietary intake and cognitive function in a group of elderly people." Am. J. Clin. Nutr. 66 (1997): 803-809.
＊67・Perrig WJ, Perrig P, and Stahelin HB. "The relation between antioxidants and memory performance in the old and very old." J. Am. Geriatr. Soc. 45 (1997): 718-724.
＊68・Gale CR, Martyn CN, and Cooper C. "Cognitive impairment and mortality in a cohort of elderly people." Brit. Med. Journ. 312 (1996): 608-611.
＊69・Goodwin JS, Goodwin JM, and Garry PJ. "Association between nutritional status and cognitive functioning in a healthy elderly population." JAMA 249 (1983): 2917-2921.
＊70・Jama JW, Launer LJ, Witteman JCM, et al. "Dietary antioxidants and cognitive function in a population-based sample of older persons: the Rotterdam Study." Am. J. Epidemiol. 144 (1996): 275-280.
＊71・Martin A, Prior R, Shukitt-Hale B, et al. "Effect of fruits, vegetables or vitamin E-rich diet on vitamins E and C distribution in peripheral and brain tissues: implications for brain function." J. Gerontology 55A (2000): B144-B151.

＊34・Robertson WG. "Epidemiological risk factors in calcium stone disease." Scand. J. Urol. Nephrol. Suppl. 53 (1980): 15-30.
＊35・Robertson WG, Peacock M, Heyburn PJ, et al. "Should recurrent calcium oxalate stone formers become vegetarians?" Brit. J. Urology 51 (1979): 427-431.
＊36・This information was shown in Dr. Robertson's seminar in Toronto.
＊37・Robertson WG. "Diet and calcium stones." Miner Electrolyte Metab. 13 (1987): 228-234.
＊38・Cao LC, Boeve ER, de Bruijn WC, et al. "A review of new concepts in renal stone research." Scanning Microscopy 7 (1993): 1049-1065. :
＊39・Friedman DS, Congdon N, Kempen J, et al. "Vision problems in the U.S.: prevalence of adult vision impairment and age-related eye disease in America." Bethesda, MD: Prevent Blindness in America. National Eye Institute, 2002.
＊40・Foote CS. Photosensitized oxidation and singlet oxygen: consequences in biological systems. Vol. 2 New York: Academic Press, 1976.
＊41・Seddon JM, Ajani UA, Sperduto RD, et al. "Dietary carotenoids, vitamins A, C, and E, and advanced age-related macular degeneration." JAMA 272 (1994): 1413-1420.
＊42・Eye Disease Case-Control Study Group. "Antioxidant status and neovascular age-related macular degeneration." Arch. Ophthalmol. 111 (1993): 104-109.
＊43・The other four food groups were broccoli, carrot, sweet potato, and winter squash, showing disease reductions of 53%, 28%, 33% and 44%, respectively. Each reduction was only approaching or was marginally statistically significant.
＊44・Berman ER. Biochemistry of the eye. (Perspectives in vision research). New York, N.Y.: Plenum Publishing Corporation, 1991.
＊45・Lyle BJ, Mares-Perlman JA, Klein BEK, et al. "Antioxidant Intake and Risk of Incident Age-related Nuclear Cataracts in the Beaver Dam Eye Study." Am. J. Epidemiol. 149 (1999): 801-809.
＊46・Bates CJ, Chen SJ, Macdonald A, et al. "Quantitation of vitamin E and a carotenoid pigment in cataracterous human lenses, and the effect of a dietary supplement." Int. J. Vitam. Nutr. Res. 66 (1996): 316-321.
＊47・Varma SD, Beachy NA, and Richards RD. "Photoperoxidation of lens lipids: prevention by vitamin E." Photochem. Photobiol. 36 (1982): 623-626.
＊48・Talan J. "Alzheimer's diagnoses can be two years late." Ithaca Journal: 8A.
＊49・Petersen RC, Smith GE, Waring SC, et al. "Mild cognitive impairment." Arch. Neurol. 56 (1999): 303-308.
＊50・Kivipelto M, Helkala E-L, Hanninen T, et al. "Midlife vascular risk factors and late-life mild cognitive impairment. A population based study." Neurology 56 (2001): 1683-1689.
＊51・Breteler MMB, Claus JJ, Grobbee DE, et al. "Cardiovascular disease and distribution of cognitive function in elderly people: the Rotterdam Study." Brit. Med. Journ. 308 (1994): 1604-1608.
＊52・Haan MN, Shemanski L, Jagust WJ, et al. "The role of APOE e4 in modulating effects of other risk factors for cognitive decline in elderly persons." JAMA 282 (1999): 40-46.
＊53・Sparks DL, Martin TA, Gross DR, et al. "Link between heart disease, cholesterol, and Alzheimer's Disease: a review." Microscopy Res. Tech. 50 (2000): 287-290.
＊54・Slooter AJ, Tang MX, van Duijn CM, et al. "Apolipoprotein E e4 and risk of dementia with stroke. A population based investigation." JAMA 277 (1997): 818-821.

vegetable protein increases the rate of bone loss and the risk of fracture in postmenopausal women." Am. J. Clin. Nutr. 73 (2001): 118-122.
*14・Hegsted DM. "Calcium and osteoporosis." J. Nutr. 116 (1986): 2316-2319.
*15・Heaney RP. "Protein intake and bone health: the influence of belief systems on the conduct of nutritional science." Am. J. Clin. Nutr. 73 (2001): 5-6.
*16・Cummings SR, and Black D. "Bone mass measurements and risk of fracture in Caucasian women: a review of findings for prospective studies." Am. J. Med. 98(Suppl 2A) (1995): 2S-24S.
*17・Marshall D, Johnell O, and Wedel H. "Meta-analysis of how well measures of bone mineral density predict occurrence of osteoporotic fractures." Brit. Med. Journ. 312 (1996): 1254-1259.
*18・Lips P. "Epidemiology and predictors of fractures associated with osteoporosis." Am. J. Med. 103(2A) (1997): 3S-11S.
*19・Lane NE, and Nevitt MC. "Osteoarthritis, bone mass, and fractures: how are they related?" Arthritis Rheumatism 46 (2002): 1-4.
*20・Lucas FL, Cauley JA, Stone RA, et al. "Bone mineral density and risk of breast cancer: differences by family history of breast cancer." Am. J. Epidemiol. 148 (1998): 22-29.
*21・Cauley JA, Lucas FL, Kuller LH, et al. "Bone mineral density and risk of breast cancer in older women: the study of osteoporotic fractures." JAMA 276 (1996): 1404-1408.
*22・Mincey BA. "Osteoporosis in women with breast cancer." Curr. Oncol. Rpts. 5 (2003): 53-57.
*23・Riis BJ. "The role of bone loss." Am. J. Med. 98(Suppl 2A) (1995): 2S-29S.
*24・Ho SC. "Body measurements, bone mass, and fractures: does the East differ from the West?" Clin. Orthopaed. Related Res. 323 (1996): 75-80.
*25・Aspray TJ, Prentice A, Cole TJ, et al. "Low bone mineral content is common but osteoporotic fractures are rare in elderly rural Gambian women." J. Bone Min. Res. 11 (1996): 1019-1025.
*26・Tsai K-S. "Osteoporotic fracture rate, bone mineral density, and bone metabolism in Taiwan." J. Formosan Med. Assoc. 96 (1997): 802-805.
*27・Wu AH, Pike MC, and Stram DO. "Meta-analysis: dietary fat intake, serum estrogen levels, and the risk of breast cancer." J. Nat. Cancer Inst. 91 (1999): 529-534.
*28・UCLA Kidney Stone Treatment Center. "Kidney Stones—Index." March, 1997. Accessed at http://www.radsci.ucla.edu:8000/gu/stones/kidneystone.html
*29・Stamatelou KK, Francis ME, Jones CA, et al. "Time trends in reported prevalence of kidney stones." Kidney Int. 63 (2003): 1817-1823.
*30・This genetically rare type of kidney stone results from an inability of the kidney to reabsorb cysteine, an amino acid.
*31・Ramello A, Vitale C, and Marangella M. "Epidemiology of nephrolothiasis." J. Nephrol. 13(Suppl 3) (2000): S65-S70.
*32・Robertson WG, Peacock M, and Hodgkinson A. "Dietary changes and the incidence of urinary calculi in the U.K. between 1958 and 1976." Chron. Dis. 32 (1979): 469-476.
*33・Robertson WG, Peacock M, Heyburn PJ, et al. "Risk factors in calcium stone disease of the urinary tract." Brit. J. Urology 50 (1978): 449-454.

＊67・Prahalad S, Shear ES, Thompson SD, et al. "Increased Prevalence of Familial Autoimmunity in Simplex and Multiplex Families with Juvenile Rheumatoid Arthritis." Arthritis Rheumatism 46 (2002): 1851-1856.
＊68・Cantorna MT, Munsick C, Bemiss C, et al. "1,25-Dihydroxycholecalciferol Prevents and Ameliorates Symptoms of Experimental Murine Inflammatory Bowel Disease." J. Nutr. 130 (2000): 2648-2652.
＊69・Cantorna MT, Woodward WD, Hayes CE, et al. "1,25-Dihydroxyvitamin D3 is a positive regulator for the two anti-encephalitogenic cytokines TGF-B1 and IL-4." J Immunol. 160 (1998): 5314-5319.
＊70・Cantorna MT, Humpal-Winter J, and DeLuca HF. "Dietary calcium is a major factor in 1,25dihydroxycholecalciferol suppression of experimental autoimmune encephalomyelitis in mice." J. Nutr. 129 (1999): 1966-1971.
＊71・Multiple Sclerosis International Federation. "Alternative Therapies." November 25, 2003. Accessed at http://www.msif.org/en/symptoms_treatments/treatment_overview/alternative.html

〈第10章〉

＊1・Frassetto LA, Todd KM, Morris C, Jr., et al. "Worldwide incidence of hip fracture in elderly women: relation to consumption of animal and vegetable foods." J. Gerontology 55 (2000): M585-M592.
＊2・Abelow BJ, Holford TR, and Insogna KL. "Cross-cultural association between dietary animal protein and hip fracture: a hypothesis." Calcif. Tissue Int. 50 (1992): 14-18.
＊3・Wachsman A, and Bernstein DS. "Diet and osteoporosis." Lancet May 4, 1968 (1968): 958-959.
＊4・Barzel U.S.. "Acid loading and osteoporosis." J. Am. Geriatr. Soc. 30 (1982): 613.
＊5・Sherman HC. "Calcium requirement for maintenance in man." J. Biol. Chem. 39 (1920): 21-27.
＊6・Animal protein includes more of the sulphur-containing amino acids. When digested and metabolized, these amino acids produce the acid-forming sulphate ion, which must be excreted by the kidney. A recent report showed a remarkable 84% correlation between animal protein consumption and urinary acid excretion of sulphate.
＊7・Brosnan JT, and Brosnan ME. "Dietary protein, metabolic acidosis, and calcium balance." In: H. H. Draper (ed.), Advances in Nutritional Research, pp. 77.105. New York: Plenum Press, 1982.
＊8・Frassetto LA, Todd KM, Morris RC, Jr., et al. "Estimation of net endogenous noncarbonic acid production in humans from diet potassium and protein contents." Am. J. Clin. Nutri. 68 (1998): 576-583.
＊9・Margen S, Chu J-Y, Kaufmann NA, et al. "Studies in calcium metabolism. I. The calciuretic effect of dietary protein." Am. J. Clin. Nutr. 27 (1974): 584-589.
＊10・Hegsted M, Schuette SA, Zemel MB, et al. "Urinary calcium and calcium balance in young men as affected by level of protein and phosphorus intake." J. Nutr. 111 (1981): 553-562.
＊11・Kerstetter JE, and Allen LH. "Dietary protein increases urinary calcium." J. Nutr. 120 (1990): 134-136.
＊12・Westman EC, Yancy WS, Edman JS, et al. "Carbohydrate Diet Program." Am. J. Med. 113 (2002): 30-36.
＊13・Sellmeyer DE, Stone KL, Sebastian A, et al. "A high ratio of dietary animal to

＊46・Keen H, and Ekoe JM. "The geography of diabetes mellitus." Brit. Med. Journ. 40 (1984): 359-365.
＊47・Swank RL. "Effect of low saturated fat diet in early and late cases of multiple sclerosis." Lancet 336 (1990): 37-39.
＊48・Swank RL. "Treatment of multiple sclerosis with low fat diet." A.M.A. Arch. Neurol. Psychiatry 69 (1953): 91-103.
＊49・Swank RL, and Bourdillon RB. "Multiple sclerosis: assessment of treatment with modified low fat diet." J. Nerv. Ment. Dis. 131 (1960): 468-488.
＊50・Swank RL. "Multiple sclerosis: twenty years on low fat diet." Arch. Neurol. 23 (1970): 460-474.
＊51・Agranoff BW, and Goldberg D. "Diet and the geographical distribution of multiple sclerosis." Lancet 2(7888) (November 2 1974): 1061-1066.
＊52・Malosse D, Perron H, Sasco A, et al. "Correlation between milk and dairy product consumption and multiple sclerosis prevalence: a worldwide study." Neuroepidemiology 11 (1992): 304-312.
＊53・Malosse D, and Perron H. "Correlation analysis between bovine populations, other farm animals, house pets, and multiple sclerosis prevalence." Neuroepidemiology 12 (1993): 15-27.
＊54・Lauer K. "Diet and multiple sclerosis." Neurology 49(suppl 2) (1997): S55-S61.
＊55・Swank RL, Lerstad O, Strom A, et al. "Multiple sclerosis in rural Norway. Its geographic distribution and occupational incidence in relation to nutrition." New Engl. J. Med. 246 (1952): 721-728.
＊56・Dalgleish AG. "Viruses and multiple sclerosis." Acta Neurol. Scand. Suppl. 169 (1997): 8-15.
＊57・McAlpine D, Lumsden CE, and Acheson ED. Multiple sclerosis: a reappraisal. Edinburgh and London: E&S Livingston, 1965.
＊58・Alter M, Liebowitz U, and Speer J. "Risk of multiple sclerosis related to age at immigration to Israel." Arch. Neurol. 15 (1966): 234-237.
＊59・Kurtzke JF, Beebe GW, and Norman JE, Jr. "Epidemiology of multiple sclerosis in U.S. veterans: 1. Race, sex, and geographic distribution." Neurology 29 (1979): 1228-1235.
＊60・Ebers GC, Bulman DE, Sadovnick AD, et al. "A population-based study of multiple sclerosis in twins." New Engl. J. Med. 315 (1986): 1638-1642.
＊61・Acheson ED, Bachrach CA, and Wright FM. "Some comments on the relationship of the distribution of multiple sclerosis to latitude solar radiation and other variables." Acta Psychiatrica Neurologica Scand. 35 (Suppl.147) (1960): 132-147.
＊62・Warren S, and Warren KG. "Multiple sclerosis and associated diseases: a relationship to diabetes mellitus." J. Canadian Sci. Neurol. 8 (1981): 35-39.
＊63・Wertman E, Zilber N, and Abransky O. "An association between multiple sclerosis and Type 1 diabetes mellitus." J. Neurol. 239 (1992): 43-45.
＊64・Marrosu MG, Cocco E, Lai M, et al. "Patients with multiple sclerosis and risk of Type 1 diabetes mellitus in Sardinia, Italy: a cohort study." Lancet 359 (2002): 1461-1465.
＊65・Buzzetti R, Pozzilli P, Di Mario U, et al. "Multiple sclerosis and Type 1 diabetes." Diabetologia 45 (2002): 1735-1736.
＊66・Lux WE, and Kurtzke JF. "Is Parkinson' s disease acquired? Evidence from a geographic comparison with multiple sclerosis." Neurology 37 (1987): 467-471.

＊27・Dahl-Jorgensen K, Joner G, and Hanssen KF. "Relationship between cow' s milk consumption and incidence of IDDM in childhood."
Diabetes Care 14 (1991): 1081-1083.
＊28・The proportion of Type 1 diabetes due to the consumption of cow' s milk, the r2 value, is 96%.
＊29・LaPorte RE, Tajima N, Akerblom HK, et al. "Geographic differences in the risk of insulin-dependent diabetes mellitus: the importance of registries."
Diabetes Care 8(Suppl. 1) (1985): 101-107.
＊30・Bodansky HJ, Staines A, Stephenson C, et al. "Evidence for an environmental effect in the aetiology of insulin dependent diabetes in a transmigratory population."
Brit. Med. Journ. 304 (1992): 1020-1022.
＊31・Burden AC, Samanta A, and Chaunduri KH. "The prevalence and incidence of insulin-dependent diabetes in white and Indian children in Leicester city (UK)."
Int. J. Diabetes Dev. Countries 10 (1990): 8-10.
＊32・Elliott R, and Ong TJ. "Nutritional genomics."
Brit. Med. Journ. 324 (2002): 1438-1442.
＊33・Onkamo P, Vaananen S, Karvonen M, et al. "Worldwide increase in incidence of Type 1 diabetes—the analysis of the data on published incidence trends."
Diabetologia 42 (1999): 1395-1403.
＊34・Gerstein HC. "Cow' s milk exposure and Type 1 diabetes mellitus: a critical overview of the clinical literature." Diabetes Care 17 (1994): 13-19.
＊35・Kimpimaki T, Erkkola M, Korhonen S, et al. "Short-term exclusive breastfeeding predisposes young children with increased genetic risk of Type 1 diabetes to progressive beta-cell autoimmunity." Diabetologia 44 (2001): 63-69.
＊36・Virtanen SM, Laara E, Hypponen E, et al. "Cow' s milk consumption, HLA-DQB1 genotype, and Type 1 diabetes." Diabetes 49 (2000): 912-917.
＊37・Monetini L, Cavallo MG, Stefanini L, et al. "Bovine beta-casein antibodies in breast- and bottle-fed infants: their relevance in Type 1 diabetes."
Diabetes Metab. Res. Rev. 17 (2001): 51-54.
＊38・Norris JM, and Pietropaolo M. "Review article. Controversial topics series: milk proteins and diabetes." J. Endocrinol. Invest. 22 (1999): 568-580.
＊39・Reingold SC. "Research Directions in Multiple Sclerosis." National Multiple Sclerosis Society, November 25, 2003. Accessed at http://www.nationalmssociety.org/%5CBrochuresResearch.asp
＊40・Ackermann A. "Die multiple sklerose in der Schweiz."
Schweiz. med. Wchnschr. 61 (1931): 1245-1250.
＊41・Swank RL. "Multiple sclerosis: correlation of its incidence with dietary fat."
Am. J. Med. Sci. 220 (1950): 421-430.
＊42・Dip JB. "The distribution of multiple sclerosis in relation to the dairy industry and milk consumption." New Zealand Med. J. 83 (1976): 427-430.
＊43・McDougall JM. 2002. Multiple sclerosis stopped by McDougall/Swank Program. http://www.nealhendrickson.com/McDougall/McDnewannouncementSwank021112. htm. Accessed Nov. 16, 2002.
＊44・McLeod JG, Hammond SR, and Hallpike JF. "Epidemiology of multiple sclerosis in Australia. With NSW and SA survey results." Med. J. Austr 160 (1994): 117-122.
＊45・Lawrence JS, Behrend T, Bennett PH, et al. "Geographical studies of rheumatoid arthritis." Ann. Rheum. Dis. 25 (1966): 425-432.

＊8・Winer S, Astsaturov I, Cheung RK, et al. "T cells of multiple sclerosis patients target a common environmental peptide that causes encephalitis in mice." J. Immunol. 166 (2001): 4751-4756.
＊9・Davenport CB. "Multiple sclerosis from the standpoint of geographic distribution and race." Arch. Neurol. Pschiatry 8 (1922): 51-58.
＊10・Alter M, Yamoor M, and Harshe M. "Multiple sclerosis and nutrition." Arch. Neurol. 31 (1974): 267-272.
＊11・Carroll M. "Innate immunity in the etiopathology of autoimmunity." Nature Immunol. 2 (2001): 1089-1090.
＊12・Karjalainen J, Martin JM, Knip M, et al. "A bovine albumin peptide as a possible trigger of insulin-dependent Diabetes Mellitus." New Engl. Journ. Med. 327 (1992): 302-307.
＊13・Akerblom HK, and Knip M. "Putative environmental factors and Type 1 diabetes." Diabetes/ Metabolism Revs. 14 (1998): 31-67.
＊14・Naik RG, and Palmer JP. "Preservation of beta-cell function in Type 1 diabetes." Diabetes Rev. 7 (1999): 154-182.
＊15・Virtanen SM, Rasanen L, Aro A, et al. "Infant feeding in Finnish children less than 7 yr of age with newly diagnosed IDDM. Childhood diabetes in Finland Study Group." Diabetes Care 14 (1991): 415-417.
＊16・Savilahti E, Akerblom HK, Tainio V-M, et al. "Children with newly diagnosed insulin dependent diabetes mellitus have increased levels of cow' s milk antibodies." Diabetes Res. 7 (1988): 137-140.
＊17・Yokota A, Yamaguchi T, Ueda T, et al. "Comparison of islet cell antibodies, islet cell surfact antibodies and anti-bovine serum albumin antibodies in Type 1 diabetes." Diabetes Res. Clin. Pract. 9 (1990): 211-217.
＊18・Hammond-McKibben D, and Dosch H-M. "Cow' s milk, bovine serum albumin, and IDDM: can we settle the controversies?" Diabetes Care 20 (1997): 897-901.
＊19・Akerblom HK, Vaarala O, Hyoty H, et al. "Environmental factors in the etiology of Type 1 diabetes." Am. J. Med. Genet. (Semin. Med. Genet.) 115 (2002): 18-29.
＊20・Gottlieb MS, and Root HF. "Diabetes mellitus in twins." Diabetes 17 (1968): 693-704.
＊21・Barnett AH, Eff C, Leslie RDG, et al. "Diabetes in identical twins: a study of 200 pairs." Diabetologia 20 (1981): 87-93.
＊22・Borch-Johnsen K, Joner G, Mandrup-Poulsen T, et al. "Relation between breast feeding and incidence rates of insulin-dependent diabetes mellitus: a hypothesis." Lancet 2 (1984): 1083-1086.
＊23・Perez-Bravo F, Carrasco E, Gutierrez-Lopez MD, et al. "Genetic predisposition and environmental factors leading to the development of insulin-dependent diabetes mellitus in Chilean children." J. Mol. Med. 74 (1996): 105-109.
＊24・Kostraba JN, Cruickshanks KJ, Lawler-Heavner J, et al. "Early exposure to cow's milk and solid foods in infancy, genetic predisposition, and risk of IDDM." Diabetes 42 (1993): 288-295.
＊25・Pyke DA. "The genetic perspective: putting research into practice." In: Diabetes 1988, Amsterdam, 1989, pp. 1227-1230.
＊26・Kaprio J, Tuomilehto J, Koskenvuo M, et al. "Concordance for Type 1 (insulin-dependent) and Type 2 (non-insulin-dependent) diabetes mellitus in a population-based cohort of twins in Finland." Diabetologia 35 (1992): 1060-1067.

＊91・Pignone M, Rich M, Teutsch SM, et al. "Screening for colorectal cancer in adults at average risk: a summary of the evidence for the U.S. Preventive Services Task Force." Ann. Internal Med. 137 (2002): 132-141.
＊92・Scott RJ, and Sobol HH. "Prognostic implications of cancer susceptibility genes: Any news?" Recent Results in Cancer Research 151 (1999): 71-84.
＊93・Lee ML, Wang R-T, Hsing AW, et al. "Case-control study of diet and prostate cancer in China." Cancer Causes and Control 9 (1998): 545-552.
＊94・Villers A, Soulie M, Haillot O, et al. "Prostate cancer screening (III): risk factors, natural history, course without treatment." Progr. Urol. 7 (1997): 655-661.
＊95・Stanford JL. "Prostate cancer trends 1973.1995." Bethesda, MD: SEER Program, National Cancer Institute, 1998.
＊96・Chan JM, and Giovannucci EL. "Dairy products, calcium, and vitamin D and risk of prostate cancer." Epidemiol. Revs. 23 (2001): 87-92.
＊97・Giovannucci E. "Dietary influences of 1,25 (OH)2 vitamin D in relation to prostate cancer: a hypothesis." Cancer Causes and Control 9 (1998): 567-582.
＊98・Chan JM, Stampfer MJ, Ma J, et al. "Insulin-like growth factor-I (IGF-I) and IGF binding protein-3 as predictors of advanced-stage prostate cancer." J Natl Cancer Inst 94 (2002): 1099-1109.
＊99・Doi SQ, Rasaiah S, Tack I, et al. "Low-protein diet suppresses serum insulin-like growth factor-1 and decelerates the progresseion of growth hormone-induced glomerulosclerosis." Am. J. Nephrol. 21 (2001): 331-339.
＊100・Heaney RP, McCarron DA, Dawson-Hughes B, et al. "Dietary changes favorably affect bond remodeling in older adults." J. Am. Diet. Assoc. 99 (1999): 1228-1233.
＊101・Allen NE, Appleby PN, Davey GK, et al. "Hormones and diet: low insulin-like growth factor-I but normal bioavailable androgens in vegan men." Brit. J. Cancer 83 (2000): 95-97.
＊102・Cohen P, Peehl DM, and Rosenfeld RG. "The IGF axis in the prostate." Horm. Metab. res. 26 (1994): 81-84.

〈第9章〉

＊1・Mackay IR. "Tolerance and immunity." Brit. Med. Journ. 321 (2000): 93-96.
＊2・Jacobson DL, Gange SJ, Rose NR, et al. "Short analytical review. Epidemiology and estimated population burden of selected autoimmune diseases in the United States." Clin. Immunol. Immunopath. 84 (1997): 223-243.
＊3・Davidson A, and Diamond B. "Autoimmune diseases." New Engl. J. Med. 345 (2001): 340-350.
＊4・Aranda R, Sydora BC, McAllister PL, et al. "Analysis of intestinal lymphocytes in mouse colitis mediated by transfer of CD4+, CD45RBhigh T cells to SCID recipients." J. Immunol. 158 (1997): 3464-3473.
＊5・Folgar S, Gatto EM, Raina G, et al. "Parkinsonism as a manifestation of multiple sclerosis." Movement Disorders 18 (2003): 108-113.
＊6・Cantorna MT. "Vitamin D and autoimmunity: is vitamin D status an environmental factor affecting autoimmune disease prevalence?" Proc. Soc. Exp. Biol. Med. 223 (2000): 230-233.
＊7・DeLuca HF, and Cantorna MT. "Vitamin D: its role and uses in immunology." FASEB J. 15 (2001): 2579-2585.

13 case-control studies." J. Nat. Cancer Inst. 84 (1992): 1887-1896.
*73・Bingham SA, Day NE, Luben R, et al. "Dietary fibre in food and protection against colorectal cancer in the European Prospective Investigation into Cancer and Nutrition (EPIC): an observational study." Lancet 361 (2003): 1496-1501.
*74・O' Keefe SJD, Ndaba N, and Woodward A. "Relationship between nutritional status, dietary intake patterns and plasma lipoprotein concentrations in rural black South Africans." Hum. Nutr. Clin. Nutr. 39 (1985): 335-341.
*75・Sitas F. "Histologically diagnosed cancers in South Africa, 1988." S. African Med. J. 84 (1994): 344-348.
*76・O' Keefe SJD, Kidd M, Espitalier-Noel G, et al. "Rarity of colon cancer in Africans is associated with low animal product consumption, not fiber." Am. J. Gastroenterology 94 (1999): 1373-1380.
*77・McKeown-Eyssen G. "Epidemiology of colorectal cancer revisited: are serum triglycerides and/or plasma glucose associated with risk?" Cancer Epidemiol Biomarkers Prev 3 (1994): 687-695.
*78・Giovannucci E. "Insulin and colon cancer." Cancer Causes and Control 6 (1995): 164-179.
*79・Bruce WR, Giacca A, and Medline A. "Possible mechanisms relating diet and risk of colon cancer." Cancer Epidemiol Biomarkers Prev 9 (2000): 1271-1279.
*80・Kono S, Honjo S, Todoroki I, et al. "Glucose intolerance and adenomas of the sigmoid colon in Japanese men (Japan)." Cancer Causes and Control 9 (1998): 441-446.
*81・Schoen RE, Tangen CM, Kuller LH, et al. "Increased blood glucose and insulin, body size, and incident colorectal cancer." J. Nat. Cancer Inst. 91 (1999): 1147-1154.
*82・Bruce WR, Wolever TMS, and Giacca A. "Mechanisms linking diet and colorectal cancer: the possible role of insulin resistance." Nutr. Cancer 37 (2000): 19-26.
*83・Lipkin M, and Newmark H. "Development of clinical chemoprevention trials." J. Nat. Cancer Inst. 87 (1995): 1275-1277.
*84・Holt PR, Atillasoy EO, Gilman J, et al. "Modulation of abnormal colonic epithelial cell proliferation and differentiation by low-fat dairy foods. A randomized trial." JAMA 280 (1998): 1074-1079.
*85・Mobarhan S. "Calcium and the colon: recent findings." Nutr. Revs. 57 (1999): 124-126.
*86・Alberts DS, Ritenbuagh C, Story JA, et al. "Randomized, double-blinded, placebo-controlled study of effect of wheat bran fiber and calcium on fecal bile acids in patients with resected adenomatous colon polyps." J. Nat. Cancer Inst. 88 (1996): 81-92.
*87・Chen J, Campbell TC, Li J, et al. Diet, life-style and mortality in China. A study of the characteristics of 65 Chinese counties. Oxford, UK; Ithaca, NY; Beijing, PRC: Oxford University Press; Cornell University Press; People' s Medical Publishing House, 1990.
*88・Jass JR. "Colon cancer: the shape of things to come." Gut 45 (1999): 794-795.
*89・Burt RW. "Colon cancer screening." Gastroenterology 119 (2000): 837-853.
*90・Winawer SJ, Zauber AG, Ho MN, et al. "Prevention of colorectal cancer by colonoscopic polypectomy." New Engl. J. Med. 329 (1993): 1977-1981.

＊55・Gammon MD, Wolff MS, Neugut AI, et al. "Environmental toxins and breast cancer on Long Island. II. Organchlorine compound levels in blood." Cancer Epidemiol Biomarkers Prev 11 (2002): 686-697.
＊56・Humphries KH, and Gill S. "Risks and benefits of hormone replacement therapy: the evidence speaks." Canadian Med. Assoc. Journ. 168 (2003): 1001-1010.
＊57・Writing Group for the Women' s Health Initiative Investigators. "Risks and benefits of estrogen plus progestin in healthy postmenopausal women: principal results from the Women' s Health Initiative Randomized Controlled Trial." JAMA 288 (2002): 321-333.
＊58・Hulley S, Grady D, Bush T, et al. "Randomized trial of estrogen plus progestin for secondary prevention of coronary heart disease in postmenopausal women. Heart and Estrogen/ progestin Replacement Study (HERS) Research Group." JAMA 280 (1998): 605-613.
＊59・While this finding is not statistically significant, its consistency with the WHI finding is striking.
＊60・International Agency for Cancer Research. "Globocan" (accessed 18 October 2002), http://www-dep.iarc/globocan.html."
＊61・Kinzler KW, and Vogelstein B. "Lessons from Heredity. Colorectal Cancer." Cell 87 (1996): 159-170.
＊62・Ferlay J, Bray F, Pisani P, et al. GLOBOCAN 2000: Cancer Incidence, mortality and prevalence worldwide, Version 1.0. Lyon, France: IARCPress, 2001.
＊63・Limited version of Ferlay et al. documented available at http://www.dep.iarc.fr/globocan/globocan.htm, last updated on 03/02/2001.
＊64・Expert Panel. Food, nutrition and the prevention of cancer, a global perspective. Washington, DC: American Institute for Cancer Research/World Cancer Research Fund, 1997.
＊65・Armstrong D, and Doll R. "Environmental factors and cancer incidence and mortality in different countries, with special reference to dietary practices." Int. J. Cancer 15 (1975): 617-631.
＊66・Burkitt DP. "Epidemiology of cancer of the colon and the rectum." Cancer 28 (1971): 3-13.
＊67・Jansen MCJF, Bueno-de-Mesquita HB, Buzina R, et al. "Dietary fiber and plant foods in relation to colorectal cancer mortality: The Seven Countries Study." Int. J. Cancer 81 (1999): 174-179.
＊68・Whiteley LO, and Klurfeld DM. "Are dietary fiber-induced alterations in colonic epithelial cell proliferation predictive of fiber' s effect on colon cancer?" Nutr. Cancer 36 (2000): 131-149.
＊69・Most of these associations were not statistically significant, but the consistency of the inverse association between fiber and colorectal cancer was impressive.
＊70・Campbell TC, Wang G, Chen J, et al. "Dietary fiber intake and colon cancer mortality in The People's Republic of China." In: D. Kritchevsky, C. Bonfield and J. W. Anderson (eds.), Dietary Fiber, pp. 473-480. New York, NY: Plenum Publishing Corporation, 1990.
＊71・Trock B, Lanza E, and Greenwald P. "Dietary fiber, vegetables, and colon cancer: critical review and meta-analysis of the epidemiologic evidence." J. Nat. Cancer Inst. 82 (1990): 650-661.
＊72・Howe GR, Benito E, Castelleto R, et al. "Dietary intake of fiber and decreased risk of cancers of the colon and rectum: evidence from the combined analysis of

＊38・Cairns J. "The treatment of diseases and the War against Cancer." Sci. Am. 253 (1985): 31-39.
＊39・Cuzick J, and Baum M. "Tamoxifen and contralateral breast cancer." Lancet 2 (1985): 282.
＊40・Cuzick J, Wang DY, and Bulbrook RD. "The prevention of breast cancer." Lancet 1 (1986): 83-86.
＊41・Fisher B, Costantino JP, Wickerham DL, et al. "Tamoxifen for prevention of breast cancer: report of the National Surgical Adjuvant Breast and Bowel Project P-1 Study." J. Nat. Cancer Inst. 90 (1998): 1371-1388.
＊42・Freedman AN, Graubard BI, Rao SR, et al. "Estimates of the number of U.S. women who could benefit from tamoxifen for breast cancer chemoprevention." J. Nat. Cancer Inst. 95 (2003): 526-532.
＊43・Powles T, Eeles R, Ashley S, et al. "Interim analysis of the incidence of breast cancer in the Royal Marsden Hospital tamoxifen randomised chemoprevention trial." Lancet 352 (1998): 98-101.
＊44・Veronesi U, Maisonneuve P, Costa A, et al. "Prevention of breast cancer with tamoxifen: preliminary findings from the Italian randomised trial among hysterectomised women." Lancet 352 (1998): 93-97.
＊45・Cuzick J. "A brief review of the current breast cancer prevention trials and proposals for future trials." Eur J Cancer 36 (2000): 1298-1302.
＊46・Cummings SR, Eckert S, Krueger KA, et al. "The effect of raloxifene on risk of breast cancer in postmenopausal women: results from the MORE randomized trial." JAMA 281 (1999): 2189-2197.
＊47・Dorgan JF, Hunsberger S, A., McMahon RP, et al. "Diet and sex hormones in girls: findings from a randomized controlled clinical trial." J. Nat. Cancer Inst. 95 (2003): 132-141.
＊48・Ornish D, Scherwitz LW, Billings JH, et al. "Intensive lifestyle changes for reversal of coronary heart disease." JAMA 280 (1998): 2001-2007.
＊49・Esselstyn CB, Ellis SG, Medendorp SV, et al. "A strategy to arrest and reverse coronary artery disease: a 5-year longitudinal study of a single physician's practice." J. Family Practice 41 (1995): 560-568.
＊50・Hildenbrand GLG, Hildenbrand LC, Bradford K, et al. "Five-year survival rates of melanoma patients treated by diet therapy after the manner of Gerson: a retrospective review." Alternative Therapies in Health and Medicine 1 (1995): 29-37.
＊51・Youngman LD, and Campbell TC. "Inhibition of aflatoxin B1-induced gamma-glutamyl transpeptidase positive (GGT+) hepatic preneoplastic foci and tumors by low protein diets: evidence that altered GGT+ foci indicate neoplastic potential." Carcinogenesis 13 (1992): 1607-1613.
＊52・Ronai Z, Gradia S, El-Bayoumy K, et al. "Contrasting incidence of ras mutations in rat mammary and mouse skin tumors induced by anti-benzo[c]phenanthrene-3, 4-diol-1,2-epoxide." Carcinogensis 15 (1994): 2113-2116.
＊53・Jeffy BD, Schultz EU, Selmin O, et al. "Inhibition of BRCA-1 expression by benzo[a]pyrene and diol epoxide." Mol. Carcinogenesis 26 (1999): 100-118.
＊54・Gammon MD, Santella RM, Neugut AI, et al. "Environmental toxins and breast cancer on Long Island. I. Polycyclic aromatic hydrocarbon DNA adducts." Cancer Epidemiol Biomarkers Prev 11 (2002): 677.685.

＊19・Key TJA, Chen J, Wang DY, et al. "Sex hormones in women in rural China and in Britain." Brit. J. Cancer 62 (1990): 631-636.
＊20・Prentice R, Thompson D, Clifford C, et al. "Dietary fat reduction and plasma estradiol concentration in healthy postmenopausal women." J. Natl. Cancer Inst. 82 (1990): 129-134.
＊21・Boyar AP, Rose DP, and Wynder EL. "Recommendations for the prevention of chronic disease: the application for breast disease." Am. J. Clin. Nutr. 48(3 Suppl) (1988): 896-900.
＊22・Nandi S, Guzman RC, and Yang J. "Hormones and mammary carcinogenesis in mice, rats and humans: a unifying hypothesis." Proc. National Acad. Sci 92 (1995): 3650-3657.
＊23・Peto J, Easton DF, Matthews FE, et al. "Cancer mortality in relatives of women with breast cancer, the OPCS study." Int. J. Cancer 65 (1996): 275-283.
＊24・Colditz GA, Willett W, Hunter DJ, et al. "Family history, age, and risk of breast cancer. Prospective data from the Nurses' Health Study." JAMA 270 (1993): 338-343.
＊25・National Human Genome Research Institute. "Learning About Breast Cancer." Accessed at http://www.genome.gov/10000507#ql
＊26・Futreal PA, Liu Q, Shattuck-Eidens D, et al. "BRCA1 mutations in primary breast and ovarian carcinomas." Science 266 (1994): 120-122.
＊27・Miki Y, Swensen J, Shatttuck-Eidens D, et al. "A strong candidate for the breast and ovarian cancer susceptibility gene BRCA1." Science 266 (1994): 66-71.
＊28・Wooster R, Bignell G, Lancaster J, et al. "Identification of the breast cancer susceptibility gene BRCA2." Nature 378 (1995): 789-792.
＊29・Tavtigian SV, Simard J, Rommens J, et al. "The complete BRCA2 gene and mutations in chromosome 13q-linked kindreds." Nat. Genet. 12 (1996): 333-337.
＊30・Ford D, Easton D, Bishop DT, et al. "Risks of cancer in BRCA1 mutation carriers." Lancet 343 (1994): 692-695.
＊31・Antoniou A, Pharoah PDP, Narod S, et al. "Average risks of breast and ovarian cancer associated with BRCA1 or BRCA2 mutations detected in case series unselected for family history: a combined analysis of 22 studies." Am. J. Hum. Genet. 72 (2003): 1117-1130.
＊32・Newman B, Mu H, Butler LM, et al. "Frequency of breast cancer attributable to BRCA1 in a population-based series of American women." JAMA 279 (1998): 915-921.
＊33・Peto J, Collins N, Barfoot R, et al. "Prevalence of BRCA1 and BRCA2 gene mutations in patients with early-onset breast cancer." J. Nat. Cancer Inst. 91 (1999): 943-949.
＊34・Tabar L, Fagerberg G, Chen HH, et al. "Efficacy of breast cancer screening by age. New results from the Swedish Two-County Trial." Cancer 75 (1995): 2507-2517.
＊35・Bjurstram N, Bjorneld L, Duffy SW, et al. "The Gothenburg Breast Cancer Screening Trial: first results on mortality, incidence, and mode of detection for women ages 39.49 years at randomization." Cancer 80 (1997): 2091-2099.
＊36・Frisell J, Lidbrink E, Hellstrom L, et al. "Follow-up after 11 years: update of mortality results in the Stockholm mammographic screening trial." Breast Cancer Res. Treat 1997 45 (1997): 263-270.
＊37・Greenlee RT, Hill-Harmon MB, Murray T, et al. "Cancer statistics, 2001." CA Cancer J. Clin. 51 (2001): 15-36.

＊2・Estrogen activity is due to more than one analogue, but usually refers to estradiol. I will use the general term "estrogen" to include all steroid and related female hormones whose effects parallel estradiol activity. A small amount of testosterone in women also shows the same effect.
＊3・Wu AH, Pike MC, and Stram DO. "Meta-analysis: dietary fat intake, serum estrogen levels, and the risk of breast cancer." J. Nat. Cancer Inst. 91 (1999): 529-534.
＊4・Bernstein L, and Ross RK. "Endogenous hormones and breast cancer risk." Epidemiol. Revs. 15 (1993): 48-65.
＊5・Pike MC, Spicer DV, Dahmoush L, et al. "Estrogens, progestogens, normal breast cell proliferation, and breast cancer risk." Epidemiol. Revs. 15 (1993): 17-35.
＊6・Bocchinfuso WP, Lindzey JK, Hewitt SC, et al. "Induction of mammary gland development in estrogen receptor-alpha knockout mice." Endocrinology 141 (2000): 2982-2994.
＊7・Atwood CS, Hovey RC, Glover JP, et al. "Progesterone induces side-branching of the ductal epithelium in the mammary glands of peripubertal mice." J. Endocrinol. 167 (2000): 39-52.
＊8・Rose DP, and Pruitt BT. "Plasma prolactin levels in patients with breast cancer." Cancer 48 (1981): 2687-2691.
＊9・Dorgan JF, Longcope C, Stephenson HE, Jr., et al. "Relation of prediagnostic serum estrogen and androgen levels to breast cancer risk." Cancer Epidemiol Biomarkers Prev 5 (1996): 533-539.
＊10・Dorgan JF, Stanczyk FZ, Longcope C, et al. "Relationship of serum dehydroepiandrosterone (DHEA), DHEA sulfate, and 5-androstene-3 beta, 17 beta-diol to risk of breast cancer in postmenopausal women." Cancer Epidemiol Biomarkers Prev 6 (1997):
＊11・Thomas HV, Key TJ, Allen DS, et al. "A prospective study of endogenous serum hormone concentrations and breast cancer risk in post-menopausal women on the island of Guernsey." Brit. J. Cancer 76 (1997): 410-405.
＊12・Hankinson SE, Willett W, Manson JE, et al. "Plasma sex steroid hormone levels and risk of breast cancer in postmenopausal women." J. Nat. Cancer Inst. 90 (1998): 1292-1299.
＊13・Rosenthal MB, Barnard RJ, Rose DP, et al. "Effects of a high-complex-carbohydrate, low-fat, low-cholesterol diet on levels of serum lipids and estradiol." Am. J. Med. 78 (1985): 23-27.
＊14・Adlercreutz H. "Western diet and Western diseases: some hormonal and biochemical mechanisms and associations." Scand. J. Clin. Lab. Invest. 50(Suppl.201) (1990): 3.23.
＊15・Heber D, Ashley JM, Leaf DA, et al. "Reduction of serum estradiol in postmenopausal women given free access to low-fat high-carbohydrate diet." Nutrition 7 (1991): 137-139.
＊16・Rose DP, Goldman M, Connolly JM, et al. "High-fiber diet reduces serum estrogen concentrations in premenopausal women." Am. J. Clin. Nutr. 54 (1991): 520-525.
＊17・Rose DP, Lubin M, and Connolly JM. "Efects of diet supplementation with wheat bran on serum estrogen levels in the follicular and luteal phases of the menstrual cycle." Nutrition 13 (1997): 535-539.
＊18・Tymchuk CN, Tessler SB, and Barnard RJ. "Changes in sex hormone-binding globulin, insulin, and serum lipids in postmenopausal women on a low-fat, high-fiber diet combined with exercise." Nutr. Cancer 38 (2000): 158-162.

＊7・West KM, and Kalbfleisch JM. "Influence of nutritional factors on prevalence of diabetes." Diabetes 20 (1971): 99-108.
＊8・Fraser GE. "Associations between diet and cancer, ischemic heart disease, and all-cause mortality in non-Hispanic white California Seventh-day Adventists." Am. J. Clin. Nutr. 70(Suppl.) (1999): 532S-538S.
＊9・Snowdon DA, and Phillips RL. "Does a vegetarian diet reduce the occurrence of diabetes?" Am. J. Publ. Health 75 (1985): 507-512.
＊10・Tsunehara CH, Leonetti DL, and Fujimoto WY. "Diet of second generation Japanese-American men with and without non-insulin-dependent diabetes." Am. J. Clin. Nutri. 52 (1990): 731-738.
＊11・Marshall J, Hamman RF, and Baxter J. "High-fat, low-carbohydrate diet and the etiology of non-insulin-dependent diabetes mellitus: the San Luis Valley Study." Am. J. Epidemiol. 134 (1991): 590-603.
＊12・Kitagawa T, Owada M, Urakami T, et al. "Increased incidence of non-insulin-dependent diabetes mellitus among Japanese schoolchildren correlates with an increased intake of animal protein and fat." Clin. Pediatr. 37 (1998): 111-116.
＊13・Trowell H. "Diabetes mellitus death-rates in England and Wales 1920.1970 and food supplies." Lancet 2 (1974): 998-1002.
＊14・Meyer KA, Kushi LH, Jacobs DR, Jr., et al. "Carbohydrates, dietary fiber, and incident Type 2 diabetes in older women." Am. J. Clin. Nutri. 71 (2000): 921-930.
＊15・Anderson JW. "Dietary fiber in nutrition management of diabetes." In: G. Vahouny, V. and D. Kritchevsky (eds.), Dietary Fiber: Basic and Clinical Aspects, pp. 343-360. New York: Plenum Press, 1986.
＊16・Anderson JW, Chen WL, and Sieling B. "Hypolipidemic effects of high-carbohydrate, high-fiber diets." Metabolism 29 (1980): 551-558.
＊17・Story L, Anderson JW, Chen WL, et al. "Adherence to high-carbohydrate, high-fiber diets: long-term studies of non-obese diabetic men." Journ. Am. Diet. Assoc. 85 (1985): 1105-1110.
＊18・Barnard RJ, Lattimore L, Holly RG, et al. "Response of non-insulin-dependent diabetic patients to an intensive program of diet and exercise." Diabetes Care 5 (1982): 370-374.
＊19・Barnard RJ, Massey MR, Cherny S, et al. "Long-term use of a high-complex-carbohydrate, high-fiber, low-fat diet and exercise in the treatment of NIDDM patients." Diabetes Care 6 (1983): 268-273.
＊20・Anderson JW, Gustafson NJ, Bryant CA, et al. "Dietary fiber and diabetes: a comprehensive review and practical application." J. Am. Diet. Assoc. 87 (1987): 1189-1197.
＊21・Jenkins DJA, Wolever TMS, Bacon S, et al. "Diabetic diets: high carbohydrate combined with high fiber." Am. J. Clin. Nutri. 33 (1980): 1729-1733.
＊22・Diabetes Prevention Program Research Group. "Reduction in the incidence of Type 2 diabetes with lifestyle intervention or Metformin." New Engl. J. Med. 346 (2002): 393-403.
＊23・Tuomilehto J, Lindstrom J, Eriksson JG, et al. "Prevention of Type 2 diabetes mellitus by changes in lifestyle among subjects with impaired glucose tolerance." New Engl. J. Med. 344 (2001): 1343-1350.

〈第8章〉

＊1・Estrogen present in its free, unbound form.

subjects." Am. J. Clin. Nutr. 37 (1983): 763-767.
＊23・Heaton KW. "Food fibre as an obstacle to energy intake." Lancet (1973): 1418-1421.
＊24・Levin N, Rattan J, and Gilat T. "Energy intake and body weight in ovo-lacto vegetarians." J. Clin. Gastroenterol. 8 (1986): 451-453.
＊25・Campbell TC. "Energy balance: interpretation of data from rural China." Toxicological Sciences 52 (1999): 87-94.
＊26・Poehlman ET, Arciero PJ, Melby CL, et al. "Resting metabolic rate and postprandial thermogenesis in vegetarians and nonvegetarians." Am. J. Clin. Nutr. 48 (1988): 209-213.
＊27・The study by Poehlman et al. showed high oxygen consumption and higher resting metabolic rate but was badly misinterpreted by the authors. We had very similar results with experimental rats.
＊28・Fogelholm M, and Kukkonen-Harjula K. "Does physical activity prevent weight gain—a systematic review." Obesity Rev. 1 (2000): 95-111.
＊29・Ravussin E, Lillioja S, Anderson TE, et al. "Determinants of 24-hour energy expenditure in man. Methods and results using a respiratory chamber." J. Clin. Invest. 78 (1986): 1568-1578.
＊30・Thorburn AW, and Proietto J. "Biological determinants of spontaneous physical activity." Obesity Rev. 1 (2000): 87-94.
＊31・Krieger E, Youngman LD, and Campbell TC. "The modulation of aflatoxin(AFB1) induced preneoplastic lesions by dietary protein and voluntary exercise in Fischer 344 rats." FASEB J. 2 (1988): 3304 Abs.
＊32・Heshka S, and Allison DB. "Is obesity a disease?" Int. J. Obesity Rel. Dis. 25 (2001): 1401-1404.
＊33・Kopelman PG, and Finer N. "Reply: is obesity a disease?" Int J. Obes. 25 (2001): 1405-1406.
＊34・Campbell TC. "Are your genes hazardous to your health?" Nutrition Advocate 1 (1995): 1-2, 8.
＊35・Campbell TC. "Genetic seeds of disease. How to beat the odds." Nutrition Advocate 1 (1995): 1-2, 8.
＊36・Campbell TC. "The 'Fat Gene' dream machine." Nutrition Advocate 2 (1996): 1-2.

〈第7章〉

＊1・Mokdad AH, Ford ES, Bowman BA, et al. "Diabetes trends in the U.S.: 1990.1998." Diabetes Care 23 (2000): 1278-1283.
＊2・Centers for Disease Control and Prevention. "National Diabetes Fact Sheet: General Information and National Estimates on Diabetes in the United States, 2000." Atlanta, GA: Centers for Disease Control and Prevention.
＊3・Griffin KL. "New lifestyles: new lifestyles, hope for kids with diabetes." Milwaukee Journal Sentinel 22 July 2002: 1G.
＊4・American Diabetes Association. "Type 2 diabetes in children and adolescents." Diabetes Care 23 (2000): 381-389.
＊5・Himsworth HP. "Diet and the incidence of diabetes mellitus." Clin. Sci. 2 (1935): 117-148.
＊6・West KM, and Kalbfleisch JM. "Glucose tolerance, nutrition, and diabetes in Uruguay, Venezuela, Malaya, and East Pakistan." Diabetes 15 (1966): 9-18.

＊4・Fontaine KR, and Barofsky I. "Obesity and health-related quality of life." Obesity Rev. 2 (2001): 173-182.
＊5・Colditz GA. "Economic costs of obesity and inactivity." Med. Sci. Sports Exerc. 31 (1999): S663-S667.
＊6・Adcox S. "New state law seeks to cut down obesity." Ithaca Journal Sept. 21, 2002: 5A.
＊7・Ellis FR, and Montegriffo VME. "Veganism, clinical findings and investigations." Am. J. Clin. Nutr. 23 (1970): 249-255.
＊8・Berenson, G., Srinivasan, S., Bao, W., Newman, W. P. r., Tracy, R. E., and Wattigney, W. A. "Association between multiple cardiovascular risk factors and atherosclerosis to children and young adults. The Bogalusa Heart Study." New Engl. J. Med., 338: 1650-1656, 1998.
＊9・Key TJ, Fraser GE, Thorogood M, et al. "Mortality in vegetarians and nonvegetarians: detailed findings from a collaborative analysis of 5 prospective studies." Am. J. Clin. Nutri. 70(Suppl.) (1999): 516S-524S.
＊10・Bergan JG, and Brown PT. "Nutritional status of "new" vegetarians." J. Am. Diet. Assoc. 76 (1980): 151-155.
＊11・Appleby PN, Thorogood M, Mann J, et al. "Low body mass index in non-meat eaters: the possible roles of animal fat, dietary fibre, and alcohol." Int J. Obes. 22 (1998): 454-460.
＊12・Dwyer JT. "Health aspects of vegetarian diets." Am. J. Clin. Nutr. 48 (1988): 712-738.
＊13・Key TJ, and Davey G. "Prevalence of obesity is low in people who do not eat meat."
Brit. Med. Journ. 313 (1996): 816-817.
＊14・Shintani TT, Hughes CK, Beckham S, et al. "Obesity and cardiovascular risk intervention through the ad libitum feeding of traditional Hawaiian diet." Am. J. Clin. Nutr. 53 (1991): 1647S-1651S.
＊15・Barnard RJ. "Effects of life-style modification on serum lipids." Arch. Intern. Med. 151 (1991): 1389-1394.
＊16・McDougall J, Litzau K, Haver E, et al. "Rapid reduction of serum cholesterol and blood pressure by a twelve-day, very low fat, strictly vegetarian diet." J. Am. Coll. Nutr. 14 (1995): 491-496.
＊17・Ornish D, Scherwitz LW, Doody RS, et al. "Effects of stress management training and dietary changes in treating ischemic heart disease." JAMA 249 (1983): 54-59.
＊18・Shintani TT, Beckham S, Brown AC, et al. "The Hawaii diet: ad libitum high carbohydrate, low fat multi-cultural diet for the reduction of chronic disease risk factors: obesity, hypertension, hypercholesterolemia, and hyperglycemia." Hawaii Med. Journ. 60 (2001): 69-73.
＊19・Nicholson AS, Sklar M, Barnard ND, et al. "Toward improved management of NIDDM: a randomized, controlled, pilot intervention using a lowfat, vegetarian diet." Prev. Med. 29 (1999): 87-91.
＊20・Ornish D, Scherwitz LW, Billings JH, et al. "Intensive lifestyle changes for reversal of coronary heart disease." JAMA 280 (1998): 2001-2007.
＊21・Astrup A, Toubro S, Raben A, et al. "The role of low-fat diets and fat substitutes in body weight management: what have we learned from clinical studies?" J. Am. Diet. Assoc. 97(suppl) (1997): S82-S87.
＊22・Duncan KH, Bacon JA, and Weinsier RL. "The effects of high and low energy density diets on satiety, energy intake, and eating time of obese and nonobese

artery disease." In: E. Braunwald (ed.), Heart Disease: A Textbook of cardiovascular Medicine, Vol. 2(Fifth Edition), pp. 1289-1365. Philadelphia, PA: W.B. Saunders, 1997.
＊36・Kirklin JW, Naftel DC, Blackstone EH, et al. "Summary of a consensus concerning death and ischemic events after coronary artery bypass grafting." Circulation 79(Suppl 1) (1989): I81-I91.
＊37・Page 1368.9 in Lincoff AM, and Topol EJ. "Interventional catherization techniques." In: E. Braunwald (ed.), Heart Disease: A Textbook of Cardiovascular Medicine, pp. 1366-1391. Philadelphia, PA: W.B. Saunders, 1997.
＊38・Hirshfeld JW, Schwartz JS, Jugo R, et al. "Restenosis after coronary angioplasty: a multivariate statistical model to relate lesion and procedure variables to restenosis." J. Am. Coll. Cardiol. 18 (1991): 647-656.
＊39・Information Plus. Nutrition: a key to good health. Wylie, TX: Information Plus, 1999.
＊40・Naifeh SW. The Best Doctors in America, 1994—1995. Aiken, S.C.: Woodward & White, 1994.
＊41・Esselstyn CB, Jr. "Foreward: changing the treatment paradigm for coronary artery disease." Am. J. Cardiol. 82 (1998): 2T-4T.
＊42・Esselstyn CB, Ellis SG, Medendorp SV, et al. "A strategy to arrest and reverse coronary artery disease: a 5-year longitudinal study of a single physician's practice." J. Family Practice 41 (1995): 560-568.
＊43・Esselstyn CJ. "Introduction:more than coronary artery disease." Am. J. Cardiol. 82 (1998): 5T-9T.
＊44・The flow of blood is related to the fourth power of the radius. Thus, a reduction of seven percent is approximately related to a 30% greater blood flow, although it is not possible to obtain by calculation a more precise determination of this number.
＊45・Personal communication with Dr. Esselstyn, 9/15/03.
＊46・Ornish D, Brown SE, Scherwitz LW, et al. "Can lifestyle changes reverse coronary heart disease?" Lancet 336 (1990): 129-133.
＊47・Ratliff NB. "Of rice, grain, and zeal: lessons from Drs. Kempner and Esselstyn." Cleveland Clin. J. Med. 67 (2000): 565-566.
＊48・American Heart Association. "AHA Dietary Guidelines. Revision 2000: A Statement for Healthcare Professionals from the Nutrition Committee of the American Heart Association." Circulation 102 (2000): 2296-2311.
＊49・National Cholesterol Education Program. "Third report of the National Cholesterol Education Program (NCEP) expert panel on detection, evaluation and treatment of high blood cholesterol in adult (adult treatment panel III): executive summary." Bethesda, MD: National Institutes of Health, 2001.
＊50・Castelli W. "Take this letter to your doctor." Prevention 48 (1996): 61-64.
＊51・Schuler G, Hambrecht R, Schlierf G, et al. "Regular physical exercise and low-fat diet." Circulation 86 (1992): 1-11.

〈第6章〉

＊ 1・Flegal KM, Carroll MD, Ogden CL, et al. "Prevalence and trends in obesity among U.S. adults, 1999-2000." JAMA 288 (2002): 1723-1727.
＊ 2・Ogden CL, Flegal KM, Carroll MD, et al. "Prevalence and trends in overweight among U.S. children and adolescents." JAMA 288 (2002): 1728-1732.
＊ 3・Dietz WH. "Health consequences of obesity in youth: childhood predictors of adult disease." Pediatrics 101 (1998): 518-525.

＊16・Jolliffe N, and Archer M. "Statistical associations between international coronary heart disease death rates and certain environmental factors." J. Chronic Dis. 9 (1959): 636-652.
＊17・Scrimgeour EM, McCall MG, Smith DE, et al. "Levels of serum cholesterol, triglyceride, HDL cholesterol, apolipoproteins A-1 and B, and plasma glucose, and prevalence of diastolic hypertension and cigarette smoking in Papua New Guinea Highlanders." Pathology 21 (1989): 46-50.
＊18・Campbell TC, Parpia B, and Chen J. "Diet, lifestyle, and the etiology of coronary artery disease: The Cornell China Study." Am. J. Cardiol. 82 (1998): 18T-21T.
＊19・Kagan A, Harris BR, Winkelstein W, et al. "Epidemiologic studies of coronary heart disease and stroke in Japanese men living in Japan, Hawaii and California." J. Chronic Dis. 27 (1974): 345-364.
＊20・Kato H, Tillotson J, Nichaman MZ, et al. "Epidemiologic studies of coronary heart disease and stroke in Japanese men living in Japan, Hawaii and California: serum lipids and diet." Am. J. Epidemiol. 97 (1973): 372-385.
＊21・Morrison LM. "Arteriosclerosis." JAMA 145 (1951): 1232-1236.
＊22・Morrison LM. "Diet in coronary atherosclerosis." JAMA 173 (1960): 884-888.
＊23・Lyon TP, Yankley A, Gofman JW, et al. "Lipoproteins and diet in coronary heart disease." California Med. 84 (1956): 325-328.
＊24・Gibney MJ, and Kritchevsky D, eds. Current Topics in Nutrition and Disease, Volume 8: Animal and Vegetable Proteins in Lipid Metabolism and Atherosclerosis. New York, NY: Alan R. Liss, Inc., 1983.
＊25・Sirtori CR, Noseda G, and Descovich GC. "Studies on the use of a soybean protein diet for the management of human hyperlipoproteinemias." In: M. J. Gibney and D. Kritchevsky (eds.), Current Topics in Nutrition and Disease, Volume 8: Animal and Vegetable Proteins in Lipid Metabolism and Atherosclerosis., pp. 135-148. New York, NY: Alan R. Liss, Inc., 1983.
＊26・G.S. Myers, personal communication, cited by Groom, D. "Population studies of atherosclerosis." Ann. Internal Med. 55(1961):51-62.
＊27・Centers for Disease Control. "Smoking and Health: a national status report." Morbidity and Mortality Weekly Report 35 (1986): 709-711.
＊28・Centers for Disease Control. "Cigarette smoking among adults—United States, 2000." Morbidity and Mortality Weekly Report 51 (2002): 642-645.
＊29・Age-adjusted, ages 25-74.
＊30・Marwick C. "Coronary bypass grafting economics, including rehabilitation. Commentary." Curr. Opin. Cardiol. 9 (1994): 635-640.
＊31・Page 1319 in Gersh BJ, Braunwald E, and Rutherford JD. "Chronic coronary artery disease." In: E. Braunwald (ed.), Heart Disease: A Textbook of cardiovascular Medicine, Vol. 2(Fifth Edition), pp. 1289-1365. Philadelphia, PA: W.B. Saunders, 1997.
＊32・Ornish D. "Avoiding revascularization with lifestyle changes: the Multicenter Lifestyle Demonstration Project." Am. J. Cardiol. 82 (1998): 72T-76T.
＊33・Shaw PJ, Bates D, Cartlidge NEF, et al. "Early intellectual dysfunction following coronary bypass surgery." Quarterly J. Med. 58 (1986): 59-68.
＊34・Cameron AAC, Davis KB, and Rogers WJ. "Recurrence of angina after coronary artery bypass surgery. Predictors and prognosis (CASS registry)." J. Am. Coll. Cardiol. 26 (1995): 895-899.
＊35・Page 1320 in Gersh BJ, Braunwald E, and Rutherford JD. "Chronic coronary

decreased development of AFB1-induced preneoplastic foci in rat liver." Nutr. Cancer 16 (1991): 31-41.
＊60・Krieger E, Youngman LD, and Campbell TC. "The modulation of aflatoxin(AFB1) induced preneoplastic lesions by dietary protein and voluntary exercise in Fischer 344 rats." FASEB J. 2 (1988): 3304 Abs.
＊61・The cited associations of total animal and plant protein intakes are taken from manuscript under review.
＊62・Campbell TC, Chen J, Liu C, et al. "Non-association of aflatoxin with primary liver cancer in a cross-sectional ecologic survey in the People' s Republic of China." Cancer Res. 50 (1990): 6882-6893.

【第2部】

〈第5章〉

＊ 1 ・Adams CF. "How many times does your heart beat per year?" Accessed October 20, 2003. Accessed at http://www.straightdope.com/classics/a1_088a.html
＊ 2 ・National Heart, Lung, and Blood Institute. "Morbidity and Mortality: 2002 Chart Book on Cardiovascular, Lung, and Blood Diseases." Bethesda, MD: National Institutes of Health, 2002.
＊ 3 ・American Heart Association. "Heart Disease and Stroke Statistics-2003 Update." Dallas, TX: American Heart Association, 2002.
＊ 4 ・Braunwald E. "Shattuck lecture-cardiovascular medicine at the turn of the millenium: triumphs, concerns and opportunities." New Engl. J. Med. 337 (1997): 1360-1369.
＊ 5 ・American Cancer Society. "Cancer Facts and Figures-1998." Atlanta, GA: American Cancer Society, 1998.
＊ 6 ・Anderson RN. "Deaths: leading causes for 2000." National Vital Statistics Reports 50(16) (2002):
＊ 7 ・Enos WE, Holmes RH, and Beyer J. "Coronary disease among United States soldiers killed in action in Korea." JAMA 152 (1953): 1090-1093.
＊ 8 ・Esselstyn CJ. "Resolving the coronary artery disease epidemic through plant-based nutrition." Prev. Cardiol. 4 (2001): 171-177.
＊ 9 ・Antman EM, and Braunwald E. "Acute myocardial infarction." In: E. Braunwald (ed.), Heart disease, a textbook of cardiovascular disease, Vol. II (Fifth Edition), pp. 1184-1288. Philadelphia: W.B. Saunders Company, 1997.
＊10・Esselstyn CJ. "Lecture: Reversing heart disease." December 5, 2002. Ithaca, NY: Cornell University, 2002.
＊11・Ambrose JA, and Fuster V. "Can we predict future acute coronary events in patients with stable coronary artery disease?" JAMA 277 (1997): 343-344.
＊12・Forrester JS, and Shah PK. "Lipid lowering versus revascularization: an idea whose time (for testing) has come." Circulation 96 (1997): 1360-1362.
＊13・Now named the National Heart, Lung, and Blood Institute of the National Institutes of Health in Bethesda, Maryland.
＊14・Gofman JW, Lindgren F, Elliot H, et al. "The role of lipids and lipoproteins in atherosclerosis." Science 111 (1950): 166.
＊15・Kannel WB, Dawber TR, Kagan A, et al. "Factors of risk in the development of coronary heart disease—six-year follow-up experience." Ann. Internal Medi. 55 (1961): 33-50.

＊38・Key TJA, Chen J, Wang DY, et al. "Sex hormones in women in rural China and in Britain." Brit. J. Cancer 62 (1990): 631-636.
＊39・These biomarkers include plasma copper, urea nitrogen, estradiol, protein, testosterone and, inversely, sex hormone binding globulin, each of which has been known to be associated with animal protein intake from previous studies.
＊40・For the total dietary fiber (TDF), the averages for China and the U.S. were 33.3 and 11.1 grams per day, respectively. The range of the county averages are 7.7 - 77.6 grams per day in China, compared with a range of 2.4 - 26.6 grams per day for the middle 90% of American males.
＊41・The correlation for plant protein was +0.53＊＊＊and for animal protein was +0.12.
＊42・In principle, using "cancer prevalence within families" as the outcome measurement more effectively controls for the various causes of cancer that associate with different kinds of cancer, thus permitting study of an isolated effect of the dietary factor.
＊43・Guo W, Li J, Blot WJ, et al. "Correlations of dietary intake and blood nutrient levels with esophageal cancer mortality I China." Nutr. Cancer 13 (1990) : 121-127.
＊44・The full effects of these fat-soluble antioxidants can be demonstrated only when antioxidant concentrations are adjusted for the levels of LDL for individual subjects. This was not known at the time of the survey, thus provisions were not made for this adjustment.
＊45・Kneller RW, Guo W, Hsing AW, et al. "Risk factors for stomach cancer in sixty-five Chinese counties." Cancer Epi. Biomarkers Prev. 1 (1992): 113-118.
＊46・Information Plus. Nutrition: a key to good health. Wylie, TX: Information Plus, 1999.
＊47・Westman EC, Yancy WS, Edman JS, et al. Carbohydrate Diet Program." Am. J. Med. 113 (2002): 30-36.
＊48・Atkins RC. Dr. Atkins' New Diet Revolution. New York, NY: Avon Books, 1999.
＊49・Wright JD, Kennedy-Stephenson J. Wang CY, et al. "Trends in Intake of Energy and Macro-nutrients—United States, 1971-2000." Morbidity and mortality weekly report 53(Feberuary 6, 2004): 80-82.
＊50・Noakes M, and Clifton PM. "Weight loss and plasma lipids." Curr. Opin. Lipidol. 11 (2000) : 65-70 .
＊51・Bilsborough SA, and Crowe TC. "Low-carbohydrate diets: what are the potential short-and long-term health implications?" Asia Pac. J. Clin. Nutr. 12 (2003): 396-404.
＊52・Stevens A, Robinson DP, Turpin J, et al. "Sudden cardiac death of an adolescent during dieting." South Med. J. 95 (2002): 1047-1049.
＊53・Patty A. "Low-carb fad claims teen' s life - Star diet blamed in death." The Daily Telegraph (Sidney, Australia) November 2, 2002: 10.
＊54・Atkins, 1999, Page 275.
＊55・Atkins claims that an antioxidant cocktail can protect against heart disease, cancer and aging, a claim refuted by several large trials recently completed (see chapter 11).
＊56・Atkins, 1999, Page 103.
＊57・Bone J. "Diet doctor Atkins 'obese' , had heart problems: coroner: Widow angrily denies that opponents' claims that heart condition caused by controversial diet." Ottawa Citizen February 11, 2004: A11.
＊58・Campbell TC. "Energy balance: interpretation of data from rural China." Toxicological Sciences 52 (1999): 87-94.
＊59・Horio F. Youngman LD, Bell RC. Et al, "Thermogenesis, low-protein diets and

＊20・National Research Council. Diet, Nutrition and Cancer. Washington, DC: National Academy Press, 1982.
＊21・United States Department of Health and Human Services. The Surgeon General's Report on Nutrition and Health. Washington, DC: Superintendent of Documents, U.S. Government Printing Office, 1988.
＊22・National Research Council, and Committee on Diet and Health. Diet and Health: implications for reducing chronic disease risk. Washington, DC: National Academy Press, 1989.
＊23・Expert Panel. Food, nutrition and the prevention of cancer, a global perspective. Washington, DC: American Institute for Cancer Research/World Cancer Research Fund, 1997.
＊24・Exceptions include those foods artificially stripped of their fat, such as non-fat milk.
＊25・Armstrong D, and Doll R. "Environmental factors and cancer incidence and mortality in different countries, with special reference to dietary practices." Int. J. Cancer 15 (1975) : 617-631.
＊26・U.S. Senate. "Dietary goals for the United States, 2nd Edition." Washington, D.C: U.S. Government Printing Office, 1977.
＊27・Committee on Diet Nutrition and Cancer. Diet, nutrition and cancer: directions for research. Washington, DC: National Academy Press, 1983.
＊28・There also were a number of other policy statements and large human studies that were begun at about this time that were to receive much public discussion and that were founded and/or interpreted in relation to dietary fat and these diseases. These included the initiation of the U.S. Dietary Guidelines report series begun in 1980, the Harvard Nurses' Health Study in 1984, the initial reports of the Framingham Heart Study in the 1960s, the Seven Countries Study of Ancel Keys, the multiple Risk Factor Intervention Trail (MRFIT) and others.
＊29・Carroll KK, Branden LM, Bell JA, et al. "Fat and cancer." Cancer 58 (1986): 1818-1825.
＊30・Drasar BS, and Irving D. "Environmental factors and cancer of the colon and breast." Br. J. Cancer 27 (1973): 167-172.
＊31・Haenszel W, and Kurihara M. "Studies of Japanese Migrants: mortality from cancer and other disease among Japanese and the United States." J. Natl. Cancer Inst.40 (1968): 43-68.
＊32・Higginson J, and Muir CS. "Epidemiology in Cancer ." In: J.F. Holland and E. Frei (eds.), Cancer Medicine, pp.241-306. Philadelphia, PA: Lea and Febiger, 1973.
＊33・The correlation of fat intake with animal protein intake is 84% for grams of fat consumed and 70% for fat as a percent of calories.
＊34・Kelsey JL, Gammon MD, and Esther MJ. "Reproductive factors and breast cancer." Epidemiol. Revs. 5 (1993): 36-47.
＊35・de Stavola BL, Wang DY, Allen DS, et al. "The association of height, weight, menstrual and reproductive events with breast cancer: results from two prospective studies on the island of Guernsey (United Kingdom)." Cancer Causes and Control 4 (1993): 331-340.
＊36・Rautalahti M, Albanes D, Virtamo J, et al. "Lifetime menstrual activity—indicator of breast cancer risk." European J. Epidemiol. 9 (1993): 17-25.
＊37・It was not possible to statistically detect an association of blood hormone levels with breast caner risk within this group of women because their blood samples were taken at random times of their menstrual cycles and breast cancer rates were so low, thus minimizing the ability to detect such an association, even when real.

＊6・There were 82 mortality rates, but about a third of these rates were duplicates of the same disease for different aged people.
＊7・Calorie intake in China is for a 65 kg adult male doing "light physical work." Comparable data for the American male is adjusted for a body weight of 65kg.
＊8・SerVaas C. "Diets that protected against cancers in China." The Saturday Evening Post October 1990: 26-28.
＊9・All the available disease mortality rates were arranged in a matrix so that it was possible to readily determine the relationship of each rate with every other rate. Each comparison was then assigned a plus or minus, depending on whether they were directly or inversely correlated. All plus correlations were assembled in one list and all minus correlations were assembled in a second list. Each individual entry in either list was therefore positively related to entries in its own list but inversely related to diseases in the opposite list. Most, but not all, of these correlations were statistically significant.
＊10・Campbell TC, Chen J, Brun T, et al. "China: from diseases of poverty to diseases of affluence. Policy implications of the epidemiological transition. " Ecol. Food Nutr. 27 (1992): 133-144.
＊11・Chen J. Campbell TC, Li J., et al. "Diet, life-style and mortality in China. A study of the characteristics of 65 Chinese counties. Oxford, U.K; Ithaca, NY; Beijing, PRC: Oxford University Press; Cornell U niversity Press; People' s Medical Publishing House, 1990.
＊12・Lipid Research Clinics Program Epidemiology Committee. "Plasma lipid distributions in selected North American Population. The Lipid Research Clinics Program Prevalence Study." Circulation 60 (1979): 427-439.
＊13・Campbell TC, Parpia B, and Chen J. "Diet, lifestyle, and etiology of coronary artery disease: The Cornell China Study." Am. J. Cardiol. 82 (1998): 18T-21T.
＊14・These data are for villages SA, LC and RA for women and SA, QC and NB for men, as seen in the monograph (Chen, et al, 1990).
＊15・Sirtori CR, Noseda G, and Descovich GC. "Studies on the use of a soybean protein diet for the management of human hyperlipoproteinemias." In: M. J. Gibney and D. Kritchevsky (eds.),Current Topics in Nutriton and Disease, Volume 8 Animal and Vegetable Protein in Lipid Metabolism and Atherosclerosis, pp. 135-148. New York, NY: Alan R. Liss, Inc, 1983.
＊16・Carroll KK. "Dietary proteins and amino acids—their effects on cholesterol metabolism" . In: M.J. Gibney and D. Kritchevsky (eds.), Animal and Vegetable Protein in Lipid Metabolism and atherosclerosis, pp. 9-17. New York, NY: Alan R. Liss, Inc.,1983.
＊17・Terpstra AHM, Hermus RJJ, and West CE. "Dietary protein and cholesterol metabolism in rabbits and rats." In: M.J. Gibney and D. Kritchevsky (eds.), Animal and Vegetable Protein in Lipid Metabolism and Atherosclerosis, pp. 19-49. New York, NY: Alan R. Liss, Inc, 1983.
＊18・Kritchevsky D, Tepper SA, Czarnecki SK, et al. "Atherogenicity of animal and vegetable protein. Influence of the lysine to arginine ratio." Atherosclerosis 41 (1982): 429-431.
＊19・Dietary fat can be expressed as percent of total weight of the diet or as percent of total calories. Most commentators and researchers express fat as percent of total calories because we primarily consume food to satisfy our need for calories, not our need for weight. I will do the same throughout this book.

＊43・Youngman LD. The growth and development of aflatoxin B1-induced preneoplastic lesions, tumors, metastasis, and spontaneous tumors as they are influenced by dietary protein level, type, and intervention. Ithaca, NY: Cornell University, Ph.D. Thesis, 1990.
＊44・Beasley RP. "Hepatitis B virus as the etiologic agent in hepatocellular carcinoma-epidemiologic considerations." Hepatol 2 (1982): 215-265.
＊45・Blumberg BS, Larouze B, London WT, et al. "The relation of infection with the hepatitis B against to primary hepatic carcinoma. "Am. J. Pathol, 81 (1975): 669-682.
＊46・Chisari FV, Ferrari C, and Mondelli MU. "Hepatitis B virus structure and biology." Microbiol. Pathol. 6 (1989):311:325.
＊47・Hu J, Cheng Z, Chisari FV, et al. "Repression of hepatitis B virus (HBV) transgene and HBV induced liver injury by low protein diet." Oncogene 15 (1997): 2795-2801.
＊48・Cheng Z, Hu J, King J, et al. "Inhibition of hepatocellular carcinoma development in hepatitis B virus transfected mice by low dietary casein." Hepatology 26 (1997): 1351-1554.
＊49・Hawrylewicz EJ, Huang HH, Kissane JQ, et al. "Enhancement of the 7,12-dimethylbenz(a) anthracene (DMBA) mammary tumorigenesis by high dietary protein in rats." Nutr. Reps, Int. 26 (1982): 793-806.
＊50・Hawrylewicz EJ. "Fat-protein interaction, defined 2-generation studies." In: C. Ip, D. F. Birt, A.E. Rogers and C. Mettlin (eds.), Dietary fat and cancer, pp. 403-434. New York: Alan R. Liss, Inc.,1986.
＊51・Huang HH, Hawrylewicz EJ, Kissane JQ, et al. "Effect of protein diet on release of prolactin and ovarian steroids in female rats." Nutr. Rpts. Int. 26 (1982): 807-820.
＊52・O' Connor TP, Roebuck BD, and Campbell TC. "Dietary intervention during the post-dosing phase of L-azaserine-induced preneoplastic lesions. J. Natl. Cancer Inst. 75 (1985): 955-957.
＊53・O' Connor TP, Roebuck BD, Peterson F, et al. "Effect of dietary intake of fish oil and fish protein on the development of L-azaserine-induced prenerplastic lesions in rat pancreases." J. Natl. Cancer Inst. 75 (1985): 959-962.
＊54・He Y. Effects of carotenoids and dietary carotenoid extracts on aflatoxin B1-induced mutagenesis and hepatocarcinogenesis. Ithaca. NY: Cornell University, Ph.D. Thesis, 1990.
＊55・He Y, and Campbell TC. "Effects of carotenoids on aflatoxin B1-induced mutagenesis in S. typhimurium TA 100 and TA 98. "Nutr. Cancer 13 (1990): 243-253.

〈第4章〉

＊1・Li J-Y, Liu B-Q, Li G-Y, et al. "Atlas of cancer mortality in the People' s Republic of China. An aid for cancer control and research." Int. J. Epid. 10 (1981): 127-133.
＊2・Higginson J. "Present trends in cancer epidemiology." Proc. Can. Cancer Conf. 8 (1969): 40-75.
＊3・Wynder EL, and Gori GB. "Contribution of the environment to cancer incidence: an epidemiologic exercise." J. Natl. Cancer Inst. 58 (1977): 825-832.
＊4・Doll R, and Peto R. "The causes of cancer: Quantitative estimates of avoidable risks of cancer in the United States today." J. Natl. Cancer Inst. 66 (1981): 1192-1265.
＊5・Fagin D. News release. "Breast cancer cause still elusive study: no clear link between pollution, breast cancer on LI." August 6, 2002. Newsday.com. Accessed at http://www.newsday.com/news/local/longisland/ny-licanc062811887aug06.story?coll=ny%top%2Dheadlines

＊26・Mainigi KD, and Campbell TC. "Subcellular distribution and covalent binding of aflatoxins as functions of dietary manipulation." J. Toxicol. Environ. Health 6 (1980): 659-671.
＊27・Nerurkar LS, Hayes JR, and Campbell TC. "The reconstitution of hepatic microsomal mixed function oxidase activity with fractions derived from weanling rats fed different levels of protein." J. Nutr. 108 (1978): 678-686.
＊28・Gurtoo HL, and Campbell TC. "A kinetic approach to a study of the induction of rat liver microsomal hydroxylase after pretreatment with 3,4-benzpyrene and aflatoxin B1." Biochem Pharmacol. 19 (1970): 1729-1735.
＊29・Adekunle AA, Hayes JR, and Capblell TC., "Interrelationships of dietary protein level, aflatoxin B1 metabolism, and hepatic microsomal epoxide hydrase activity." Life Sci 21 (1977): 1785-1792.
＊30・Mainigi KD, and Campbell TC. "Effects of low dietary protein and dietary aflatoxin on hepatic glutathione levels in F-344 rats. "Toxicol. Appl. Pharacol. 59 (1981): 196-203.
＊31・Farber E, and Cameron R. "The sequential analysis of cancer development." Adv. Cancer Res. 31 (1980): 125-226.
＊32・Foci response for the various charts in this chapter mostly reflect "0% of liver volume," which integrates "number of foci" and "Size of foci, " both of which indicate tumor-forming tendency. So that the responses from individual experiments can be compared among each other, the data are adjusted to a common scale that reflects the response produced by a standard dose of aflatoxin and by feeding a 20% protein diet.
＊33・Appleton BS, and Campbell TC. "Inhibition of aflatoxin-initiated preneoplastic liver lesions by low dietary protein." Nutr. Cancer 3 (1982): 200-206.
＊34・Dunaif GE, and Campbell TC. "Relative contribution of dietary protein level and Aflatoxin B1 dose in generation of presumptive preneoplastic foci in rat liver. "J.Natl. Cancer Inst. 78 (1987): 365-369.
＊35・Youngman LD, and Campbell TC. "High protein intake promotes the growth of preneoplastic foci in Fischer #344 rats: evidence that early remodeled foci retain the potential for future growth. " J.Nutr. 121 (1991) 1454-1461.
＊36・Youngman LD, and Campbell TC. "Inhibition of aflatoxin B1-induced gamma-glutamyl transpeptidase positive (GGT+) hepatic preneoplastic foci and tumors by low protein diets: evidence that altered GGT+ foci indicate neoplastic potential." Carcinogenesis 13 (1992): 1607-1613.
＊37・Dunaif GE. And Campbell TC. "Dietary protein level and aflatoxin B1-induced preneoplastic hepatic lesions in the rat. " J. Nutr. 117 (1987): 1298-1302.
＊38・Horio F. Youngman LD, Bell RC, et al. "Thermogenesis, low-protein diets, and decreased development of AFB1-induced preneoplastic foci in rat liver. " Nutr Cancer 16 (1991): 31-41.
＊39・About 12% dietary protein is required to maximize growth rate, according to the National Research Council of the National Academy of Sciences.
＊40・Subcommittee on Laboratory Animal Nutrition. Nutrient requirements of laboratory animals. Second revised edition, number 10. Washington, DC: National Academy Press, 1972.
＊41・National Research Council. Recommended dietary allowance. Tenth edition. Washington, DC: National Academy Press, 1989.
＊42・Schulsinger DA, Root MM, and Campbell TC. "Effect of dietary protein quality on development of aflatoxin B1-induced hepatic preneoplastic lesions." J. Natil Cancer Inst. 81 (1989): 1241-1245.

17 Lyon, France: International Agency for Research on Cancer, 1978.
＊10・Druckrey H, Janzowski R, and Preussmann R. "Organotrope carcinogene wirkungen bei 65 verschiedenen N-nitroso-verbindungen an BD-ratten." Z. Krebsforsch. 69(1967):103-201.
＊11・Thomas C, and So BT. "Zur morphologie der durch N-nitroso-verbindungen erzeugten tumoren im oberen verdauungstrakt der ratte." Arzneimittelforsch. 19 (1969): 1077-1091.
＊12・Eisenbrand G, Spiegelhalder B, Janzowski C, at al. "Volatile and non-volatile N-nitroso compounds in foods and other environmental media." IARC Sci. Publi. 19 (1978): 311-324.
＊13・National Archives and Records Administration. "Code of Federal Regulations: Title 9, Animals and Animal Products, Section 319.180 (9CFR319.180)." Washington. DC: Government Printing Office, 2001.
＊14・Kanfer S. October 2, 1972. "The decline and fall of the American hot dog." Time: 86.
＊15・Newberne P. "Nitrite promotes lymphoma incidence in rats." Science 204 (1979): 1079-1081.
＊16・Madhavan TV. And Gopalan C. "The effect of dietary protein on carcinogenesis of aflatoxin." Arch. Path. 85 (1968): 133-137.
＊17・If this defect becomes part of the first round of daughter cells, then this will be passed on to all subsequent generations of cells, with the potential to eventually become clinically detectable cancer. However, this is an oversimplification of a very complex process. Perhaps two of the more significant omissions are the hypotheses that 1) more than one mutation may be required to initiate and promote cancer, and 2) not all genetic defects result in cancer.
＊18・Mgbodile MUK, and Campbell TC. "Effect of protein deprivation of male weanling rats on the kinetics of hepatic microsomal enzyme activity. "J. Nutr. 102 (1972): 53-60.
＊19・Hayes JR, Mgbodile MUK, and Campbell TC. "Effect of protein deficiency on the inducibility of the hepatic microsomal drug-metabolizing enzyme system. I. Effect on Substrate interaction with cytochrome P-450." Biochem. Pharmacol. 22 (1973): 1005-1014.
＊20・Mgbodile MUK, Hayes JR, and Campbell TC. " Effect of protein deficiency on the inducibility of the hepatic microsomal drug-metabolizing enzyme system. II. Effect on enzyme kinetics and electron transport system." Biochem. Pharmacol. 22 (1973): 1125-1132.
＊21・Hayes JR, and Campbell TC. "Effect of protein deficiency on the inducibility of the hepatic microsomal drug-metabolizing enzyme system. III. Effect of 3-methylcholanthrene induction on activity and binding kinetics. " Biochem Pharmacol. 23 (1974): 1721-1732.
＊22・Campbell TC, "Influence of nutrition on metabolism of carcinogens (Martha Maso Honor' s Thesis)." Adv. Nutr. Res. 2 (1979): 29-55.
＊23・Preston RS, Hayes JR, and Campbell TC. "The effect of protein deficiency on the in vivo binding of aflatoxin B1 to rat liver macromolecules." Life Sci. 19 (1976): 1191-1198.
＊24・Portman RS, Plowman KM, and Campbell TC. "On mechanisms affecting species susceptibility to aflatoxin. Biochim Biophys. Acta 208 (1970): 487-495.
＊25・Prince LO, and Campbell TC. "Effects of sex difference and dietary protein level on the binding of aflatoxin B1 to rat liver chromatin proteins in vivo." Cancer Res. 42 (1982): 5053-5059.

＊２・Campbell TC, Warner RG, and Loosli JK. "Urea and biuret for ruminants" in: Cornell Nutrition Conference, Buffalo, NY, 1960, pp. 96-103.
＊３・Campbell TC, Loosli JK, Warner RG, et al. "Utilization of biuret by ruminants." J. Animal Science 22 (1963): 130-145.
＊４・Autret M. "World protein supplies and needs. Proceedings of the Sixteenth Easter School in Agricultural Science, University of Nottingham, 1969." In: R.A. Laurie(ed.), Proteins in Hunan Food, pp. 3-19. Westport, CT.: Avi Publishing Company, 1970.
＊５・Scrimshaw NS, and Young VR. "Nutritional evaluation and the utilization of protein resources." In: C.E. Bodwell(ed.), Evaluation of Proteins for Humans, pp.1-10. Westport, CT: The Avi Publishing Co., 1976.
＊６・Jalil ME, and Tahir WM. "World supplies of plant proteins." In : J.W. G. Porter and B.A. Rolls(eds.). Proteins in Human Nutrition, pp. 35-46. London, Academic Press, 1973.
＊７・Blount WP. "Turkey "X" Disease." Turkeys 9 (1961):52, 55-58, 61, 77.
＊８・Sargeant K, Sheridan A, O' Kelly J, et al, "Toxicity associated with certain samples of groundnuts." Nature 192 (1961): 1096-1097.
＊９・Lancaster MC, Jenkins FP, and Philip JM. "Toxicity associated with certain samples of ground nuts." Nature 192 (1961): 1095-1096.
＊10・Wogan GN, and Newberne PM. "Dose-response characteristics of aflatoxin B1 carcinogenesis in the rat." Cancer Res. 27 (1967): 2370-2376.
＊11・Wogan GN, Paglialunga S, and Newberne PM. "Carcinogenic effects of low dietary levels of aflatoxin B1 in rats." Food Cosmet. Toxicol. 12 (1974): 681-685.
＊12・Campbell TC Caedo JP, Jr., Bulatao-Jayme J, et al. "Aflatoxin M1 in human urine." Nature 227(1970): 403-404.
＊13・Madhavan TV, and Gopalan C. "The effect of dietary protein on carcinogenesis of aflatoxin." Aech. Path. 85 (1968): 133-137.

〈第3章〉

＊１・Natural resources Defense Council. "Intolerable risk: pesticides in our children's food. " New York: Natural Resources Defense Council, February 27, 1989.
＊２・Winter C, Craigmill A, and Stimmann M. "Food Safety Issues II. NRDC report Alar." UC Davis Environmental Toxicology Newsletter 90(2) (1989):1.
＊３・Lieberman AJ, and Kwon SC. "Fact versus fears: a review of the greatest unfounded health scares of recent times." New York: American Council on Science and Health, June, 1998.
＊４・Whelan EM, and Stare FJ. Panic in the pantry; facts and fallacies about the food you buy. Buffalo, NY: Prometheus Books, 1992.
＊５・U.S. Apple Association. "News release: synopsis of U.S. Apple Press Conference." McLean,VA: U.S. Apple Association, February 25,1999.
＊６・Cassens RG. Nitrite-cured meat: a food safety issue in perspective. Trumbull, CT: Food and Nutrition Press, Inc., 1990.
＊７・Lijinsky W, and Epstein SS. "Nitrosamines as environmental carcinogens." Nature 225 (1970): 21-23.
＊８・National Toxicology Program. "Ninth report on carcinogens, revised January 2001." Washington, DC: U.S. Department of Health and Human Services, Public Health Science, January 2001. Assessed at http://ehis.niehs.nih.gov/ roc/toc9.html#viewe
＊９・International Agency for Cancer Research. IARC Monographs on the Evaluation of the Carcinogenic Risk of Chemicals to Human: Some N-Nitroso Compounds. Vol.

Health Chartbook, Hyattsville, MD: National Center for Health Statistics, 2000.
＊19・Starfield B. Primary Care: Balancing Health Needs, Services, and Technology. New York, N.Y: Oxford University Press, 1998.
＊20・World Health Organization. World Health Report 2000: Press release. "World Health Organization assesses the world' s health systems." June 21, 2000. Geneva. Accessed at http://www.who.int
＊21・Coble YD. American Medical Association press release. "AMA decries rise in number of uninsured Americans." September 30, 2003. Chicago, IL. Assessed at http://www.ama-assn.org/ama/pub/article/1617-8064.html
＊22・Campbell TC. "Present day knowledge on aflatoxin." Phil. J. Nutr. 20 (1967): 193-201.
＊23・Campbell TC, Caedo JP, Jr., Bulatao-Jayme J, et al. "Aflatoxin M1 in human urine." Nature 227(1970): 403-404.
＊24・This program was conducted in collaboration with the Philippine Department of Health and was funded by the United States Agency for International Development (USAID). USAID paid my full salary for six years and resulted in 110 "mother craft centers" distributed around much of the Philippines. Progress on this contract was prepared as monthly reports to USAID by Associate Dean C. W. Engel at Virginia Tech.
＊25・Hu J, Zhao X, Jia J, et al. "Dietary calcium and bone density among middle-aged and elderly women in China." A, J. Clin. Nutr. 58 (1993): 219-227.
＊26・Hu J, Zhao X, Parpia B, et al. "Dietary intakes and urinary excretion of calcium and acids: a cross-sectional study of women in China. " Am. J. Clin. Nutr: 58(1993): 398-406.
＊27・Hu J, Zhao X, Parpia B, et al. "Assessment of a modified house hold food weighing method in a study of bone health in China." J. Clin. Nutr 48 (1994): 442-452.
＊28・Potischman N. McClulloch CE, Byers T, et al. "Breast cancer and dietary and plasma concentrations of carotenoids and vitamin A." Am. J. Clin. Nutr. 52 (1990): 909-915.
＊29・Postischman N, McCulloch CE, Byers T, et al. "Associations between Breast cancer, triglycerides and cholesterol." Nutr. Cancer 15 (1991): 205-215.
＊30・Chen J, Campbell TC, Li J, et al. Diet, life-style and mortality in China. A study of the characteristics of 65 Chinese counties. Oxford, UK; Ithaca, NY; Beijing, PRC: Oxford University Press; Cornell University Press; People's Medical Publishing House, 1990.
＊31・Campbell TC, and Chen J. "Diet and chronic degenerative disease: perspectives from China." Am. J. Nutr. 59 (Suppl.) (1994): 1153S-1161S.
＊32・Campbell TC. "The dietary causes of degenerative diseases: nutrients vs foods." In: N.J. Temple and D.P. Burkitt(eds), Western diseases : their dietary prevention and reversibility, pp.119-152. Totowa, NJ: Humana Press, 1994.
＊33・Campbell TC, and Cheng J,. "Diet and chronic degenerative diseases: a summary of results from an ecologic study in rural China." In: N.J. Temple and D.P. Burkitt(eds.), Western diseases: their dietary prevention and reversibility., pp. 67-118. Totowa, NJ: Humana Press, 1994.
＊34・Chittenden RH. Physiological economy in nutrition. New York: F.A. Stokes, 1904.
＊35・Chittenden RH. The nutrition of man. New York: F.A. Stokes, 1907.

〈第2章〉

＊ 1 ・Stillings BR. "World supplies of animal protein." In: J. W. G. Porter and B.A. Rolls (eds.), Protein in Human Nutrition, pp. 11-33. London: Academic Press, 1973.

【引用資料一覧】

【第1部】

〈第1章〉

＊1・American Cancer Society. "Cancer Facts and Figures—1998." Atlanta, GA: American Cancer Society,1998.

＊2・Flegal KM, Carroll MD, Ogden CL et al. "Prevalence and trends in obesity among U.S. adults, 1999 - 2000." JAMA 288 (2002):1723-1727.

＊3・National Center for Health Statistics. "Obesity still on the rise, new data show. The U.S. Department of Health and Human Services News Release." October 10,2003. Washington,DC : 2002. Accessed at http://www.cdc.gov/nchs/releases/02news/obesityonrise.htm

＊4・Lin B-H, Guthrie J, and Frazao E. "Nutrient Contribution of Food Away from Home." In: E. Frazao(ed.), America's Eating Habits: Changes and Consequences. Washington DC: Economic Research Service, USDA, 1999. Cited on p.138 in : Information Plus. Nutrition: a key to good health. Wylie, TX: Information Plus. 1999.

＊5・Mokdad AH, Ford ES, Bowman BA, et al. "Diabetes trends in the U.S.: 1990-1998." Diabetes Care 23 (2000):2278-1283.

＊6・Centers for Disease Control and Prevention. "National Diabetes Fact Sheet: National Estimates and General Information on Diabetes in the United States. Revised Edition." Atlanta, GA: Centers for Disease Control and Prevention, 1998.

＊7・American Diabetes Association. "Economic consequences of diabetes mellitus in the U.S.in 1997." Diabetes Care 21 (1998):296-309. Cited In : Mokdad AH, Ford ES, Bowman BA, et al. "Diabetes trends in the U.S.: 1990-1998." Diabetes Care 23 (2000): 1278-1283.

＊8・American Heart Association. "Heart Disease and Stroke Statistics—2003 Update." Dallas, TX: American Heart Association, 2002.

＊9・Ornish D, Brown, SE, Scherwitz LW, et al. "Can Lifestyle changes reverse coronary heart disease ?" Lancet 336 (1990):129-133.

＊10・Esselstyn CB, Ellis SG, Medendorp SV, et al. "A strategy to arrest and reverse coronary artery disease: a 5-year longitudinal study of single physician's practice. J. Family Practice 41 (1995):560-568.

＊11・Starfield B. "Is U.S. health really the best in the world?" JAMA 284 (2000): 483-485.

＊12・Anderson RN. "Deaths: leading causes for 2000." National Vital Statistics Reports 50 (16) (2002):

＊13・Phillips D, Christenfeld N, and Glynn L. "Increase in U.S. medication-error death between 1983 and 1993." Lancet 351(1998): 643-644.

＊14・U.S. Congressional House Subcommittee Oversight Investigation. "Cost and quality of health care: unnecessary surgery." Washington, DC: 1976. Cited by: Leape, L. "Unnecessary surgery." Ann. Rev Publ. Health 13(1992):363-383.

＊15・Lazarou J, Pomeranz B, and Corey PN. "Incidence of adverse drug reactions in hospitalized patients." JAMA 279 (1998):1200-1205.

＊16・World health Organization. Technical Report Series NO. 425. "International Drug Monitoring: the Role of the Hospital." Geneva, Switzerland: World Health Organization, 1996.

＊17・Health Insurance Association of America. Source Book of Health Insurance Data: 1999-2000.Washington. DC, 1999.

＊18・National Center for Health Statistics. Health, United States, 2000 with Adolescent

チ

キ

T・コリン・キャンベル（T. Colin Campbell, Ph. D.）

コーネル大学栄養生化学部名誉教授。40年余りにわたり、栄養学研究の第一線で活躍、「栄養学分野のアインシュタイン」と称される世界的権威。300以上もの論文を執筆してきたが、なかでも本書のもとになっている「チャイナ・プロジェクト」（中国農村部の食習慣研究）は、コーネル大学・オックスフォード大学・中国予防医学研究所による大規模な共同研究であり、「健康と栄養」に関してこれまで行なわれた研究のうちで、最高峰とされるものである。

トーマス・M・キャンベル（Thomas M. Campbell II, MD）

ニューヨーク州イサカ出身。1999年コーネル大学を卒業後、著述家・俳優として活躍し、ロンドン、シカゴほかミシシッピ州以東のほとんどの州で舞台に登場。そのかたわら、本書の共著者として情熱あふれる言葉で健康へのメッセージを綴った後、ニューヨーク州バッファロー大学医学部を卒業。現在、ニューヨーク州ロチェスター大学メディカルセンター「医療における栄養プログラム」の担当医。

松田麻美子（まつだ・まみこ／訳者）

自然健康・治癒学博士（Ph.D. in Natural Health & Healing）。

日本ナチュラル・ハイジーン普及協会会長。1978年、米国ウェスリヤン大学卒。1992年、「アメリカ健康科学カレッジ」で栄養科学の最高学位を取得。2006年、米国ナチュラル・ヘルス大学卒。

栄養科学、自然健康・治癒学を修め、ヒューストン・ナチュラル・ヘルス協会／ヒューストン・ナチュラル・ハイジーン・ネットワークを主宰。日本におけるナチュラル・ハイジーン（自然健康法に基づく究極の健康栄養学）のパイオニアとして活躍。米国ヒューストンに在住。日米間を往復し、「健康な体づくり」のための研究と指導に取り組んでいる。

著書に『常識破りの超健康革命』『子供たちは何を食べればいいのか』『50代からの超健康革命』『女性のためのナチュラル・ハイジーン』（いずれも、小社刊）、訳書に『フィット・フォー・ライフ』（小社刊）、『心臓病は食生活で治す』（角川学芸出版刊）がある。

日本ナチュラル・ハイジーン普及協会：http://natural-hygiene.org/

＊本書は、小社刊行の『葬られた「第二のマクガバン報告」』（上、中、下）三部作を再編集して、一冊にまとめたものです。

チャイナ・スタディー
葬られた「第二のマクガバン報告」 合本版

2016年1月30日　第1刷発行
2020年6月30日　第5刷発行

著　者　T・コリン・キャンベル
　　　　トーマス・M・キャンベル
訳　者　松田麻美子
発行者　佐藤八郎
発行所　グスコー出版
〒140-0014　東京都品川区大井1-23-7-4F
販売：Tel 03（5743）6782　Fax 03（5743）6783
編集：Tel 03（5743）6781　Fax 03（5743）6783
http://www.gsco-publishing.jp
印刷・製本　シナノ

ISBN 978-4-901423-20-5